पशुओं में होने वाले प्रमुख रोगों का निदान एवं समाधान

पशुओं में होने वाले प्रमुख रोगों का निदान एवं समाधान

प्रो. (डॉ.) राजीव सिंह
विभागाध्यक्ष
पशु सूक्ष्मजीव विज्ञान विभाग
पशु चिकित्सा एवम् पशुपालन विज्ञान महाविद्यालय
सरदार बल्लभभाई पटेल कृषि एवं प्रौद्योगिक विश्वविद्यालय
मेरठ–250 110

प्रो. (डॉ.) ए.के. श्रीवास्तव
अध्यक्ष
कृषि वैज्ञानिक चयन मंडल
भारतीय कृषि अनुसंधान परिषद्, नई दिल्ली–110 012

SSPH

सतीश सीरियल पब्लिशिंग हाउस
403, एक्सप्रेस टॉवर, वाणिज्यिक परिसर, आजादपुर, नई दिल्ली–110033
दूरभाषः 011–27672852 फेक्सः 91–11–27672046
ईमेलः info@satishserial.com, hkjain1975@yahoo.com
वैबसाईटः www.satishserial.com

Published by :

SATISH SERIAL PUBLISHING HOUSE
403, Express Tower, Commercial Complex, Azadpur, Delhi-110033 (INDIA)
Phone : 011-27672852 Fax : 91-11-27672046
E-mail : info@satishserial.com, hkjain1975@yahoo.com

ISBN 978-93-86200-73-0

Composed, Designed & Printed in India

लेखक की कलम से

वैदिक काल से भारतवर्ष में पशु को कृषि आधारित अर्थव्यवस्था की रीढ़, समाज में उत्तरोत्तर वृद्धि एवं समृद्धि का प्रतीक तथा मुद्रिकाओं में स्मृति चिन्ह के रूप में सुशोभित किया गया है। पशु को केवल अर्थव्यवस्था के साधन के रूप में ही नहीं बल्कि सामाजिक, धार्मिक, वैज्ञानिक एवं उपचारीय प्रणाली के एक महत्वपूर्ण अंग के रूप में समाज ने स्वीकृति प्रदान की है। जब तक हम प्रकृति के इस धन को मानव की सम्पन्नता के लिये सदुपयोग करते रहे हैं, भारत को सोने की चिड़िया एवं देवभूमि की उपाधि से सुशोभित किया जाता रहा है। परन्तु जब से हमने पशुधन को धीरे–धीरे कम महत्व देना प्रारम्भ किया, भारतवर्ष के करोड़ों लोगों की पशु के साथ विकसित वैज्ञानिक व्यवस्था की नींव ही हिल गयी। यह एक संक्रमण काल था। आज हमने जब फिर से निश्चय कर लिया है कि क्षेत्र में उपलब्ध ज्ञान को उपयुक्त कर पशुधन को पुनः लोगों की आजीविका का सहयोगी साधन बना दिया जायेगा, देश में एक नई ऊर्जा का संचार हुआ है। यह ऊर्जा अर्थव्यवस्था को गति प्रदान कर भारतवर्ष को एक विकसित राष्ट्र के रूप में उभारने में सहायक होगी।

पशुओं में होने वाले जीवाणु, विषाणु एवं परजीवी जनित रोग, जैरो– एंथ्रेक्स, क्षयरोग, जोन रोग, ब्रूसैलोसिस, खुरपका–मुँहपका, पोंकनी, पी. पी. आर., रेबीज, यकृत फ्लूक, फीताकृमि, हीमाँकसता आदि इस लक्ष्य प्राप्ति में बाधक हो सकते हैं। अतः इन रोगों की रोकथाम के लिए पशुपालन एवं पशु चिकित्सा विद्या में विकसित आधुनिक ज्ञान को पशु चिकित्सकों, छात्रों एवं पशुपालकों को आसान, सर्व पाठ्य एवं राष्ट्रीय भाषा में बहुसुलभ कराने के लिये इस पुस्तक का सृजन किया गया है। आशा है कि राष्ट्र के विकास के लिये सतत् प्रयत्नशील पशुपालक अपने पशुओं में रोग की समय रहते पशुचिकित्सकों के साथ रोकथाम कर पशु की कार्यक्षमता, कार्यकुशलता में वृद्धि के साथ–साथ ही पशु उत्पादों की गुणवत्ता को अंतर्राष्ट्रीय मानकों के अनुरूप बनाकर राष्ट्र की अर्थव्यवस्था को मजबूती प्रदान करेंगे।

इस पुस्तक के सृजन में सभी व्यक्तियों द्वारा प्रदत्त प्रत्यक्ष एवं परोक्ष सहयोग का लेखकगण दिल की गहराइयों से आभार व्यक्त करते हैं। सृजन एक सतत् प्रक्रिया है। इस प्रक्रिया को उपयोगी बनाने के लिए सभी पाठकों के सुझाव यथोचित सम्मान के साथ आमंत्रित हैं।

लेखकों के विषय में

डॉ. राजीव सिंह वर्तमान समय में सरदार बल्लभभाई पटेल कृषि एवं प्रौद्योगिक विश्वविद्यालय, मेरठ के पशु सूक्ष्मजीव विज्ञान विभाग में प्राध्यापक एवं विभागाध्यक्ष के पद पर कार्यरत हैं। डॉ. सिंह ने पशु चिकित्सा विज्ञान एवं पशुपालन स्नातक की उपाधि पशु चिकित्सा एवं पशुपालन महाविद्यालय, मथुरा तथा स्नातकोत्तर एवं डॉक्ट्रेट की उपाधि भारतीय पशु चिकित्सा अनुसंधान संस्थान, इज्जतनगर, बरेली से प्राप्त की। डॉ. सिंह ने शेरे कश्मीर कृषि एवं प्रौद्योगिकी विश्वविद्यालय में सहायक प्राध्यापक के पद पर अपना योगदान दिया है। आपके पास लगभग सत्रह वर्ष के अध्यापन का अनुभव है। डॉ. सिंह ने जानपदिक एवं निवारण पशुचिकित्सा औषधि विज्ञान के विभागाध्यक्ष पद पर भी कार्य किया है। आपके लगभग पचास शोध देश–विदेश की प्रतिष्ठित पत्रिकाओं में प्रकाशित हो चुके हैं। इसके अतिरिक्त आप देश–विदेश की अनेकों महत्वपूर्ण शोध पत्रिकाओं के सलाहकार मण्डल के सदस्य भी हैं। आपको अपने अध्ययन काल में मेरिट स्कॉलरशिप एवं जूनियर रिसर्च फैलोशिप प्राप्त हुई। पशु चिकित्सा एवं पशुपालन विज्ञान की स्नातक परीक्षा में उत्कृष्ट प्रदर्शन के लिये आपको स्वर्ण पदक एवं राज्यपाल स्वर्ण पदक से विभूषित किया गया है। डॉ. सिंह के शिक्षा के क्षेत्र में अभूतपूर्व योगदान को देखते हुए कई सोसायटी ने आपको अपने सर्वोच्च पुरस्कारों से भी अलंकृत किया है।

प्रो. ए.के. श्रीवास्तव वर्तमान समय में भारतवर्ष में कृषि वैज्ञानिकों के चयन के लिए गठित प्रतिष्ठित संस्थान "कृषि वैज्ञानिक चयन मण्डल", नई दिल्ली के अध्यक्ष पद पर आसीन हैं। इससे पूर्व आप भारतीय दुग्ध अनुसंधान संस्थान, करनाल के निदेशक एवं कुलपति, पंजाब कृषि विश्वविद्यालय, लुधियाना के भेषजगुणविज्ञान एवं आविषविज्ञान विभाग के विभागाध्यक्ष तथा शेरे कश्मीर कृषि एवं प्रौद्योगिकी विश्वविद्यालय, जम्मू में पशु चिकित्सा एवं पशुपालन महाविद्यालय तथा स्नातकोत्तर महाविद्यालयों के अधिष्ठाता एवं निदेशक रेजीडेंट के पद पर योगदान दे चुके हैं। बहुमुखी प्रतिभा के धनी डॉ. श्रीवास्तव ने अपनी पशु चिकित्सा विज्ञान एवं पशुपालन स्नातक एवं परास्नातक की उपाधि उत्तर प्रदेश के प्रतिष्ठित पशु चिकित्सा एवं पशुपालन महाविद्यालय, मथुरा तथा डॉक्ट्रेट की उपाधि पंजाब कृषि विश्वविद्यालय, लुधियाना से प्राप्त की है। डॉ. श्रीवास्तव को अध्यापन कार्य का लगभग तीन दशक से अधिक का अनुभव है। आपने पशु चिकित्सा एवं पशुपालन विज्ञान से सम्बन्धित सात पुस्तकों का लेखन एवं सोलह पुस्तकों का संकलन एवं सम्पादन किया है। आपके लगभग दो सौ शोधपत्र देश–विदेश की प्रतिष्ठित पत्रिकाओं में प्रकाशित हो चुके हैं। इसके अतिरिक्त आप देश–विदेश के प्रतिष्ठित संस्थानों के मार्गदर्शक मण्डल एवं शोध पत्रिकाओं के सलाहकार मण्डल के सदस्य भी हैं। आपके विश्वस्तरीय शोध एवं शिक्षण कार्यों को देखते हुए भारत सरकार ने आपको प्रतिष्ठित जवाहर लाल नेहरू पुरस्कार एवं

अंतर्राष्ट्रीय नोसिल अवार्ड से भी सम्मानित किया है। अनेकों विश्वस्तरीय स्वायत्तशासी संगठनों ने आपको अपने सर्वोच्च सम्मान नेशनल फैलो की उपाधि से विभूषित किया है। डॉ. श्रीवास्तव के उत्कृष्ट कार्यों को देखते हुये भारतवर्ष में पशु चिकित्सा एवं पशुपालन विज्ञान के भेषजगुणविज्ञान एवं आविषविज्ञान विद्या में आपको आधुनिक काल के जनक की प्रतिष्ठा प्राप्त है।

सहलेखक

डॉ. वी.पी. सिंह
निदेशक
राष्ट्रीय उच्च सुरक्षा पशुरोग संस्थान,
भारतीय कृषि अनुसंधान परिषद,
आनंदनगर, भोपाल–462 022 (मध्य प्रदेश)

डॉ. वी.के. चतुर्वेदी
प्रधान वैज्ञानिक
जैविक उत्पाद विभाग,
भारतीय पशु–चिकित्सा अनुसंधान संस्थान,
इज्जतनगर–243 122 (उ.प्र.)

डॉ. के.पी. सिंह
प्रधान वैज्ञानिक
पशु रोग शोध एवं निदान केन्द्र,
भारतीय पशु–चिकित्सा अनुसंधान संस्थान,
इज्जतनगर–243 122 (उ.प्र.)

डॉ. अवधबिहारी पाण्डे
प्रधान वैज्ञानिक
मानकीकरण विभाग
भारतीय पशु–चिकित्सा अनुसंधान संस्थान,
इज्जतनगर–243 122 (उ.प्र.)

डॉ. डी.के. सिंह
प्रधान वैज्ञानिक
पशु–जनस्वास्थ्य विभाग,
भारतीय पशु–चिकित्सा अनुसंधान संस्थान,
इज्जतनगर–243 122 (उ.प्र.)

डॉ. आर.पी. सिंह
प्रधान वैज्ञानिक एवं विभागाध्यक्ष
जैविक उत्पाद विभाग,
भारतीय पशु–चिकित्सा अनुसंधान संस्थान,
इज्जतनगर–243 122 (उ.प्र.)

डॉ. राजेश कटोच
प्रोफेसर एवं विभागाध्यक्ष
परजीवी विज्ञान विभाग
पशु चिकित्सा एवम् पशुपालन महाविद्यालय,
शेरे कश्मीर कृषि एवम् प्रौद्योगिकी विश्वविद्यालय,
आर.एस.पुरा, जम्मू–181 102

डॉ. राजेन्द्र सिंह
प्रधान वैज्ञानिक एवं विभागाध्यक्ष
पशु रोग शोध एवं निदान केन्द्र,
भारतीय पशु–चिकित्सा अनुसंधान संस्थान,
इज्जतनगर–243 122 (उ.प्र.)

डॉ. डी. के. सिन्हा
प्रधान वैज्ञानिक
जानपदिक रोग विज्ञान विभाग,
भारतीय पशु–चिकित्सा अनुसंधान संस्थान,
इज्जतनगर–243 122 (उ.प्र.)

डॉ. एस.के. नन्दी
प्रधान वैज्ञानिक
पशु रोग शोध एवं निदान केन्द्र,
भारतीय पशु–चिकित्सा अनुसंधान संस्थान,
इज्जतनगर–243 122 (उ.प्र.)

डॉ. रजनीश राना
प्रधान वैज्ञानिक
जीवाणु एवं कवक विज्ञान विभाग
भारतीय पशु–चिकित्सा अनुसंधान संस्थान
इजजतनगर–243 122 (उ.प्र.)

डॉ. राजेश अग्रवाल
सहायक अध्यापक
पशु चिकित्सा औषधि विज्ञान विभाग,
पशु चिकित्सा एवम् पशुपालन महाविद्यालय,
शेरे कश्मीर कृषि एवम् प्रौद्योगिकी विश्वविद्यालय,
आर.एस.पुरा, जम्मू–181 102

विषय सूची

प्रथम सोपान (विषाणु जनित रोग)

द्वितीय सोपान (जीवाणु जनित रोग)

तृतीय सोपान (परजीवी जनित रोग)

प्रथम सोपान (विषाणु जनित रोग)

अध्याय 1

खुरपका–मुँहपका रोग

पर्यायवाचीः गोखुर।

खुरपका–मुँहपका रोग बहुधा विभाजित खुर वाले पशुओं, जैसे– गाय, भैंस, भेड़, बकरी, शूकर, हिरन, बारहसिंगा, ऊँट, जिर्राफ आदि में तीव्र ग्रति से फैलने वाला एक विषाणु जनित संक्रामक रोग है। रोग में पशु को तीव्र ज्वर होता है। जीभ, मुँह, खुर, स्तनग्रंथियों तथा थन पर छाले पड़ जाते हैं। रोग में मृत्यु तो अधिक नहीं होती है, किन्तु रोग से ठीक हो जाने के पश्चात भी वयस्क पशुओं की उत्पादन एवं कार्यक्षमता सामान्य से काफी कम रह जाती है। शूकरों एवं अवयस्क पशुओं में रोग सबसे अधिक घातक रूप में प्रकट होता है तथा इनमें मृत्युदर भी पचास प्रतिशत तक पहुँच जाती है (ढांडा एवं गोपालकृष्ण, 1998)।

खुरपका–मुँहपका रोग के आर्थिक महत्व का अनुमान इस तथ्य के द्वारा आसानी से लगाया जा सकता है कि पशुओं से सम्बन्धित नीति निर्धारित करने वाली सर्वोच्च अन्तर्राष्ट्रीय संस्था विश्व पशु स्वास्थ्य संगठन (ओ.आई.ई.) ने भी अपने सभी आयोगों में से इस रोग को नियन्त्रण करने के लिए सर्वप्रथम, खुरपका–मुँहपका रोग आयोग की 1946 में स्थापना की, जो कि इस रोग के नियन्त्रण एवं उन्मूलन के लिए अन्तर्राष्ट्रीय स्तर पर एक प्रभावशाली भूमिका निभा रहा है। इस रोग से प्रभावित राष्ट्रों की एक सूची भी उपरोक्त संस्थान द्वारा जारी की गयी है, जो किसी भी रोग के लिए इस संस्थान द्वारा जारी की गयी प्रथम सूची है (ओ.आई.ई., 2001)।

भारतवर्ष में इस रोग के द्वारा होने वाली आर्थिक हानि का विस्तृत अध्ययन नहीं किया गया है किन्तु एक अनुमान के अनुसार इस रोग के द्वारा पशुक्षेत्र में लगभग 20,000 करोड़ रुपये से अधिक की हानि प्रतिवर्ष होती है एवं इस रोग की उपस्थिति के कारण ही पशु मांस, चमड़ा तथा दुग्ध एवं दुग्ध पदार्थ, ऊन एवं अन्य पशु पदार्थों से सम्बन्धित देश के उत्पाद, अन्तर्राष्ट्रीय बाजार में प्रतिस्पर्धा के युग में मान्य नहीं रह जाते हैं (जी.ओ.आई., 2016)।

रोग कारणः खुरपका–मुँहपका रोग, पिकोर्ना क्षेणी में पाये जाने वाले एफ्थस विषाणु द्वारा होता है। यह विषाणु सात प्रकार –'ओ', 'ए', 'सी', 'एशिया–1', 'एस.ए.टी.–एक', 'एस.ए.टी.–दो' एवं 'एस.ए.टी.–तीन' के होते हैं। सातों प्रकार के विषाणु को इसके बाद छोटी–छोटी इकाइयों–उपभेदों 'स्ट्रेन्स' में विभक्त किया गया है। एक प्रकार के विषाणु के

आक्रमण के पश्चात् स्वस्थ हुआ पशु उस प्रकार के विषाणु के पुनः आक्रमण से एक वर्ष तक सुरक्षित रहता है, किन्तु यह पशु दूसरे प्रकार के विषाणु की चपेट में आ सकता है।

भारतवर्ष में खुरपका–मुँहपका रोग 'ओ', 'ए', 'सी' एवम् 'एशिया–1' प्रकार के एफ्थस विषाणु द्वारा होता है। परन्तु देश में 1995 से "सी" प्रकार के विषाणु द्वारा रोग होने की सूचना नहीं मिली है। इन सभी प्रकारों में 'ओ' प्रकार से होने वाला खुरपका–मुँहपका रोग भारत में सर्वाधिक मात्रा में पाया जाता है, तत्पश्चात् संख्या के आधार पर क्रमशः 'एशिया–1' व 'ए' का स्थान आता है। प्रकार 'सी' से होने वाला रोग सबसे कम होता था। खुरपका–मुँहपका के रोगी पशुओं में 'ओ' प्रकार में पैन एशिया–1 एवं इंड 2001; 'ए' प्रकार में जीनोटाइप 18 की वी पी 3 के 59 अमीनो अम्ल के अपमार्जन से निर्मित 18 सी. तथा 'एशिया–1' में सी प्रोटीन वंशावली के खुरपका–मुँहपका विषाणु प्रमुख रूप से पाये जाते हैं (बिस्वाल एट अल, 2012; पटनायक, 2014; वू एट अल, 2017)।

खुरपका–मुँहपका रोग का विषाणु ताप, वायुआर्द्रता एवं पी.एच. के लिए अति संवेदनशील होता है। रोग का विषाणु दूषित स्थान पर एक वर्ष, चारा एवं वस्त्रों पर दस से बारह सप्ताह, बालों पर एक महीने तक संक्रमणकारी अवस्था में रह सकता है। विषाणु ठंड की अवस्था में काफी समय तक जीवित रह सकता है। सांड के वीर्य में, जोकि–79^0 सेंटीग्रेड पर हिमशीत संरक्षित किया जाता है, विषाणु एक महीने तक सुरक्षित रह सकता है। कच्चा मांस एवं हड्डियाँ, जो कि शीघ्रतापूर्वक हिमशीत स्थिति में संरक्षित की जाती हैं, में विषाणु लम्बे समय तक जीवित रहता है। सूर्य की रोशनी, उच्च ताप, पानी के क्वथनांक पर विषाणु शीघ्रतापूर्वक नष्ट हो जाता है। 0.2 प्रतिशत सोडियम हाइड्रॉक्साइड, 4 प्रतिशत सोडियम कार्बोनेट, 0.2 प्रतिशत सिट्रिक अम्ल, 2 प्रतिशत फॉर्मेलिन के घोल द्वारा यह विषाणु शीघ्रतापूर्वक निष्क्रिय किया जाता है। मृत्युज काठिन्य (रिगर मार्टिस) के समय पैदा होने वाले अम्लीय पदार्थ एवं शरीर गलन से उत्पन्न ऊष्मा द्वारा विषाणु शीघ्रतापूर्वक नष्ट हो जाता है (सेलर, 1968; मन एवं सेलर, 1990; ब्रोंसवोर्ट एट अल, 2004; पटनायक एट अल, 2012; सुब्रमण्यम एट अल, 2013; हेगड़े एट अल, 2014)।

रोग का विषाणु वायु में भी काफी समय तक जीवित रह सकता है। वायु की गति, दिशा, आर्द्रता इस रोग के प्रसरण में अहम भूमिका का निर्वहन करते हैं। सामान्यतः वायु द्वारा रोग का विषाणु 10 किलोमीटर की परिधि तक फैल जाता है, किन्तु सर्वानुकूल परिस्थितियों में यह क्षेत्र विस्तार 250 किलोमीटर या समुद्र पार की लम्बाई तक का हो सकता है (डोनाल्डसन, 1986)।

संक्रमण एवं मृत्यु दरः रोग से प्रभावित पशु समूह में संक्रमण दर शत–प्रतिशत तक हो सकती है। किन्तु वयस्क पशु में मृत्यु दर 2 प्रतिशत से अधिक नहीं होती है। बछड़ों में मृत्यु दर 20 प्रतिशत तक हो सकती है। शूकरों एवं बछड़ों में महामारी की अवस्था में मृत्यु दर 50 प्रतिशत तक पहुँच जाती है।

रोग के लिए संवेदनशील पशुः खुरपका–मुँहपका रोग गाय, भैंस, बकरी, भेड़, ऊँट, हाथी, शूकर, याक, लामा, मिथुन, हिरन, बारहसिंगा, नीलगाय, जंगली भैंस, जंगली शूकर, जिर्राफ आदि पशुओं में होता है (मन एवं सेलर, 1990; सिंह एवं अल, 2005)। पालतू पशुओं में रोग मुख्यतः गाय एवं भैंसों में पाया जाता है। भेड़ एवं बकरी में रोग कम होता है। गायों में ज्यादा मात्रा में निश्वसन द्वारा वायु को फेफड़ों में खींचना एवं रोग को पैदा करने के लिए कम संख्या में विषाणु की आवश्यकता सम्भवतः इसका कारण हो सकती है। शूकरों में रोग की विभीषिका सबसे अधिक होती है। शूकरों द्वारा रोग के सभी विषाणु निःश्वास वायु द्वारा छोड़ दिये जाते हैं जो रोग क्षेत्र के विस्तार में महत्वपूर्ण भूमिका निर्वाहित करते हैं (मदनमोहन एट अल, 2014; गोविंदराज एट अल, 2017)।

रोग की वाहक अवस्थाः खुरपका–मुँहपका की वाहक अवस्था गाय, भैंस, भेड़ एवं बकरी में पायी जाती है। संक्रमण के दो वर्ष उपरान्त तक गायों, नौ महीनों तक भेड़ एवं बकरी एवं पांच वर्ष तक अफ्रीकी नस्ल की भैंसों में रोग वाहन की क्षमता विद्यमान रहती है। वाहक अवस्था में पशुओं में विषाणु मुख्यतः मुँह के तालु एवं गलसुए में विद्यमान रहते हैं। वाहक अवस्था के पशु न सिर्फ रोग उन्मूलन के कार्यक्रम को प्रभावित करते हैं, बल्कि रोग के टीकाकरण के द्वारा उत्पन्न समूह स्तर पर प्रतिरोधकता को तोड़ने में मुख्य रूप से जिम्मेदार होते हैं। विभिन्न परीक्षणों के द्वारा वाहक पशु में रोग की पहचान न हो पाना एवं इस तरह के पशुओं में विद्यमान विषाणु का नवीन अवतार के रूप में प्रकटीकरण ही इस रोग के पूर्णतया उन्मूलन में एक बड़ी बाधा है। शूकरों में इस रोग की संवहन क्षमता प्रायः नहीं पायी जाती है। इस प्रजाति में संक्रमण काल में लगभग समस्त विषाणु शरीर के विभिन्न उत्सर्गी पदार्थों एवं निःश्वसन वायु द्वारा शरीर के बाहर विसर्जित कर दिये जाते हैं। अतः संक्रमण के उपरान्त स्वस्थ हुए पशु में इस रोग के विषाणु नहीं पाये जाते हैं, क्योंकि रोगग्रसित पशु के निःश्वसन द्वारा बहुतायत में रोगकारक विषाणु वातावरण में प्रस्फुटित हो जाते हैं, अतः शूकरों में रोग के फैलने पर उस स्थान के काफी दूर तक के क्षेत्रफल में विद्यमान पशुओं के रोग की चपेट में आने की सम्भावना पैदा हो जाती है (मन एवं सेलर, 1990; दत्त, एन.एस., 1991)।

रोग प्रसरणः रोग मुख्यतः रोगग्रसित पशु के निःश्वसन वायु में छोड़े गए विषाणुओं के स्वस्थ पशु के सम्पर्क में आने पर फैलता है। रोगी पशु के सीधे सम्पर्क या रोगी पशु की लार के सम्पर्क में आने से दूषित हुए आहार या जल के ग्रहण करने से भी रोग पशुओं में फैलता है। इसके अतिरिक्त माँसाहारी पशु–पक्षी, मनुष्य एवं रोग के सम्पर्क में आयी निर्जीव वस्तुएं भी रोग के क्षेत्र विस्तार में सहायक होती हैं। रोगी पशु की लार, नासिका स्राव, गोबर, मूत्र, जनन पदार्थ, दुग्ध, निःश्वास वायु, योनि स्राव एवं मांस आदि में रोग के विषाणु विद्यमान रहते हैं, और इन पदार्थों या इनके सम्पर्क में आने वाले वातावरण को भी संक्रमित कर देते हैं, जिनके सम्पर्क में आने पर अन्य स्वस्थ पशुओं में भी रोग फैल जाता है (दीपा एट अल, 2012; डेविड एट अल, 2018)।

रोगजनात्मकता: आहारनाल या श्वसन तंत्र, किसी भी प्रवेश द्वार से शरीर के अन्दर प्रविष्ट हुए विषाणु अंततः रक्त में पहुँचकर एक केन्द्रीय कोशिकाओं के माध्यम से शरीर के बहुत से अधिचर्मीय स्थानों में पहुँच जाते हैं, किन्तु विकृति के लक्षण केवल उन स्थानों, जैसे मुख, पैर, थूथन या थन की एपिडर्मिस, जहाँ पर शारीरिक गतिविधियों के कारण चोट की सम्भावना अधिक होती है, प्रकट होते हैं। बहुस्तरीय त्वचा की कंटकीय स्तर के मध्य की कोशिकाएं इस विषाणु के प्रजनन के लिए सर्वोत्कृष्ट स्थान होती हैं। इन कोशिकाओं में विषाणु की गुणक वृद्धि के कारण जलीय क्षरण की प्रक्रिया आरम्भ हो जाती है। संक्रमित कोशिकाएं सूज/फूल कर गोल हो जाती हैं एवं उनका जीवद्रव्य अम्लीय एवं केन्द्रक क्षरण की ओर अग्रसर होने लगता है। इसी के साथ कोशिकीय क्षरण एवं कोशिकाओं के मध्य जल भराव की प्रक्रिया आरम्भ हो जाती है। क्षरण की अवस्था को प्राप्त पास–पड़ोस की कई कोशिकाएं एकीकृत होकर सूक्ष्म छालों का निर्माण करती हैं, जो कि बाद में वृहद रूप को प्राप्त होते हैं। छाले फूटकर लाल धब्बे की तरह के घाव का निर्माण करते हैं, क्योंकि त्वचा की जर्मस्तर इस समय तक सुरक्षित रहती है, अतः किसी अन्य संक्रमण की अनुपस्थिति में यह घाव एक सप्ताह के भीतर भर जाते हैं।

यद्यपि मुख्य लक्षण त्वचा एवं म्यूकस झिल्ली में छाले पड़ना होता है, किन्तु इस रोग में हृदय की मांसपेशियाँ एवं शरीर के अन्य स्थानों की ऐच्छिक मांसपेशियाँ भी प्रभावित हो सकती है। इन पेशियों के रेखित तन्तु में क्षरण एवं लसीकाणु तथा उदासीनरंजी के छनकर आ जाने से चीते की त्वचा की तरह पीले रंग की विशिष्ट धारियाँ पड़ जाती हैं। जिसके कारण हृदय को *"टाइग्रोइड हर्ट"* कहते हैं।

इन सबके अतिरिक्त शरीर के अधश्चेतक–पीयूष्किा (हाइपोथैलमस–हाइपोफाइसिस–पिट्यूटरी ग्रंथि), अन्य अंतःस्रावी ग्रंथि एवं ताप नियंत्रण केन्द्र में कुछ अस्पष्ट एवं अवर्णयीय परिवर्तन होने के कारण श्वसन सम्बन्धी रोग, धूप में हाँफना, गर्मी सहने की क्षमता में कमी, खुरों का बाहर निकल जाना, मधुमेह, शरीर के बालों का अप्रत्याशित रूप से बढ़ना, हृदय सम्बन्धी परेशानियाँ, रक्तहीनता, नर पशुओं के वीर्य के गुणवत्ता में कमी, गर्भित पशुओं में गर्भपात एवं गर्भ न ठहरना आदि समस्यायें उत्पन्न होने लगती हैं (शास्त्री, 1997)।

रोग का आर्थिक पक्षः खुरपका–मुँहपका रोग आर्थिक मूल्यांकन के आधार पर विश्व का सर्वाधिक वरीयता प्राप्त रोग है। इस रोग के फैलने पर पशु की दुग्ध उत्पादन क्षमता में अभूतपूर्व 50 प्रतिशत तक की गिरावट देखी गयी है। इसके अतिरिक्त मांस के लिए पाले जाने वाले पशुओं की मांस उत्पादन क्षमता में भी 25 प्रतिशत तक की गिरावट पायी गयी है। गर्भधारित पशुओं में रोग के होने पर 25 प्रतिशत पशुओं में गर्भपात की शिकायत देखी गयी है। भेड़ में रोग के होने पर ऊन उत्पादन क्षमता में भी 25 प्रतिशत तक की गिरावट पायी गयी है। कृषिकार्य एवं बोझ ढ़ोने वाले पशुओं की कार्यक्षमता में गिरावट हो जाने के कारण कृषि एवं कृषि सम्बन्धित कार्य प्रभावित होते हैं। इन सबके के अतिरिक्त पशु

की प्रजनन क्षमता पर भी प्रतिकूल प्रभाव पड़ता है। रोग प्रभावित राष्ट्र के कृषि एवं पशु सम्बन्धित व्यापार पर अंकुश लगने के कारण राष्ट्र को गहन आर्थिक हानि उठानी पड़ती है। अवयस्क पशुओं में इस रोग से ग्रसित होने पर मृत्यु होने के कारण पशुपालक को धन–हानि होती है। इसके अतिरिक्त रोगग्रसित पशु में किसी भी संक्रमण से लड़ने की शक्ति कम हो जाने के कारण अन्य दबी–छुपी बीमारियाँ भी सिर–उठाने लगती हैं।

भारत वर्ष में प्रतिवर्ष लगभग 5000 खुरपका–मुँहपका महामारी की घटनाएं होती हैं जिसके द्वारा राष्ट्र को एक अनुमान के अनुसार लगभग 20,000 करोड़ रुपयों से अधिक का प्रत्यक्ष नुकसान होता है। इस अनुमानित हानि में अप्रत्यक्ष रूप से होने वाले नुकसान, जैसे बाँझपन, प्रजनन शक्ति पर प्रतिकूल प्रभाव, शावक मृत्यु आदि को सम्मिलित नहीं किया गया है।

रोग का मनुष्य पर प्रभावः खुरपका–मुँहपका मुख्यतः पशुओं का रोग है, किन्तु मनुष्यों में भी इस रोग के विषाणु कुछ परिस्थितियों में रोग फैलाते हैं जिससे रोगग्रसित पशु के संपर्क में आने वाले कुछ व्यक्तियों के हाथों पर छाले पड़ जाते हैं (हैस्लोप, 1973)।

रोग के लक्षणः पशु के शरीर में रोग के विषाणु की प्रविष्टी के 1 से 14 दिनों के भीतर ही रोग के लक्षण प्रकट होने लगते हैं। रोग के लक्षणों की तीव्रता एवं गंभीरता विषाणु के प्रकार, पशु की नस्ल, उम्र एवं रोग के प्रति प्रतिरोधक क्षमता, खानपान के स्तर एवं रोग के पूर्व सम्पर्क पर निर्भर करती है। इस रोग के लक्षण निम्न प्रकार के हैं–

गाय एवं भैंसः दुधारू पशुओं में संक्रमण के समय पशु सुस्त हो जाता है। खाना व जुगाली करना बन्द कर देता है। इसी के साथ पशु को तेज ज्वर (104 से 106^0 फा.) आता है, और कंपकंपाहट होने लगती है। पशु की दुग्ध उत्पादन क्षमता भी क्षीण हो जाती है। इसी समय पशु के मुख में पीड़ादायक सूजन हो जाती है और मुख से अधिक मात्रा में लार बाहर गिरना शुरू हो जाती है। पशु के मुख में जीभ एवं मसूड़ों पर छाले पड़ जाते हैं। पशु के खुरों के बीच एवं ऊपर के स्थान पर भी छाले पड़ते हैं एवं पशु का ताप सामान्य होने लगता है। पशु के मुख एवं खुरों के बीच छाले पड़ने के कारण ही इस रोग का नामकरण खुरपका–मुँहपका रोग किया गया है। मुँह में छाले होने के कारण पशु चारा खाना बन्द कर देता है एवं अधिक मात्रा में धागे की तरह लार गिराना प्रारम्भ कर देता है। पशु अपना मुँह बार–बार खोलता एवं बन्द करता है एवं उसके मुँह के खोलने एवं बन्द करने के साथ एक विशिष्ट तरह की चपचपाहट की आवाज सुनाई देती है। मुख में छाले पड़ने के 24 घंटों के बाद ही छाले फूटना शुरू हो जाते हैं और उनके स्थान पर लाल धब्बे की तरह घाव बन जाते हैं, जो कि बाद में किसी अन्य संक्रमण की अनुपस्थिति में 6 दिनों के भीतर ही भर जाते हैं। पशु के पैर में छाले पड़े होने के कारण सूजन आ जाती है और पशु न तो ठीक तरह से खड़ा रह पाता है और न ही चल पाता है। खुरों के बीच के छाले फूटने पर उचित देखभाल के अभाव में कीड़े पड़ जाने की सम्भावना बढ़ जाती है। दुधारू पशुओं के स्तन पर भी छाले पड़ जाते हैं जोकि

पशु की दुग्ध उत्पादन क्षमता पर प्रतिकूल प्रभाव डालते हैं। गर्भित पशुओं के रोग ग्रसित होने पर गर्भपात की सम्भावना बढ़ जाती है। बोझ ढोने वाले पशुओं की कार्यक्षमता भी बुरी तरह से प्रभावित होती है। रोगोपरान्त स्वस्थ हुए पशुओं में भी श्वसन सम्बन्धी तकलीफ, धूप में हाँफना, गर्मी सहने की क्षमता में कमी, खुरों का बाहर निकल जाना, मधुमेह, शरीर के बालों का अप्रत्याशित रूप में बढ़ना, हृदय सम्बन्धी परेशानियाँ, रक्तहीनता, नर पशुओं के वीर्य की गुणवत्ता में कमी आदि समस्यायें पैदा हो जाती हैं।

भेड़ एवं बकरी: भेड़ एवं बकरी में रोग के लक्षणों की गम्भीरता गाय एवं भैंस की तुलना में कम होती है। इस प्रजाति के पशुओं के खुरों के बीच में छाले पड़ जाते हैं (चित्र 1–3) जो कि दो या तीन दिन के भीतर फूटने लगते हैं जिससे पशु लंगड़ाकर चलने लगता है। कभी–कभी पशु के खुरों की ऊपरी सतह भी बाहर निकल जाती है। पशु के मुँह में कभी–कभार छाले पड़ते हैं (चित्र 2) जो कि मुख्यतः जीभ एवं ऊपरी तालु पर दिखायी देते हैं।

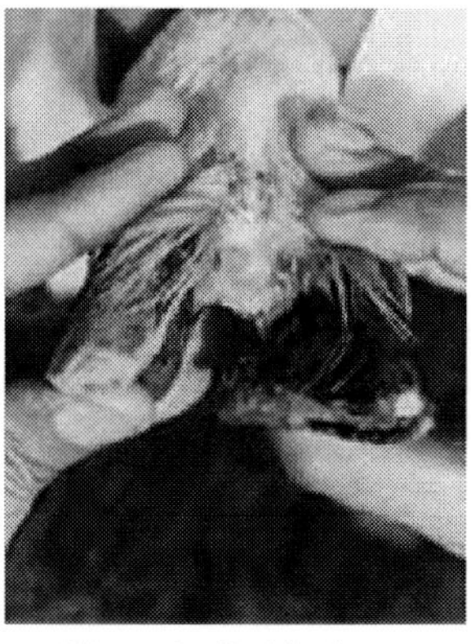

चित्र 1. पैर में छाला
[illegible]

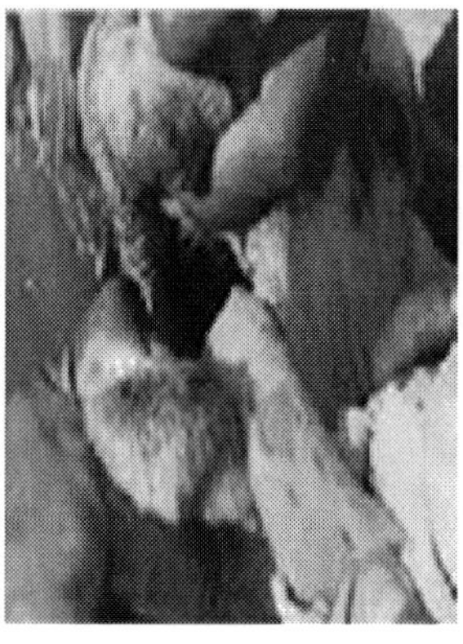

चित्र 2. मुँह पर छाला
[illegible]

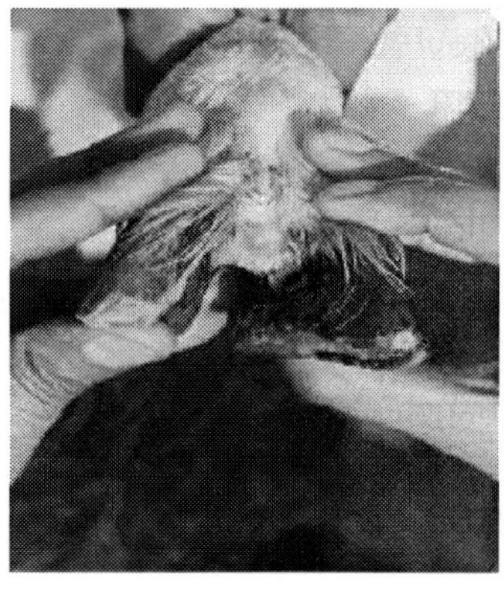

चित्र 3. पैर में छाला
[illegible]

शूकर: शूकर में रोग के लक्षणों की घातक क्षमता सर्वाधिक होती है। इस प्रजाति में पशु के पैरों में रोग द्वारा बने घाव अत्यन्त पीड़ादायक होते हैं। इस कारण पशु को खड़े होने में भी कठिनाई का सामना करना पड़ता है। खुरों के बीच के नंगे स्थान पर द्वितीयक जीवाणुओं के संक्रमण होने के कारण मवाद पड़ जाता है, जो कि पशु की पीड़ा एवं लंगड़ेपन के समय काल में वृद्धि कर देता हैं। यद्यपि पशु की थूथन पर भी बड़े–बड़े छाले पड़ते हैं, जो कि फूटकर भर जाते हैं। मादा पशुओं के स्तनग्रंथियों पर भी छाले पड़ जाते हैं। दूध पीने वाले बच्चों में हृदय की मांसपेशियों के संक्रमण एवं उल्टी–दस्त के कारण उच्च मृत्यु दर देखी गयी है (रैडोस्टिट्स एट अल, 2003)।

रोग का निदानः रोग का निदान निम्नलिखित आधार पर किया जाता है – (1) *रोग के इतिहास एवं लक्षणों के आधार परः* खुरपका–मुँहपका रोग को उसके विशिष्ट लक्षणों, जैसे मुख एवं खुरों के बीच छालों, मुख से लार गिरना, चपचपाहट की आवाज आदि के आधार पर निरक्षर व्यक्ति भी पहचान सकता है। यद्यपि लक्षणों के आधार पर ही इस रोग को अन्य छाले वाले रोग, जैसे पुटीय मुखशोथ, शूकर स्फोटीय रोग एवं पुटकीय स्फोटक इत्यादि से अलग पहचान करना कठिन है। किसी स्थान पर पूर्वकाल में रोग का प्रकट होना, किसी झुण्ड में नये पशु का आगमन जो स्वयं रोगवाहक हो एवं निकटवर्ती स्थानों पर रोग का मौजूद होना, रोगग्रसित स्थान से किसी मनुष्य का स्वस्थ झुण्ड में आना, निकट भूत में रोग के संक्रमित टीके का प्रयोग इत्यादि का इतिहास भी रोग के पहचान में सहायता प्रदान करता है, (2) रोग के विषाणु का प्रयोगशाला में निदान कर, (3) प्रयोगशाला में पशुओं, जैसे चूहों, खरगोश, गिनी पिग आदि पर प्रयोग के द्वारा, (4) *सीरम परीक्षण के आधार परः* प्रयोगशाला में रक्त द्रव में रोग के निदान के लिए नाना प्रकार के परीक्षण किये जाते हैं। यथा–सीरम तटस्थीकरण, पूरक योजन परीक्षण (काम्प्लीमेंट स्थिरीकरण परीक्षण), एन्जाइम सहलग्नी प्रतिरक्षा शोषी आमापन परीक्षण (एलीसा) इत्यादि। इसमें से सीरम तटस्थीकरण एवम् एलीसा परीक्षण को अन्तर्राष्ट्रीय स्तर पर मान्यता प्राप्त है। वर्तमान समय में खुरपका–मुँहपका विषाणु की असंरचनात्मक प्रोटीन 3 ए बी 3 के लिए पशु के सीरम में प्रतिपिंडों का ''डी आई वी ए – डीवा'' विधि में अप्रत्यक्ष एन्जाइम सहलग्नी प्रतिरक्षा शोषी आमापन प्रक्रिया द्वारा निदान कर रोगी तथा टीकाकृत किए हुए पशुओं में विभेदीकृत पहचान की जाती है। भारत सरकार के एफ एम डी – सी पी में लीक्यूड़ फेज ब्लाकिंग एलीसा द्वारा टीकाकृत किए हुए पशुओं के सीरम में 'ओ', 'ए', 'एशिया–1' के लिए उत्पन्न प्रतिपिंडो की सांद्रता की जाँच की जाती है (सिंह एट अल, 2012)।

रोग का उपचारः खुरपका–मुँहपका एक विषाणु जनित रोग है, अतः इसका कोई विशिष्ट उपचार उपलब्ध नहीं है। यद्यपि द्वितीयक संक्रमण को रोकने एवं रोग के लक्षणों की तीव्रता को कम करने के लिए औषधियां दी जा सकती हैं। इस रोग में औषधियों के संतुलित सम्मिश्रण को निम्न तरह से प्रयुक्त किया जा सकता है– (1) पूतिरोधी/कीटाणु नाशक धुलाई–मुख एवं खुर के घावों को लाल दवा (पोटैशियम परमैंगनेट) के हल्के घोल से दिन में दो बार धोएं, (2) धोने के बाद छालों एवं घावों पर सोडियम बाइकार्बोनेट या बोरोग्लिसरीन का लेप करना लाभदायक होता है। इसके अतिरिक्त प्रतिजैविक पदार्थों का लेप भी लगाया जा सकता है, (3) पशु को प्रतिजैविक, बहु विटामिन के मिश्रण आदि के इन्जेक्शन लगायें, (4) इस समयकाल में पशु को मुलायम आहार ही दें, (5) कीड़े पड़े घावों पर तारपीन का तेल डालें, तथा (6) पशु को नर्म बिछावन का प्रबन्ध करें।

रोग निवारणः रोग की रोकथाम निम्नलिखित प्रकार से की जा सकती है– खुरपका–मुँहपका रोग की किसी स्थान (इलाका) विशेष पर रोकथाम से पूर्व उस स्थान पर विद्यमान कई कारकों, यथा–संवेदनशील पशु जनसंख्या, प्रजाति, नस्ल एवं आयुश्रेणी,

पशुपालन गतिविधियाँ, खेती–बाड़ी–भू–वातावरणीय एवं सामाजिक, राजनैतिक, आर्थिक संरचना आदि के लेखा–जोखा का पूर्ण ज्ञान आवश्यक है। किसी स्थान विशेष के लिए तैयार की गयी रोकथाम कार्यप्रणाली को बिना परिवर्तित किये हुये उसी रूप में किसी अन्य स्थान के लिए प्रयुक्त नहीं किया जा सकता है। यद्यपि टीकाकरण सम्बन्धी नीति किसी भी रोकथाम सम्बन्धी कार्यक्रम की रीढ़ होती है। इस रोग के लिए प्रयुक्त टीके– एकसंयोजक (मोनोवैलेंट), द्विसंयोजक (द्विवैलेंट), त्रिसंयोजक (त्रिवैलेंट) एवं बहुसंयोजक (बहु–वैलेंट) प्रकार के होते हैं। विभिन्न प्रकार के विषाणु के प्रतिरोधक कण के बीच किसी भी प्रकार की जटिल क्रिया नहीं पायी जाती है। अतः इस रोग के लिए बहुप्रकारीय टीकों का निर्माण सम्भव हुआ। भारतवर्ष में मौजूद कारखानों में इस रोग के लिए सैंतालीस लाख बहुप्रकारीय टीकों की उत्पादन क्षमता विद्यमान है। किन्तु इस क्षमता का केवल तीस से चालीस प्रतिशत भाग ही प्रयोग में लाया जाता है। विभिन्न प्रयोगशालाओं द्वारा उत्पादित टीकों एवं टीकाकरण सम्बन्धी जानकारी निम्न रूप में संग्रहित की गयी है (सारणी 1, 2, 3 और 4)। टीकाकरण के समय निम्नलिखित सावधानियाँ रखनी चाहिए– (1) टीके को इन्जेक्शन में भरने से पूर्व शीशी को भलीभाँति हिला लें जिससे समस्त पशुओं में टीके की उचित मात्रा पहुँचे, (2) टीके को 2^0 से 8^0 सेंटीग्रेड तापक्रम के बीच ही संरक्षित एवं संग्रहित करें। किसी भी परिस्थिति में टीकों को जमने न दें। जमे हुये टीके को वैज्ञानिक विधि से नष्ट कर दें, (3) कुछ अपवाद में टीके लगाने पर एलर्जी की शिकायत हो सकती है। इन परिस्थितियों में प्रतिहिस्टामिन का प्रयोग करें, तथा (4) अर्ध–प्रयुक्त टीके की शीशी को दैनिक अभियान के बाद भलीभाँति तरीके से नष्ट कर दें।

सन् 2003 में भारतीय सरकार ने एफ एम डी कंट्रोल प्रोग्राम के अंतर्गत पशुओं में मुफ्त टीकाकरण की योजना प्रारंभ की। इस योजना में प्रतिवर्ष दो बार, एक बार मार्च–अप्रैल तथा दूसरी बार अक्टूबर–नवम्बर के महीनों में 3–4 माह से अधिक आयु के गो पशुओं एवं भैंसों का इंडियन इम्यूनोलॉजिकल लिमिटेड द्वारा निर्मित रक्षा ओवैक (ओ.ए. 'एशिया–1') वैक्सीन द्वारा टीकाकरण किया जाता है। निशुल्क एवं समयाधारित टीकाकरण द्वारा खुरपका–मुँहपका रोग के नियंत्रण का यह प्रयास सराहनीय है तथा आशा है भारत सरकार का यह प्रयास फलीभूत होगा। भारतवर्ष में यह अभियान सफल हो, इसके लिए पड़ोसी राष्ट्रों के सहयोग एवं समर्थन की भी आवश्यकता होगी।

खुरपका–मुँहपका रोग की रोकथाम के रास्ते में आने वाली कठिनाइयाँ

खुरपका–मुँहपका रोग की रोकथाम में आने वाली बाधायें निम्न हैं–

1. *अर्थ की समस्याः* भारतवर्ष में 2012 की पशुगणना के आधार पर 190.90 लाख गौवंश, 108.70 लाख भैंस, 65.07 लाख भेड़ें, 135.18 लाख बकरियाँ एवं 10.29 लाख शूकर हैं। इस तरह खुरपका–मुँहपका के लिये लगभग 510 लाख संवेदनशील पालतू पशु राष्ट्र में विद्यमान हैं। इन पालतू पशुओं के अतिरिक्त इस रोग के लिए

काफी संख्या में संवेदनशील जंगली पशु भी हैं। यदि हम पालतू पशुओं की ही बात करें तो भी हमें इस पशु संख्या के द्विवार्षिक टीकाकरण के लिए अत्याधिक धन आवश्यकता होगी। 2003 से पूर्व खुरपका–मुँहपका रोग के टीकों का अर्थभार 25:25:50 के भाग में केन्द्रीय सरकार, राज्य सरकार एवं पशुपालक पर डाला जाता है, क्योंकि पशुपालक को सरकार से शुल्क रहित टीके की अभिलाषा होती है। अतः टीकाकरण के समय अर्थभार के आधार पर वह अपने पशुओं के टीकाकरण शुल्क को जमा करने या टीकाकरण करवाने से मना कर देता है। यह इस रोग के उन्मूलन में एक मुख्य एवं बड़ी बाधा थी।

2. *विषाणु विविधताः* खुरपका–मुँहपका रोग के विषाणु सात प्रकार के होते हैं, और एक प्रकार के विषाणु का टीका अन्य छः प्रकार के विषाणुओं से किसी प्रकार से बचाव नहीं करता है। इतना ही नहीं, वरन् एक प्रकार के विषाणु के टीके से उसी प्रकार के विद्यमान सभी उपभेदों (स्ट्रेंस) के लिए भी कभी–किसी प्रकार से बचाव नहीं हो पाता। अतः इतने प्रकार के उपभेदों (स्ट्रेंस) में विषाणु का मौजूद होना इस रोग के टीकाकरण द्वारा उन्मूलन में एक बड़ी बाधा है।

3. *जनजागरूकता का अभावः* किसी–किसी स्थान पर टीकाकरण के पश्चात् भी रोग का फैलना, टीकाकारण की विफलता एवं कुछ पशुओं में टीकाकरण के बाद अपवाद स्वरूप पैदा हुई एलर्जी एवं पशुपालकों में जनजागरूकता का अभाव एवं अशिक्षा आने वाले अन्य टीकाकरण अभियान की विफलता का एक अन्य प्रमुख कारण होता है।

4. *मृत्यु दर का कम होनाः* यद्यपि खुरपका–मुँहपका रोग में संक्रमण दर उच्च होती है किन्तु मृत्युदर में कमी होने के कारण पशुपालक इस रोग को उतनी गम्भीरता–पूर्वक जितनी कि लिया जाना चाहिये, नहीं लेते हैं। यह इस रोग की विफलता का एक महत्वपूर्ण कारण है।

5. *अपूर्ण सूचनातंत्रः* भारत वर्ष में त्रिस्तरीय पशुचिकित्सा सूचना तंत्र है जिसके एक छोर पर पशुपालक एवं पशुचिकित्सक एवं दूसरे छोर पर केन्द्रीय सरकार के पशुपालन एवं डेयरी विभाग, कृषि मंत्रालय में बैठे अधिकारी होते हैं। इन दोनों के मध्य सूचना आदान–प्रदान की जटिल प्रक्रिया इस रोग के प्रारम्भ होने एवं निदान के कदम उठाने के बीच एक बड़ा अन्तराल पैदा कर देती है जो कि इस रोग के उन्मूलन की एक अन्य बड़ी बाधा है।

6. *रोग प्रसार के तरीकेः* इस रोग के विषाणु वायु द्वारा काफी अधिक दूरी तक रोग क्षेत्र का विस्तारण कर सकते हैं। रोग के विषाणुओं का वायु द्वारा फैलाव कम तापक्रम, उच्च आर्द्रता एवं मौसम के ऊपर निर्भर करता है। जमीन के ऊपर हवा द्वारा इस रोग के विषाणु साधारणतया 10 किमी. की परिधि से लेकर 60 किमी की

परिधि तक क्षेत्रीय परिस्थितियों के आधार पर फैल सकते हैं। जबकि समुद्रतटीय क्षेत्रों में यह विस्तार 250 किलोमीटर दूर तक हो सकता है। वायु द्वारा रोग के विषाणु का फैलना इस रोग के उन्मूलन में एक अन्य बाधा है।

7. *संवेदनशील पशुओं की बड़ी संख्या एवं रोग की वाहक अवस्थाः* विभिन्न प्रकार की प्रजातियों के पशुओं में रोग के विषाणु का आक्रमण एवं बड़ी संख्या में संवेदनशील पशुओं की मौजूदगी एवं बड़ी मात्रा में रोग के बाद पशुओं का वाहक हो जाना इस रोग के उन्मूलन की एक अन्य बड़ी बाधा है।

8. *दैनिक रूप में प्रयुक्त होने वाले कीटाणुरोधी एवं कीटाणुनाशक पदार्थों के लिए विषाणु की असंवेदनशीलताः* इस रोग के विषाणु सामन्यतया दैनिक क्रियाकलापों में प्रयुक्त होने वाले कीटाणुनाशक रासायनिक पदार्थों, जैसे फिनोल, आयोडोफोर, चतुर्थक अमोनियम यौगिक आदि के लिए असंवेदनशील होते हैं, परन्तु 4 प्रतिशत सोडियम कार्बोनेट का घोल इस विषाणु को शीघ्र नष्ट कर देता है जो इस रोग के विषाणु के बचे रहने एवं उनके द्वारा संवेदनशील पशुओं पर आक्रमण जारी रखने का एक प्रमुख कारण है।

भविष्य की योजनाएंः

1. *जन–जागरूकता अभियानः* इस रोग की रोकथाम के लिए इलैक्ट्रानिक मीडिया, प्रिन्ट मीडिया, प्राथमिक पाठशालाओं के शिक्षक एवं छात्रों के सहयोग से एक ऐसे राष्ट्रव्यापी जागरूकता अभियान की आवश्यकता है, जिसमें समस्त राष्ट्रवासियों को इस रोग की आर्थिक भयावहता एवं राष्ट्र एवं पशुपालकों को अन्तर्राष्ट्रीय व्यापार में न उतर पाने से होने वाले नुकसान एवं टीकाकरण द्वारा रोग के बचाव एवं होने वाली आय–वृद्धि के विषय में विस्तार से बतलाया जाये एवं उनके सहयोग को आभार सहित रेखांकित किया जाये।

2. *टीकाकरण अभियान का स्वरूपः* भारतवर्ष में खुरपका–मुँहपका रोग के लिए टीकाकरण मुख्यतः गाय एवं भैंस की प्रजाति में किया जाता है। इस रोग के लिए अन्य संवेदनशील पशु, जैसे भेड़, बकरी, एवं शूकरों तथा वन्य जीवों को प्रायः इस टीकाकरण प्रक्रिया में सम्मिलित नहीं किया जाता है। अतः रोग उन्मूलन कार्यक्रम में सभी संवेदनशील पशुओं को बिना किसी भेदभाव के सम्मिलित किया जाये। इस दिशा में एक व्यावहारिक प्रक्रिया को राष्ट्रीय दुग्ध विकास संस्थान ने 1893 में तमिलनाडु प्रदेश के नीलगिरी जनपद में प्रतिपादित किया, जिसको बाद में तमिलनाडु के 13 जनपद, कर्नाटक के 5 जनपद एवं केरल के 9 जनपदों में विस्तारित किया गया। इस प्रक्रिया में जनपद में विद्यमान समस्त गाय, भैंस, भेड़, बकरी एवं शूकरों को 6 महीने के अन्तराल पर लगातार डेढ़ वर्ष तक टीकाकरण किया गया।

तत्पश्चात् समस्त पशुओं के टीकाकरण को रोककर केवल रोग के स्थान पर 15 किमी. तक परिधि से प्रारम्भ कर केन्द्र की तरफ बढ़ते हुये केन्द्रीय टीकाकरण विधि से टीकाकरण किया गया। इसी के साथ राष्ट्रीय राजमार्गों एवं अन्य सड़कों के किनारे जिन पर पशु चलायमान होते हैं, दोनों के साथ 3 किमी. की चौड़ी पट्टी में विद्यमान समस्त पशुओं में टीकाकरण किया गया। इसी तरह का टीकाकरण जनपद की सीमा रेखा के सहारे–सहारे भी किया गया। इस तरह जनपद में रोग के प्रविष्ट द्वारों को टीकाकरण द्वारा बन्द कर जनपद के समस्त पशुओं को रोगमुक्त कर लिया गया। यह एक प्रकार से क्षेत्रवार विधि का सूक्ष्म रूप था। भारतवर्ष के व्यापक स्वरूप, विविधतापूर्ण एव जटिल भौगोलिक परिस्थितियों, खुरपका–मुँहपका रोग के लिए संवेदनशील विशाल पशु संख्या को देखते हुये क्षेत्रवार विधि ही इस रोग के उन्मूलन का एक सरल एवं व्यावहारिक उपाय है। इस विधि में राष्ट्र को रोग की मात्रा एवं विस्तार के आधार पर विभिन्न प्रशासनिक एवं भौगोलिक क्षेत्रों में विभक्त कर लिया जाता है और उस क्षेत्र में व्यापक रूप से विद्यमान विषाणु प्रकार के आधार पर मोनोवैलेंट टीके का प्रयोग कर रोग पर नियन्त्रण पाया जाता है। रोग की मात्रा में कमी आने पर अन्य उपायों के द्वारा रोग उन्मूलन कार्यक्रम को प्रारम्भ कर रोग से सिलसिलेवार मुक्ति पायी जाती है। इस तरह रोगमुक्त क्षेत्रों को बनाकर, रोगमुक्त एवं रोगयुक्त क्षेत्रों के बीच वफर क्षेत्र बनाकर एवं रोगमुक्त क्षेत्र के विस्तार द्वारा समस्त राष्ट्र से रोग का उन्मूलन कर दिया जाता है।

3. *खुरपका–मुँहपका रोग के टीके:* भारतवर्ष में किसी भी रोग उन्मूलन कार्यक्रम को प्रारम्भ करने से पूर्व सरकारी, अर्द्धसरकारी एवं व्यक्तिगत क्षेत्रों में स्थापित इस रोग के टीकों का उत्पादन करने वाली समस्त इकाइयों की उत्पादन क्षमता का मूल्यांकन करने एवं विस्तारित कर अतिरिक्त आवश्यकता के टीकों की आपूर्ति कर पाने की क्षमता का मूल्यांकन करने की आवश्यकता है। इन इकाइयों द्वारा उत्पादित टीकों की गुणवत्ता की जांच के लिए राष्ट्रीय स्तर पर एक स्वतंत्र प्रयोगशाला की स्थापना की जाये।

4. *सीरम के जांच के साथ निगरानी:* सीरम की जांच द्वारा रोग पर निगरानी को रोग नियंत्रण कार्यक्रम का एक अभिन्न भाग के रूप में स्वीकार किया जाये।

5. *अंतर्राष्ट्रीय सहयोग:* विभिन्न अन्तराष्ट्रीय संस्थानों, जैसे–ओ.आई.ई., एफ.ए.ओ., ए.पी.एच.सी.ए., सार्क एवं वर्ल्ड रिफरेंस लैबोरेटरी में की हुई खोज एवं विकसित की हुई तकनीकियाँ इस रोग के उन्मूलन में एक सहायक का रोल निर्वाह कर सकती हैं।

संदर्भ

मन, जे.ए. एवं सेलर, आर.एफ. (1990). फुट एंड माउथ डिसीज वायरस. (इन) वायरस इन्फेक्शन्स ऑफ रूमीनेंट्स. डिंटर, जैड. एवं मोरिंन, बी. (एडी.) इलस्वीयर साइंस पब्लिशर, बी.वी. एम्सटरडम।

ढांडा, एम.आर. एवं गोपालकृष्ण, वी.आर. (1998). फुट एंड माउथ डिसीज आफ एनीमल इन इंडिया. इंडियन कौंसिल ऑफ एग्रीकल्चरल रिसर्च, पूसा, न्यू देहली।

डोनाल्डसन, ए.आई. (1986). ऐरोबायोलाजी ऑफ फुट एंड माउथ डिज़ीज (एफ एम डी) एन आउटलाइन ऑफ रीसेंट एडवांसेज, बुलेटिन ऑफिस इंटरनेशनल डेज़ एपीजोटिक्स, 5: 315।

पटनायक, बी. (2014). इवोल्यूशन ऑफ फुट एंड माउथ डिज़ीज वायरस इन इंडिया. 28 इंटरनेशनल कांफ्रेंस ऑफ आई ए वी एम आई हेल्ड एट यूपी पंडित दीनदयाल उपाध्याय पशु चिकित्सा विज्ञान विश्वविद्यालय एवं गो अनुसंधान संस्थान, मथुरा।

सेलर, आर.एफ. (1968). दि इनएक्टीवेशन ऑफ फुट एंड माउथ डिसीज वायरस बाई कैमिकल एंड डिसइन्फेक्टेंट. वेटेरेनरी रिकार्ड, 83: 504।

दत्त, एन.एस. (1991). परस्पैक्टिव इन वायरोलाजी एंड वैक्सीनोलाजी ऑफ फुट एंड माउथ डिज़ीज प्रेसिंग नीड फॉर प्रोग्रामिंग इट्स सिस्टेमेटिक कंट्रोल टू अपलिफ्ट लाइवस्टॉक इकोनामी इन इंडिया. एल्युमुनाई एसोसियेशन, कालेज ऑफ वेटेरेनरी साइंस, पंजाब एग्रीकल्चरल यूनीवर्सिटी, लुधियाना।

हैस्लोप, एन. एस. टी. जी. (1973). ट्रांसमिशन आफ दि वायरस ऑफ फुट एंड माउथ डिज़ीज बिटवीन एनीमल एंड मैन. बुलेटिन वर्ल्ड हेल्थ आर्गनाइजेशन 49: 577।

वर्ल्ड आर्गनाइजेशन फॉर एनीमल हेल्थ (2012). ओ आई ई मैनुअल ऑफ स्टैंडर्ड फॉर डायग्नोस्टिक टेस्ट एंड वैक्सीन. ओ.आई.ई., पेरिस, फ्रांस।

ओ.आई.ई. (2001). इंटरनेशनल एनीमल हेल्थ कोड. 10 एडीशन, पेरिस, फ्रांस।

रैडोस्टिट्स, ओ.एम. गे, सी.सी. ब्लड, डी.सी. हिचक्लिफ, के. डब्ल्यू. (2003). वेटेरेनरी मेडीसिन – ए टेक्सट बुक ऑफ दि डिज़ीज ऑफ कैटल, पिग, गोट एंड हार्स नवम् संस्करण, ई एल बी एस. बेलेर टिंडल, लंदन।

शास्त्री, जी.ए. (1997) वेटेरेनरी पैथेलाजी, छठा संस्करण, वी बी एस प्रकाशन, न्यू देहली।

गर्वमेंट ऑफ इंडिया (2016) फुट एंड माउथ डिसीज कंट्रोल प्रोग्राम–ऑपरेशनल मैनुअल फॉर इमप्लीमेंटेशन ऑफ फुट एंड माउथ डिज़ीज कंट्रोल प्रोग्राम (एफ एम डी–सी पी) इन दि स्टेट्स. डिपार्टमेंट ऑफ एनीमल हसबैंड्री, डेयरी एंड फिशरीज, मिनिस्ट्री ऑफ एग्रीकल्चर एंड फार्मस वेलफेयर, गर्वमेंट ऑफ इंडिया।

सिंह, ए. शर्मा, आर. कक्कड़, एन.के. (2012). कंट्रोल आफ इन्फैक्शियस डिज़ीज ऑफ एनीमल विद पारटीकुलर इम्फेसिस ऑन एफ.एम.डी. कंट्रोल प्रोग्राम. आई सी ए आर सेंटर फॉर एडवांस्ड फैक्ल्टी ट्रेनिंग, डिपार्टमेंट ऑफ वेटेरेनरी माइक्रोबायोलाजी, एल एल आर यूनीवर्सिटी ऑफ वेटेरेनरी एंड एनीमल साइंस, हिसार।

सिंह, आर.गुप्ता, एस.के. रैना, ए.के. दत्ता, टी.के. अग्रवाल, आर. (2005). अकरेंस ऑफ फुट एंड माउथ डिज़ीज इन लाइवस्टॉक ऑफ जम्मू रीजन. इंडियन जनरल वेटेरेनरी मेडीसिन. 25(1): 49.50।

सुब्रमण्यम, एस. पटनायक, बी. महापात्रा, जे.के. पवार, एस.एस. शर्मा, जी.के. दास, बी. दास, बी. बी. (2013). स्टेटस ऑफ फुट एंड माउथ डिज़ीज इन इंडिया. ट्रांसबाउंड्री इमर्जिंग डिज़ीज. 60(3): 197–203।

हेगड़े, आर. गोम्स, ए. आर. गिरधर, पी. कोवाली, एस. शिवशंकर, बी. पी. सुदर्शन, के. जे. नागराज, के. सिसारो, पी. कोवाली, एस. शिवशंकर, बी.पी. सुदर्शन, के.जे. नागराज, के. सिसारो, आर. मल्लीनाथ, के.सी. शंकर, बी.पी. नागराज, डी. सीमा, सी.एम. खान, टी.ए. नागराज, जी.वी. श्रीकला, के. धरनेस, एन.के. व्येंकटेश, एम.डी. रेणुकाप्रसाद, सी. (2014). एपीडिमियोलॉजी ऑफ फुट एंड माउथ डिसीज इन कर्नाटक स्टेट, इंडियाः अ रिर्टोस्पैक्टिव स्टडी. वायरस डिज़ीज. 25(4): 504–509।

पटनायक, बी. सुब्रमण्यम, एस. सान्याल, ए. महापात्रा, जे.के. दास, बी.बी. रंजन, आर. राउत, एम. (2012). फुट एंड माउथ डिज़ीजः ग्लोबल स्टेटस एंड फ्यूचर रोड मैप फॉर कंट्रोल एंड प्रीवेंशन इन इंडिया. एग्रीकल्चर रिसर्चः 1(2): 132–147।

दीपा, पी.एम. डिमरी, यू. शर्मा, एम.सी. तिवारी, आर. (2012). अपडेट ऑन एपीडिमियोलाजी एंड कंट्रोल ऑफ फुट एंड माउथ डिसीज–अ मीनेस टू इंटरनेशनल ट्रेड एंड ग्लोबल एनीमल इंटरप्राइस. वेटेरेनरी वर्ल्ड. 5(11): 694–704।

ब्रोंसवोर्ट, बी.एम.डी.सी. रेडफोर्ड, ए.डी. तान्या,, वी.एन. एनफोन, सी. किचिंग, आर.पी. मोरगन, के. एल. (2004). मालीकुलर एपीडिमियोलाजी ऑफ फुट एंड माउथ डिसीज. जनरल ऑफ क्लीनिकल माइक्रोबायोलॉजी. 42(5): 2186–2196।

डेविड, जे. साइमन, पी. डोनाल्ड, जी. किंग, पी. (2018). अंडरस्टैंडिंग दि ट्रांशमिसन ऑफ फुट एंड माउथ डिसीज वायरस एट डिफरेंट स्केल. करेंट ओपीनियन इन वायरोलाजी. 28: 85–91।

बिस्वाल, जे.के. सान्याल, ए. रोड्रीगुएज, एल.एल. सुब्रमण्यम, एस. अर्ज्ट, जे. शर्मा, जी.के. हेमोंड, जे.एम. परीडा, एस. महापात्रा, जे.के. महापती, बी.एस. दास, बी.बी. रंजन, आर. राउत, एम. वेंकेटरमनन, आर. मिश्री, जे. कृष्णा, एल प्रसाद, जी. पाठक, के.एम.एल. पटनायक, बी. (2012). फुट एंड माउथ डिसीजः ग्लोबल स्टेटस एंड इंडियन पर्सपैक्टिव. इंडियन जनरल ऑफ एनीमल साइंस. 82(2): 109–131।

वू, एल.टी. लांग, एन.टी. ब्रिटो, बी. स्टेनफेल्ट, सी. फुंग, एन.टी. हवेंग, बी.एच. पुजिक, एस.जे. हार्टविग, ई.जे. स्मोलिगा, जी.आर. वू, पी.पी. क्वैंग, एल.टी.वी. हंग, वी.वी. थो, एन.डी. डोंग, पी.वी. मिन, पी.क्यू. बर्टरम, एम. फिश, आई.एच. रोड्रीगुएज, एल.एल. डंग, डी.एच. अर्जट, जे. (2017). फर्स्ट डिटेक्शन ऑफ फुट एंड माउथ डिज़ीज वायरस ओ/इंड–2001 डी इन वियतनाम. प्लोस वन. 12(6): 1–11।

मदनमोहन, एम. युवराज, एस. नागेंद्रकुमार, एस. बी. श्रीनिवासन, वी.ए. गुबिन, एस. पैटन, डी. जे. परीदा, एस. (2014). ट्रांसमिशन ऑफ फुट एंड माउथ डिज़ीज वायरस फ्राम एक्सपेरीमेंटली इन्फैक्टिड इंडियन बुफैलो (बुबेलिस बुबेलिस) टू इन कान्टैक्ट नेव एंड वैक्सीनेटिड इंडियन, बुफैलो एंड कैटिल. वैक्सीन, 32(39):: 5125–5130।

गोविंदराज, जी. गनेशकुमार, बी. नेथरयानी, के. आर. शालिनी, आर. बालामुरुगन, वी. पटनायक. बी. रहमान, एच. (2017). फार्म कम्युनिटी इम्पैक्ट ऑफ फुट एंड माउथ डिज़ीज आउटब्रेक इन कैटल एंड बुफैलो इन कर्नाटक स्टेट, इंडिया. ट्रांसबाउंड्री इमर्जिंग डिज़ीज. 64: 849–860।

इंडियन इम्यूनोलॉजिकल लिमिटेड: राष्ट्रीय दुग्ध विकास संस्थान ने स्वयं के "दुग्ध क्रान्ति" अभियान को गति प्रदान करने के लिए राष्ट्र की बढ़ती खुरपका–मुँहपका रोग के टीके के माँग को देखते हुए 1982–83 में हैदराबाद शहर में इंडियन इम्यूनोलॉजिकल लिमिटेड नामक औषधि प्रयोगशाला का निर्माण कराया। इस प्रयोगशाला की कुल उत्पादन क्षमता 25 लाख क्वाडरीवैलेट खुरपका–मुँहपका के टीकों की है।

क्र.सं.	उत्पाद का नाम	पैकिंग	पशु	मात्रा	लगाने का रास्ता	आयु एवं विधि	
1.	रक्षा खुरपका–मुँहपका रोग का टीका	30मिली	गाय, भैंस, बछड़े	3 मिली.	गर्दन के मध्य त्वचा के नीचे	प्राथमिक टीकाकरण: अनुवर्धक: पुनः टीकाकरण:	4 महीने की उम्र में प्राथमिक टीकाकारण के दो से चार सप्ताह पश्चात् प्रत्येक छमाही पर
			भेड़ एवं बकरी	1 मिली.	उपरोक्त	उपरोक्त विधि से	
2.	रक्षा ओवैक खुरपका–मुँहपका एडज्यूवैंट टीका	10 मिली	गाय, भैंस, बछड़ों एवं सुअर	2 मिली.	मांसपेशियों के भीतर गर्दन के मध्य में	प्राथमिक टीकाकरण: अनुवर्धक: बाद के टीके:	4 महीने की उम्र में प्राथमिक टीकाकरण के नौ माह पश्चात् प्रतिवर्ष आधार पर
	शूकर में टीकाकरण 2 महीने पर शुरू करना चाहिये, जबकि इस प्रजाति में प्रजननशील पशु को प्रति छमाही के आधार पर टीकाकरण करना चाहिये।						
			भेड़ एवं बकरी	1 मिली.	उपरोक्त तरीके से	उपरोक्त तरीके से	
3.	रक्षा वाईओवैक कम्बाइन्ड तैलीय एड्ज्यूवैंट टीका (खुरपका–मुँहपका एवं गलघोंटू रोग के लिए संयुक्त टीका)	30मिली.	गाय एवं भैंस	3 मिली	त्वचा के नीचे या गर्दन के मध्य की मांसपेशियों में	प्राथमिक टीकाकरण: अनुवर्धक: बाद के टीके:	4 माह की आयु में प्राथमिक टीकाकारण के नौ माह पश्चात्
			भेड़ एवं बकरी	1 मिली.	उपरोक्त विधि से	ऊपर वर्णित तरह से	वार्षिक आधार पर
4.	रक्षा ट्राइओवैक (खुरपक–मुँहपका+ गलघोंटू+लंगड़ा बुखार के लिए संयुक्त टीका)	30 मिली.	गाय एवं भैंस भेड़ एवं बकरी	3 मिली. 2 मिली.	उपरोक्त विधि	ऊपर वर्णित तरह से	

हैस्ट फार्मास्यूटिकल: इस फार्मास्यूटिकल कम्पनी द्वारा बनाये गये खुरपका–मुँहपका रोग के टीके एवं उनके प्रयोग की विधि निम्न प्रकार है–

क्र.सं.	उत्पाद का नाम	पैकिंग	पशु	मात्रा	लगाने का रास्ता	आयु एवं विधि	
1.	खुरपका–मुँहपका सांद्रित एक संयोजक टीका	100 मिली. (40 खुराक) 50.मिली. (20 खुराक)	गाय, भैंस भेड़ एवं बकरी	2.5 मिली.	त्वचा के नीचे	प्राथमिक टीकाकरण:	6–8 सप्ताह पर या 3 माह या 6 माह या ऊपर की आयु पर
2.	खुरपका–मुँहपका सांद्रित टेट्रावैलेंट टीका	100 मिली.	गाय, भैंस	10मिली.	त्वचा के नीचे	प्राथमिक टीकाकरण:	6 से 8 सप्ताह/3माह /6 माह या ऊपर की आयु के पशु
						अनुवर्धक:	एक से डेढ़ माह पश्चात्
						पुनः टीकाकरण:	प्रति छमाही
3.	खुरपका–मुँहपका अति सांद्रित टेट्रावैलेंट टीका	100 मिली. 50 मिली.	गाय एवं भैंस भेड़, बकरी	5 मिली. 2.5 मिली.	त्वचा के नीचे	उपरोक्त विधि से	

सावधानी : टीकों को 2 से 10^0 सेंग्रे. के बीच संरक्षित करें। जमे हुये टीकों को वैज्ञानिक विधि से नष्ट कर दें।

भारतीय पशु–चिकित्सा अनुसंधान केन्द्र, बंगलौर: भारतीय पशु–चिकित्सा अनुसंधान केन्द्र ने 1980 में बंगलौर शहर में अपनी एक उत्पादन इकाई की, जिसकी उत्पादन क्षमता 4 लाख टीकों की थी, स्थापना की। इस इकाई में टीके बनाने का तरीका वैइफ की तरह है। इस इकाई के उत्पादन एवं उनके प्रयोग का तरीका निम्नलिखित है–

क्र.सं.	उत्पाद का नाम	पैकिंग	पशु	मात्रा	लगाने का रास्ता	आयु एवं विधि
1.	खुरपका–मुँहपका अलहाइड्रोजेल पॉलीवैलेंट टीका	10 मिली.	गाय, भैंस	10 मिली.	त्वचा के नीचे स्टनर्म के पास वालर की ढीली त्वचा पर	प्रारम्भ में 21 दिन के अन्तराल पर दो टीके तत्पश्चात प्रति छमाही टीकाकरण
			भेड़, बकरी	5 मिली.	उपरोक्त तरह से	उपरोक्त तरीके से
2.	खुरपका–मुँहपका तेल एडज्यूवैंट टीका	5 मिली.	गाय, भैंस	5 मिली.	मांसपेशियों के अंदर	उपरोक्त तरीके से

भारतीय एग्रो इंडस्ट्री फाउंडेशन (वैएइफ), पुणेः भारतीय एग्रो इंडस्ट्री फाउंडेशन, जो कि एक स्वयंसेवी संगठन है, ने 1978 में पुणे में वी.एच. के. कोशिकाओं में विषाणु को कल्चर कराकर एक टीके का निर्माण किया। इस खुरपका–मुँहपका टीके के प्रकार एवं उनका प्रयोग निम्नलिखित तरीके से होता है। इस संस्थान की खुरपका–मुँहपका टीके की कुल उत्पादन क्षमता लगभग साढ़े आठ लाख की है।

क्र.सं.	उत्पाद का नाम	पैकिंग	पशु	मात्रा	लगाने का रास्ता	आयु एवं विधि	
1.	खुरपका–मुँहपका रोग का क्वाड्रीवैलेंट टीका	10 मिली. 30 मिली. 100 मिली.	गाय, भैंस, बछड़े	10 मिली.	त्वचा के नीचे	प्राथमिक टीकाकरणः अनुवर्धकः वार्षिक टीकाकरण	6–8 सप्ताह 4 महीने बाद
2.	खुरपका–मुँहपका सांद्रित टीका	–	गाय, भैंस, बछड़े	5 मिली.	त्वचा के नीचे	प्राथमिक टीकाकरणः अनुवर्धकः द्विवार्षिक टीकाकरण	6–8 सप्ताह 3–4 महीने बाद

□□□

अध्याय 2

पोंकनी

पर्यायवाची: पशु प्लेग, रिंडरपेस्ट, पशुओं की महामारी।

पोंकनी (रिंडरपेस्ट) जुगाली करने वाले पशु एवं शूकरों में तीव्र गति से प्रसारित होने वाला एक विषाणु जनित संक्रमण है। तीव्र ज्वर, जिह्वा की निचली सतह, नीचे वाले होंठ की भीतरी सतह एवं मसूढ़ों पर पीड़ादायक सूजन व मृत त्वचा वाले निशान एवं तेज दस्त इस संक्रमण के प्रमुख लक्षण हैं। रोग में संक्रमण दर शत–प्रतिशत एवं मृत्यु दर उच्च होती है।

बीते समय का गाय–भैंसों में प्रमुखता से पाया जाने वाला यह रोग, उच्च संक्रमण व मृत्यु दर, वैश्विक व्यापकता व विनाशक क्षमता के कारण पशु इतिहास के पन्नों पर *पशु प्लेग रोग"* नामक काले अध्याय के रूप में अंकित है। भारतवर्ष में इस महामारी के कारण समय–समय पर लाखों की संख्या में पशु काल–कवलित हुए।

भारतवर्ष में स्वतंत्रता के पश्चात् इस व्यापक रूप में व्याप्त विनाशक रोग के नियंत्रण के लिए 1954 से समुचित व सुसंगठित रूप में प्रयास प्रारंभ हुए। इन समस्त प्रयासों में पशु प्लेग–उन्मूलन योजना के तहत संपूर्ण देश में व्यापक टीकाकरण हुआ, जिसके फलस्वरूप इस रोग पर काफी हद तक नियंत्रण हुआ। इस रोग के उन्मूलन के लिए जारी प्रयासों की परिणित भारतवर्ष को 1 मार्च 1998 को प्रदत्त *"पशु प्लेग मुक्त राष्ट्र"* के प्रमाणपत्र के रूप में हुई।

रोग कारण: पशु प्लेग रोग का कारण *पैरामिक्सोविरिडी* परिवार का रोमांतिका विषाणु *(मारबिली* वायरस) है। यह विषाणु शरीर के भीतर लम्बे समय तक जीवित रहता है। इस विषाणु के अनेकों उपभेद (स्ट्रेंस) हैं जो भिन्न–भिन्न विनाशक क्षमता होने के बाद भी एक ही प्रकार की प्रतिरोधक क्षमता उत्पन्न करते हैं, जिससे इस रोग के विषाणु के किसी भी एक उपभेद (स्ट्रेंस) के द्वारा संक्रमण या टीकाकरण से सभी उपभेदों के लिए रोग प्रतिरोधकता उत्पन्न हो जाती है। उपरोक्त कारण से टीकाकरण द्वारा पशु प्लेग रोग का सफलतापूर्वक उन्मूलन संभव हो सका। रोग का विषाणु अति संवेदनशील होता है, जो धूप तथा 60^0 सेंग्रे. पर नष्ट हो जाता है। ठंड व फिनोल का इस पर कोई असर नहीं होता

है। फॉर्मेलिन एवं क्लोरोफार्म शीघ्रतापूर्वक इस विषाणु का विनाश कर देते हैं। पशु प्लेग रोग का विषाणु मिक्सो समूह के अन्य विषाणु, जैसे– मनुष्य में खसरा रोग, कुत्ते में केनाइन डिस्टेम्पर, सील में फोकाइन डिस्टेम्पर, भेड़–बकरी में पी.पी.आर. से प्रतिजन संरचना में मिलता–जुलता है (मर्चेन्ट एवं पैकर, 1983)।

पशु प्लेग–वैश्विक परिदृश्यः व्यापक टीकाकरण अभियान द्वारा जून 2011 तक संपूर्ण विश्व से इस रोग का उन्मूलन किया जा चुका है। विश्व पशु स्वास्थ्य संगठन द्वारा भारतवर्ष को 1998 से ''तात्कालिक रूप से पशु प्लेग मुक्त'' 2004 से ''पशु प्लेग रोग से मुक्त'' तथा 2006 से ''पशु प्लेग के संक्रमण से मुक्त'' राष्ट्र की मान्यता प्रदान की गयी है।

रोग को संवेदनशील पशुः गाय, भैंस, भेड़, बकरी, हिरन, ऊँट एवं शूकर इस रोग के लिए संवेदनशील पशु हैं। गाय व भैंस अन्य प्रजातियों की तुलना में रोग के प्रति अधिक सुग्राही होते हैं। देशी प्रजातियाँ, विदेशी प्रजातियों (नस्ल) की तुलना में कम संवेदनशील होती हैं।

रोग का संक्रमणः पशु प्लेग रोग का विषाणु रोगग्रसित पशु के रक्त, मांस, शरीर के स्राव, उत्सर्गी पदार्थ, मूत्र, गोबर आदि में पाया जाता है। इन सभी में रोग के विषाणु की मात्रा रोगी पशु के ज्वर की अवस्था में अधिकतम होती है और एक सप्ताह के अन्दर जब रोगी पशु का ज्वर कम होता है, धीरे–धीरे कम होती जाती है। अतः रोग का संक्रमण मुख्यतया इस समय रोगी पशु के स्रावों से दूषित हुए आहार व पानी के सेवन से होता है। रोगी पशु का गोबर रोग के प्रसार का प्रमुख माध्यम होता है। रोगग्रसित पशु की श्वांस वायु के संपर्क में आने से भी स्वस्थ पशु को संक्रमण हो सकता है। श्वांस वायु में रोग के विषाणु कम सापेक्षिक आर्द्रता पर लगभग 30 मिनट तक जीवित रह सकते हैं। इस रोग के विषाणु बाह्य वातावरण में परिवर्तन के प्रति अत्यन्त संवेदनशील होते हैं और पशु के शरीर के बाहर अनुकूल परिस्थितियों में केवल कुछ घंटों तक ही जीवित रह सकते हैं। रोग के विषाणु मृत पशु के शरीर में केवल 24 घंटों तक ही जीवित रहते हैं। मृत शरीर के सड़ने पर उत्पन्न ऊष्मा व पी.एच. में परिवर्तन से विषाणु शीघ्रतापूर्वक मृत हो जाते हैं। रोग के विषाणु गर्मी, धूप व बहुत सारे जीवाणुनाशक पदार्थों के लिए भी संवेदनशील होते हैं। अतः एक पशु समूह से दूसरे पशु समूह के बीच रोग का प्रसरण उचित साज–सफाई या अन्य निरोधात्मक उपायों को लागू कर रोका जा सकता है।

संक्रमण व मृत्यु दरः संवेदनशील पशुओं में संक्रमण दर शत–प्रतिशत एवं मृत्यु दर पचास प्रतिशत तक होती है।

रोगजनात्मकताः पशु प्लेग रोग का विषाणु श्वसन या आहार तंत्र के मुखार बिन्दु से प्रविष्ट प्राप्त कर पशु शरीर के लसीका तंत्र व आहारनाल की श्लेष्मा कला को प्रमुख रूप से प्रभावित करता है। विषाणु प्रथमतया शरीर में प्रवेश कर टॉन्सिल या स्थानीय लसीका गांठों में स्वयं का पुनरुत्पादन करता है। तत्पश्चात् रक्त की एककेन्द्रकीय

कोशिकाओं के द्वारा समस्त शरीर के लसीका गांठों में पहुँच जाता है। विषाणु लसीकाणु में प्रविष्ट होकर उनके केन्द्रक को नष्ट कर देता है जिससे प्लीहा, लसीका ग्रंथिओं, पेयर पैच, रक्त व अन्य अंगों में इन कोशिकाओं की संख्या काफी कम हो जाती है। विनिष्ट लसीका कोशिकाओं का स्थान तंतु कोशिकाएं, उदासीनरंजी, इओसिनोफिल व मैक्रोफाज ले लेती हैं। इससे पशु की प्रतिरोधक क्षमता पर प्रतिकूल प्रभाव पड़ता है।

इस रोग का विषाणु आहारनाल की श्लेष्मा कला की कोशिकाओं को भी प्रभावित करता है। मुख, ग्रसनी, ग्रासनली के प्रारंभिक भाग में विषाणु त्वचा की स्ट्रैटम जर्मिनेटिवम सतह की कोशिकाओं का छोटे–छोटे समूह के रूप में विनाश करता है जिससे यह कोशिकाएं आसपास की कोशिकाओं से विनिमित होकर भूरे–सफेद समूह के रूप में श्लेष्मा कला की सतह से थोड़ा ऊपर उठ जाती हैं। यह समूह बाद में झड़कर अपने नीचे लाल रंग के गहरे घाव छोड़ जाता है। इसी प्रकार आमाशय व आंत्र की कोशिकाओं में संक्रमण के कारण वहाँ पर अल्सर बन जाते हैं। रोग की गंभीर अवस्था में पशु के लसीका तंत्र के दबाब में आ जाने के कारण प्रतिरोधक क्षमता में कमी व पहले से विद्यमान अवसरवादी जीवाणु जनित संक्रमण के सिर उठा लेने के कारण मृत्यु हो जाती है, अन्यथा इस रोग में पशु के शरीर में अत्यधिक मात्रा में पानी की कमी होने के कारण पशु की मृत्यु होती है।

रोग के लक्षण: पशु प्लेग रोग में लक्षणों की गंभीरता पशु के शरीर में प्रविष्ट हुए पशु प्लेग रोग के विषाणु के प्रकार, रोग के प्रति पशु की संवदेनशीलता, इस रोग के साथ–साथ होने वाले अन्य रोग व पशु के शरीर में पहले से ही विद्यमान अन्य संक्रमण पर निर्भर करती है। लक्षणों के प्रकटीकरण के आधार पर रोग को निम्न अवस्थाओं में विभक्त कर सकते हैं–

प्रारम्भिक अवस्था: संक्रमण के छः से नौ दिन के पश्चात् ही पशु को तीव्र ज्वर (105 से 106^0 फा.) होता है, जो कई दिनों तक रहता है। पशु सुस्त हो जाता है। चारा खाना व जुगाली करना बन्द कर देता है। दुधारू पशुओं की दुग्ध उत्पादन क्षमता में कमी आ जाती है। नासिका द्वार व चमड़ी शुष्क होने लगती है। आँखों में लालिमा छा जाती है। प्रारम्भ में अधिक मात्रा में साफ आँसू निकलते हैं, जो धीरे–धीरे मवादयुक्त व गाढ़े होने लगते हैं। इस अवस्था में पशु के शरीर के भीतर विषाणु की पुनरुत्पादन क्रिया अपने शीर्ष स्तर पर होती है।

द्वितीयक अवस्था: इस अवस्था में मुख, नाक, आँख व योनि की श्लेष्मा कला सूजकर लाल हो जाती है। मुख की श्लेष्मा कला की कोशिकायें, समूह में, स्थान–स्थान पर मृत हो जाती हैं। इन कोशकीय समूह के अपने–अपने स्थान से पृथक्कृत होने पर उन स्थानों पर लाल रंग के गहरे अल्सर बन जाते हैं। प्रारम्भ में ये अल्सर निचले होंठ के अन्दर वाली सतह व निकटतम् मसूढ़ों तथा होठों के मिलानबिन्दु एवम् गालों की श्लेष्मा कला पर दिखायी देते हैं, जो बाद में जीभ के निचले स्तर से लेकर समस्त मुख में फैल जाते हैं। मुख में घाव बनने के कारण, पशु के मुँह से अधिक मात्रा में बुलबुले युक्त, रक्त मिश्रित लार

गिरना प्रारम्भ हो जाती है। इस प्रकार के घाव (अल्सर) नाक, योनि व भग की श्लेष्मा कला पर भी बनते हैं। जब इस तरह की क्रियाविधि आमाशय व आंत्र में प्रारम्भ होती है, तो पशु को रक्त मिश्रित म्यूकस युक्त तेज पेचिश (दस्त) होने लगती है। तेज दस्त से पशु को उदरशूल होता है तथा शरीर में पानी की कमी होने लगती है। प्रारम्भ में नाक से गिरने वाला स्राव भी मवादयुक्त होने लगता है। गम्भीर अवस्था के प्रारम्भ होने के तीन से पांच दिन के उपरान्त ज्वर एकाएक सामान्य से भी निम्न स्तर पर चला जाता है। इस समय श्वांस लेने में परेशानी, खांसी, पेचिस, शरीर में पानी की कमी व उदरशूल के कारण पशु की मृत्यु हो जाती है (रैडोस्टिट्स एट अल, 2003)।

रोग का निदान: रोग का निदान निम्नलिखित प्रकार से किया जा सकता है– (1) रोग के प्रकटीकरण के इतिहास व लक्षणों के आधार पर, (2) *सीरम परीक्षण द्वारा:* पशु प्लेग रोग के परीक्षण के लिए ऐगार जेल प्रतिरक्षी विसरण परीक्षण, सीरम निष्प्रभावीकरण तकनीक, पूरक योजन परीक्षण (काम्प्लीमेंट स्थिरीकरण परीक्षण) व प्रति प्रतिरक्षा वैद्युतकणसंचरण तकनीक को प्रयोग में लाया जाता है। इन तकनीकियों में प्रतिजन या विषाणु के पृथक्करण के लिए, रोग के लिए संदेह किये गये पशु से, ज्वर की अवस्था में 3 से 6 दिनों के बीच ताजी लसीका ग्रंथि या रक्त अपकेंद्रन से पृथक हुये सफेद स्तर (वफीकोट) को प्रयोग में लाया जाता है। बीमारी की निगरानी के लिए सीरम निष्प्रभावीकरण तकनीक को मुख्यतः प्रयोग में लाया जाता है, क्योंकि रोग के प्रतिरोध के लिए शरीर में पैदा हुई निष्प्रभावकारी प्रतिपिंड वर्षों तक शरीर में विद्यमान रहती है तथा (3) *शव परीक्षण द्वारा:* मृत पशु की आंत्र में मुख्यतः शेषांत्र–अंधांत्र (इलियम–सीकम), अंधांत्र–वृहदांत्र (सीकम–कोलान) के मिलान बिन्दु या मलाशय (रेक्टम) में संरचनात्मक परिवर्तन दिखायी देते हैं। इन स्थानों पर आंत्र की श्लेष्मा झिल्ली में रक्तीय रेखायें, घाव या डिफ्थीरिक डीपो दिखायी देते हैं। लसीका केन्द्र मृत होकर झड़ने लगते हैं जिससे घाव (अल्सर) बन जाते हैं। रक्त की रेखाओं के कोलान की म्यूकोसा में एक–दूसरे के समानान्तर चलने के कारण यहाँ पर जेब्रा की खाल पर पड़ी हुई धारियों के समान संरचना दिखायी देती हैं। इसे *"जेब्रा चिह्नांकन"* कहते हैं।

पशु प्लेग उन्मूलन कार्यक्रम: भारतवर्ष में पशु प्लेग की सतत् रूप से बढ़ती हुई विकरालता को देखते हुए इस रोग की रोकथाम एवं अध्ययन के लिये सर्वप्रथम 1869 में वैधानिक रूप से *"भारतीय पशु प्लेग आयोग"* की स्थापना की गयी। उपरोक्त आयोग की अध्ययन रिपोर्ट की संतुति के आधार पर 1890 में मुक्तेश्वर में *''भारतीय पशु चिकित्सा अनुसंधान केन्द्र"* की स्थापना हुई। इस केन्द्र ने पशुओं में होने वाले इस घातक रोग से बचाव के लिए स्वदेशी टीकों के विकास में एक महत्वपूर्ण भूमिका का निर्वाहन किया। पशु प्लेग की रोकथाम के कार्यक्रम में एक महत्वपूर्ण मोड़ तब आया, जब 22 मई 1954 को, भारतीय कृषि–अनुसंधान केन्द्र के संकल्प प्रस्ताव को भारत सरकार के *"ऑफिशियल गजट–अधिकृत राजपत्र"* में प्रकाशित किया गया। इस प्रस्ताव में कहा गया है, कि योजना

आयोग पशु प्लेग रोकथाम के कार्यक्रम को पूर्ण रूप से महत्व देता है, क्योंकि यह रोग पशुओं में होने वाली मृत्यु का 60 प्रतिशत भाग बनाता है, अतः योजना आयोग इसके उन्मूलन के प्रस्ताव को पारित करता है। भारत सरकार ने विभिन्न विशेषज्ञ कमेटियों की संतुति पर विचार–विमर्श कर *"भारतीय पशु प्लेग रोकथाम समिति"* की नई दिल्ली में एक पूर्णकालिक सचिव के साथ घोषणा की। भारतीय कृषि अनुसंधान केन्द्र के उपाध्यक्ष को इस समिति का अध्यक्ष नियुक्त किया गया। इस समिति के अन्य सदस्यों के रूप में पशु–पालन कमिश्नर, भारत सरकार, पशु चिकित्सा एवं पशुपालन के राज्य स्तरीय निदेशक/प्रमुखों की नियुक्ति की गयी। तत्पश्चात् भारतीय कृषि अनुसंधान केन्द्र की देख–रेख में आंध्र प्रदेश, कर्नाटक एवं महाराष्ट्र प्रदेशों के अट्ठारह जनपद में 1 अक्टूबर, 1954 से पालतू गाय एवं भैंसों में पशु प्लेग से बचाव के लिए सामूहिक टीकाकरण की योजना का एक *"पायलट प्रोजेक्ट"* के रूप में शुभारम्भ किया गया। चयनित जनपदों में लगभग 90 प्रतिशत गाय एवं भैंसों का एक अभियान के रूप में टीकाकरण किया गया। इस योजना के अति उत्साह–वर्धक परिणामों से प्रफुल्लित होकर 1956 में एक देशव्यापी *"पशु प्लेग उन्मूलन कार्यक्रम"* की नींव रखी गयी। इस कार्यक्रम की शुरूआत में अल्प समय में देशभर में लगभग कम से कम 80 प्रतिशत जुगाली करने वाले पशुओं में टीकाकरण द्वारा पशु प्लेग के लिए प्रतिरोधक क्षमता विकसित करने का महत्वाकांक्षी लक्ष्य रखा गया। इस योजना की अगली कड़ी के रूप में प्रारम्भिक लक्ष्य में टीकाकरण अभियान में छूट गये पशुओं एवं इस समयावधि में पैदा हुये पशुओं के टीकाकरण का लक्ष्य रखा गया, क्योंकि पालतू पशुओं में लगभग 20 प्रतिशत पशुओं का नया समूह प्रतिवर्ष बढ़ता था। अतः प्रतिवर्ष प्रारम्भिक लक्षित पशुओं का 1/5 भाग में पशुओं के टीकाकरण की बहुचरणीय व्यवस्था की गयी। इस तरह द्विस्तरीय–बहुचरणीय व्यवस्था के द्वारा देश भर से पशु प्लेग रोग के समूह विनाश का प्रयास किया गया। इस सामूहिक टीकाकरण योजना को सम्पूर्ण राष्ट्र में समग्र रूप से लागू किया गया (नेजुमी एट अल, 2012)।

इस योजना में व्यय होने वाली सम्पूर्ण धनराशि के वहन की व्यवस्था केन्द्रीय सरकार एवं देश के अन्दर मूर्तरूप में अनुपालित करने की जिम्मेदारी राज्य पशु चिकित्सा एवं पशुपालन विभाग पर डाली गयी। साथ–साथ अन्तर्राष्ट्रीय सीमा रेखा पर पशु के अवैध आवागमन या अन्य विधियों द्वारा पड़ोसी राष्ट्रों में पशु प्लेग की देश के अन्दर प्रविष्ट को रोकने के लिये विशिष्ट रूप से गठित की गयी *इम्यून वेल्ट टीम"* के ऊपर सीमा रेखा के साथ–साथ लगते हुये देश के भीतर की ओर 40 किलोमीटर तक के क्षेत्र में विद्यमान समस्त संवेदनशील पशुओं के टीकाकरण की जिम्मेदारी डाली गयी है। यह गतिशील इकाइयाँ एक स्थान से दूसरे स्थान तक घूम–घूम कर सीमा रेखा से लगे क्षेत्र में अपने कार्य को सफलतापूर्वक निर्वहन करती रही। देश के अन्दर घुमक्कड़ प्रजातियों के पशुधन द्वारा रोग को फैलने से रोकने के लिये राज्य सीमाओं पर इन पशुओं के घूमते हुये प्रविष्ट करने के रास्तों पर टीकाकरण स्टेशनों/टीकाकरण केन्द्रों की स्थापना की गयी।

पशुओं में सामूहिक टीकाकरण अभियान की समाप्ति पर तुलनात्मक दृष्टि में राज्यों की सीमा रेखाओं से लगते हुये क्षेत्रों में भीतरी क्षेत्रों के मुकाबले पशु प्लेग रोग से ग्रसित होने वाले पशुओं की अधिक संख्या एवं रोग के होने की अधिक घटनाओं को देखते हुये राज्यों के प्रवेश द्वारों पर *"निगरानी यूनिट/विलीलेन्स यूनिट"* की स्थापना की गयी। तत्पश्चात् घुमक्कड़ पशुओं की स्क्रीनिंग एवं रक्षण के लिये राज्य सीमाओं पर चेकपोस्ट की स्थापना की गयी। *"इम्यूनवेल्ट टीम"* एवं "निगरानी टीम/विजीलैन्स टीम" में एक वेटेरेनरी असिस्टैंट सर्जन, दस वैक्सीनेटर, दो सहायक, एक जीप एवं ड्राईवर (चालक) की व्यवस्था की गयी। जबकि टीकाकरण एवम् चेकपोस्ट पर प्रति इकाई के आधार पर वेटेरेनरी सहायक चिकित्सक, तीन वैक्सीनेटर एवं दो सहायकों की नियुक्ति की गयी।

इन सभी उपायों के द्वारा पशु प्लेग की घटनाओं में अप्रत्याशित रूप से कमी आयी। यद्यपि कुछ एक स्थानों पर रोग के केन्द्र अब भी विद्यमान थे। रोग के प्रकटीकरण के तरीकों में भी बदलाव देखने को मिला। प्रारम्भ में जो रोग घातक रूप में प्रकट होता था, वह अब कम तीव्र (सबक्लीनिकल) एवं मन्द (माइल्ड) प्रकार से होने लगा। इस तरह रोगी पशु की पहचान में मुश्किल (कठिनाई) होना प्रारम्भ हो गया। अतः इन परिस्थितियों में यह आवश्यक हो गया कि पशुपालकों को पूर्णरूप से रोग के लक्षणों एवं भयावहता से अवगत कराया जाये। इस विचार के साथ रोग के छिपने वाले स्थानों की पहचान के लिए एक नयी रणनीति के रूप में सर्विलेस एवं कन्टेन्मेंट का पंचम कार्य अवधि के अन्तिम भाग में प्रयोग किया गया। इस रणनीति के अन्तर्गत रोग के बचे हुये केन्द्र की पहचान होने पर उस क्षेत्र में रोगी पशु के सम्पर्क में रहने वाले रोग के संवेदनशील पशुओं को रोगी पशु से अलग कर उनका टीकाकरण, रोगी पशु का विलगीकरण एवं वैज्ञानिक विधि द्वारा रोगग्रसित पशु के मृत शरीर एवं उत्सर्जित पदार्थों के सम्पर्क में आने वाली अजैविक वस्तुओं का विनाश, का प्रयोग किया। किसी भी रोग केन्द्र की पहचान होने या रोग की मौजूदगी का संदेह होने पर रोगग्रसित क्षेत्र के केन्द्र के चारों ओर से 15 किलोमीटर की परिधि में बाहर से रोग केन्द्र की ओर बढ़ते हुये समस्त संवेदनशील पशुओं का टीकाकरण एवं उस क्षेत्र से पशुओं की आवाजाही पर प्रतिबन्ध की व्यवस्था किसी भी पशु प्लेग रोग से सम्बन्धित यूनिट की जानकारी में आने पर की गयी।

इन समस्त व्यवस्थाओं के बाद एक नई चुनौती के रूप में पशु प्लेग रोग नूतन संवेदनशील पशुओं के रूप में भेड़, बकरी, शूकर आदि में भी प्रकट होने लगा। यद्यपि इन नई प्रजाति में पशु प्लेग रोग का प्रकटीकरण भारतवर्ष के दक्षिणी राज्यों, जैसे–आन्ध्र प्रदेश, कर्नाटक, महाराष्ट्र एवं तमिलनाडु में ही सीमित रहा, अतः इन राज्यों में भेड़, बकरियों में भी टिश्यू कल्चर टीकों के द्वारा टीकाकरण अभियान चलाया गया। इस सीमित अभियान के द्वारा उपरोक्त प्रजातियों के पशुओं में राष्ट्र के अन्य भागों में इस रोग के प्रसारण पर रोक लगी।

इसी समय समयबद्ध पशु प्लेग उन्मूलन कार्यक्रम के लिये भारत सरकार ने *"पशु प्लेग टास्क फोर्स"* की भी स्थापना की। इस टास्क फोर्स ने सम्पूर्ण राष्ट्र को चार प्रकार के *"पशु प्लेग रिस्क एरिया"* की श्रेणी के रूप में चिन्हित किया– (1) *अति खतरनाक क्षेत्रः* राष्ट्र के वह स्थान जहाँ विगत तीन वर्षो में पाच से ज्यादा पशु प्लेग महामारी (आउटब्रेक) हो चुकी हों। इस क्षेत्र में आन्ध्र प्रदेश, कर्नाटक, तमिलनाडु, महाराष्ट्र, गुजरात एवं ओडिशा को रखा गया, (2) *मध्यम खतरनाक क्षेत्रः* वह क्षेत्र जहाँ पर विगत त्रिवर्षों में दो से पांच पशु प्लेग रोग की महामारी (आउटब्रेक) हुई हों। इन क्षेत्रों में आसाम, बिहार, हरियाणा, मध्यप्रदेश, राजस्थान एवं पश्चिम बंगाल राज्यों को रखा गया, (3) *निम्न खतरनाक क्षेत्रः* वह राज्य जहाँ पर विगत त्रिवर्षो में पशु प्लेग की केवल एक महामारी (आउटब्रेक) हुई हो। इस प्रकार की श्रेणी में केरल, मेघालय, पंजाब, जम्मू एवं कश्मीर, दिल्ली, गोवा, पुडुचेरी एवं अरुणाचल प्रदेश को रखा गया तथा (4) *पशु प्लेग रोगमुक्त क्षेत्रः* वह राज्य जहाँ विगत तीन वर्षों में पशु प्लेग रोग का कोई महामारी (आउटब्रेक) न हुआ हो। इस श्रेणी में हिमाचल प्रदेश, मणिपुर, सिक्किम, त्रिपुरा, अंडमान निकोबार, चंडीगढ़, दादरा नागर हवेली, लक्षद्वीप एवं मिजोरम को चिन्हित किया गया।

उपरोक्त अध्ययन रिपोर्ट के आधार पर टास्क फोर्स ने राज्य एवं केन्द्र शासित प्रदेशों के लिए *"ऑपरेशन पशु प्लेग शून्य"* कार्यक्रम को मूर्तरूप पहनाने के लिए एक "कार्ययोजना" तैयार की। इस योजना के अनुसार– (1) अति खतरनाक क्षेत्र में 90 प्रतिशत पालतू पशुओं का कम से कम समय में टीकाकरण (2) मध्यम खतरनाक क्षेत्र में छिपे रोग क्षेत्रों की खोज एवं टीकाकरण (3) निम्न खतरनाक क्षेत्र में पशु प्लेग रोगमुक्त क्षेत्र में सर्विलेंस एवं रोग प्रभावित एवं नजदीक के क्षेत्र में गहन खोज एवं टीकाकरण, तथा (4) पशु प्लेग रोग मुक्त क्षेत्र में, इस रोग मुक्तता को बनाये रखने के लिए व्यापक सर्विलेंस।

यूरोप संगठन की सहायता प्रदत्त 1992 में शुभारंभित *"राष्ट्रीय पशु प्लेग उन्मूलन कार्यक्रम"* के परिणामस्वरूप भारतवर्ष के किसी भी भाग से अक्टूबर 1995 से पशु प्लेग रोग का कोई भी मामला प्रकाश में नहीं आया, और 1998 में भारतवर्ष को *"तात्कालिक रूप से पशु प्लेग मुक्त"* राष्ट्र की मान्यता प्रदान की गयी। मई 2005 में भारत वर्ष को रोग से मुक्त राष्ट्र के रूप में स्वीकृति मिली। सन् 2006 में भारतवर्ष को पशु प्लेग के संक्रमण से मुक्त राष्ट्र की मान्यता प्राप्त हुई। जून 2011 से संपूर्ण विश्व को पशु प्लेग से मुक्त घोषित कर दिया गया है। इस प्रकार पशु प्लेग वह प्रथम पशु रोग बन गया जिसका वैश्विक उन्मूलन संभव हो सका (उप्पल, 1985; ओ आई ई, 2011; यादव, 2015)।

पशु प्लेग का सफल उन्मूलन सम्भव कैसे?

1. पशु प्लेग रोग के विषाणु का पशु शरीर के बाहर अधिक देर तक जीवित न रह पाना।

2. रोग के विषाणु के कई उपभेदों के होने के उपरान्त भी एक ही प्रकार के प्रतिपिंड की उत्पत्ति।
3. कम पशु प्रजातियों का रोगग्रसित होना।
4. रोग की पहचान के लिए प्रचुर मात्रा में उत्कृष्ट परीक्षणों का होना।
5. पशु प्लेग रोग में उच्च संक्रमण व मृत्यु दर होने के कारण रोग के प्रति लोगों में जागरूकता का होना।
6. पशु प्लेग उन्मूलन कार्यक्रम को लागू करने के लिये धनाभाव न होना।
7. पशु के टीकाकरण या रोगग्रसित होने के बाद जीवनपर्यन्त तक की प्रतिरोधक क्षमता का बनना।

संदर्भ

उप्पल, जे.एस. (1985). प्रसेंट स्टेटस ऑफ रिंडरपेस्ट कंट्रोल इन इंडिया. वर्कशाप–कम–सेमिनार ऑन दि एपीडिमोलॉजी एंड मैनेजमेंट ऑफ एनीमल डिज़ीज। डिवीजन ऑफ एपीडिमोलॉजी. इंडियन वेटेरेनरी रिसर्च इंस्टीटयूट, इज्जतनगर, बरेली।

रैडोस्टि्टस, ओ.एम.गे., सी.सी. ब्लड, डी.सी. हिचक्लिफ, के.डल्ब्यू. (2003). वेटेरेनरी मेडीसिन–ए टेक्सट बुक ऑफ दि डिज़ीज ऑफ कैटल, पिग, गोट एंड हार्स, नवम संस्करण, ई एल बी एस, बेलेर टिंडल, लंदन।

मर्चेन्ट, आई.ए. एवं पैकर, आर.ए. (1983). वेटेरेनरी बैक्टीरियोलॉजी एंड वायरोलॉजी, सी.बी.एस. प्रकाशन, न्यू देहली।

ओ,आई,ई. (2011). बुलेटिन–रिंडरपेस्ट इरेडीकेशन. पेरिस, फ्रांस।

यादव, एम.पी. (2015). ग्लिम्पस ऑफ रिंडरपेस्ट इरेडीकेशन इन इंडिया विद मास वैक्सीनेशन. अष्टम इंडो ग्लोबल समिट एंड एक्पो आन वैक्सीन, थिरैपुटिक्स एंड हेल्थकेयर, 2015, एच. आई.सी.सी., हैदराबाद, इंडिया।

नेजुमी, एफ. टेलर, डब्ल्यू. डिल्लो, ए. मियागिसीमा, के. पेस्टोरेट, पी.पी. वैलेट, बी. ट्रोर, एम. (2012). दि लॉग जर्नीः अ ब्रीफ रिव्यू ऑफ दि इरैडीकेशन ऑफ रिंडरपेस्ट. रेव.साइ.टेक. ऑफ.इन्ट.एपिज. 31(3): 729–746।

□□□

अध्याय 3

पी.पी.आर.

पर्यायवाची: बकरी का प्लेग, काटा, कूट पशु प्लेग, मुखशोथ–फुफ्फुसशोथ जटिलता, प्रतिश्यायी ज्वर, सांसर्गिक स्फोटपूर्या मुखशोथ, भेड़ एवं बकरी का पीड़क, जुगाली करने वाले छोटे पशुओं का पीड़क, बकरी का प्रतिश्यायी ज्वर।

पी.पी.आर. (पेस्टिस डि पेर्टिस रूमीनेन्ट) फ्रांसीसी शब्दावली का शब्द है, जिसका हिन्दी में अर्थ है *"जुगाली करने वाले छोटे पशुओं की विपदा"।* यह बकरी एवं भेड़ में रोमंतिका (मारबिली) समूह के विषाणु से होने वाला ऐसा रोग है जो प्रायः महामारी का रूप धारण कर लेता है। रोग के प्रारम्भ में पशु को तीव्र ज्वर होता है। तत्पश्चात् मुँह एवं आहारनाल में घाव बनने लगते हैं। आँखों में लालिमा छा जाती है। पशु घास खाना तथा जुगाली करना बन्द कर देता है। रोगी पशु के नाक से भी स्राव बहने लगता है। अन्ततः न्यूमोनिया एवं परिणामस्वरूप होने वाली आनॉक्सीय अनॉक्सिता से रोगी पशु की मृत्यु हो जाती है। भेड़ की अपेक्षा बकरी रोग को अधिक सुग्राही होती है तथा उस में रोग के लक्षणों की तीव्रता एवं घातक क्षमता भी अधिक होती है (स्काट, 1990; चक्रवर्ती, 2017)।

रोग कारण: यह रोग *पैरामिक्सोविरिडी* परिवार के *मारबिली* समूह के विषाणु द्वारा होता है। रोग का विषाणु समूह के अन्य विषाणुओं, जैसे– पोंकनी का विषाणु, कैनाइन डिस्टेम्पर का विषाणु, सील के डिस्टेम्पर का विषाणु तथा मनुष्यों में खसरा रोग के विषाणु से बहुत अधिक मिलता–जुलता हुआ होता है। कुछ समय पहले तक इस विषाणु को रिंडरपेस्ट विषाणु के एक ऐसे प्रकार के रूप में पहचाना जाता था, जो गोपशु एवं भैंस में हानि रहित था, किन्तु जिसमें भेड़ एवं बकरी में रोग पैदा करने की क्षमता विकसित हो गयी थी। समय के साथ–साथ यह स्पष्ट होता गया, कि रिंडरपेस्ट एवं पी.पी.आर. के कारक विषाणु आपस में एक जैसे होने के बाद भी, एक ही न होकर, अलग–अलग होते हैं। पी.पी.आर. का विषाणु कम तापक्रम पर रखे गये ऊतकों में लम्बे समय तक जीवित रह सकता है, एवं उच्च तापक्रम जैसे 60^0 सेंग्रे. पर भी एक घंटा तक जीवित रहता है। साथ ही साथ यह विषाणु 4 से 10 पी.एच. पर जीवित रहता है, किन्तु एल्कोहल, ईथर, फिनोल, सोडियम हाइड्रॉक्साइड एवं अपमार्जक अल्पकाल में ही विषाणु को नष्ट कर देते हैं (गिब्स, 1979; पेस्टोरेट, 2006; कौर एट अल, 2018)।

रोग क्षेत्र विवरणः पी.पी.आर. सर्वप्रथम 1942 में पश्चिम अफ्रीका के आइवरी कोस्ट की भेड़ एवं बकरी में देखा गया था। उसके बाद यह रोग महामारी के रूप में सहारा (सूडान, केन्या, इथोपिया, युगान्डा), इक्वेटर (घाना, नाइजीरिया, मिश्र, कैमरून), मध्य–पूर्व (अरैबियन पैनीसूला, इजरायल, सीरिया, इराक, संयुक्त अरब अमीरात) एवं एशिया (भारत, पाकिस्तान, बांग्लादेश, श्रीलंका, नेपाल) के कई देशों में फैलता चला गया (बरुती एट अल, 2018)।

भारतवर्ष में पी.पी.आर. रोग होने की पहली घटना तमिलनाडु राज्य के विलुपुरम जिले की भेड़ों में, जिनकी प्रारम्भिक जांच–पड़ताल पर रिंडरपेस्ट रोग होने की संभावना व्यक्त की जा रही थी, प्रकाश में आयी। इससे एक बात जो उभरकर सामने आयी वह यह थी कि शायद पी.पी.आर. रोग इससे पहले भी भेड़ एवं बकरियों में मौजूद था। किन्तु उत्कृष्ट नैदानिक परीक्षणों के अभाव में इस रोग को इन पशुओं में रिंडरपेस्ट रामझा जा रहा था। इरा प्रथग घटना के बाद 1993 तक पी.पी.आर. होने की कोई अन्य घटना सामने नहीं आयी, किन्तु 1994 से देश के अन्य भागों में रोग के होने की घटनायें एक–एक कर सामने आने लगीं। वर्तमान समय तक तमिलनाडु, उत्तर प्रदेश, महाराष्ट्र, राजस्थान, उत्तराखण्ड, ओडिशा एवं जम्मू–कश्मीर सहित कई अन्य राज्यों में भी इस रोग की महामारी की घटनायें उत्तरोत्तर प्रकाश में आती जा रही हैं। इस प्रकार यह रोग देश के मध्यम एवं सीमान्त कृषक परिवारों पर, जिनमें प्रमुख रूप से पर्वतीय क्षेत्रों के निवासी हैं, तथा जिनकी आजीविका का एकमात्र साधन भेड़ एवं बकरी ही है, पर एक बड़ी आपदा के रूप में टूट पड़ा है (सिंह एट अल, 2004; चौहान एट अल, 2009; सिंह एट अल, 2010; वालामुरगन एट अल, 2012; सिद्दीकी एट अल, 2014; सिंह एट अल, 2014; गोविंदराज एट अल, 2016; इस्लाम एट अल, 2017)।

रोग को संवेदनशील पशुः पी.पी.आर. मुख्यतः भेड़ एवं बकरी में होता है। बकरी इस रोग के प्रति अधिक सुग्राही होती है। इसके अतिरिक्त संरक्षित वन्य अंगुलेट जीवों की तीन फैमिली गजेलिनी (डरकस गजेली), कैप्रिनी (न्यूवियन आइवेक्स एवं लैरिस्टन भेड़) तथा हिप्पोट्रैगिनी (गैम्सवाक) में भी इस रोग के होने की एक घटना प्रकाश में आयी है। इसके अतिरिक्त गोपशु, भैंस, ऊंट एवं शूकर में भी रोग का संक्रमण होता है। किन्तु, इन पशुओं में न तो रोग के लक्षण ही प्रकट होते हैं, और न ही यह किसी अन्य पशु में रोग का प्रसरण कर सकते हैं (कुमार एट अल, 2014; मुथुचेलवन एट अल, 2015; महाजन एट अल, 2017)।

भेड़ एवं बकरी में नर एवं मादा तथा सभी आयु के पशुओं में रोग समान रूप से होता है, किन्तु लक्षणों की तीव्रता एवं घातक क्षमता कम आयु के पशुओं में अधिक होती है। मेमनों में पैदा होने के 3 से 4 माह पश्चात् जब माँ द्वारा प्रदत्त रोग प्रतिरोधक क्षमता क्षीण पड़ने लगती है, रोग के लिये सुग्राहिता बढ़ जाती है। बकरी में कुछ एक मामलों में रोग की सुग्राहिता के लिये प्रजातिगत विविधता भी देखी गयी है, किन्तु ऐसा माना गया है, कि इन

मामलों में यह विविधता प्रजातिगत न होकर शायद वातावरण एवं व्यवस्थागत अधिक थी। कुपोषण, तनाव, परजीवी एवं जीवाणु जनित रोग, पी.पी.आर. के रोगी पशु में लक्षणों की तीव्रता में वृद्धि कर देते हैं। इस रोग में संक्रमण दर 50 से 90 प्रतिशत तथा मृत्यु दर 55 से 85 प्रतिशत तक हो सकती है। बकरी में भेड़ की अपेक्षा मृत्यु दर अधिक होती है। ऋतुगत विविधता का पी.पी.आर. पर अधिक प्रभाव दृष्टित नहीं होता है। मनुष्यों में यह रोग नहीं होता है (रीड एट अल, 1986)।

रोग प्रसारण: रोगी पशु के अश्रु, नासिका स्राव, लार एवं मल में रोग के विषाणु विद्यमान रहते हैं। भेड़ एवं बकरी समूह में रहने वाली प्राणी है। अतः एक–दूसरे के सम्पर्क में आने पर रोग का प्रसारण होता है। जब रोगी पशु खांसता या छींकता है, तो यह विषाणु आस–पास के वातावरण में छोटे–छोटे कणों के रूप में फैल जाते हैं। स्वस्थ पशु जब इन विषाणुयुक्त कणों के सम्पर्क में आता है, तब वह भी रोगग्रस्त हो जाता है। संक्रमित पशु लक्षण प्रकट होने से पूर्व ही रोग का प्रसारण प्रारम्भ कर देता है। रोगी पशु की विछावन, जूठा चारा एवं पानी आदि से भी रोग का प्रसरण होता है। रोग से ठीक हुए पशु में वाहक अवस्था नहीं होती है। कीट–पतंगे इस रोग के प्रसरण में कोई भी सहायता प्रदान नहीं करते हैं (गिटाऊ एट अल, 2016)।

रोगजनात्मकता: पी.पी.आर. का विषाणु श्वसन तंत्र के अग्र भाग की कोशिकाओं एवं नेत्रश्लेष्मला के द्वारा शरीर में प्रविष्ट होता है। विषाणुओं के प्रारम्भिक गुणन की प्रक्रिया लसीका ग्रंथियों में होती है। संक्रमण के 4 से 6 दिन पश्चात् प्रारम्भिक गुणन के बाद बने यह विषाणु रक्त परिसंचरण के माध्यम से सम्पूर्ण शरीर में फैल कर शरीर के विभिन्न भागों की लसीका ग्रंथियों, प्लीहा, अस्थि मज्जा, श्वसन एवं आहारनाल की श्लेष्मा कला में एकत्र होने लगते हैं। आहारनाल में एकत्र विषाणु म्यूकोसा झिल्ली की कोशिकाओं में प्रगुणन प्रारम्भ करते हैं जिससे यह झिल्ली उखड़ने एवं टूटने लगती है। मुँह की श्लेष्मा झिल्ली के उखड़ने से पशु के मुँह में तथा आंत्र की झिल्ली उखड़ने से आंत्र में घाव बन जाते हैं। परिणामतया पशु चारा खाना बन्द कर देता है एवं उसे डायरिया हो जाता है। डायरिया, आयिनक–असंतुलन एवं शरीर में पानी की कमी तथा मुख्यतः *अनॉक्सीय–अनॉक्सीरक्तता* के चलते रोगी पशु की मृत्यु होती है। रोग से बचा हुआ पशु जीवन पर्यन्त तक रोग से दुबारा ग्रसित नहीं होता है।

विषाणु लसीका ग्रंथिओं में प्रगुणन के समय लिम्फोसाइट को नष्ट करना प्रारम्भ कर देता है जिससे पशु की रोग प्रतिरोधक क्षमता पर विपरीत प्रभाव पड़ता है। पशु का श्वसन तंत्र पूर्ण रूप से बाह्य वातावरण के लिए खुला हुआ होता है, अतः रोगी पशु के श्वसन तंत्र में द्वितीयक जीवाणुओं के संक्रमण एवं/या वृद्धि की संभावना काफी बढ़ जाती है। इन जीवाणुओं के संक्रमण से हुई न्यूमोनिया, रोग के लक्षणों के प्रकटीकरण की तीव्रता, घातकता एवं पशु मृत्यु दर में वृद्धि कर देती है (कार्लटन एवं मैक्गेविन, 1995; मार्टिन एवं एटकिन, 2000)।

रोग के लक्षण: रोग के लक्षणों के प्रकटीकरण की तीव्रता पर पशु आयु का प्रभाव स्पष्ट रूप से दृष्टिगोचर होता है। कम आयु के पशुओं में रोग की तीव्रता प्रायः अधिक होती है। रोग बहुधा शीघ्र एवं तीव्र प्रकार में प्रकट होता है। विषाणु के संक्रमण के 4 से 5 दिन में ही लक्षण प्रकट होने लगते हैं। प्रारम्भ में पशु को एकाएक तीव्र ज्वर (104–106^0 फा. या 40–41^0 सेंग्रे.) होता है, जो अनवरत रूप से 5 से 8 दिनों तक पशु के पुनः स्वस्थ होने या मृत होने तक चलता है। रोगी पशु सुस्त एवं बेचैन रहता है। चारा पानी एवं जुगाली करना बन्द कर देता है। पशु की त्वचा शुष्क हो जाती है। मुँह सूख जाता है। नाक से स्राव बहता है, जो धीरे–धीरे मवादयुक्त हो जाता है (चित्र 4)। यह मवाद नासिका छिद्रों पर पपड़ी के रूप में जमना प्रारम्भ कर देता है। इस स्राव से अवरुद्ध श्वसन मार्ग को साफ करने के लिए पशु खांसना एवं छींकना प्रारम्भ कर देता है। पशु की श्वसन तंत्र की श्लेष्मा झिल्ली पर मृत कोशिकाओं के समूह या लाल धब्बे दृष्टित होते हैं। पशु गहरी–गहरी सांसें लेता है। आँखें लाल हो जाती हैं। प्रारम्भ में स्वच्छ अश्रु लेकिन बाद में मवादयुक्त गीड़ निकलते हैं, जिससे कभी–कभी पलकें भी चिपक जाती हैं।

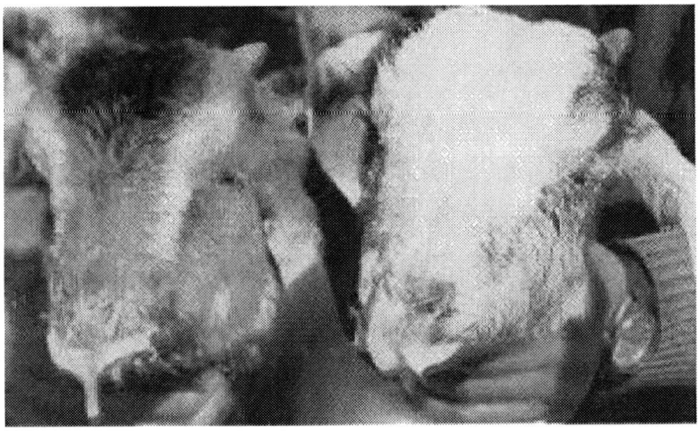

चित्र 4. नाक से स्राव

ज्वर के 1 से 3 दिन पश्चात् मुँह की श्लेष्मा झिल्ली टूटने एवं उखड़ने लगती है, जिससे मुँह में लाल रंग के धब्बे व सूजन दिखती है। जीभ, तालु एवं आवारी पर घाव बनते हैं। लार का स्राव बढ़ जाता है। किन्तु यह मुँह से बाहर झाग के रूप में नहीं गिरती है। मृत कोशिकाओं के समूह आवारी पर एकत्र होने लगते हैं। त्वचा एवं म्यूकस मेम्ब्रेन के मिलने के स्थान पर पपड़ी बनने लगती है।

जब मुँह में घाव पड़ रहे होते हैं, उसी समय पशु को डायरिया प्रारम्भ हो जाती है। धीरे–धीरे डायरिया की गति बढ़ने लगती है जिससे पशु के शरीर में पानी की कमी, कमजोरी, आयनिक असंतुलन, सांस लेने में तकलीफ, सामान्य से कम तापक्रम आदि लक्षण प्रकट होते हैं। हालत के बेकाबू होने पर 5 से 10 दिनों में रोगी पशु की मृत्यु हो जाती है।

पी.पी.आर. की अन्तिम अवस्था में प्रायः ब्रौंकोन्यूमोनिया एवं परिणामतया खाँसना दृष्टिगत होते है। गर्भित पशु में गर्भपात भी हो जाता है (रैडोस्टिट्स, 2003)।

रोग का निदानः रोग का निदान निम्नलिखित प्रकार से किया जा सकता है– (1) रोग के क्षेत्र में होने की पूर्व घटनाओं एवं लक्षणों के आधार पर, (2) *शव परीक्षण द्वाराः* पी. पी. आर. रोग से मृत हुए पशु का शव प्रथम दृष्टया जीर्ण–शीर्ण हालात में होता है। पशु के पुट्ठों पर डायरिया के कारण मल पदार्थ चिपका होता है। आँखों में गीड़ तथा नासिका छिद्रों पर पपड़ी जमी होती है। आहारनाल के खोलने पर मुँह, जिह्वा ग्रासनली तथा आंत्र में शेषांत्र–अंधांत्र के मिलान बिन्दु, वृहदांत्र एवं मलाशय में घाव दिखायी देते हैं। शेषांत्र–अंधांत्र के मिलान बिन्दु, वृहदांत्र एवं मलाशय में जेब्रा की त्वचा पर पड़ी धारियों के समान रक्त एवं घाव की धारियाँ दिखायी पड़ती हैं। प्लीहा का आकार बढ़ जाता है, तथा उसमें रक्त भरा दिखता है। लसीका ऊतक में भी लाली दिखती है। योनि के मार्ग एवं भग पर सूजन एवं लालिमा दिखायी देती है। श्वसन तंत्र को खोलने पर श्वसन मार्ग एवं फेफड़ों में मवादयुक्त म्यूकस भरा होता है। फेफड़े लाल एवं लचक विहीन दिखते हैं। फेफड़ों में न्यूमोनिया के निशान दिखायी देते हैं, (3) *सीरम परीक्षण द्वाराः* स्पर्धी एन्जाइम सहलग्नी प्रतिरक्षा शोषी आमापन परीक्षण (स्पर्धी–एलीसा), वाइरस निष्प्रभावीकरण परीक्षण द्वारा पशु में प्रतिपिंड देखकर या एलीसा, प्रति प्रतिरक्षा वैद्युतकणसंचरण, ऐगार जेल प्रतिरक्षी विसरण परीक्षण द्वारा पशु में विषाणु पहचान कर (सिंह एट अल, 2004), (4) *मालीकुलर परीक्षण द्वाराः* पॉलिमरेज श्रृंखलाबद्ध अभिक्रिया (पी.सी.आर.) एवम् अन्य परीक्षण, तथा (5) लक्षणों में अन्य मिलते–जुलते रोगों, जैसे पास्चुरेलता, नील जिह्वा रोग, सांसर्गिक अज प्लूरोन्यूमोनिया, सांसर्गिक पूयस्फोटिका, कोक्सीडियमता, पादप या खनिज जनित विषाक्ता से विभेदीकृत पहचान कर (वालामुरगन एट अल, 2014)।

रोग का उपचारः विषाणु जनित रोग होने के कारण पी.पी.आर. का कोई विशिष्ट उपचार नहीं है। फिर भी द्वितीयक जीवाणुओं के संक्रमण को रोकने के लिये वृहद स्पैक्ट्रम वाली जीवाणुनाशक औषधियों को प्रयुक्त किया जा सकता है। साथ ही साथ रोगी पशु को विटामिन बी कॉम्पलैक्स एवं शरीर के पानी एवं भोजन की आवश्यकता की पूर्ति के लिये डेक्सट्रोस समतानी को भी 5 से 6 दिनों तक दिया जा सकता है।

रोग निवारणः रोग की रोकथाम निम्नलिखित प्रकार से की जा सकती है– (1) *स्वस्थ पशु के टीकाकरण द्वाराः* रोग की रोकथाम के लिये प्रारम्भ में *रिंडरपेस्ट वैक्सीन* को प्रयुक्त किया जाता था। किन्तु रिंडरपेस्ट उन्मूलन कार्यक्रम में सीरम परीक्षण के समय वैक्सीन लगे पशु की रोगी पशु से पहचान में आने वाली दिक्कतों को चलते इसके प्रयोग पर रोक लगा दी गयी। वर्तमान समय में इस रोग के लिये भारतीय पशु चिकित्सा अनुसंधान केन्द्र, मुक्तेश्वर द्वारा बनायी गयी फ्रीज ड्राइड वैक्सीन को प्रयोग में लाया जाता है। इस वैक्सीन को 100 मिली चिल्ड समपरासरणी घोल में बनाकर, 1 मिली मात्रा को त्वचा के नीचे लगाते

हैं। बनाने के दो घंटों के भीतर ही वैक्सीन को प्रयुक्त कर लिया जाना चाहिये। आई.वी.आर.आई. की यह वैक्सीन सभी आयु के पशुओं एवं गर्भित पशुओं में प्रयोग के लिये सुरक्षित है। वैक्सीन के लगाने के 21 दिनों के भीतर ही पशु में रोग के लिये प्रतिरोधकता उत्पन्न हो जाती है, तथा पशु कम से कम तीन वर्षों तक रोग से सुरक्षित रहता है। इस टीके को निजी क्षेत्र की कम्पनियों के द्वारा बाजार में बिक्री के लिये उतारा गया है, (2) रोग क्षेत्र की भेड़ एवं बकरी के आवागमन पर पूर्ण रोक लगा देनी चाहिये, (3) आयतित पशु के संगरोध द्वारा, (4) रोग से मृत हुये पशु एवं सम्पर्क में आयी वस्तुओं के भली–भांति निस्तारण द्वारा तथा (5) नये क्षेत्र में रोगी पशु को नष्ट कर।

संदर्भ

महाजन, वी. फिलिया, जी. बल, एम.एस. कौर, जी शर्मा, एस. दन्तोतिया, ए. सिंह, सी.के. (2017). आउटब्रेक आफ पेस्टिस डि पेर्टिस रुमीनेंट (पी.पी.आर.) इन गोट इन पंजाब. इंटरनेशनल जनरल करेंट माइक्रोबायोलॉजी एंड अप्लाइड साइंस. 6(8): 3705–3710।

कुमार, एन. महरचंदानी, एस. कश्यप, एस.के. सिंह, एस.वी. शर्मा, एस. चौबे, के.के. ली, एच. (2014). पेस्टिस डि पेर्टिस रुमीनेंट वायरस इन्फैक्शन आफ स्माल रुमीनेंटः अ कम्प्रेहेंसिव रिव्यू. वायरस. 6(6): 2287–2327।

मुथुचेलवन, डी. रजक, के.के. रामकृष्णनन, एम.ए. चौधरी, डी. भदौरिया, एस. सर्वानन, पी. पांडे, ए.बी. सिंह, आर.के. (2015). पेस्टिस डि पेर्टिस रुमीनेंटः इन इंडियन पर्सपैक्टिव. एडवांसेस इन एनीमल एंड वेटेरेनरी साइंस. 3(8): 422–429।

बरुती, एम. बर्थाकुर, ए. भुइयां, एम. गोहेन, ओ. फूकन, के. (2018). मैनेजमेंट एंड ट्रीटमेंट आफ पी.पी.आर. आउटब्रेक इन गोटः ए केस रिपोर्ट. इंटरनेशनल जनरल करेंट माइक्रोबायोलॉजी एंड अप्लाइड साइंस. 7(2): 2182–2184।

सिंह, बी. बर्धन, डी. वर्मा, एम.आर. प्रसाद, एस. सिन्हा, डी.के. (2014). एस्टीमेशन ऑफ इकनोमिक लास डयू टू पेस्टिस डि पेर्टिस रुमीनेंट इन स्माल रुमीनेंट इन इंडिया. वेटेरेनरी वर्ल्ड. 7(4): 194–199।

वालामुरगन, वी. सर्वानन, पी. सेन, ए. रजक, के.के. वेंकटेशन, जी. कृष्णमूर्ति, पी. भानुप्रकाश, वी. सिंह, आर.के. (2012). प्रीवैलेंस ऑफ पेस्टिस डि पेर्टिस रुमीनेंट अमांग शीप एंड गोट इन इंडिया. जनरल वेटेरेनरी साइंस. 13(3): 279–285।

सिंह, आर. पी. सर्वानन, पी. श्रीनिवास, बी. पी. सिंह, आर. के. बंधोपाध्याय, एस. के. (2004). प्रीवैलेंस एंड डिस्ट्रीब्यूशन ऑफ पेस्टिस डि पेर्टिस रुमीनेन्ट वाइरस इन्फेक्शन इन स्माल रुमीनेंट इन इंडिया. रेव साइ टेक, 23: 807–819।

पेस्टोरेट, पी. (2006). रिंडरपेस्ट एंड पेस्टिस डि पेर्टिस रुमीनेंट अकेडिमिक प्रेस लंदन, यू.के.।

गिब्स, इ. पी. टेलर, डब्ल्यू. पी. लामैन, एम. जे. ब्रायंट, जे. (1979). क्लासीफिकेशन ऑफ पेस्टिस डि पेर्टिस रुमीनेंट वायरस एज दि फोर्थ मेंबर आफ दि जीनस मारबिलीवाइरस. इंटरवायरोलॉजी, 11(5): 268–274।

सिंह, आर. पी. श्रीनिवास, वी.पी. धर, पी. शाह, एल. सी. बंधोपाध्याय, एस.के. (2004). डेवलपमेंट ऑफ मोनोक्लोनल एंटीबाडी वेस्ड कंपटीटिव एलीसा फॉर डिटेक्शन एंड टाइट्रेशन ऑफ एंटीबाडीज टू पेस्टिस डि पेर्टिस रुमीनेंट (पी पी आर) वायरस. वेट माइक्रोबायोल, 98(1): 3–15।

स्काट, जी. आर. (1990). गोट प्लेग इन हैंडबुक ऑन एनीमल डिज़ीज इन दि ट्रापिक्स, बेलेर टिंडल, लंदन।

रीड एट अल. (1986). रिसर्च इन वेटेरेनरी साइंस, 41: 76।

रैडोस्टिटस, ओ. एम. गे, सी. सी. ब्लड, डी. सी. हिचक्लिफ, के. डब्ल्यू. (2003). वेटेरेनरी मेडीसिन–ए टेक्सट बुक ऑफ दि डिज़ीज ऑफ कैटल, पिग, गोट एंड हार्स, नवम् संस्करण, ई एल बी एस, बेलेर टिंडल, लंदन।

मार्टिन, डब्ल्यू. बी. एटकिन (2000). डिज़ीज–ऑफ शीप, तृतीय संस्करण, ब्लैकवेल साइंस लिमिटेड, जॉन स्ट्रीट, लंदन।

कार्लटन, डब्ल्यू. डब्ल्यू. एवं मैक्गेविन, एम. डी. (1995). थामसन्स स्पेशल वेटेरेनरी पैथोलॉजी, द्वितीय संस्करण, मोसवी, लंदन।

सिंह, ए. अग्रवाल, आर. सिंह, आर. पांडे, एन. (2010). सीरो प्रीवैलेंस ऑफ सम इम्पोर्टेंट डिज़ीज ऑफ स्माल रुमीनेंट इन जम्मू डिवीजन. जनरल ऑफ रिसर्च स्कास्ट जे. 9(1): 7–12।

सिद्दीकी, एम. एस. आई. अहसान, ए. इस्लाम, एन. कुंडू, पी. मुंशी, एम. एन. चौधरी, ई. एच. (2014). पेस्टिस डि पेर्टिस रुमीनेंट (पी पी आर) वायरस एंटीबाडीज इन गोट एंड कैटल ऑफ दि सेंट मार्टिन आईलैंड इन बांग्लादेश, दि बांग्लादेश वेटेरेनरीयन. 31(2): 55–59।

इस्लाम, एम. पाठक, डी.सी. दास, एस. रहमान, टी. शर्मा, एस. हुसैन, जे. सुल्ताना, ए. मेंदी, एम. गोगोई, एस.बी. (2017). सीरोप्रीवैलेंस ऑफ पेस्टिस डि पेर्टिस रुमीनेंट इन गोट ऑफ आसाम, इंडिया. जनरल ऑफ इन्टैमोलॉजी एंड जूलोजी स्टडीज. 5(5): 899–901।

चौहान, एच.सी. चंदेल, बी. एस. खेर, एच.एन. दादावाला, ए. आई. अग्रवाल, एस. एम. (2009). पेस्टिस डि पेर्टिस रुमीनेंट वायरस इन्फैक्शन इन एनीमल. वेटेरेनरी वर्ल्ड. 2(4): 150–155।

वालामुरगन, वी. हेमाद्री, डी. गजेन्द्रगैड, एम. आर. सिंह, आर.के. रहमान, एच. (2014). डायग्नोसिस एंड कंट्रोल ऑफ पेस्टिस डि पेर्टिस रुमीनेंट: अ कम्प्रेहेंसिव रिव्यू: वायरस डिज़ीज: 25(1): 39–56।

चक्रवर्ती, ए. (2017). अ टेक्सट बुक ऑफ प्रीवेंटिव वेटेरेनरी मेडीसिन. छठा संस्करण, कल्याणी पब्लिशर, लुधियाना, भारत।

गोविंदराज, जी. वालामुरगन, वी. रहमान. एच. (2016). एस्टीमेशन ऑफ इकनोमिक लास ऑफ पी. पी.आर. इन शीप एंड गोट इन इंडिया: एन एनुअल इंसीडेंस बेस्ड एनालिसिस. ब्रिटिश जनरल ऑफ वायरोलॉजी. 3(3): 77–85।

कौर, के. कौर, जी. मुथुचेलवन, डी. द्विवेदी, पी.एन. (2018). डिटेक्शन एंड आइसोलेशन ऑफ पेस्टिस डि पेर्टिस रुमीनेंट (पी.पी.आर.) वायरस इन गोट ऑफ पंजाब रीजन (इंडिया). जनरल ऑफ इम्यूनोलॉजी एंड इम्यूनोपैथोलाजी. 28(1): 47—51।

गिटाऊ, सी.जी. किहू, एस. मैना, एस.एम. (2016). रिव्यू ऑफ पेस्टिस डि पेर्टिस रुमीनेंट इन शीप. जनरल ऑफ वेटेरेनरी मेडीसिन एंड रिसर्च. 3(5): 1060—1068।

❏❏❏

अध्याय 4

सांसर्गिक स्फोटपूर्यात्वकशोथ

पर्यायवाची: कन्टैजियस पस्टुलर डर्मेटाइटिस, सांसर्गिक पूयस्फोटिका, संक्रामक ओष्ठत्वकशोथ, खट्‌टा मुँह, पपड़ी युक्त मुँह, ओरफ।

सांसर्गिक स्फोटपूर्यात्वकशोथ भेड़ एवं बकरी में होने वाला एक संक्रामक रोग है जो *परापॉक्स* समूह के *ओरफ* विषाणु के संक्रमण से होता है। रोगी पशु के मुँह पर पहले दाने पड़ते हैं तथा बाद में पपड़ी जम जाती है। मेमनों में रोग के लिये सुग्राहिता एवं मारक क्षमता वयस्कों की अपेक्षा अधिक होती है। भेड़ एवं बकरी के अतिरिक्त रोग रेंडियर, कुत्ते, गोपशु एवं अन्य जंगली पशुओं में भी होता है। पशुओं से रोग मनुष्यों में भी हो जाता है, जहाँ पर इसे ओरफ रोग कहते हैं।

रोग कारण: रोग *परापॉक्स* समूह के *ओरफ* विषाणु के संक्रमण से होता है। विषाणु आकार में 290X160 नैनोमीटर तथा संरचना में अण्डाकार होता है। इलेक्ट्रॉन सूक्ष्मदर्शी से देखने पर विषाणु ऊन के गुच्छे की तरह दिखायी देता है। विषाणु वातावरण की विपरीत परिस्थितियों में भी नष्ट नहीं होता है। शुष्क पपड़ी में कम तापक्रम (6^0 सेग्रे.) पर यह लगभग 23 वर्ष तक सुरक्षित रह सकता है। उच्च तापक्रम एवं आर्द्र मौसम में विषाणु की संक्रामकता अपेक्षाकृत कम हो जाती है। रासायनिक पदार्थ, जैसे क्लोरोफार्म, आयोडोफोर एवं 2 प्रतिशत फॉर्मेलिन विषाणु को आसानी से नष्ट कर देते हैं। अतः उपरोक्त रासायनिक पदार्थों से रोग क्षेत्र में पशुबाड़े को विषाणुमुक्त किया जा सकता है। रोगकारक विषाणु परापॉक्स समूह के अन्य विषाणु, जैसे गोपशु के छद्‌म माता रोगकारक विषाणु, गो पिटिकीय मुखपाक रोगकारक विषाणु के अतिरिक्त भेड़ एवं बकरी के माता रोग के कारक विषाणुओं के साथ भी प्रतिजन अन्योन्य अभिक्रिया प्रकट करता है। बकरी की चेचक के विषाणु की तुलना में यह भेड़ की चेचक के विषाणु के अधिक नजदीक है। प्रयोगशाला में विषाणु को गोपशु एवं भेड़ के कोशिका संवर्धन पर संरक्षित किया जा सकता है (प्लोराइट एट अल, 1959; बक्शटन एवं फ्रेशर, 1977; रमेश एट अल, 2009; आलम एट अल, 2012; मान एट अल, 2014)।

रोग क्षेत्र विवरण: ओरफ रोग को सर्वप्रथम 19 वीं शताब्दी में इंग्लैंड में देखा गया। उसके बाद रोग के होने की घटनायें दक्षिण अफ्रीका, फ्रांस, इटली, अमेरिका, ग्रीस सहित

विश्व के अन्य भागों से भी आने लगी। भारतवर्ष में रोग को सर्वप्रथम 1932 में डॉ. दत्ता ने रिपोर्ट किया। आज भी भारतवर्ष के विभिन्न राज्यों में, जहाँ भेड़ एवं बकरी पालन छोटे एवं मंझोले कृषकों की जीविका का आधार है, बराबर रोग होने की प्राथमिक सूचनायें प्राप्त हो रही हैं (मान एट अल, 2014; कुमार एट अल, 2016; बोरा एट अल, 2016; बालाकृष्णन एट अल, 2017)।

रोग को संवेदनशील पशुः रोग प्रमुख रूप से भेड़ एवं बकरी में होता है। कम उम्र के मेमने रोग को अधिक सुग्राही होते हैं। इसके अतिरिक्त कम मात्रा में गोपशु, रेंडियर, हिमालयनी बकरी, बड़े सीगों वाली भेड़ एवं जंगली पशुओं में भी यह रोग होता है। रोग से मृत मेमनों को खाने से कभी–कभी कुत्तों में भी रोग होता है। इसके अतिरिक्त मनुष्यों में भी यह रोग होता है।

रोग एवं मानव स्वास्थ्यः भेड़ एवं बकरी के बराबर सम्पर्क में रहने वाले मनुष्यों में भी रोग होता है। मनुष्यों में रोग को *"ओरफ"* कहते हैं। ओरफ एक अंग्रेजी शब्द है, जिसका अर्थ होता है *"खुरदरा"*। यह शब्द मुँह तथा ओष्ठों के संदर्भ में प्रयुक्त होता है, क्योंकि रोग में प्रायः मुँह एवं ओष्ठ अधिक प्रभावित होते हैं। रोगी पशु के सम्पर्क में आने वाले पशुपालक, चिकित्साकर्मी, ऊन उतारने एवं भेड़ काटने के व्यवसाय से जुड़े लोगों में रोग होने की सम्भावना अन्य की अपेक्षा अधिक होती है।

भेड़ के सम्पर्क में रहने वाले मनुष्यों में त्वचा के माध्यम से जीवाणु शरीर में प्रविष्ट होता है। संक्रमण होने के 3 से 6 दिनों में लक्षण प्रकट होने लगते हैं। रोगी मनुष्य की अंगुली पर दाना पड़ता है। यह दाना धीरे–धीरे आकार में बढ़ने लगता है। दाने के चारों तरफ त्वचा लाल छल्ले के रूप में दृष्टित होती है, जबकि मध्य में दृव्य भरा होता है जो धीरे–धीरे बाहर रिसकर सतह पर पपड़ी बना लेता है। इस समय यदि पपड़ी को उखाड़ा जाये तो नीचे से रक्त निकलता है। पपड़ी धीरे–धीरे सूखकर 6 से 8 सप्ताह में स्वतः ही झड़ जाती है। पपड़ी के इस प्रकार से झड़ने पर किसी भी प्रकार का दाग–धब्बा नहीं पड़ता है। यदि दानों में द्वितीयक जीवाणुओं का संक्रमण हो जाये तो रोग जटिल हो जाता है। शरीर पर दाने स्थान विशिष्ट पर ही सीमित रहते हैं, किन्तु कभी–कभी इनका स्थान बड़ा भी होता है। कुछ मनुष्यों में, जिनका प्रतिरोधी तंत्र पूर्ण रूप से सक्रिय नहीं होता है, विकराल रूप में वृहद ओरफ होती है जिसमें मवादयुक्त बड़ी गांठें बनती हैं और कभी–कभी प्रभावित अंग काटना भी पड़ जाता है। मनुष्यों में रोग के होने को साफ–सफाई तथा दस्ताने पहनकर भेड़ से सम्बन्धित कार्य करने पर रोका जा सकता है (कुमार एट अल, 2015; कारावैगलिओ एवं कैचमोन, 2017)।

रोग का आर्थिक महत्वः रोग में संक्रमण दर शत प्रतिशत पहुँच जाती है। किन्तु, वयस्कों में मृत्यु प्रायः नहीं होती है। कभी–कभी तो रोग बिना जानकारी में आये हुये ही समाप्त भी हो जाता है। मेमनों में मृत्यु दर अधिक होती है। मेमनों में मृत्यु, भेड़–बकरी में

थनैला के लिये सुग्राहिता तथा मेढ़ों में प्रजनन के लिये भय, रोग के कुछ नकारात्मक पहलू हैं जो पशुपालकों की आर्थिक स्थिति को प्रभावित करते हैं।

रोग प्रसरणः रोग का प्रसरण निम्न प्रकार से होता है– (1) मेमनोंः अयन पर दाने पड़ी हुई मादा पशु द्वारा अपने बच्चे को दूध पिलाने से मना करने पर मेमने द्वारा अन्य रोगी दुधारू भेड़ या बकरी का दूध पीने का प्रयास करने पर रोग का प्रसरण होता है, (2) *मादा पशुः* रोगी मेढ़े द्वारा प्रजनन करते समय मादा पशु की योनि को सूँधने एवं चाटने से तथा मैथुन क्रिया में योनि के क्षतिग्रस्त भाग की क्षतिपूर्ति के लिये प्रकटीकृत हुई नूतन कोशिकाओं के संक्रमित होने से भगोष्ठ की त्वचा पर दाने पड़ते हैं। योनि के लक्षणों वाली मादा से मैथुन करने पर स्वस्थ मेढ़े के शिश्नमुंडच्छद पर दाने पड़ते हैं। इस प्रकार भगोष्ठ–शिश्नमुंडच्छद तरीके से वयस्कों में रोग का प्रसरण होता है। यह दाने फूटकर घाव बना लेते हैं जिससे मेढ़े प्रजनन करने से कतराने लगते हैं, तथा झुंड की प्रजनन नीति पर विपरीत प्रभाव पड़ता है, (3) *रोगी पशु के सीधे सम्पर्क या विषाणु युक्त निर्जीव वस्तुओं द्वाराः* शुष्क पपड़ी में सुरक्षित विषाणु, वातावरण जैसे तापक्रम एवं आद्रता, की विपरीत परिस्थितियों में आसानी से नष्ट नहीं होता है, और लम्बे समय तक जीवित रहता है। बाड़े की दरारों में पपड़ी भी सुरक्षित पड़ी रहती है। इस प्रकार विषाणु सालों–साल तक जीवित रहकर रोग को प्रसरित करता रहता है, (4) *लक्षण विहीन वाहक, कम तीव्रता के लक्षणों वाले भेड़,* बकरी में सुरक्षित विषाणु वर्षों तक नवजात मेमनों में रोग का प्रसरण करते रहते हैं। यह पशु, रोग काल के बीच विषाणु को सुरक्षित एवं संरक्षित रखते हैं तथा (5) *टीकाकृत किये हुए भेड़,* बकरी से उखड़कर गिरे हुये पपड़ी के टुकड़ों से स्वस्थ पशु में विषाणु का संक्रमण होता है (दलाल एट अल, 2017)।

रोगजनात्मकताः त्वचा में कटे हुये स्थान से शरीर में प्रविष्ट होकर विषाणु स्ट्रैटम स्पाइनोसम की नवनिर्मित केरेटिनोसाइटस कोशिकाओं पर आक्रमण कर प्रगुणित होता है। त्वचा के क्षतिग्रस्त होने के 24 घंटों के भीतर क्षतिग्रस्त भाग के किनारों से एपिडर्मिस की कोशिकाओं का नवनिर्माण प्रारम्भ होता है। रोग का विषाणु इन नवनिर्मित कोशिकाओं पर आक्रमण करता है। अतः शरीर के उन भागों की त्वचा पर, जहाँ चोट–कट की सम्भावना अधिक रहती है, जैसे–दूध पीते मेमने के ओष्ठ, कंटीली झाड़ियों के पत्ते खाने वाली बकरी का मुँह, ओष्ठ एवं पैर, दूध पिलाती भेड़–बकरी के अयन एवं थन, गर्भित होने वाली बकरी की भगोष्ठ की त्वचा, कंटीली झाड़ियों में जाने वाली बकरी के पैरों के निचले भाग की त्वचा, नवजात मेमनों के कान को काटकर नम्बर देने वाले स्थान की त्वचा आदि पर रोग के दाने सर्वप्रथम बनते हैं। ऐसे पशु, जिनकी त्वचा किसी भी कारण से क्षतिग्रस्त हो जाती है, रोग के विषाणु के संक्रमण के लिये अन्य की तुलना में अपेक्षाकृत अधिक सुग्राही हो जाते हैं।

संक्रमित होने के बाद स्ट्रैटम्–स्पाइनोसम की केरेटिनोसाइट्स कोशिकायें फूलकर आकार में बड़ी होने लगती है तथा इनके कोशिकीय द्रव्य में खाली स्थान दृष्टित होने लगते

हैं। संक्रमित कोशिकाओं के अंदर विषाणु के प्रगुणन की प्रक्रिया प्रारम्भ हो जाती है जिससे इनमें संक्रमण के 2 दिन बाद ही क्षारकरागी अंतःकोशिका द्रव्य अन्तस्थ पिंड दिखायी देने लगती है। केरेटिनोसाइट कोशिकाओं का केन्द्रक टूटने लगता है तथा जलसंचयी अपजनन से जुड़े हुये परिवर्तन प्रारम्भ हो जाते हैं। चर्मस्तर से उदासीन रंजी (न्यूट्रोफिल) कोशिकायें उपर्युक्त स्तर तक पहुँचकर छोटी–छोटी फुन्सियों का निर्माण करती हैं। एपिडर्मिस की स्ट्रैटम मालपिगाई कोशिकाओं में सूत्री विभाजन के फलस्वरूप इस स्थान की त्वचा सामान्य से चार से पांच गुना अधिक मोटी हो जाती है। स्ट्रैटम स्पाइनोसम एव न्यूट्रोफिल की कोशिकायें मिलकर दाने का निर्माण करती हैं जिसकी छत स्ट्रैटम कार्नियम् की बनी होती है। धीरे–धीरे यह छत कमजोर होती जाती है जिससे दाने में भरा हुआ प्रोटीन युक्त द्रव्य, मृत एवं मृत्यु की ओर अग्रसारित उदासीन रंजी (न्यूट्रोफिल), मृत स्पाइनोसम् कोशिकाओं का कूड़ा बाहर निकलकर एक गाढ़ी पपड़ी बना लेता है। यह पपड़ी त्वचीय सतह से 2 से 5 मिमी ऊंची होती है। साथ ही साथ पपड़ी काफी कमजोर भी होती है। 4 सप्ताह में त्वचा की कोशिकाओं में हुई क्षति की मरम्मत हो जाती है जिससे पपड़ी बिना कोई दाग–धब्बा छोड़े स्वयं ही झड़ जाती है। समय से पहले उखाड़ने पर पपड़ी के नीचे से खून निकलने लगता है।

चर्म स्तर में *कोशिकायें* फूलने लगती हैं तथा उनमें *से न्यूट्रोफिल* एवं मोनोसाइट कोशिकायें तथा द्रव्य रिसने लगता है जिससे यह स्तर भी द्रव भराव के कारण भारी हो जाता है। इनमें से न्यूट्रोफिल अधिचर्म स्तर में जाने लगती है।

अधिचर्म एवं चर्म स्तर में होने वाले परिवर्तनों के फलस्वरूप पहले त्वचा का रंग लाल हो जाता है (रोसेला अवस्था)। तत्पश्चात् वहाँ पर हल्का सा दाना उभरता है (मैकुलर अवस्था)। यह दाना कुछ बड़ा होता है (पैपुलर अवस्था) तथा इसमें द्रव भर जाता है (वैसिकुलर अवस्था)। यह द्रव दाने से रिसकर पपड़ी बना लेता है (स्कैब अवस्था)। अंततः परिपक्व होकर बगैर दाग–धब्बा छोड़े हुये पपड़ी झड़ जाती है। इस प्रकार के परिवर्तन इस रोग में दृष्टिगोचर होते हैं (मैक्कीवर, एट अल, 1988)।

रोग के लक्षण: रोग प्रायः सभी प्रजाति की भेड़ एवं बकरी में होता है, किन्तु प्रकोप एक वर्ष से कम आयु के पशुओं में अधिक होता है। वयस्कों में भी रोग होता है, किन्तु रोग के लिये सुग्राहिता, लक्षणों की तीव्रता एवं मारक क्षमता अपेक्षाकृत कम ही होती है। संक्रमण होने के 3 से 4 दिनों में लक्षण प्रकट होने लगते हैं। प्रभावित पशु सुस्त रहने लगता है। चारा खाना बन्द कर देता है। हल्का ज्वर (106^0 फा.) होता है। मुँह से लार, आँखों से छोटे–छोटे अश्रु एवं नासिका छिद्रों से स्राव बहता है। मेमनों में ओष्ठों के मिलान बिन्दु पर छोटे–छोटे दाने दिखायी देना शुरू हो जाते हैं। धीरे–धीरे ओष्ठों के चारों तरफ से आगे बढ़ते हुये दाने मुँह पर नासिका छिद्रों तक पहुँच जाते हैं। प्रारम्भ में दाने पड़ने के स्थान की त्वचा लाल हो जाती है जिस पर छोटे बिन्दु के रूप में दाना उभरता है। यह दाना धीरे–धीरे बड़ा

होकर छाले का रूप धारण कर लेता है जिससे द्रव रिसता है। द्रव जमकर त्वचा के ऊपर उठी हुई पपड़ी का रूप धारण कर लेता है। प्रारम्भिक अवस्था में पपड़ी उखाड़ने पर रक्त बहता है। किन्तु लगभग चार सप्ताह में पपड़ी पूर्ण रूपेण सूखकर स्वयं झड़ जाती है। कभी–कभी पपड़ी के स्थान पर फूलगोभी की तरह का उभार लिये खुरदरे मस्से जैसे दाने पड़ते हैं। जब दानों में द्वितीयक जीवाणुओं का संक्रमण होता है तब रोग–अवधि बढ़ जाती है जिससे रोगी को ठीक होने में अपेक्षाकृत अधिक समय लगता है। कभी–कभी दाने चेहरे से लेकर आँखों के चारों तरफ तक फैल जाते हैं। मुँह में दांत निकलने के स्थान पर, मसूढ़ों, जीभ के पृष्ठ भाग एवं तालु पर भी दाने पड़ते हैं जिनके फूटने से ऊपर की झिल्ली हट जाती है। अतः इस अवस्था में मुँह खुरपका–मुँहपका रोग की तरह दिखता है। कभी–कभी रोगी पशु की ग्रासनली, रोमंथिका, ओमैसम एवं असामान्य परिस्थतियों में फेफड़े एवं हृदय भी रोग की चपेट में आ जाते हैं। इस समय कंटीली झाड़ियों के पत्ते या कांटेदार चारे को खाने–वाले पशुओं में रोग के लक्षणों की भयावहता अपेक्षाकृत अधिक हो जाती है।

मुँह के अतिरिक्त टाँगें, अयन, जाँघे, योनि एवं ऊन तथा रोमविहीन त्वचा पर कभी–कभी दाने पड़ते हैं। मादा भेड़ एवं बकरी में अयन के दाने में स्टैफिलोकॉकस जीवाणु का संक्रमण हो जाने पर थनैला रोग की सम्भावनायें बढ़ जाती हैं। पैरों पर खुरों के ऊपर घुटनों या टखनों तक या खुरों के बीच भी कभी–कभी दाने पड़ते हैं। सामान्य परिस्थितियों में रोगी पशु के खाने पर अधिक प्रभाव नहीं पड़ता है और पशु सामान्य रूप में चारा खाता रहता है (रैडोस्टिट्स एट अल, 2003; नंदी एट अल, 2011; चक्रवर्ती, 2017)।

रोग का निदानः रोग का निदान निम्नलिखित प्रकार से किया जा सकता है– (1) रोग के विषय में पूर्व जानकारी प्राप्त कर लक्षणों के आधार पर, (2) विषाणु का पृथक्कृत अध्ययन कर, (3) ऐगार जेल अवप्रेक्षण परीक्षण, प्रति प्रतिरक्षा वैद्युतकणसंचरण एवं अन्य तकनीक द्वारा विषाणु के प्रतिजन का निदान कर (चंद एट अल, 1994), (4) प्रयोगशाला में पशुओं पर परीक्षण कर तथा (5) अन्य रोग, जैसे– भेड़ की चेचक, बकरी की चेचक, खुरपका–मुँहपका रोग आदि से विभेदीकृत पहचान कर (मोमबेनी एट अल, 2012)।

रोग का उपचारः यह एक विषाणु जनित रोग है अतः इसका कोई भी विशिष्ट उपचार न होकर लक्षण आधारित उपचार ही होता है। इस रोग में पशु के प्रतिरक्षण तंत्र पर विपरीत प्रभाव पड़ने के कारण द्वितीय जीवाणुओं के संक्रमण को रोकने के लिये प्रतिजैविक औषधियों को प्रयुक्त किया जाता है। रोग के दानों एवं पपड़ी पर एंटिबायोटिक से युक्त क्रीम प्रयुक्त की जाती है (कुमार एट अल, 2013; शक्तिप्रिया एवं मोहन, 2017)।

रोग निवारणः रोक की रोकथाम निम्नलिखित प्रकार से की जा सकती है– (1) रोगी पशुओं को पृथक्कृत कर अलग बाड़े में रखें। बेहतर होगा कि रोगी एवं स्वस्थ पशु की देखभाल अलग–अलग व्यक्ति करें, (2) रोगी के लक्षणों की तीव्रता को बढ़ाने वाले एवं उनका प्रसार करने वाले पौधों, जैसे कंटीले पेड (बेर, बेल आदि) कंटीली झाड़ियाँ (शू बबूल,

बबूल, हेज लूसर्न) आदि के चरने को रोककर, (3) *टीकाकरण द्वारा:* भारतवर्ष में इस रोग का कोई भी टीका उपलब्ध नहीं है। किन्तु विदेशों में जहाँ पर रोग होता है, मेमनों एवं वयस्कों का टीकाकरण किया जाता है। उन झुंड़ों में, जिनमें यह रोग न हुआ हो, रोग के लिये टीकाकरण नहीं करते हैं। रोग का टीका जीवित विषाणु को तनुकरण कर बनाया जाता है। अतः रोगमुक्त क्षेत्र एवं झुंड में इसका टीकाकरण नहीं करते हैं। मेमनों में एक माह पर पहला तथा दो से तीन माह पर दूसरा टीका लगाते हैं। गर्भित भेड़ों को छोड़कर अन्य में जांघ के अंदरूनी भाग की त्वचा में टीकाकरण करते हैं। दूध पिलाने वाली एवं गर्भकाल के अंतिम माह की भेड़ों में मेमनों के मुँह में दूध पीते समय विषाणु का संक्रमण रोकने के लिये कोहनी के पीछे टीकाकरण करते हैं। गर्भित भेड़ों में मेमनों के जन्म लेने के 6 से 8 सप्ताह पूर्व टीकाकरण करते हैं। मेमनों में रोगकाल को कम करने के लिये झुंड में रोग प्रकट होने के बाद भी टीकाकरण करते हैं, (4) रोग के विषाणु का वातावरण की विपरीत परिस्थतियों एवं पपड़ी में जीवित रहना, कम घातक लक्षण, वाहक पशु, विशिष्ट एवम् उत्कृष्ट टीके का अभाव एवम् पशुपालकों का आपेक्षिक समर्थन न मिलना आदि के कारण रोग का पूर्ण उन्मूलन सम्भव नहीं है तथा (5) पशुबाड़े की स्वच्छता पर विशिष्ट ध्यान देकर। क्लोरोफार्म, आयोडोफोर, 2 प्रतिशत फॉर्मेलिन इत्यादि का रोगग्रस्त क्षेत्रों के पशुबाड़ों की सफाई में उपयोग कर बाड़ों को विषाणु मुक्त किया जा सकता है।

संदर्भ

मार्टिन, डब्ल्यू. बी. एटकिन (2000). डिज़ीज ऑफ शीप, तृतीय संस्करण, ब्लैकवेल साइंस लिमिटेड, जॉन स्ट्रीट, लंदन।

रॉबिन्सन, ए. जे. बालासू, टी. सी. (1981). कन्टैजियस पस्टुलर डर्मेटाइटिस, (ओरफ). वेटेरेनरी बुलेटिन. 51: 771।

कारावैगलिओ, जे. वी. कैचमोन, ए. (2017). ओरफ वायरस इन्फेक्शन इन ह्यूमन्सः ए रिब्यू विद ए फोकस ऑन एडवान्सेस इन डायग्नोसिस एंड ट्रीटमेंट. जनरल ड्रग डर्मेटोल. 16(7): 684–689।

कुमार, आर. त्रिवेदी, आर. एन. भट्ट, पी. खान, एस.यू.एच. खुराना, एस.के. तिवारी, आर, कार्तिक, के. मलिक, वाई. एस. धामा, के. चंद्रा, आर. (2015). कन्टैजियस पस्टुलर डर्मेटाइटिस (ओरफ डिज़ीज) – एपिडिमियोलॉजी, डायग्नोसिस, कंट्रोल एंड पब्लिक हेल्थ कन्सर्न. एडवान्सेस इन एनीमल एंड वेटेरेनरी साइंस. 3(12): 649–676।

प्लोराइट, डब्ल्यू. विटोम्ब, एम. ए. फेरिस, आर. डी. (1959). स्टडीज विद अ स्ट्रेन ऑफ कन्टैजियस पस्टुलर डर्मेटाइटिस वायरस इन टिशू कल्चर. प्लांट एंड स्वाइल. 11(3): 214–231।

चंद, पी. किचिंग, आर.पी. ब्लैक, डी.एन. (1994). वेस्टर्न ब्लाट एनालिसिस ऑफ वायरस स्पेसिफिक एंटीबाडी रेस्पांस फॉर कैप्रीपाक्स एंड कन्टैजियस पस्टुलर डर्मेटाइटिस वायरल इन्फेक्शन इन शीप एपीडिमोल. इन्फैक्ट. 113: 377–386।

मान, एस. कुमार, ए. बत्रा, के. सिंह, एम. नंदा, टी. घोष, ए. मान, एन. एस. (2014). आइसोलेसन एंड मालीकुलर करैक्टराइजेसन ऑफ कन्टैजियस पस्टुलर डर्मेटाइटिस वायरस फ्राम राजस्थान. वायरस डिज़ीज, 25(3): 376–380।

कुमार, टी. सिंधु, एन. कुमार, ए. चराया, जी. कुमार ए. मान, एस, महाजन, एन. के. (2016). एन आउटब्रेक ऑफ कन्टैजियस एक्थमा विद रेअर टंग लीजन्स इन अ गोट फ्लाक इन हरियाणा. हरियाणा वैट, 55(2): 185–187।

बोरा, एम. बोरा, डी. पी. बर्मन, एन. एन. वोरा, बी. दास, एस. (2016). सीरोप्रीवैलेंस आफ कन्टैजियस एक्थमा इन गोट्स ऑफ आसामः एन एनालिसिस बाई इन्डायरेक्ट एलीसा. वेटेरेनरी वर्ल्ड. 9(9): 1028–1033।

मैक्कीवर, डी. जे. जेन्किंसन, डी. एम. हचिसन, जी. रीड, डब्ल्यू. (1988). स्टडीज आन पैथेजिनेसिस ऑफ ओरफ वायरस इन्फेक्शन इन शीप. जनरल कम्पैरेटिव पैथोल. 99: 317–328।

नंदी, एस. डे, यू. के. चौधरी, एस. (2011). करेंट स्टेटस ऑफ कन्टैजियस एक्थमा आर ओरफ डिज़ीज इन गोट एंड शीप – अ ग्लोबल पर्सपैक्टिव–स्माल रुमीनेंट रिसर्च. 96(2–3): 73–82।

रैडोस्टिट्स, ओ. एम. गे, सी. सी. ब्लड, डी. सी. हिचक्लिफ, के. डब्ल्यू. (2003). वेटेरेनरी मेडीसिन– ए टेक्सट बुक ऑफ दि डिज़ीज ऑफ कैटल, पिग, गोट एंड हार्स, नवम् संस्करण, ई एल बी एस, बेलेर टिंडल, लंदन।

चक्रवर्ती, ए. (2017). अ टेक्सट बुक ऑफ प्रीवेंटिव वेटेरेनरी मेडीसिन. छठा संस्करण, कल्याणी पब्लिशर, लुधियाना, भारत।

बक्शटन, ए. फ्रेशर, जी. (1977). एनीमल माइक्रोबायोलॉजी. ब्लैकवेल, ऑक्सफोर्ड, लंदन।

बालाकृष्णन, एस. वेंकटरमनन, आर. रमेश, ए. राय. पी. (2017). कन्टैजियस एक्थमा आउटब्रेक अमांग गोट एट नीलगिरि हिल. इंडियन जनरल एनीमल रिसर्च. 51(1): 197–200।

दलाल, ए. कुमार, वी. चौधरी, डी. बंसल, एन. कुमार, ए. कक्कड़, एन. मान, एस. (2017). पास्ट एंड प्रीजेंट ओवरव्यू ऑफ ओरफ. इंटरनेशनल जनरल ऑफ करेंट माइक्रोबायोलॉजी एंड अप्लाइड साइंस. 6(12): 2159–2173।

मोमबेनी, ई.जी. मोस्वी, एम.बी. रान्जबारन, आई. चनानी, जैड. होसेनी, एम. डबोडी, ए. राहनामा, ए. सीडे, एन.एस. मोमबेनी, एम.जी. (2012). प्रीबेंसन एंड ट्रीटमेंट आफ कन्टैजियस एक्थमा इन शीप एंड गोट बाई गोट पॉक्स वैक्सीन इन कुजेस्तान प्रोविंस, ईरान. बुलेटिन ऑफ इन्वायरनमेंट, फर्मेकोलाजी एंड लाइफ साइंस. 1(12): 69–72।

शक्तिप्रिया, एम. मोहन, बी. (2017). सक्सेसफुल ट्रीटमेंट ऑफ कन्टैजियस एक्थमा (ओरफ) इन गोट यूजिंग इथनो–वेटेरेनरी मेडीसिन. इंडियन वेटेरेनरी जनरल. 94(12): 82–83।

कुमार, आर. कुमार, एम. कुमारी, ए. सिंह, आर.के. सिंह, वी. (2013). कन्टैजियस एक्थमा एंड इट्स थिरेपुटिक मैनेजमेंट इन फोर्टी कैप्राइन. इन्टास पोलीवेट. 14(1): 105–107।

रमेश, ए. बाबू, एस.एस. सर्वाननबाबा, के. वैडवो, वी.एस. प्रेमलता, एन. (2009). कन्फरमेटरी डायग्नोसिस ऑफ कन्टैजियस एक्थमा बाई पी.सी.आर. एंड इलैक्ट्रान माइक्रोस्कोपी. इंडियन वेटेरेनरी जनरल. 86(8): 770–772।

आलम, जे. आलम, एम. एस. ग्यासुद्दीन, मोनुरा, पी. समद, एम. ए. फारुख, एम. एच. ए. रहमान, एम. बी. खान, एम. एस. आर. इरशादुज्जामन, तैमूर, एम जे एफ ए. (2012). आइसोलेसन, आइडेंटीफिकेशन एंड मालीकुलर करैक्टराइजेसन ऑफ कन्टैजियस एक्थमा वायरस फ्राम गोट एंड शीप. बाँग्लादेश जनरल ऑफ लाइवस्टॉक रिसर्च. 19(1–2): 97–106।

❑❑❑

अध्याय 5

मीडी–विस्ना रोग

मीडी एवं विस्ना आइसलैन्ड के दो शब्द हैं, जिसमें मीडी का अर्थ होता है, श्वांस का धीमा होना तथा विस्ना का अर्थ है, घाटा। विज्ञान जगत में मीडी एवं विस्ना केवल शब्द नहीं हैं, बल्कि भेड़ में होने वाले विषाणु जनित दो भयानक रोग हैं। इनमें से मीडी रोग वयस्क भेड़ों में होता है। इसमें रोगी पशु को धीमी गति से श्वांस का रोग तथा न्यूमोनिया हो जाता है। इसी प्रकार विस्ना रोग भी भेड़ में होता है। इस रोग से प्रभावित पशु को तानिकामस्तिष्कशोथ होता है जिससे पशु को धीरे–धीरे लकवा मारने लगता है, तथा उसकी मृत्यु हो जाती है। फ्रांस में मीडी को 'ला वाउहाइट', दक्षिण अफ्रीका में ''*ग्राफ रीनर्ट*'', अमेरिका में ''*मोनटाना प्रोग्रेसिव न्यूमोनिया* तथा हालैण्ड में *"जोरजरसिकटी"* कहते हैं (डासन, 1980)।

रोग कारणः यह रोग *मीडी विस्ना* नामक विषाणु से होता है, जो कि *रेट्रोवायरिडी* परिवार के *लेन्टीवायरस* समूह का सदस्य है। रोगकारक विषाणु अजसंधिमस्तिष्कशोथ, अश्व संक्रामक अरक्तता, विडाल, मानव तथा गोपशु प्रतिरक्षाहीनता रोग के विषाणुओं से मिलता–जुलता विषाणु है। उपरोक्त में से अजसंधिमस्तिष्कशोथ रोग के विषाणु के साथ इसकी समानतायें सर्वाधिक हैं।

विषाणु चक्रः विषाणु फेफड़ों, अयन, मस्तिष्क तथा जोड़ों में लसीका प्रफली परिवर्तन दर्शाता है। विषाणु रक्त में एककेन्द्रीय कोशिकाओं (मोनोसाइट एवं मैक्रोफाज) पर आक्रमण कर इन कोशिकाओं की ग्लाइकोप्रोटीन सतह पर स्थिति विशिष्ट ग्राहक से चिपक जाता है। विषाणु का जनन पदार्थ, एकगुणित राइबोन्यूक्लिइक अम्ल (आर.एन.ए.) कोशिका के कोशकीय द्रव्य में पहुँच जाता है। यहाँ पर *पाल* (pol) जीन द्वारा संशलेषित रिवर्स ट्रांसक्रिप्टेज एन्जाइम इस आर.एन.ए. से द्विगुणित डी.एन.ए. (डीऑक्सी राइबोन्यूक्लिइक अम्ल) का निर्माण करता है। इस नवनिर्मित डी.एन.ए. को प्रोवायरस भी कहते हैं। यह डी. एन.ए. संक्रमित कोशिका के केन्द्रक में प्रविष्ट होकर कोशिका के डी.एन.ए. से जुड़ जाता है। अब यह डी.एन.ए. कोशिका की ट्रांसक्रिप्शन एवं ट्रांसलेशन प्रक्रिया की मशीनरी को अपृहत कर रेट्रोवायरस के संश्लेषण की प्रक्रिया को प्रारम्भ करता है जिसमें *गैग* (gag) जीन विषाणु के आंतरिक संरचना की प्रोटीन (कैप्सिड प्रोटीन), *पॉल* (pol) जीन रिवर्स

ट्रांसक्रिप्टेस एन्जाइम तथा *इन्व* (env) जीन विषाणु के ऐनवेलप की ग्लाइकोप्रोटीन का निर्माण करता है। यह नवनिर्मित प्रोटीन विषाणु के जनन पदार्थ आर.एन.ए. से एक विशिष्ट प्रक्रिया *साई* (psi) द्वारा जुड़कर नूतन विषाणु का निर्माण करती है। यह संश्लेषित विषाणु संक्रमित कोशिका से मुकुलन प्रक्रिया द्वारा बाहर निकल आते हैं (पेपिन एट अल, 1998; मार्टिन एवं एटकिन, 2000)।

रोग को संवेदनशील पशुः मीडी–विस्ना रोग केवल भेड़ एवं बकरी का रोग है। भेड़ में रोग अधिक होता है। पशु की प्रजाति का रोग की सुग्राहिता पर विशेष प्रभाव नहीं पड़ता है। भेड़ों में यह रोग दो वर्ष या अधिक आयु की भेड़ों में ही पाया जाता है। दो वर्ष से कम आयु की भेड़ों में अभी तक रोग नहीं देखा गया है। यद्यपि संक्रमण का प्रसरण दूध पीते हुये मेमनों में ही हो जाता है, किन्तु रोग दो वर्ष या अधिक समय बाद ही होता है (कटलिप एट अल, 1986)।

रोग प्रसरणः रोग का प्रसरण दो प्रकार से होता है– (1) मेमनों में संक्रमित भेड़ का खीस या दूध पीने पर दूध में विद्यमान विषाणु से संक्रमित मैक्रोफॉज कोशिकाओं द्वारा, (2) वयस्क भेड़ों में एक से दूसरे में हवा में मौजूद विषाणुओं के श्वांस द्वारा शरीर में घुसने पर, तथा (3) झुंड की पहले से ही जैगजेक्टी रोग से ग्रसित भेड़ों में मीडी–विस्ना रोग से ग्रसित होने की सम्भावना सर्वाधिक होती है (पेपिन एट अल, 1998)।

रोगजनात्मकताः विषाणु से संक्रमित एक केन्द्रीय कोशिकायें जब फेफड़ों में पहुँचती हैं, तब प्रतिरोधी तंत्र की प्रतिक्रिया प्रारम्भ हो जाती है जिसके फलस्वरूप पशु को अंतरालीय न्यूमोनिया हो जाती है। इस न्यूमोनिया में फेफड़ों के अंतरालीय, परिवाहिका एवं परिश्वसनी स्थानों पर संक्रमित मैक्रोफाज कोशिकाओं के चारों तरफ शोथज कोशिकायें एकत्र होने लगती हैं। इससे पशु के फेफड़ों का आकार एवं भार बढ़ने लगता है तथा कूपिका की लचक समाप्त हो जाती है। कभी–कभी फेफड़ों तथा फेफड़ों के निकट की लसीका ग्रंथियों का आकार सामान्य से काफी ज्यादा बढ़ जाता है जिससे फेफड़ों की सतह पर पसलियों के निशान पड़ जाते हैं। फेफड़ों का भार एक से चार किलोग्राम तक बढ़ जाता है। फेफड़ों की कूपिकाओं की सतह मोटी हो जाने के कारण, फेफड़े कम पिचकते हैं, तथा उनकी ऑक्सीजन एवं कार्बन डाईऑक्साइड के अदला–बदली करने की क्षमता कम हो जाती है। फेफड़ों का रंग सामान्य गुलाबी से बदलकर लाल, भूरा और अंत में स्लेटी हो जाता है। सतह पर 5 मिमी. आकार के क्रीम रंग के दाने दिखायी देते हैं। अंत में फेफड़ों की वायु में मौजूद जीवाणु संक्रमण प्रारम्भ कर श्वसनी फुप्फुसशोथ करते हैं जिससे फेफड़ों का वायुमार्ग अवरुध हो जाता है।

विस्ना रोग के परिवर्तन मुख्यतः तंत्रिका तंत्र में परिलक्षित होते हैं। प्रारम्भ में मस्तिष्क की झिल्लियों, सबएपिनडाइमल जोन, रक्तक जालक (कोरायड प्लैक्सस), मेरूरज्जु (स्पाइन कॉर्ड), ग्लायल नोडूयल में संक्रमित मैक्रोफाज एवं लसीकाणु एकत्र होने लगते हैं।

जिससे मस्तिष्क में शोथ के परिवर्तन दृष्टिगोचर होते हैं। यह परिवर्तन कुछ समय तक रहते हैं। उसके बाद तंत्रिका तंत्र का माइलिन आवरण समाप्त होने लगता है। ऑलिगोडेन्ड्रोसाइट कोशिकाओं की माइलिन आवरण बनाने की क्षमता कम हो जाती है जिससे मस्तिष्क से सम्बन्धित लक्षण प्रकट होते हैं।

जब संक्रमित मैक्रोफाज, लसीकाणु एवं प्लाज्मा कोशिकायें हड्डियों के जोड़ों में एक्त्र होती है, तो जोड़ों की झिल्ली सूजने लगती है। जोड़ की हड्डियों की कार्टिलेज कमजोर होकर उखड़ने लगती है। हड्डियों का आकार बढ़ने लगता है। इससे गठिया रोग के लक्षण प्रकट होते हैं। यह लक्षण मुख्य रूप से अगले पैर के घुटने के जोड़ में दिखायी देते हैं।

इसी प्रकार जब संक्रमित कोशिकाएं अयन में एकत्र होती हैं, तब यह थनैला रोग करती हैं, तथा खीस एवं दूध में पहुँचकर मेमनों में रोग का प्रसरण करती हैं। किसी भी रोग से ग्रसित पशु में एक या सभी परिवर्तन अलग–अलग या एक साथ प्रकट हो सकते हैं।

जब पशु में संक्रमण प्रारम्भ होता है तो पशु के प्रतिरोधी तंत्र में प्रतिक्रिया के फलस्वरूप रक्त में काम्प्लीमेंट बन्धक एवं निष्प्रभावकारी प्रतिपिंड प्रकट होने लगते हैं। इन प्रतिपिंड का रक्त में निदान कर रोग की पहचान की जा सकती है। रोग क्षेत्र की भेड़ों में दो वर्ष की आयु वाली 25 प्रतिशत भेड़ों में तथा पांच वर्ष या अधिक आयु की 90 प्रतिशत भेड़ों के सीरम में इन प्रतिकणों को पाया जा सकता है। अतः झुंड को अधिक उम्र वाली कुछ भेड़ों के सीरम का परीक्षण करके ही झुंड में रोग की विद्यमतता का पता लगाया जा सकता है (केरी एवं डलजेल, 1993; नारायण एट अल, 1997)।

रोग क्षेत्र विवरणः यह रोग 1940 के दशक में वैज्ञानिकों एवं पशुपालकों के संज्ञान में तब आया, जब यह आइसलैंड द्वीप की भेड़ों में एक महामारी के रूप में उभरा। तत्पश्चात् यह विश्व के समस्त देशों में जहाँ भेड़पालन का व्यवसाय होता है, देखा गया। भारतवर्ष में भी इस रोग के कुछ मामले प्रकाश में आये हैं (राज्या एवं सिंह, 1964; सिंह एट अल, 2017)।

रोग के लक्षणः पशु में विषाणु का संक्रमण होने के दो से तीन वर्ष उपरान्त ही लक्षण प्रकट होते हैं। लक्षण धीरे–धीरे प्रकट होते हैं। रोग के प्रारम्भ में भेड़ सामान्य दिखती है, किन्तु शरीर ढीला–ढाला रहता है। ऊन असामान्य दिखती है। तत्पश्चात् भेड़ को धीरे–धीरे श्वांस लेने में परेशानी होती है। प्रारम्भ में यह बीमारी भेड़ को तेजी से चलाने पर ही दिखायी देती है, किन्तु काफी समय बीत जाने पर यह भेड़ की पहचान बन जाती है। श्वांस को सुचारू रूप में लेने के लिये रोगी भेड़ अपनी गर्दन को आगे की ओर कर मुँह को फैलाकर या नथुनों को फड़फड़ाकर श्वांस लेना प्रारम्भ कर देती है। श्वसन गति तीव्र हो जाती है। भेड़ के शरीर का तापक्रम सामान्य रहता है। छाती पर आवाज का अध्ययन करने

पर सब कुछ सामान्य ही जान पड़ता है। रोगकाल में श्वसन तंत्र में द्वितीयक जीवाणुओं के संक्रमण होने पर रोगी पशु की मृत्यु हो जाती है।

विषाणु के मस्तिष्क में पहुँचने पर विस्ना रोग होता है। यह रोग मीडी की तुलना में कम होता है। रोगी पशु का वजन धीरे–धीरे कम होने लगता है। चरने के लिये जाते समय या वापस आते समय रोगी पशु झुंड से पिछड़ कर पीछे चलता है। पिछले पैर लड़खड़ाने लगते हैं। दौड़ने पर या एकाएक मुड़ने पर पशु गिर पड़ता है। पिछले एक या दोनों पैरों में लकवा मार जाता है, जिससे पशु घिसट कर चलता है। कुछ भेड़ें सिर को तिरछा झुका लेती हैं तथा बिना कारण भटकना शुरू कर देती हैं। कुछ एक अंधी भी हो जाती है। लक्षण प्रकट होने के कुछ सप्ताह बाद ही पशु की मृत्यु हो जाती है। कुछ एक मामलों में प्रभावित भेड़ों में थनैला तथा गठिया रोग के भी लक्षण प्रकट होते हैं (रैडोस्टिट्स एट अल, 2003; क्रिस्टोडुलोपोलस, 2006)।

रोग का निदानः रोग को निम्नलिखित प्रकार से पहचाना जा सकता है– (1) *रोग की विद्यमतता के इतिहास तथा लक्षणों के आधार परः* यदि किसी झुंड में भेड़ों को भलीभाँति खिलाने के बाद भी कुछ भेड़ों का वजन न बढ़ रहा हो, या कुछ वयस्क भेड़ों (3 वर्ष से अधिक आयु की) में श्वांस का रोग सदाबहार तरीके से हो रहा हो, तथा उपचार के बाद भी ठीक न हो रहा हो, तो ऐसे झुंड की भेड़ों में मीडी–विस्ना रोग की सम्भावना की खोज की जानी चाहिये। इन भेड़ों को अन्य रोग, जैसे जैगजेक्टी, बैक्टीरिया एवं परजीवी जनित न्यूमोनिया तथा स्क्रैपी से विभेदीकृत पहचान कर मीडी विस्ना के लिये परीक्षण करना चाहिये, (2) *सीरम परीक्षण द्वाराः* ऐगार जेल प्रतिरक्षी विसरण परीक्षण या एन्जाइम सहलग्नी प्रतिरक्षा शोषी आमापन परीक्षण (एलीसा) द्वारा रोगी या संदेहास्पद पशु के सीरम में रोग के लिए प्रतिपिंड को देखकर रोग का निदान किया जा सकता है। रोग के निदान के लिये कुछ एक वयस्क भेड़ों से ही रक्त संग्रहित कर रोग की विद्यमतता की पुष्टि की जा सकती है, (3) *मालीकुलर तकनीक द्वाराः* इसके लिये पॉलिमरेज श्रृंखलाबद्ध अभिक्रिया (पी. सी. आर.) तकनीक को प्रयोग में लाते हैं (सेलर एट अल, 2000) तथा (4) *शव परीक्षण द्वाराः* रोग से सम्बन्धित परिवर्तन फेफड़ों, लसीका ग्रंथि, मस्तिष्क, जोड़ों, अयन या रक्त वाहिकाओं सहित शरीर के किसी भी भाग में हो सकते हैं, किन्तु ये प्रायः फेफड़ों में दृष्टिगोचर होते हैं, जो निम्न प्रकार से हैं– (1) वक्ष को खोलने पर फेफड़े एक साथ पिचकते नहीं हैं (2) फेफड़ों का आकार सामान्य से काफी अधिक होता है तथा उनकी बाह्य सतह पर पसलियों के निशान दिखायी देते हैं (3) फेफड़ों का भार सामान्य से तीन या चार गुना अधिक होता है (4) फेफड़ों का रंग गुलाबी के स्थान पर लाल, भूरा या स्लेटी रंग का होता है, तथा उसकी सतह पर 5 मिली आकार के सफेद दाने/धब्बे दिखायी देते हैं (5) फेफड़ों की कूपिकाओं की दीवार मोटी होती है (6) श्वसनी तथा मध्यस्थानिक लसीका ग्रंथियाँ सामान्य से दस गुना ज्यादा बड़ी हो जाती हैं (7) फेफड़ों का वायुमार्ग अप्रभावित ही रहता है (8) हिस्टोपैथोलॉजी करने पर "चिरकारी अंतरालीय न्यूमोनिया" के परिवर्तन दिखायी देते

हैं, तथा (9) फेफड़ों के अतिरिक्त कभी–कभी जोड़ों, मस्तिष्क एवं अयन में शोथ के परिवर्तन दिखायी देते हैं।

रोग का उपचार एवम् निवारणः इस रोग का कोई भी उपचार नहीं है, लेकिन रोकथाम के लिये निम्न उपाय करें– (1) मेमनों को जन्म के तुरन्त बाद रोगग्रसित भेड़ से अलग कर लें, तथा उसे रोगी भेड़ का खींस या दूध न पिलायें, (2) वयस्क पशुओं के सीरम में रोग की पहचान कर रोगग्रसित पशु को झुंड से अलग कर दें तथा बाद में उसे नष्ट कर दें, तथा (3) झुंड में नये पशु को लेने से पहले उसके सीरम का परीक्षण करें।

संदर्भ

पेपिन, एम. विटू, सी. रूसो, पी. मार्निक्स, जे. एफ. पीटरहंस, ई. (1998). मीडी – विस्ना वायरस इन्फैक्शन इन शीप. वेटेरेनरी रिसर्च. 29(3–4): 341–367।

नरायन, ओ. जोग, एस. वी. कीब्लोन, वाई. जिंक, एम.सी. क्लीमेंट, जे. ई. (1997). विस्ना – मीडीः दि प्रोटोटाइप लेन्टीवायरस डिज़ीज. इन नाथन्सन, एन. अहमद, आर. गोंजालेज स्क्रोनो, एफ. ग्राफिन, डी.ई. होल्म, के. वी. मर्फी, एफ. ए. रॉबिन्सन, एच. एल. एड, वाइरल पैथोजिनेसिस, फिलाडेल्फिया, यू.एस.ए. लिपिनकोट–रावेन, 657–668।

केरी, एन. डलजेल, आर. जी. (1993). दि बायोलॉजी ऑफ मीडी – विस्ना वायरस – एन ओवरव्यू. ब्रिटिश वेटेरेनरी जनरल. 149(5): 437–454।

सेलर, वी. जू. सेलर, वी. नेजीडिया, ई. बरटोनी, जी. पीटरहंस, ई. जनोनी, आर. जी. (2000). दि डिटेक्शन ऑफ प्रोवायरल डी.एन.ए. बाई सेमीनेस्टेड पी.सी.आर. एंड फाइलेजिनेटिक एनालिसिस ऑफ चेक मीडी – विस्ना आइसोलेट बेस्ड ऑन गैग सीक्यून्स. जनरल वेट मेड बी. इन्फेक्ट डिज़ीज वेट पब्लिक हेल्थ. 47: 203–215।

कटलिप, आर. सी. लैमकुल, एच. डी. ब्रोडेन, के. ए., शैक, जे. एम. (1986). ब्रीड सस्पिटीबिलिटी टू ओवाइन प्रोग्रेसिव न्यूमोनिया (मीडी–विस्ना) वाइरस. वेटेरेनरी माइक्रोबायोलॉजी. 13(3): 201–204।

डासन, एम. (1980). मीडी–विस्ना. अ रिव्यू. वेटेरेनरी रिकार्ड. 106: 212–216।

क्रिस्टोडुलोपोलस, जी. (2006). मीडी–विस्नाः क्लीनिकल रिब्यू एंड शार्ट रिफ्रेंस ऑन दि डिज़ीज स्टेटस मेडीटेरेनियन कंट्रीज. स्माल रुमीनेंट रिसर्च. 62: 47–53।

सिंह, आर. कुमार, पी. सिंह, आर. धामा, के. कुमारी, एस. यादव, जे. पी. कश्यप, जी. सिंह, के.पी. सिंह, वी. साहू, एम. (2017). पैथोलॉजी एंड पालीमरेज चेन रिएक्शन डिटेक्शन ऑफ ओवाइन प्रोग्रेसिव न्यूमोनिया (मीडी) केस इन स्लाटर्ड शीप इन इंडिया. वेटेरेनरी वर्ल्ड. 10(11): 1401–1406।

राज्या, बी. एस. सिंह, सी. एम. (1964). दि पैथोलॉजी ऑफ न्यूमोनिया एंड एसोसियेटिड रेस्पायरेटरी डिज़ीज ऑफ शीप एंड गोट. अक्रेंस ऑफ जोरजरसिकटी एंड मीडी इन शीप एंड गोट इन इंडिया. अमेरिकन जनरल ऑफ वेटेरेनरी रिसर्च. 25: 61–67।

रैडोस्टिट्स, ओ. एम. गे, सी. सी. ब्लड, डी. सी. हिचक्लिफ, के. डब्ल्यू. (2003). वेटेरेनरी मेडीसिन–ए टेक्सट बुक ऑफ दि डिज़ीज आफ कैटल, पिग, गोट एंड हार्स, नवम् संस्करण, ई एल बी एस, बेलेर टिंडल, लंदन।

मार्टिन, डब्ल्यू. बी. एटकिन (2000). डिज़ीज ऑफ शीप, तृतीय संस्करण, ब्लैकवेल साइंस लिमिटेड, जॉन स्ट्रीट, लंदन।

❑❑❑

अध्याय 6

संक्रामक गो नासाश्वासप्रणालशोथ

पर्यायवाची: गोपशुओं के ऊपरी श्वसन तंत्र में होने वाला संक्रामक रोग, लाल नासिका रोग, इन्फैक्शियस बोवाइन राइनोट्रैकियाइटिस (आई.बी.आर.)।

संक्रामक गो नासाश्वासप्रणालशोथ गोपशुओं के श्वसन तंत्र के ऊर्ध्व भाग में होने वाला एक विषाणु जनित संक्रमण है, जिसमें रोगी पशु को एकाएक तीव्र ज्वर होता है। मुँह, नाक एवं आँख से स्राव बहता है। नासिका द्वार की श्लेष्मला कला पर छोटे–छोटे भूरे रंग के मृत कोशिकाओं के चकत्ते पड़ते हैं। छः माह से कम आयु के बछड़ों में मानसिक विकृति के लक्षण प्रकट होते हैं। गर्भित मादा पशुओं में गर्भपात होता है। क्षेत्र में गर्भपात की आंधी सी चल उठती है। रोगी सांड़ का वीर्य भी कृत्रिम गर्भाधान के लिये अनुपयुक्त हो जाता है। अतः मृत्यु दर कम होने के बाद भी रोग का पशुपालन व्यवसाय पर व्यापक ऋणात्मक प्रभाव पड़ता है (चंद्रनायक एट अल, 2016)।

रोग कारण: रोग एक डी.एन.ए. प्रकार के गो हर्पीज (बोवाइन हर्पीज विषाणु–1, बी.एच.वी.–1) के संक्रमण से होता है। यह विषाणु एल्फाहर्पीजविरिनी उप–परिवार का सदस्य है। इसके बी.एच.वी.1.1 एवं बी.एच.वी. 1.2 नामक दो प्रकार होते हैं। इनमें से बी.एच.वी. 1.1 पशुओं में श्वसन सम्बन्धी तथा बी.एच.वी. 1.2 प्रजनन सम्बन्धी रोग करता है। बी.एच.वी. 1.2 के भी दो उप प्रकार होते हैं, जिन्हें बी.एच.वी. 1.2 'ए' एवम् बी.एच.वी. 1.2 'बी' कहते हैं। इनमें से बी.एच.वी. 1.2 'ए' पशुओं में गर्भपात करता है। इसे निम्नलिखित रेखाचित्र से भलीभाँति समझा जा सकता है–

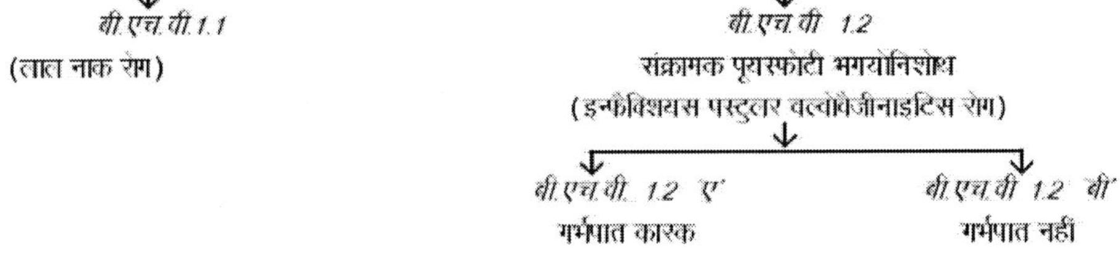

बोवाइन हर्पीज विषाणु लम्बा तथा चौड़ा होता है। पी.एच. 6.9 पर यह महीनों तक जीवित रह सकता है। -196^0 सेंग्रे. पर प्रशीतित एवं संरक्षित जनन द्रव्य में विषाणु लगभग एक वर्ष तक जीवित रह सकता है। अत्यधिक अम्लीयता, ईथर, एल्कोहल एवं एसीटोन विषाणु को आसानी से नष्ट कर देते हैं (गिब्स एवं राइमामू, 1977; एडवर्ड एट अल, 1990)।

रोग क्षेत्र विवरणः यह एक विश्वव्यापी रोग है जो यूरोप, आस्ट्रेलिया, अफ्रीका, अमेरिका एवं एशिया महाद्वीप के विभिन्न राष्ट्रों के गोपशु में पाया जाता है। वर्तमान में कई राष्ट्र, जैसे नार्वे, स्वीडन, फिनलैण्ड, इस्टोनिया, डेनमार्क एवं बुल्गारिया का पशुधन रोग से मुक्त है। भारतवर्ष में उत्तर प्रदेश, केरल, गुजरात, ओडिशा, कर्नाटक, आंध्रप्रदेश एवं तमिलनाडु राज्य में रोग के होने के कई घटनायें प्रकाश में आयी हैं, जो यह प्रकट करती हैं, कि देश में रोगकारक विषाणु मौजूद हैं, तथा गोपशु से रोग के समग्र उन्मूलन के लिये नीति बनाने की आवश्यकता है (रेनुकाराधा एट अल, 1996; पाँडे एट अल, 2000; राजखोड़ा एट अल, 2004; ट्रॉगड़िया एट अल, 2009; मजुमदार एट अल, 2015)।

रोग को संवेदनशील पशुः रोग मुख्य रूप से गोपशुओं को प्रभावित करता है। सभी आयु वर्ग के पशु विषाणु के संक्रमण के लिये एक रूपेण संवेदनशील होते हैं, किन्तु, रोग प्रायः 6 माह से अधिक आयु वाले पशुओं में दृष्टित होता है, क्योंकि इस आयु के बाद अपनी गतिविधियों के चलते पशुओं में विषाणु के सम्पर्क में आने की सम्भावनायें बढ़ जाती हैं। दुधारू एवं मांस उत्पादन करने वाले पशुओं में रोग बराबर मात्रा में होता है। गोपशुओं के अतिरिक्त बकरी, शूकर, जंगली भैंस, हिरन तथा अन्य जंगली जानवर भी रोग से प्रभावित होते हैं। यद्यपि रोग सभी ऋतुओं में होता है, किन्तु रोग होने की घटनायें शीत ऋतु में, जब जानवर एक स्थान पर एकत्र होते हैं, बढ़ जाती हैं। वाहक पशुओं में भी वातावरण, कार्य, पोषण एवं प्रजनन का शरीर पर दबाव बढ़ने पर छिपा हुआ रोग प्रकट होने लगता है। अतः शीत एवं वर्षा ऋतु की विपरीत परिस्थितियों में रोग के होने की घटनायें एकाएक बढ़ जाती हैं। रोग स्वयं में अधिक घातक नहीं है। मृत्यु दर भी कम ही रहती है। किन्तु, द्वितीयक जीवाणुओं का संक्रमण होने से रोग की घातकता तथा मृत्यु दर दोनों ही बढ़ जाती है। रोगी पशु की कार्यक्षमता एवं कार्यकुशलता पर पड़ा विपरीत प्रभाव रोग के ऋणात्मक आर्थिक पक्ष को प्रकट करता है (कोलेनुर एट अल, 2014; पाटिल एट अल, 2017)।

रोग प्रसरणः रोगी पशु से स्वस्थ पशु में रोग का संक्रमण निःश्वसन वायु में विद्यमान विषाणु के कण द्वारा सीधे या रोगी पशु के नासा स्राव, अश्रु, जनन द्रव्य से दूषित खाना एवं पानी के द्वारा होता है। प्रजनन, मैथुन, जननद्रव्य तथा प्रशीतन द्वारा संरक्षित भ्रूण के द्वारा भी रोग का प्रसरण स्वस्थ पशु में होता है। मादा पशु द्वारा गर्भित पशु में संक्रमण प्रसरित करने की घटनायें भी सामने आयी हैं। रोग से उबरने वाले पशुओं में भी विषाणु त्रिधारा गंडिका (ट्राइजैमिनल गैगलिया) में सुसुप्तावस्था में पड़ा रहकर पशु को रोग का वाहक बना देता है। यह विषाणु पशु को विपरीत शारीरिक परिस्थतियों में फिर से सक्रिय होकर रोगी बना देता है (ओ.आई.ई. 2001)।

रोगजनात्मकता: स्वस्थ पशु में संक्रमण होने के बाद विषाणु या तो तीव्र गति से प्रजनन कर रोग उत्पन्न करता है, या सीधे सुसुप्तावस्था में जाकर पशु को रोग का वाहक बना देता है। रोगी पशु भी कभी–कभी ठीक होने के बाद रोग के वाहक बन जाते हैं।

संक्रमण होने के बाद विषाणु श्वसन तंत्र के प्रारम्भिक भाग, नासिका मार्ग, कंठ एवं श्वांस प्रणाली की श्लेष्मल की कोशिकाओं में तीव्र गति से प्रगुणन कर रोग उत्पन्न करता है। तंत्र में पहुँचा हुआ विषाणु अपनी ग्लाइकोप्रोटीन जी सी की सहायता से तंत्र की कोशिकाओं के सतह पर विद्यमान हैपारिन सल्फेट से चिपक जाता है। इसके बाद विषाणु का जनन अम्ल, कोशिकीय छिद्र से होता हुआ, लगभग 15 मिनट में कोशिका के केन्द्रक तक पहुँच जाता है। यहाँ पर विषाणु के जीन सक्रिय होकर कोशिकीय मशीनरी को प्रयुक्त कर अपने प्रतिरूप का निर्माण करते हैं।

जब विषाणु संवेदी गैंगलिया के न्यूरॉन को संक्रमित करते हैं, तब न्यूरॉन में विषाणु के प्रतिरूपण प्रक्रिया को अवरुद्ध करने वाले जीन (एल.आर.टी.–लैटन्सी रिलेटिड ट्रांसक्रिप्ट) के सक्रिय हो जाने से उत्पन्न पदार्थ विषाणु के प्रतिरूपण प्रक्रिया को प्रारम्भिक चरण में ही रोक देता है जिससे विषाणु प्रगुणन न कर तब तक सुसुप्तावस्था में ही पड़ा रहता है, जब तक शरीर में विपरीत परिस्थितियों में उत्पन्न कॉर्टिकोस्टेरॉयड प्रतिरूपण प्रक्रिया को फिर से प्रारम्भ न कर दे। एल.आर.टी. की सक्रियता एक तरफ तो विषाणु को सुसुप्तावस्था में रखती है, तथा दूसरी तरफ न्यूरॉन की एपोपटोसिस प्रक्रिया द्वारा होने वाली मृत्यु को रोक कर विषाणु को शरीर के प्रतिरोधी तंत्र से नष्ट होने से बचाती है। इस प्रकार विषाणु त्रिधारा गंडिका में सुसुप्तावस्था में पड़ा रहकर पशु में रोग के लक्षणों को प्रकट न कर पशु को रोगवाहक बना देता है। ऐसे पशु स्वस्थ दिखकर अन्य पशुओं में रोग फैलाते रहते हैं (ऐट, 1982; राक एट अल, 1987)।

नासिका मार्ग, कंठ एवं श्वास प्रणाल की कोशिकाओं में संक्रमण होने से गोपशु की नाक से स्राव गिरता है। गले में खराश एवं दर्द की अनुभूति होती है। श्वास प्रणाली में धीरे–धीरे सूक्ष्मांकुरों (माइक्रोबिलाई) की संख्या घटती चली जाती है। कुछ एक मामले में तो श्वांस प्रणाली की स्तंभाकार कला की कोशिकाएं ही हट जाती हैं, जिससे फेफड़ों का स्राव बाहर न निकलकर वहीं पर एकत्र होने लगता है। सफाई की व्यवस्था सुचारू रूप में न रहने से फेफड़ों के अंदर द्वितीयक जीवाणु, जैसे *पास्चुरेला मल्टोसिडा* आदि के पल्लवित होने के लिये आदर्श वातावरण निर्मित हो जाता है। अनुकूलित वातावरण में यह जीवाणु प्रगुणन कर न्यूमोनिया उत्पन्न करते हैं। संक्रमण नासाश्रुवाहिनी द्वारा आँख तथा त्रिधारा न्यूरॉन द्वारा मस्तिष्क तक पहुँच जाता है। आँख में संक्रमण होने से आँख लाल होकर सूज जाती है, तथा अश्रु बहते हैं। विषाणु के मस्तिष्क में पहुँचने पर बछड़ों में तानिकामस्तिष्कशोथ हो जाता है। परिणामतः मुँह से झाग गिरते हैं। प्रभावित पशु अंधा तक हो जाता है। श्वसन तंत्र से लसीकाणु द्वारा ले जाया गया विषाणु गर्भनाल से होता हुआ

भ्रूण तक पहुँचकर गर्भपात का कारक बन जाता है। गर्भनाल की अन्तिम तिमाही में रोग होने से गर्भपात, मृत या कमजोर शिशु का जन्म या बछड़े का ममी में परिवर्तन आदि घटनायें दिखलायी देती हैं।

रोग के लक्षण: संक्रमण होने से 3 से 10 दिनों के अंतराल पर रोग के लक्षण प्रकट होने लगते हैं। रोग में अधोलिखित में से एक या अधिक प्रकार के लक्षणों के समूह दिखायी देते हैं– (1) श्वसन तंत्र के प्रभावित होने से प्रकट लक्षण, (2) चक्षु से सम्बन्धित लक्षण, (3) मस्तिष्कशोथ के लक्षण, (4) गर्भपात, तथा (5) योनि–शिश्न के लक्षण (ऐट, 1982; रैडोस्टिट्स एट अल, 2003)।

श्वसन तंत्र के प्रभावित होने पर प्रकटीकृत लक्षण: पशु को एकाएक तीव्र ज्वर (106–108^0 फा.) होता है, तथा वह चारा खाना छोड़ देता है। नासिका मार्ग की श्लेष्मा झिल्ली लाल हो जाती है तथा नाक से स्राव गिरता है। स्राव प्रारम्भ में पानी जैसा होता है, किन्तु, रोग बढ़ने के साथ स्राव गाढ़ा एवं मवाद युक्त होता जाता है। श्लेष्मा कला पर भूरे रंग की मृत कोशिकाओं के चकत्ते दिखायी देते हैं। नासिका द्वार के लाल हो जाने के कारण ही रोग को *लाल नाक रोग* भी कहते हैं। रोग में श्वसन तंत्र का सम्पूर्ण अग्र भाग प्रभावित होता है जिससे फेफड़ों से स्राव बाहर न निकल पाने से कारण न्यूमोनिया होने का खतरा बना रहता है। रोगी पशु मुँह खोलकर श्वांस लेना प्रारम्भ कर देता है। श्वांस लेने में कठिनाई तथा दर्द की अनुभूति होती है। कुछ एक पशुओं में रोग के प्रारम्भ में, जब शरीर का तापक्रम अधिक होता है, मृत्यु हो जाती है, अन्यथा अधिकांश पशुओं में द्वितीयक जीवाणुओं के संक्रमण से जटिल हुई न्यूमोनिया मृत्यु का कारण बनती है। रोग से पशु पूर्णतः उबर भी सकता है। अन्यथा, पशु लक्षणविहीन रोगवाहक बनकर अन्य पशुओं में रोग का प्रसरण करता रहता है।

चक्षु से सम्बन्धित लक्षण: जब श्वसन सम्बन्धी लक्षण प्रकट हो रहे होते हैं, उसी समय संक्रमण नाक से नासाश्रुवाहिनी से होता हुआ चक्षुओं को अपनी चपेट में ले लेता है। दोनों या कोई एक आँख रोग की चपेट में आ सकती है। रोगी पशु की आँखें लाल होकर सूज जाती हैं। आँखों से अश्रु बहते हैं, जो धीरे–धीरे मवाद मिश्रित होते जाते हैं। गीड़ भी निकलते हैं। आँखों की सफेदी पर खून छलक आने के छोटे–छोटे निशान दिखाई देते हैं। अधिकांश मामलों में लक्षण आँख की सफेदी तक ही सीमित रहते हैं, किन्तु, कुछ एक मामलों में कार्निया भी प्रभावित होती है।

मस्तिष्कशोथ के लक्षण: छः माह से कम आयु के बछड़ों में मस्तिष्क सम्बन्धी लक्षण प्रकट होते हैं। रोगी पशु की शारीरिक गतिविधियों में तारतम्यता का अभाव होता है। पशु कभी अति उत्तेजना तो कभी अति सुस्ती का शिकार रहता है। मांसपेशियाँ कमजोर होने से वह असंतुलित होकर चलता है। कभी–कभी पशु एक घेरे में चक्कर लगाने लगता है। अंततः रोगी पशु की मृत्यु हो जाती है।

गर्भपातः गर्भित मादा पशुओं में रोग की परिणित प्रायः गर्भपात में होती है। संक्रमित पशुओं में एकाएक *"गर्भपात की आँधी"* सी चल उठती है। गर्भपात, मृत बछड़े का जन्म, गर्भस्थ बछड़े का ममी में परिवर्तन, जेर धारण, गर्भाशय में मवाद पड़ना आदि रोग के दुःखद परिणाम एकाएक सामने आने लगते हैं। गर्भस्थ पशु में जीवित टीके का प्रयोग भी गर्भपात का कारण बन जाता है, जो स्पष्ट रूप से प्रकट करता है, कि गर्भित मादा पशु में रोग किस रूप में घातक हो सकता है। सांड़ों में वीर्य के साथ–साथ विषाणु भी शरीर के बाहर निकलते हैं। अतः रोगी सांड को प्राकृतिक गर्भाधान या उसके वीर्य को कृतिम गर्भाधान के लिये प्रयुक्ति, गर्भपात को दावत देती है। इसलिये रोगी सांड को शीघ्र ही पहचान कर समूह से पृथक कर कानूनी प्रावधानों के अनुसार नष्ट कर देना चाहिये।

योनि–शिश्न–शिश्न मुंड के लक्षणः बी.एच.वी.–1.2 'ए' विषाणु के संक्रमण से मादा पशु की योनि तथा नर पशु का शिश्न, शिश्न मुंड एवं शिश्नमुंडच्छद प्रभावित होता है। मादा पशु की योनि तथा भग पर लाल दाने पड़ जाते हैं जिससे पशु बार–बार मूत्र त्यागता है। योनि मार्ग में जलन एवं दर्द के कारण मादा पशु पूँछ उठाये रहती है। योनि से मवाद मिश्रित स्राव गिरता है। नर पशु में दाने शिश्न, शिश्न मुंड एवं शिश्नमुंडच्छद पर पड़ते हैं, जिससे वह प्राकृतिक गर्भाधान के अनुपयुक्त हो जाता है। ऐसे सांड का वीर्य भी संक्रमित होता है। अतः वीर्य को कृत्रिम गर्भाधान में प्रयुक्त नहीं किया जा सकता है (ऐट, 1982; रैडोस्टिट्स एट अल, 2003; चक्रवर्ती, 2017)।

रोग का निदानः रोग का निदान अधोलिखित प्रकार से किया जा सकता है– (1) रोग के विषय में पूर्व जानकारी प्राप्त कर लक्षणों के आधार पर, (2) समान लक्षण वाले अन्य रोगों, जैसे गो विषाणुज प्रवाहिका, गो दुर्दम प्रतिश्यायी ज्वर, पास्चुरेलता, रेबीज, परजीवी जनित न्यूमोनिया, बछड़ों का डिफ्थीरिया आदि से विभेदीकृत पहचान कर, (3) रोगकारक विषाणु को कोशिकीय सम्वर्धन (सेल कल्चर) द्वारा पृथक्कृत पहचान कर, (4) दुग्ध, नर जनन द्रव्य एवं रक्त में एन्जाइम सहलग्नी प्रतिरक्षा शोषी आमापन परीक्षण (एलीसा), वायरस निष्प्रभावीकरण, अप्रत्यक्ष प्रतिदीप्ति प्रतिपिंड (इनडायरेक्ट फलोरीसेंट एंटीबॉडी) तकनीक तथा मालीकुलर परीक्षण यथा पॉलिमरेज श्रंखलाबद्ध अभिक्रिया (पी.सी.आर.) आदि से निदान कर (कटारिया एट अल, 1997; तिवारी एट अल, 2000) तथा (5) *मृत पशु के शव–परीक्षण द्वाराः* रोग से मृत पशु के श्वसन तंत्र के ऊर्ध्व भाग की श्लेष्मा कला में सूजन, छोटे–छोटे रक्त बिन्दु के छलकने के निशान, तंत्र में गाढ़े मवादयुक्त म्यूकस का भराव आदि असामान्य परिवर्तन दिखायी देते हैं।

रोग का उपचारः विषाणु जनित रोग होने के कारण इसका कोई भी विशिष्ट उपचार नहीं होता है, किन्तु द्वितीयक जीवाणु के पल्लवन को रोकने के लिये वृहद प्रभावशाली जीवाणुनाशक औषधियों का प्रयोग किया जा सकता है। इसके अतिरिक्त शरीर में पानी एवं आवश्यक आयनों की कमी की पूर्ति, पशु के रखरखाव व उचित देखभाल पर विशेष ध्यान देना होता है।

रोग निवारणः रोग की रोकथाम निम्नलिखित प्रकार से की जा सकती है– (1) सांड के वीर्य द्वारा रोग के प्रसार को देखते हुये सीरम परीक्षण में रोग को धनात्मक पाये जाने वाले सांड के वीर्य को नष्ट कर तथा सांड या उसके वीर्य का गर्भाधान में प्रयोग पर प्रतिबन्ध लगाकर, (2) रोगी मादा पशु को समूह के अन्य पशुओं से पृथक्कृत कर, (3) *टीकाकरण द्वाराः* रोग से बचाव के लिये मांसपेशियों में लगाने वाले या नाक में स्प्रे द्वारा प्रयुक्त टीकों का विकास किया गया है। सीधे नाक में स्प्रे करने वाले टीके केवल श्वसन तंत्र में ही इंटरफेरॉन एवं स्थानीय प्रतिपिंड उत्पन्न कर रोग से बचाव करते हैं। ऐसे टीके गर्भित पशुओं में उपयोगी होते हैं, क्योंकि, यह गर्भपात नहीं करते। प्रायोगिक स्तर पर नाक में टीकाकरण करने के केवल 62 घंटों में ही पशु में रोग के लिये प्रतिरोधकता उत्पन्न हो जाती है, यह शायद इंटरफेरॉन के कारण होती है, किन्तु इसके स्पष्ट वैज्ञानिक प्रमाण उपलब्ध नहीं हैं। वास्तविकता में रोग के लिये प्रतिरोधकता 3 सप्ताह बाद ही उत्पन्न हो पाती है। 6 माह से अधिक आयु के बछड़ों में इस टीके का प्रयोग करने पर बछड़े के नासिका स्राव से विषाणु वातावरण में झड़ते रहते हैं। यदि ऐसे टीके के विषाणु, टीका न किये हुये गर्भित मादा पशु के सम्पर्क में आते हैं, तो यह गर्भपात करते हैं। अतः ऐसे बछड़ों को गर्भित मादा पशु से दूर ही रखना चाहिये। टीकाकृत किये हुये मादा पशु से उत्पन्न बछड़ों में 4 से 6 माह तक की आयु तक खीस से प्रदत्त रोग के लिये प्रतिरोधकता बनी रहती है। अतः ऐसे बछड़ों में 6 माह की आयु पर ही टीकाकरण किया जाना चाहिये। भारतवर्ष में रोग से बचाव के लिये *इन्टरवेट इब्रीवैक्स* नामक टीका बना रही है। इस टीके की 2 मिली मात्रा को त्वचा के नीचे लगाते हैं। प्रथम टीके के 4 से 6 सप्ताह बाद दूसरा टीका, 3 माह पर वूस्टर तथा इसके बाद प्रतिवर्ष के आधार पर टीकाकरण करते हैं तथा (4) नये पशुओं को पहले दो से तीन सप्ताह तक अलग रखकर ही समूह में प्रविष्ट करायें।

संदर्भ

रेनुकाराधा, जी. एल. राजशेखर, एम. राघवन. आर. (1996). प्रीवैलेंस ऑफ इन्फैक्शियस बोवाइन राइनोट्रैकियाइटिस इन सदर्न इंडिया. रेव. साइ. टेक. ओ. आई. ई. 15(3): 1021–1028।

पाँडे, ए. बी. मेहरोत्रा, एम. एल. वर्मा, आर. पी. पति, यू. एस. (2000). इन्वेस्टीगेशन ऑफ एन आउटब्रेक ऑफ पस्टुलर वेलेनोपोस्थाइटिस इन ब्रीडिंग बुल. इंडियन जनरल वेटेरेनरी रिसर्च. 9: 27–37।

मजुमदार, एस. रामाकृष्णन, एम. ए. नंदी, एस. (2015). इन्फैक्शियस बोवाइन राइनोट्रैकियाइटिसः एन इंडियन पर्सपैक्टिव. इंटरनेशनल जनरल ऑफ करेंट माइक्रोबायोलॉजी एंड अप्लाइड साइंस. 4(10): 844–858।

एडवर्ड, एस, व्हाइट, एच. निक्सन, पी. (1990). अ स्टडी ऑफ दि प्रीडोमीनेंट जीनोटाइप ऑफ बोविड हर्पीज वायरस–1 फाउंड इन यू.के. वेटेरेनरी माइक्रोबायोल. 22(2–3): 213–223।

गिब्स, ई.पी.जे. राइमामू, एम.एम. (1977). बोवाइन हर्पीज वायरस. पार्ट–1, वेटेरेनरी बुलेटिन. 47: 317–343।

चंद्रनायक, बी. एम. पाटिल, एस. एस. रतनाम्मा, डी. सुरेश, के. पी. रेड्डी, जी. बी. मंजूनाथ, जी. बी. (2016). इन्फैक्शियस बोवाइन राइनोट्रैकियाइटिस (आई.बी.आर.): करेंट स्टेटस इन इंडिया. इंडियन जनरल कम्प्रेटिव माइक्रोबायोलाजी, इम्यूनोलॉजी एंड इन्फेक्शियस डिज़ीज. 37(1): 1–4।

राक, डी. एल. बीम, एस. एल. मेफील्ड, जे. ई. (1987). मैपिंग बोवाइन हर्पीज वायरस टाइप–1 लेटेन्सी रिलेटिड आर.एन.ए. इन ट्राइजेमिनल गैंगलिया ऑफ लेटेन्टली इन्फेक्टिड रैबिट. जनरल वायरोल. 61: 3827–3831।

तिवारी, ए.के. कटारिया, आर. एस. बुचैया, जी. प्रसाद, एन. (2000). अ सिंपल मेथड फार दि डिटेक्शन ऑफ बी एच वी–1 फ्राम इन्फैक्टिड एम डी बी के सेल बाई पॉलिमरेज चेन रिएक्शन. इंडियन वेटेरेनरी जनरल. 77: 98–102।

कटारिया, आर. एस. तिवारी, ए.के. गुप्ता, पी.के. मेहरोत्रा, एम.एल. राय, ए. बंदोपाध्याय, एस.के. (1997). डिटेक्शन ऑफ बोवाइन हर्पीज वायरस 1 जीनोमिक सीक्यूंस इन बोवाइन सीमेन इनाकुलेटिड विद बी एच वी–1 बाई पॉलिमरेज चेन रिएक्शन. एक्टा वायरोल. 41(6): 311–315।

ऐट, डब्ल्यू. डी. (1992). अ रिब्यू ऑफ इन्फैक्शियस बोवाइन राइनोट्रैकियाइटिस, शिपिंग फीवर न्यूमोनिया एंड वायरल बैक्टीरियल सिर्नजिज्म इन रैस्पाइरेटरी डिज़ीज ऑफ कैटल. कैन. जनरल कम्प. मेडी. 46(3): 225–263।

रैडोस्टिट्स ओ.एम. गे, सी.सी. ब्लड, डी.सी. हिचक्लिफ, के. डब्ल्यू. (2003). वेटेरेनरी मेडीसिन–ए टेक्सट बुक ऑफ दि डिज़ीज ऑफ कैटल, पिग, गोट एंड हार्स नवम् संस्करण, ई एल बी एस. बेलेर टिंडल, लंदन।

ओ आई ई (2001). इंटरनेशनल एनीमल हेल्थ कोड दशम संस्करण, पेरिस, फ्रांस।

चक्रवर्ती, ए. (2017). अ टेक्सट बुक ऑफ प्रीवेंटिव वेटेरेनरी मेडीसिन. छठा संस्करण, कल्याणी पब्लिशर, लुधियाना, भारत।

ट्रॉगड़िया, बी. राना, एस.के. मुखर्जी, एफ. श्रीनिवासन, वी.ए. (2009). प्रीवैलेंस ऑफ ब्रूसैलोसिस एंड इन्फैक्शियस बोवाइन. राइनोट्रैकियाइटिस इन आर्गेनाइज्ड डेयरी फार्म इन इंडिया. ट्रॉपिकल एनीमल हेल्थ प्रोडक्शन. डी.ओ.आई. 10.1007/S11250–009–9407–7।

राजखोड़ा, एस. राजखोड़ा, सी. रहमान, एच. बजरबरुआ, के. एम. (2004). सीरोप्रीवैलेंस ऑफ इन्फैक्शियस बोवाइन राइनोट्रैकियाइटिस इन मिथुन *(बोस फ्रन्टैलिस)* इन इंडिया, रेव. साई. टेक. ऑफ. इन्ट. एपिज. 23(3): 821–829।

कोलेनुर, जे.डी. श्याम, आर. चौहान, आर.एस. (2014). एपीडिमियोलाजिकल, स्टडीज ऑन इन्फैक्शियस बोवाइन राइनोट्रैकियाइटिस (आई बी आर) इन डिफरेंट पार्ट ऑफ इंडिया. इंटरनेशनल जनरल ऑफ लाइवस्टॉक रिसर्च. 4(5): 21–27।

पाटिल, एस.एस. प्रजापति, ए. कृष्णमूर्ति, पी. देसाई, जी.एस. रेड्डी, जी.बी.एम. सुरेश, के.पी. रहमान, एच. (2017). सीरोप्रीवैलेंस ऑफ इन्फैशियस बोवाइन राइनोट्रैकियाइटिस इन आर्गेनाइज्ड डेयरी फार्म ऑफ इंडिया. इंडियन जनरल ऑफ एनीमल रिसर्च. 51(1): 151–154।

❑❑❑

अध्याय 7

गो दुर्दम प्रतिश्यायी ज्वर

पर्यायवाची: बोवाइन मैलिंगनेन्ट कटराह, मेलिंगनेन्ट हेड कटराह, दुर्दम श्लेष्मस्राव ज्वर।

गो दुर्दम प्रतिश्यायी ज्वर गोपशु एवं भैंस में होने वाला एक विषाणु जनित संक्रमण है, जिसमें प्रभावित पशु को तीव्र ज्वर होता है। रोगी के नथुनों से मवादयुक्त गाढ़ा स्राव तथा मुँह से पतले धागे के रूप में झागदार लार गिरती है। प्रभावित पशु की आँख से अश्रु तथा मवादयुक्त गीड़ निकलते हैं। आँख की कॉर्निया में सफेदी, लसीका ग्रंथियों में सूजन, दिमागी लक्षण, माँसपेशियों में शिथिलता एवं आंत्रशोथ इस रोग के अन्य प्रमुख लक्षण हैं। यद्यपि रोग सभी आयु के गोपशु एवं भैंस में होता है, किन्तु, वयस्क पशु रोग को अधिक सुग्राही होते हैं। भेड़ एवं बकरी तथा वाइल्ड वीस्ट रोग के संग्राहक एवं संवाहक होते हैं। रोग में अधिकांश पशुओं की मृत्यु हो जाती है (रैडोस्टिट्स एट अल, 2003)।

रोग कारण: रोग हर्पीज विषाणु के संक्रमण से होता है। प्राकृतिक परिस्थितियों में इनके द्वारा किस प्रकार संक्रमण होता है, यह पूर्णरूप से ज्ञात नहीं है। किन्तु अफ्रीकी पशुओं में वाइल्ड वीस्ट के सम्पर्क में आने से तथा अन्य में भेड़ एवं बकरियों से सम्पर्क होने पर रोग का प्रसरण होता है। इस प्रकार अफ्रीका में वाइल्ड वीस्ट तथा विश्व के अन्य भागों में भेड़–बकरियाँ रोग के संवाहक एवं संग्राहक होते हैं, जिनके सम्पर्क में आने से गोपशु एवं भैंस में रोग होता है। वाइल्ड वीस्ट के अश्रु एवं नसिका स्राव से दूषित चारे को खाने या हवा में श्वांस लेने तथा भेड़ एवं बकरी से अज्ञात प्रकार से विषाणु का गोपशुओं में संक्रमण होता है। रोगी पशु के सीधे सम्पर्क से अन्य स्वस्थ पशुओं में रोग नहीं होता है। किसी एक फार्म पर एक बार रोग हो जाने पर भेड़ एवं बकरियों से अन्य पशुओं का सम्पर्क काट देने पर भी साल दर साल रोग का प्रसरण होता रहता है, जो यह इंगित करता है, कि विषाणु कुछ अजैविक वस्तुओं पर भी जीवित रहकर स्वस्थ पशुओं में रोग उत्पन्न करता है। किन्तु रोगकारी विषाणु के अत्यधिक नाजुक होने तथा किसी भी जीवाणुनाशक घोल के सम्पर्क में आकर आसानी से नष्ट हो जाने की प्रवृत्ति के कारण ऐसा व्यावहारिक रूप में सम्भव नहीं है। इसलिये एक अन्य सम्भावना जो उभर कर सामने आती है, वह यह है, कि रोग से ठीक होने के उपरान्त भी कुछ गोपशु एवं भैंस के शरीर में विषाणु छुपा रहता है, जिनसे रोग का प्रसरण होता है (प्लोराइट एट अल, 1963; मुंशी एट अल, 1980; डब्ल्यू ओ ए एच, 2012)।

रोग को संवेदनशील पशु: पालतू पशुओं में रोग गोपशु एवं भैंस में होता है। भेड़ एवं बकरी में लक्षणविहीन रोग होता है। इसके अतिरिक्त वाइल्ड वीस्ट, यूरोपियन गौर, सफेद पूँछ वाले हिरन, लाल हिरन में भी रोग होता है। कुछ जंगली चौपायों में भी प्रकट रूप में रोग होता है (मुंशी एट अल, 1981; वाक्सटर एट अल, 1997; ब्रीनर एट अल, 2002; सूद एट अल, 2013; फिटजर एट अल, 2015; सूद एट अल, 2014)।

रोगजनात्मकता: रोग के लक्षण किस प्रकार प्रकट होते हैं, यह पूर्ण रूपेण स्पष्ट नहीं है। हर्पीज विषाणु शरीर में प्रवेश कर परिसंचरण तंत्र की उपकला, मध्यकला तथा लसीका ग्रंथियों की कोशिकाओं पर आक्रमण कर नष्ट करने लगता है। इस कारण से शरीर के कई अंगों की वाहिकाओं में रक्त के थक्के का बनना, रक्त बहाव रुकने से कोशिकीय मृत्यु, ऊतकों में तथा वाहिकाओं के चारो तरफ लसीकाणु का एकत्र हो जाना आदि परिवर्तन होने लगते हैं, जिससे रोग के लक्षण प्रकट होते हैं। लसीका ग्रंथियों में शिरानालाभ (साइनूसाइडल) कोशिकाओं में वृद्धि के कारण आकार वृद्धि, लसिकाणु का नष्ट होना, तथा परिसंचरण तंत्र के नुकसान से मस्तिष्क सम्बन्धी परिवर्तन दृष्टित होते हैं (गोस एट अल, 1947; सेलमैन एट अल, 1978; रसल एट अल, 2009)।

रोग के लक्षण: संक्रमण होने के 6 से 8 सप्ताह बाद रोग के लक्षण प्रकट होते हैं। लक्षणों के प्रकटीकरण के आधार पर रोग चार प्रकार का होता है– (1) सिर एवं आँख का गो दुर्दम प्रतिश्यायी ज्वर, (2) अति तीव्र प्रकार का गो दुर्दम प्रतिश्यायी ज्वर, (3) आहार नाल का गो दुर्दम प्रतिश्यायी ज्वर, तथा (4) मन्द प्रकार का गो दुर्दम प्रतिश्यायी ज्वर।

सिर एवं आँख का गो दुर्दम प्रतिश्यायी ज्वर: प्रभावित पशु एकाएक चारा खाना एवं दूध देना बन्द कर देता है। पशु को तीव्र ज्वर (106–107^{0} फा.) होता है। नाड़ी भी तीव्र गति (100–120 प्रति मिनट) से चलती है। नासिका छिद्रों से अधिक मात्रा में गाढ़ा, चिपचिपा मवाद युक्त स्राव बहता है। श्वसन मार्ग में स्राव के एकत्र हो जाने से रोगी पशु को श्वांस लेने में कठिनाई होती है। आँखों से अश्रु बहते हैं। पलकें शोफ से बोझिल हो जाती हैं। पशु बार–बार पलकों को झपकाने का प्रयास करता है। नथुनों के अग्र भाग तथा मुँह की श्लेष्मा झिल्ली की सतह पर मृत कोशिकाओं के चकत्ते दिखते हैं। इसी प्रकार के चकत्ते तालु तथा मसूढ़ों पर भी मिलते हैं। इस कारण से पशु को मुँह खोलने में कठिनाई होती है। पशु लगातार मुँह चलाता है। मुँह चलाने पर चपचपाहट की आवाज आती है। मुँह की श्लेष्मल कमजोर एवं नाजुक हो जाती है। श्लेष्मल के जगह–जगह से उखड़ने के कारण जिह्वा के पृष्ठ भाग, मसूढ़ों, ओष्ठों के भीतरी भाग, ओष्ठों के जोड़ के स्थान पर गहरे घाव बन जाते हैं, जिनसे रक्त निकलता है। इस अवस्था में मुँह से अधिक मात्रा में बलबूजे (झाग) युक्त, पतले धागे के सामन लार गिरती है। मुँह के अग्रभाग व नथुनों पर स्राव सूखने से पपड़ी जमने लगती है। इसी प्रकार के लक्षण पैरों के पिछले भाग में त्वचा तथा खुर के मिलान बिन्दु पर भी मिलते हैं। थन, योनि एवं वृषण कोश की त्वचा या तो छूने पर झड़ने लगती है या उस पर शुष्क पपड़ी जम जाती है। रोग की अवस्था में कुछ पशुओं में एक

पैर में कमजोरी, चलने पर पैरों में तारतम्यता का अभाव, मांसपेशियों में कमजोरी एवं ऐंठन, सिर पटकना, एवं पक्षाघात के भी लक्षण प्रकट होते हैं। रोगी पशु की लसीका ग्रंथियाँ भी सूजकर बड़ी हो जाती हैं। पशु को कब्ज से लेकर दस्त तक की शिकायत रहती है। मूत्र में लाल रूधिर कणिकायें आती हैं, जिससे मूत्र लाल रंग का दिखता है। आँखों की कॉर्निया सफेद होने लगती है। आँख से मवाद युक्त गीड़ निकलते हैं। कभी–कभी सींग एवं खुर गिरने लगते हैं। चाहे रोग जितने समय तक चले, रोगी को लगातार ज्वर बना रहता है। अन्यथा रोग के एक से दो सप्ताह के बीच दिमागी लक्षण प्रकट होने पर पशु की मृत्यु हो जाती है (व्हाइटले एट अल, 1985)।

अति तीव्र एवं आहारनाल का गो दुर्दम प्रतिश्यायी ज्वरः अति तीव्र प्रकार में पशु को एकाएक तीव्र ज्वर होता है। श्वांस लेने में तकलीफ होती है। तेजी से दस्त होते हैं। ये लक्षण 1 से 3 दिनों तक रहते हैं। सिर एवं आँख के गो दुर्दम प्रतिश्यायी ज्वर के अन्य लक्षण प्रकट नहीं होते हैं। आहारनालीय प्रकार में लक्षण कमोबेश सिर एवं आँख प्रकार के ही होते हैं। केवल कुछ लक्षण भिन्न होते हैं, जैसे रोगी को तीव्र दस्त होना तथा आँख के लक्षणों का कम तीव्रता में प्रकट होना। इस प्रकार का रोग एक साथ कई पशुओं को अपनी चपेट में ले लेता है (चक्रवर्ती, 2017)।

मन्द प्रकार का गो दुर्दम प्रतिश्यायी ज्वरः रोग का यह प्रकार प्रायः प्रायोगिक पशुओं में दृष्टित होता है। इसमें पशु को ज्वर होता है तथा मुँह एवं नाक की श्लेष्मल पर हल्के निशान पड़ जाते हैं (रैडोस्टिट्स एट अल, 2003; कान, 2005)।

रोग का निदानः रोग का निदान निम्नलिखित प्रकार से किया जा सकता है–

1. रोगी पशु के पूर्व काल के विषय में पूर्ण जानकारी प्राप्त कर लक्षणों के आधार पर (यदि रोगी पशु भेड़ एवं बकरियों के सम्पर्क में अधिक रहते हैं तो रोग होने की सम्भावना अधिक बनती है)।
2. *रक्त परीक्षण द्वाराः* रोगी पशु के रक्त में *मैक्रोफाज एवं लसीकाणु (लिम्फोसाइट)* की संख्या बढ़ने के कारण कुल श्वेत रक्त कणिकाओं की संख्या 3000 से 6000 प्रति माइक्रोलीटर तक पहुँच जाती है। इसके अतिरिक्त रक्त में अन्य कोई भी परिवर्तन दृष्टित नहीं होता है।
3. *सीरम परीक्षण द्वाराः* वाइल्ड वीस्ट से प्राप्त संक्रमणकारी विषाणुओं का सीरम निष्प्रभावीकरण एवं एलीसा द्वारा निदान किया जाता है। भेड़ से प्राप्त संक्रमणकारी विषाणु के निदान के लिये भी एलीसा विकसित किया गया हैं (फ्रेशर एट अल, 2006) मालीकुलर परीक्षण से नैदानिक निश्चितता श्रेष्ठ होती है (पावर एट अल, 2005)।

4. *प्रयोगशाला में प्रायोगिक पशुओं पर परीक्षण कर:* रोगी या मृत पशु से 500 मिली रक्त, नासिका स्राव या जीवित पशु से लसीका ग्रंथियों को लेकर प्रयोगशाला में गोपशु, खरगोश एवं कोशिकीय संवर्धन द्वारा रोग को प्रकट कर।

5. *शव परीक्षण द्वारा:* मृत पशु की मुख एवं घ्राण गुहा की श्लेष्मल लाल दिखती है। घाव से रक्त छलकता है। आहार नली की लम्बाई में दीवार पर कोशिकाओं के उखड़ने के निशान दिखायी देते हैं। आमाशय एवं आंत्र में भी म्यूकोसा के उखड़ने, सूजन एवं घाव के निशान मिलते हैं। इसी प्रकार के परिवर्तन श्वास–प्रणाल एवं श्वसनी में दिखते हैं। किन्तु फेफड़े इन परिवर्तनों से अछूते ही रहते हैं। लसीका ग्रन्थियाँ सूजी हुई मिलती हैं। मस्तिष्क एवं मस्तिष्क की झिल्लियों पर भी गहरी लालिमा मिलती है।

6. समान लक्षणों वाले अन्य रोग, जैसे पोंकनी, संक्रामक मुखशोथ, संक्रामक गो नासाश्वासप्रणालशोथ, न्यूमोनिक पास्चुरेलता आदि से विभेदीकृत पहचान कर।

रोग का उपचार: विषाणु जनित रोग होने के कारण इसका कोई विशिष्ट उपचार नहीं है, किन्तु द्वितीयक जीवाणुओं के संक्रमण को रोकने के लिये जीवाणुनाशक औषधियों को चिकित्सक की सलाह से प्रयोग में लिया जा सकता है। इसके अतिरिक्त ज्वररोधी औषधियों का इन्जेक्शन भी दिया जाता है।

रोग निवारण: रोग की रोकथाम निम्नलिखित प्रकार से की जा सकती है– (1) गोपशुओं एवं भैंसों को भेड़ एवं बकरी के साथ एक ही स्थान पर नहीं रखना चाहिये। साथ–ही साथ दोनों के चारागाहों को भी एक–दूसरे से अलग–अलग ही रखना चाहिये, (2) रोगी पशु को अन्य पशुओं से अलग रखना चाहिये। यद्यपि रोगी पशु से स्वस्थ पशु में संक्रमण होता है या नहीं, इस विषय पर कोई भी जानकारी उपलब्ध नहीं है, फिर भी यह व्यवस्था रोगी पशु को आराम तो पहुँचाती ही है। रोग से स्वस्थ हुये पशु दुबारा रोग के होने से 4 से 8 माह तक बचे रहते हैं, तथा (3) भारतवर्ष में इस रोग से बचाव के लिये कोई भी टीका उपलब्ध नहीं है।

संदर्भ

रैडोस्टिट्स, ओ. एम. गे, सी. सी. ब्लड, डी. सी. हिचक्लिफ, के. डब्ल्यू. (2003). वेटेरेनरी मेडीसन–ए टेक्सट बुक ऑफ दि डिज़ीज आफ कैटल, पिग, गोट एंड हार्स, नवम् संस्करण, ई एल बी एस, बेलेर टिंडल, लंदन।

प्लोराइट, डब्ल्यू. मैकाडम, आर. एफ. आर्मस्ट्रांग, जे. ए. (1963). ग्रोथ एंड करैक्टराइजेशन ऑफ दि वायरस ऑफ बोवाइन मैलिंगनेन्ट कटराह फीवर इन ईस्ट अफ्रीका. जनरल. जेन माइक्रोबायोल. 39:253–266।

वर्ल्ड आर्गनाइजेशन फार एनीमल हेल्थ (2012). मैनुअल फार डायग्नोस्टिक टेस्ट एंड वैक्सीन फार टेरेस्ट्रियल एनीमल, ओ आई ई, पेरिस।

कान, सी. एम. (2003). मर्क वेटेरेनरी मैनुअल मर्क एंड कम्पनी इन्स. एंड मेरिअल लिमिटेड।

मुंशी, ई. जैड. कार्स्ड, एल. जेसेट, डी. एम. (1980). आइसोलेसन ऑफ बोवाइन मैलिंगनेन्ट कटराह फीवर वायरस फ्राम आकुलर एंड नेसल सिक्रीशन ऑफ वाइल्ड वीस्ट काल्व, रिसर्च इन वेटेरेनरी साइंस. 29(2): 168–171।

सेलमैन, आई. ई. वाइसमैन, ए. राइट, एन. जी. मुरे, एम. (1978). ट्रांसमिशन स्टडीज विद बोवाइन मैलिंगनेन्ट कटराह फीवर. वेट. रिकार्ड. 102(12): 252–257।

रसल, जी. सी. स्टीवर्ट, जे. पी. हैग, डी. एम. (2009). मैलिंगनेन्ट कटराह फीवरः अ रिब्यू, दि वेटेरेनरी जनरल. 179: 324–335।

वाक्सटर, एस. आई. एफ. व्योनो, ए. पाव, आई. रीड, एच. डब्ल्यू. (1997). आइडेंटीफिकेशन ऑफ ओवाइन हर्पीज वायरस–2 इंफेक्शन इन शीप. आर्चीव–ऑफ वायरोलाजी. 142: 823–831।

ब्रीनर, जू. पर्ल, एस. लाहव, डी. गर्जी, एस. ओवेड, जैड. स्लोस्वर्ग, ए. डेविड, डी. (2002). एन अनयूजुअल आउटब्रेक ऑफ मैलिंगनेन्ट कहराह फीवर इन ए वीफ हर्ड इन इजरायल. जनरल आफ वेटेरेनरी मेडीसिन सीरीज बी. इन्फैक्शियस डिज़ीज एंड वेटेरेनरी पब्लिक हेल्थ. 49: 304–307।

फ्रेशर, एस. जे. निटलीटन, पी. एफ. डुटिआ, बी. एम. हैग, डी. एम. रसैल, जी. सी. (2006). डब्लपमेंट ऑफ एन एलीसा फार डिटेक्शन ऑफ एंटीबाडीज एगेन्स्ट मैलिंगनेन्ट कटराह फीवर वायरस इन कैटल सीरम. वेटेरेनरी माइक्रोबायोलॉजी. 116: 21–28।

पावर, जे. जी. वैनमीटर, डी. सी. कोलिन, जे. के. डिंसमोर, आर. पी. कारमैन, जे. पैटरसन, जी. बहमभट्ट, डी. कैलन, आर. जे. (2005). इवैलुएशन ऑफ ओवाइन हर्पीज वायरस 2 इन्फैक्शन एस डिटेक्टिड बाई कम्पटीटिव इन्हविसन एलीसा एंड पी सी आर इन डेयरी कैटल विद आउट क्लीनिकल साइन आफ मैलिंगनेन्ट कटराह फीवर. जनरल ऑफ दि अमेरिकन वेटेरेनरी मेडीकल एसोसियेशन. 227: 606–611।

सूद, आर. खांडिया, आर. भाटिया, एस. हेमाद्री, डी. कुमार, एम. पाटिल, एस. एस. पटेरिया, ए.के. सिद्दीकी, ए. कुमार, एम. एस. वेंकटेश, एम. डी. कुलकर्णी, डी. डी. (2014). डिटेक्शन एंड मालीकुलर करैक्टराइजेशन ऑफ नैचुरली ट्रांसमिटिड शीप एसोसिएटिड मैलिंगनेन्ट कटराह फीवर इन कैटल इन इंडिया. ट्रोपिकल एनीमल हेल्थ एंड प्रोडक्शन. 46(6): 1037–1043।

चक्रवर्ती, ए. (2017). अ टेक्सट बुक ऑफ प्रीवेंटिव वेटेरेनरी मेडीसिन. छठा संस्करण, कल्याणी पब्लिशर, लुधियाना, भारत।

व्हाइटले, एच.ई. यंग, एस. लिगिट, एच.डी. डिमार्टिनी, जे.सी. (1985). आकुलर लीजेंड ऑफ बोवाइन मैलिगनेंट कटराह. वेटेरेनरी पैथोलाजी. 22(3): 219–225।

मुशी, ई.जैड. रूरनगिरवा, एफ.आर. (1981). एपीडिमियोलाजी ऑफ बोवाइन मैलिगनेंट कटराह फीवर, अ रिव्यू. वेटेरेनरी रिसर्च कम्युनिकेशन. 5(2): 127–142।

गोस, एल.डब्लू. कोल, सी.आर. किसलिंग, आर.ई. (1947). दि पैथोलॉजी ऑफ मैलिगनेंट कटराह फीवर. अमेरिकन जनरल ऑफ पैथोलॉजी. 23(5): 837–841।

सूद, आर. हेमाद्री, डी. भाटिया, एस. (2013). शीप एसोसिएटिड मैलिंगनेन्ट कटराह फीवरः एन इमर्जिंग डिज़ीज ऑफ बोविड्स इन इंडिया. इंडियन जनरल ऑफ वायरोलॉजी. 24(3): 321–331।

फिटजर, एस. लास्ट, आर. इस्पी, आई. वानवूरेन, एम. (2015). मैलिंगनेन्ट कटराह फीवरः एन इमर्जिंग डिज़ीज इन अफ्रीकन बुफैलो. ट्रांसबाउंड्री इमर्जिंग डिज़ीज. 62(3): 288–294।

❑❑❑

अध्याय 8

नील जिह्वा रोग

पर्यायवाची: नीलर्सना रोग, ब्लू टंग, प्रतिश्यायी ज्वर, कूट खुरपका–मुँहपका रोग, मोहरी दाह।

नील जिह्वा रोग भेड़ों में होने वाला एक विषाणु जनित संक्रमण है, जिसमें पशु को तीव्र ज्वर (106–107^0 फा.) होता है। मुँह, जीभ, तालु तथा ओष्ठ पर घाव हो जाते हैं। मांसपेशियाँ अकड़ जाती हैं। मुँह से रक्त मिश्रित लार बहती है। 10 से लेकर 50 प्रतिशत तक रोगग्रसित पशुओं की मृत्यु हो जाती है। विषाणु संक्रमित क्यूलीकॉयड वाहक के काटने पर भेड़ में रोग होता है। भेड़ों के अतिरिक्त विषाणु गोपशु, बकरी, हिरन तथा अन्य जंगली पशुओं पर भी आक्रमण करता है (रुस्टन एवं लेयोन, 2015; ग्रीवर, 2016)।

रोग कारण: रोग रिओविरिडी कुल के ऑरबी गण के ब्लू टंग विषाणु (बी.टी.वी.) द्वारा होता है। यह एक आर.एन.ए. विषाणु है। विश्व भर में इस विषाणु के लगभग 27 सीरम प्ररूप (सीरोटाइप) हैं। इन में से 22 भारतवर्ष में पाये जाते हैं। ऑरबी गण के अन्य विषाणु जैसे जानपदिक रक्तस्रावी ज्वर, इवाराकी, चूजान, यूवेनैनगी, पाटा एव टिलीजैरी विषाणु, नील जिह्वा रोग के विषाणु से काफी अधिक मिलते–जुलते हैं। इनमें से जानपदिक रक्तस्रावी रोग का विषाणु हिरन, बारहसिंगा एवं अन्य वन्य रोमंथी पशुओं में रक्तस्रावी ज्वर नामक रोग करता है। यह विषाणु, इवाराकी एवं चूजान विषाणुओं के साथ गोपशुओं में नीली जिह्वा रोग भी उत्पन्न करता है (रंजन एट अल, 2015; जेंकल एट अल, 2015)।

नील जिह्वा रोग का विषाणु आकार में 60 नैनोमीटर का होता है। इसकी सममित विंशफलकी (इकोसाहैड्रल) होती है। विषाणु का जनन द्रव्य दस खण्डीय द्विगुणित राइबोन्यूक्लीइक अम्ल का बना होता है। इनमें से 7 खण्ड विषाणु के कवच को बनाने वाली सात प्रकार की प्रोटीन एवं 3 खण्ड अन्य प्रकार की प्रोटीन का निर्माण करते हैं। विषाणु के कवच को बनाने वाली प्रोटीन को वायरल प्रोटीन (वी.पी.) कहते हैं। विभिन्न प्रकार के होने के कारण इनको वी.पी.–1, वी.पी.–2, वी.पी.–3, वी.पी.–4, वी.पी.–5, वी.पी. 6 एवं वी.पी. 7 कहा जाता है। इन प्रोटीनों में से वी.पी. 2 एवं वी.पी. 5 प्रोटीन विषाणु के कवच का बाह्य स्तर तथा वी.पी. 3 एवं वी.पी. 7 प्रोटीन आंतरिक स्तर बनाती है। इसके अतिरिक्त वी.पी. 2 प्रोटीन स्तनधारियों, जिनमें यह विषाणु रोग उत्पन्न करता है, की कोशिकाओं से

चिपकने तथा उदासीनीकरण में सहायता करती है। वी.पी. 7 प्रोटीन, विषाणु के सन्धिपाद वाहक की कोशिकाओं से चिपकने में सहायता करती है। इस प्रकार यह प्रोटीन वातावरण में विषाणु की विद्यमानता, प्रसरण तथा सन्धिपाद वाहक की प्रजाति के चयन में एक विशिष्ट भूमिका का निर्वहन करती है (रंजन एट अल, 2015)।

नील जिह्वा रोग का विषाणु अन्य विषाणुओं की तुलना में वातावरण में अधिक समय तक जीवित रह सकता है। यहाँ तक कि यह विषाणु सोडियम कार्बोनेट से भी नष्ट नहीं होता है, किन्तु अम्लीय परिस्थितियाँ इसको अल्पकाल में ही नष्ट कर देती हैं। सोडियम हाइड्रॉक्साइड का 3 प्रतिशत घोल विषाणु को आसानी से नष्ट कर देता है।

रोग क्षेत्र विवरणः नील जिह्वा रोग सर्वप्रथम 1881 में दक्षिणी अफ्रीका की भेड़ों में पाया गया था। प्रारम्भ में इस रोग को "जानपदिक प्रतिश्यायी रोग" के नाम से जाना जाता था। तत्पश्चात् 1905 में इस रोग का पुनः नामकरण *"ब्लू टंग"* किया गया। यह नाम फ्रांसीसी शब्दावली में *"वलाऊ टांग"* शब्द से लिया गया है, जिसका अर्थ होता है, मुँह का रोग। एशिया महाद्वीप में यह रोग सर्वप्रथम 1959 में पाकिस्तान में देखा गया था। भारतवर्ष में पहली बार 1964 में महाराष्ट्र राज्य की भेड़ों में इस रोग को पाया गया था। तब से लेकर आज तक यह रोग देश के कई राज्यों की भेड़ों में पाया गया है। विश्व में पाये गये 27 सीरम प्रारूप में से 22 सीरम प्रारूप भारतवर्ष की भेड़ों में पाये गये हैं (सप्रे, 1964; गोल्ज, 1978; रंजन एट अल, 2015)।

रोग को संवेदनशील पशुः नील जिह्वा मुख्य रूप से भेड़ों में होने वाला रोग है। एक वर्ष से कम उम्र की भेड़ों में रोग अधिक होता है। ब्रिटिश एवं मेरीनो प्रजाति की भेड़ें रोग के लिये अधिक सुग्राही होती हैं। गोपशु, भैंस, बकरी एवम् जंगली पशुओं में प्रकट रोग नहीं मिलता है, किन्तु इन पशुओं के सीरम में विषाणु के विरुद्ध प्रतिपिंड बनते हैं। उपरोक्त पशुओं में भी दुबारा संक्रमण होने पर प्रकट रोग के कुछ एक मामले प्रकाश में आये हैं, जो सम्भवतः इम्यूनोग्लोबुलिन ई प्रतिपिंडों के द्वारा उत्पन्न एलर्जी के कारण होते हैं (सेगेरमैन एट अल, 2008; नजरनेजेल्ड एवं राजे, 2013)।

रोग की जाँच के लिए पशु के ऊतकों का संकलनः नील जिह्वा रोग का विषाणु लाल रूधिर कणिकाओं से चिपक जाता है। अतः इस रोग में भेड़ के रक्त को हैपारिन या ई.डी.टी.ए. में संग्रहित किया जाता है। एकत्र किये हुये रक्त को रेफ्रिजरेटर में 4^0 से.ग्रे. पर संरक्षित करते हैं, क्योंकि इस रोग का विषाणु हिमन पर मृत हो जाता है, अतः रक्त को किसी भी दशा में हिमीभूत (फ्रीज) नहीं करना चाहिये। जब पशु को ज्वर होता है, तब रोगी पशु के रक्त में विषाणुओं की संख्या सर्वाधिक होती है। अतः पशु को जब तेज ज्वर हो रहा हो, तब ही रक्त को संग्रहित किया जाना चाहिये, क्योंकि इस रोग का विषाणु महाभक्षकाणु, लसीकाणु तथा अंतः कला कोशिकाओं में सम्वर्धित होता है, इसलिये मृत भेड़ से प्लीहा तथा लसीका गाँठों को संग्रहित किया जा सकता है। रोगी पशु से एकत्र रक्त

कोशिकाओं को निर्जीवाणुक समतानी घोल में धोया जाता है। तत्पश्चात् सोनीकेशन द्वारा या अल्पसांद्रित घोल में इन लाल रक्त कणिकाओं को तोड़ लेते हैं। अब इसका ग्यारह दिन के भ्रूण वाले मुर्गी के अंडे की कोरियोऐलेन्टाइक भाग की रक्त वाहिकाओं में इन्जेक्शन लगाकर विषाणु को पृथक्कृत करते हैं। जो भ्रूण 3 से 6 दिनों में मृत हो जाते हैं, उनसे विषाणु को पृथक्कृत कर वी.एच.के. 21 सेल कल्चर में विकसित कराते हैं।

रोगजनात्मकताः जब क्यूलीकॉयड जाति का संक्रमित वाहक स्वस्थ भेड़ का रक्त चूसता है तब वह पशु के शरीर में हजारों की संख्या में विषाणुओं को छोड़ देता है। यह विषाणु रक्त चूसने के स्थान के निकटस्थ स्थित लसीका ग्रन्थि की लसीका कोशिकाओं एवम् महाभक्षकाणु कोशिकाओं में प्रजनन करते हैं। जब इनकी संख्या काफी ज्यादा हो जाती है, तब यह पशु के रक्त में आ जाते हैं। इससे पशु के शरीर का तापक्रम बढ़ने लगता है। जैसे–जैसे पशु के रक्त में विषाणुओं की संख्या बढ़ती जाती है, वैसे–वैसे ही पशु के ज्वर की तीव्रता भी। इस प्रकार जब पशु को तीव्रतम ज्वर होता है, तब उसके रक्त में नील जिह्वा रोग के विषाणुओं की संख्या भी सर्वाधिक होती है। इसलिये रोगी पशु से ज्वर की तीव्रतम् दशा में रक्त को विषाणु के पृथक्करण के लिये एकत्र करते हैं।

यह विषाणु मुख्य रूप से अंतःकला की कोशिकाओं पर आक्रगण करते हैं। इन कोशिकाओं पर आक्रमण होने पर ये कोशिकायें या तो नष्ट हो जाती हैं, या रक्त वाहिकाओं को प्रभावित करने वाले स्थानीय वैसोएक्टिव मीडिएटर को उत्पन्न करने लगती है। रक्त वाहिकाओं की अंतःकला की कोशिकाओं के नष्ट होने पर पतली रक्त वाहिकाओं एवम् केशिकाओं की सततता भंग होती है जिससे कारण इनसे रक्त तथा रक्त द्रव्य का रिसाव होने लगता है। रक्त द्रव्य का रिसाव होने से कुछ अंगों में रक्त द्रव्य भरने लगता है, जिससे शोफ हो जाता है। टूटी हुई रक्त वाहिका की मरम्मत करने तथा रक्तस्राव को रोकने के लिये उस स्थान पर रक्त का थक्का बन जाता है, जिससे उन अंगों को, जिनको यह केशिकायें रक्त पहुँचाती हैं, रक्त व ऑक्सीजन प्रचुर मात्रा में नहीं मिल पाता है, फलस्वरूप वहाँ पर रोधगलन होने लगता है। इस प्रकार रक्त वाहिकाओं की अंतःकला की कोशिकाओं के नष्ट होने या इनसे रक्त द्रव्य के रिसाव के कारण ही पशु में रोग के लक्षण प्रकट होते हैं। जब ज्वर कम होता है तब यह विषाणु मुँह, जिह्वा, आहार नली, रोमंथिका की उपकला में एकत्र होने लगते हैं तथा यहाँ पर टूट–फूट उत्पन्न कर घाव बना देता है। इस रोग में क्योंकि जिह्वा का रंग नीला पड़ने लगता है, अतः इसे नील जिह्वा रोग कहते हैं।

रोग प्रसरणः रोग का प्रसरण मुख्यतः क्यूलीकॉयड जाति के रोगवाहक द्वारा होता है। क्यूलीकॉयड की केवल वही प्रजातियाँ, जिनमें विषाणु के कवच की वी.पी. 7 प्रोटीन के लिये ग्राहक होता है, इस रोग का प्रसरण कर सकती हैं। इस प्रकार प्रकृति में क्यूलीकॉयड की केवल कुछ ही प्रजातियाँ रोग को प्रसरित करती हैं, सब नहीं। इन प्रजातियों में प्रमुख है– *क्यूलीकॉयडस इमीकोला, क्यूलीकॉयडस वैरीपेनिस, क्यूलीकॉयडस*

फुलवस, क्यूलीकॉयडस एक्टोनी, क्यूलीकॉयडस ब्रेवीटैरिस। क्यूलीकॉयड की इन प्रजातियों में रोग का विषाणु सुरक्षित रहता है। रक्त चूसने के बाद रक्त में विद्यमान विषाणु इन क्यूलीकॉयड के मध्य आमाशय की कोशिकाओं में प्रतिरूपित होते हैं। यहाँ से ये विषाणु इनकी लार ग्रंथियों में पहुँच जाते हैं। इस प्रकार इन कीटों में केवल ट्रॉंसस्टेडियल संचरण ही होता है, पारअंडाशयी (ट्रॉंसओवेरियन) नहीं। रोगी भेड़ का रक्त पीने के एक से दो सप्ताह के भीतर ही इन कीटों में ट्रॉंसस्टेडियल संचरण पूर्ण हो जाता है, तथा यह रोग का प्रसरण प्रारम्भ कर देते हैं, क्योंकि इनमें पारअंडाशयी संचरण नहीं होता है, अतः इन कीटों की संतति रोग के विषाणु से मुक्त होती है। इस प्रकार नील जिह्वा रोग का विषाणु संक्रमित कीटों से स्वस्थ भेड़ एवं रोगग्रसित भेड़ से स्वस्थ क्यूलीकॉयड में पहुँचकर जीवनचक्र पूर्ण करता है। अतः इस चक्र की किसी एक कड़ी को नियंत्रित कर रोग पर नियंत्रण पाया जा सकता है। क्यूलीकॉयड वाहक के अतिरिक्त, रोगी भेड़ के रक्त से सनी हुई सुई को प्रयोग करने से भी रोग फैलने के मामले प्रकाश में आये हैं। रक्त चूसने वाली मक्खियाँ *टैबेनस, स्टोमोक्सिस, मेलोफेगस ओवाइनस, ईडीज लिनियोटोपैनिन* भी यांत्रिक तरीके से रोग का प्रसरण करती हैं (श्रीवास्तव एट अल, 1995; भटनागर एट अल, 1997; रंजन एट अल, 2015; मान एट अल, 2017)।

रोग के लक्षण: *भेड़:* रोगकारक विषाणु के संक्रमण होने के एक सप्ताह के अन्दर ही रोग के लक्षण प्रकट होने लगते हैं। प्रारम्भ में पशु को तीव्र ज्वर (106–107^0 फा.) होता है, आँखों से आँसू, नासिका छिद्रों से नाक तथा मुँह से लार गिरती है। यह लक्षण 5 से 6 दिनों तक रहते हैं। इसी समय रोगी पशु के मुँह तथा नासिका की श्लेष्मला लाल होने लगती है तथा जिह्वा, मसूड़े एवं होंठ में सूजन आ जाती है। तत्पश्चात मुँह में तथा जिह्वा पर घाव (अल्सर) बनने लगते हैं, जिससे रक्त मिश्रित लार बहती है तथा मुँह से दुर्गंध आती है। धीरे–धीरे ये घाव ओष्ठों तक फैल जाते हैं। इस समय जिह्वा नीली पड़ जाती है, तथा मुँह से बदबू भी आती है। इसी कारण इस रोग को नील जिह्वा रोग कहते हैं। ऐसा आवश्यक नहीं है कि प्रत्येक मामले में जिह्वा नीली ही पड़े, कुछ एक मामलों में जिह्वा का रंग नीला नहीं पड़ता है। पशु चारा खाना छोड़ देता है। पैरों की मांसपेशियाँ अकड़ने लगती हैं, तथा पशु चलने से परहेज करता है या लंगड़ा कर चलता है। पशु की श्वांस प्रारम्भ में तेजी से चलती है, किन्तु बाद में गति मंद होने लगती है। पशु की श्वांस धीमी पड़ने पर दम घुटने लगता है। कुछ पशुओं में पेचिश हो जाती है। जिस समय मुँह के लक्षण ठीक होना प्रारम्भ होते हैं, उसी समय पैरों मे कोरोनेट के ऊपर की त्वचा चारों तरफ से लाल होकर एक लाल छल्ले का निर्माण करती है। भेड़ की ऊन भी झड़ कर गिरना प्रारम्भ हो जाती है। विषाणु मांसपेशियों पर भी सीधा प्रभाव डालता है, जिससे वह कड़ी होने लगती है। पशु की गर्दन अकड़ जाती है, तथा वह खाना छोड़ देता है। गर्भित भेड़ में या तो गर्भपात हो जाता है, अन्यथा विकृत मेमने का जन्म होता है। रोग से ग्रस्त 10 से 50 प्रतिशत पशुओं तक की मृत्यु हो जाती है (रैडोस्टिट्स एट अल, 2003; अलबर एट अल, 2008; चक्रवर्ती, 2017)।

गोपशु: गोपशु में कुछ एक मामलों को छोड़कर रोग के लक्षण प्रकट नहीं होते हैं, तथा रोग गुप्त तरीके से रहता है। ये पशु रोग के विषाणु के संग्राहक एवं संरक्षक के रूप में कार्य करते हैं। इन पशुओं में रोग के विषाणु प्रवेश के बाद लगभग दो माह तक रक्त में उपलब्ध रहते हैं, तथा इस काल में क्यूलीकॉयड द्वारा रक्त चूसने पर उसे संक्रमित कर देते हैं। इस प्रकार गोपशु के क्षेत्र की भेड़ों का रोग को बनाये रखने में विशिष्ट योगदान होता है। यदि गोपशु में रोग के विषाणु बचे रहते हैं, या उनके सीरम में रोग की पुष्टि होती है, तो क्षेत्र की भेड़ों में चाहे रोग मिले या न मिले, किन्तु उनमें रोग फैलने का खतरा हमेशा बना रहता है। कुछ गोपशुओं में भेड़ के समान ही लक्षण प्रकट होते हैं। ये वह पशु होते हैं जिनमें पहले भी नील जिह्वा का रोगकारक विषाणु रहा हो तथा दुबारा उसी विषाणु का आक्रमण हुआ हो। इस प्रकार गोपशु में एलर्जी के रूप में कुछ मामलों में रोग का प्रकटीकरण होता है।

बकरी: बकरी में भी धीमे प्रकार का रोग होता है। रोगग्रसित बकरी को धीमा ज्वर होता है, तथा मुँह एवम् नासिका की श्लेष्मला हल्की सी लाल हो जाती है। आँखों में भी लाली आ जाती है।

रोग का निदान: रोग का निदान निम्नलिखित प्रकार से किया जा सकता है– (1) रोग के इतिहास, रोग क्षेत्र में क्यूलीकॉयड वाहक की विद्यमता, रोग काल तथा लक्षणों के आधार पर, (2) मृत पशु में विकृतियों को देखकर, (3) *सीरम परीक्षण द्वारा:* एलीसा (वी.पी.–7 प्रतिजन के लिऐ विशिष्ट मोनोक्लोनल प्रतिपिंड द्वारा), पूरक योजन परीक्षण (काम्प्लीमेंट स्थिरीकरण परीक्षण), निष्प्रभावीकरण परीक्षण इत्यादि द्वारा (नरेश एवं प्रसाद, 1995), (4) *नील जिह्वा रोग कारक विषाणु को पृथक्कृत पहचान द्वारा:* 11 दिन के भ्रूण वाले मुर्गी के अंडों में विषाणु को पृथक्कृत कर, वी.एच.के–21 कोशिका संवर्ध (सेल कल्चर) में विषाणु को विकसित कराकर विषाणु की पहचान करते हैं, (5) *आणविक (मालीकुलर) तकनीक द्वारा:* रक्त या कोशिका संवर्ध में नील जिह्वा विषाणु के जीन को पॉलिमरेज श्रृंखलाबद्ध अभिक्रिया (पी.सी.आर.) द्वारा पहचान कर (प्रसाद एट अल, 1999), तथा (6) खुरपका–मुँहपका, सांसर्गिक स्फोटपूर्यात्वकशोथ, प्रकाशसुग्राहीकरण आदि मिलते–जुलते रोगों से विभेदीकृत पहचान द्वारा।

रोग का उपचार: विषाणु जनित रोग का विशिष्ट उपचार नहीं होता है किन्तु लक्षणों की तीव्रता को कम करने वाली औषधियों का प्रयोग किया जाता है। मुँह तथा अन्य स्थानों के घाव को साफ करने के लिये प्रतिजैविक दवाओं के घोल का प्रयोग करते हैं। अवसरवादी जीवाणुओं के संक्रमण को रोकने के लिये जीवाणुनाशक औषधियों का इन्जेक्शन लगाते हैं। पशु को सूर्य की रोशनी से बचाकर रखते हैं, क्योंकि सूर्य का प्रकाश रोग की तीव्रता को बढ़ा देता है।

रोग निवारणः नील जिह्वा रोग की रोकथाम निम्न तीन विधियों को एक साथ लागू करके की जाती है– (1) टीकाकरण द्वारा स्वस्थ पशु में रोग के होने को रोककर, (2) रोग–वाहक क्यूलीकॉयड पर नियंत्रण कर, तथा (3) जानवरों की गतिविधियों को नियंत्रित कर।

टीकाकरण द्वारा स्वस्थ पशु में रोग होने को रोककरः इस रोग के टीकाकरण के लिये वर्तमान समय में परिवर्तित जीवित विषाणु टीका (जीवित विषाणु को परिवर्तित कर निर्मित टीके) को प्रयोग में लाया जाता है। यह टीका (किसी एक सीरोटाइप से बनी हुई) भेड़ को रोग से बचाता है। इस रोग के टीकाकरण के साथ–साथ कुछ समस्यायें भी जुड़ी हुई हैं जो निम्न तरह से हैं– (1) उपरोक्त प्रकार के टीके से टीकाकरण करने पर पशु के रक्त में काफी संख्या में विषाणु आ जाते हैं। जब क्यूलीकॉयड वाहक ऐसी भेड़ का रक्त चूसते हैं, तो वे संक्रमित हो जाते हैं तथा रोग का प्रसरण करने लगते हैं। अतः पशु का टीकाकरण उस ऋतु में करते हैं, जब क्यूलीकॉयड वाहक की संख्या सबसे कम या नगण्य होती है, (2) टीका के निर्माण में एक समय में एक ही विषाणु का सीरमी प्रारूप प्रयोग में लिया जाता है। यह वह सीरमी प्रारूप होना चाहिये, जो क्षेत्र में सबसे ज्यादा मात्रा में मौजूद हो। किसी क्षेत्र में कई–कई सीरमी प्रारूप मौजूद होते हैं, (3) टीका बनाने में एक से ज्यादा सीरमी प्रारूप को एक साथ नहीं लिया जा सकता है, क्योंकि भेड़ में यदि ऐसा टीका लगाते हैं, तब भेड़ के शरीर के अन्दर कोई भी दो सीरमी प्ररूप आपस में क्रिया कर नूतन सीरमी प्ररूप का निर्माण कर सकते हैं, जो पहले से विद्यमान सीरमी प्ररूपों से अधिक घातक तरीके से रोग उत्पन्न कर सकता हैं, (4) यदि टीका पहले से ही रोग से ग्रसित पशु को ज्वर की अवस्था में लगाया जाता है, तो पशु के शरीर में एक से अधिक सीरमी प्रारूप विद्यमान होने की परिस्थितियाँ फिर से निर्मित हो जाती हैं, तथा एक नये सीरमी प्ररूप के बनने का खतरा मड़राने लगता है, (5) रोग क्षेत्र में मेमनों, गर्भित भेड़ों का टीकाकरण फलदायक नहीं होता है। मेमनों के शरीर में भेड़ से प्राप्त प्रतिपिंड टीके के विषाणु को निष्क्रिय कर देते हैं। गर्भित भेड़ में विषाणु, गर्भपात या बच्चे में विकृति पैदा कर सकता है, तथा (6) रोग क्षेत्र में गोपशु का टीकाकरण नहीं किया जाता है, (7) रोग के लिये सुग्राही जंगली पशुओं का टीकाकरण पूर्णतः सम्भव नहीं है।

किसी भी रोग के लिये जिसमें संधिपाद वाहक (आर्थोपोड वेक्टर) का कार्य करते हैं, जीवित विषाणु या परिवर्तित जीवित विषाणु से निर्मित टीकों का प्रयोग न करने की सलाह दी जाती है, क्योंकि ऐसे टीके के विषाणु, वाहक में पहुँचकर फिर सक्रिय होकर रोग पैदा कर सकते हैं, या एक से अधिक सीरमी प्ररूप होने पर उनके मिश्रण से निर्मित टीकों में आपसी क्रिया के फलस्वरूप नये घातक सीरमी प्ररूप के उत्पन्न होने की सम्भावना एवं डर बना रहता है। अतः इन रोगों में विषाणु को निष्क्रिय कर या मार कर बने टीके अधिक सुरक्षित होते हैं। किन्तु ऐसे टीकों से उत्पन्न प्रतिरोधक क्षमता की गुणवत्ता, प्रतिरक्षा अवधि संदेहास्पद होती है। यदि इस प्रकार के टीके परखने पर उत्कृष्ट हो तो उनका प्रयोग अधिक सुरक्षित होता है।

इस रोग में विषाणु की वी.पी. 2 वी.पी. 5 वी.पी. 3 एवं वी.पी. 7 प्रोटीन की प्रमुख भूमिका होती है। अतः वैज्ञानिकों के बीच एक नया विचार यह है कि वैकुलो वायरस वेक्टर प्रणाली को प्रयोग में लाकर उपरोक्त प्रोटीन का निर्माण किया जाये, जो वायरस को परिवर्तित कर बनाये हुये टीके की तुलना में बहुत अधिक सुरक्षित है (राय एट अल, 2009; स्परलोवा एवं जेंडुलकोवा, 2011; मायो एट अल, 2017)।

क्यूलीकॉयड वाहक का नियंत्रणः नील जिह्वा रोग का वाहक क्यूलीकॉयड होता है। इस वाहक की गतिविधियों को नियंत्रित कर रोग पर काबू पाया जा सकता है। क्यूलीकॉयड वाहक के जीवनकाल तथा रोग के प्रसरण पर वातावरण के तापक्रम, आपेक्षिक सांद्रता तथा वायु की गति एवं दिशा का विशेष प्रभाव पड़ता है। क्यूलीकॉयड वाहक गोबर मिश्रित स्थिर पानी, स्थिर पानी या गोबर में से किसी एक में प्रजनन कर अपनी संख्या बढ़ाते हैं, अतः पशुबाड़े या आसपास के स्थान की साफ–सफाई कर उपरोक्त रोग वाहकों की संख्या को नियंत्रित किया जा सकता है।

संधिपाद वाहक (ओर्थोपीड वेक्टर) की गतिविधियों का अध्ययन कर तथा उनके सक्रिय काल में समय सुरक्षा के उपाय अपनाकर रोग की तीव्रता को कम किया जा सकता है। क्यूलीकॉयड वाहक प्रायः छतों के नीचे बँधे हुए पशुओं पर आक्रमण नहीं करते हैं। यह वाहक प्रातःकाल या सायंकाल को पशु पर आक्रमण कर उनका रक्त चूसते हैं, अतः इस समय पशु को खुले में न रखकर बन्द बाड़े में रखें तो वाहक तथा पशु के सम्पर्क में आने की सम्भावना कम हो जाती है। इस प्रकार रोग पर नियंत्रण पाया जा सकता है।

पशु के शरीर तक पहुँचने वाले क्यूलीकॉयड वाहक की संख्या को पशु पर मच्छर नाशक या मच्छरों को दूर रखने वाले पदार्थों का प्रतिलेप कर कम किया जा सकता है। इस तरह रोग को नियंत्रित किया जा सकता है।

अनुकूल परिस्थितियों में क्यूलीकॉयड वाहक वायु के साथ काफी अधिक दूर तक फैल जाते हैं। इस प्रकार यह रोग–क्षेत्र का विस्तार करते जाते हैं। कुछ एक मामलों में उनके हवा के सहारे समुद्री क्षेत्रों में काफी दूर तक रोग प्रसरित करने के मामले प्रकाश में आये हैं। अतः एक बार क्षेत्र से रोग उन्मूलन करने के बाद भी पूर्ण सावधानी बरतने की आवश्यकता होती है जिससे रोग के पुर्नः प्रवेश को भली–भाँति रोका जा सके।

वातावरण की परिस्थितियाँ न केवल रोग प्रसार, बल्कि रोगवाहक के जीवन को भी नियंत्रित करती हैं। जब वातावरण काफी ठंडा होता है व ओस–पाला पड़ता है, तब क्यूलीकॉयड स्वतः नष्ट हो जाते हैं। इस समय पशु का टीकाकरण कर उनमें प्रतिरोधकता उत्पन्न कर, रोगी पशुओं के प्रवेश पर प्रतिबन्ध लगाकर, एक बार वाहक के नष्ट हो जाने पर वातावरण की परिस्थितियाँ जीवन के अनुकूल होने पर उनके पुनः प्रवेश के रोकने के लिये प्रभावी कदम उठाकर रोग को नियंत्रित किया जा सकता है (श्रीनिवासलु एट अल, 2004; माहेश्वरी एट अल, 2012; चंद एट अल, 2015, राव एट अल, 2016)।

पशु गतिविधियों पर नियंत्रणः रोग क्षेत्र में भेड़ों की गतिविधियों को नियंत्रण करके भी रोग पर प्रभावी तरह से अंकुश लगाया जा सकता है। भेड़ों को चारागाह में चराने के बजाय बाड़े में ही चारे की व्यवस्था कर, चारागाह के चारों तरफ तार लगाकर तथा मेड़ के पास कीटनाशक का छिड़काव कर, पशुबाड़े में गुड नाइट लगाकर आदि द्वारा स्वस्थ पशु को रोगी पशु एवं रोगवाहक संधिपाद (आर्थोपोड) वाहक में सम्पर्क में आने से रोककर रोग पर नियंत्रण पाया जा सकता है (प्रसाद एट अल, 1992; रंजन एट अल, 2015)।

संदर्भ

नजरनेजेल्ड, वी. राजे, एम. (2013). सीरोएपीडिमियोलाजी ऑफ ब्लूटंग डिसीज इन स्माल रुमीनेंट ऑफ नार्थ–ईस्ट ईरान. एशियन पैसिफिक जनरल ऑफ ट्रापिकल बायोमेड. 3(6): 492–495।

सेगेरमैन, सी. बर्कवेन, डी. मीलर, पी. एस. (2008). ब्लू टंग एपीडिमियोलाजी इन दि यूरोपियन यूनियन. इमर्जिंग इन्फैक्शियस डिज़ीज. 14(4): 539–544।

सप्रे, एस. एन. (1964). एन आउटब्रेक ऑफ ब्लू टंग इन गोट्स एंड शीप. इंडियन वेट. रेव. 15: 78–80।

श्रीवास्तव, आर. एन. प्रसाद, जी. कक्कड़, एन. के. भटनागर, पी. (1995). एपिजूटिओलाजी ऑफ ब्लू टंग वायरस इन पार्टीकुलर रिफरेंस टू इंडिया. ब्लू टंग इंडियाः इंडियन पर्सपेक्टिव बाई प्रसाद, जी. एवं श्रीवास्तव, आर. एन. एच. ए. यू. प्रेस, पेजः 1–31।

प्रसाद, जी. मीनाक्षी, मलिक, वाई. मान, एस. (1999). आर. टी. पी. सी. आर. एंड इट्स डिटेक्शन लिमिट फार सेल कल्चर ग्रोन ब्लू टंग वायरस यूजिंग एन एस–1 जीन स्पेसिफिक प्राइमर. इंडियन जनरल एक्सपेरीमेंटल बायोलॉजी. 37: 1255–1258।

नरेश, ए. एवं प्रसाद, जी. (1995). डिटेक्शन ऑफ ब्लू टंग वायरस एंटीबाडीज बाई मोनोक्लोनल एंटीबाडी एंड रिकाम्बीनेंट एंटीजन बेस्ड सी. एलीसा. इंडियन जनरल एक्सपेरीमेंटल बायोलॉजी. 33: 880–882।

भटनागर, पी. प्रसाद, जी. कक्कड़, एन. के. दासगुप्ता, एस. के. राजपुरोहित, बी. एस. श्रीवास्तव, आर. एन. (1997). ए पोटेंशियल वेक्टर ऑफ ब्लू टंग वायरस इन नार्थ–वेस्टर्न इंडिया. इंडियन जनरल एनीमल साइंस. 67: 486–488।

रंजन, के. मीनाक्षी, पी. प्रसाद, जी. (2015). ब्लू टंगः इंडियन पर्सपैक्टिव. एक्टा वायरोलाजिका. 59: 317–337।

जेंकल, एम. ब्रियर्ड, ई. शुल्ज, सी. सैल्यू, सी. वीरोग्यू, सी. हाफमैन, बी. होफर, डी. बीर, एम. जिंटारा, एस. (2015). जीनोम एनांउस. 3(2): ई00016–15।

रैडोस्टिट्स, ओ. एम. गे, सी. सी. ब्लड, डी. सी. हिचक्लिफ, के. डब्ल्यू. (2003). वेटेरेनरी मेडीसिन–ए टेक्सट बुक ऑफ दि डिसीज ऑफ कैटल, पिग, गोट एंड हार्स, नवम् संस्करण, ई एल बी एस, बेलेर टिंडल, लंदन।

सिंह, ए. अग्रवाल, आर. सिंह, आर. के. पांडे, एन. (2009). इन्डाइरेक्ट एलीसा बेस्ड ऑन रिकाम्बीनेंट वी पी 7 स्पेसिफक प्रोटीन फार सीरोएपीडिमियोलाजिकल इनवेस्टीगेशन ऑफ ब्लू टंग इन स्माल रुमीनेंट ऑफ जम्मू प्रोविन्स. जनरल इम्यूनोलॉजी एंड इम्यूनोपैथोलॉजी. 11(2): 52–55।

स्परलोवा, ए. जेंडुलकोवा (2011). ब्लू टंगः अ रिव्यू. वेटेरेनरी मेडीसिना. 56(9): 430–452।

चंद, के. विश्वास, एस. के. पांडे, ए. बी. मुथुचेलवन, डी. मंडल, बी. (2015). ब्लू टंग इन इंडियाः अ रिव्यू. एडवांसेज़ इन एनीमल एंड वेटेरेनरी साइंस. 3(11): 605–612।

मायो, सी. ली, जे. कोपनके, जे. मैकलेकलन, एन. जे. (2017). अ रिव्यू ऑफ पोटेंशियल ब्लू टंग वायरस वैक्सीन स्ट्रैटजी. वेटेरेनरी माइक्रोबायोलॉजी. 206: 84–90।

गोल्ज, जे. (1978). ब्लू टंग इन कैटलः अ रिव्यू कनेडियन वेटेरेनरी जनरल. 19(4): 95–98।

राव, पी. पी. हेगडे, एन. आर. रेड्डी, बाई एन. कृष्णाज्योति, बाई. रेड्डी, बाई. बी. सुष्मिता, बी. गोलापली, एस. आर. पुटी, के. रेड्डी, जी. एच. (2016). एपीडिमियोलॉजी ऑफ ब्लू टंग इन इंडिया. ट्रांसबाउंड्री एंड इमर्जिंग डिसीज. 63: 151–164।

राय, पी. वोयास, एम. नोड, आर. (2009). प्रोस्पैक्ट फार इम्प्रूव्ड ब्लू टंग वैक्सीन. नेचर रिव्यू माइक्रोबायोलॉजी. 7: 120–126।

रुस्टन, जे. लेयोन, एन. (2015). इकोनोमिक इम्पैक्ट ऑफ ब्लू टंगः अ रिव्यू ऑफ दि इफैक्ट ऑन प्रोडक्शन. वेट. इटैल. 51(4): 401–406।

ग्रीवर, जे. डी. (2016). दि इकोनोमिक इम्पैक्ट ऑफ ब्लू टंग एंड अदर ऑरबी वायरस इन सब सहारा अफ्रीका, विद स्पेशल रिफरेंस टू साउथ अफ्रीका. वेटेरेनेरिया इटैलियाना. 52(3–4): 375–381।

चक्रवर्ती, ए. (2017). अ टेक्सट बुक ऑफ प्रीवेंटिव वेटेरेनरी मेडीसिन. छठा संस्करण, कल्याणी पब्लिशर, लुधियाना, भारत।

माहेश्वरी, जी. (2012). करेंट स्टेटस ऑफ ब्लू टंग डिज़ीज, इट्स वेक्टर एंड पैथोजिनेसिस इन इंडिया. प्रोसीडिंग ऑफ दि नेशनल अकेदमी ऑफ साइंस. इंडियन सेक्शन बीः बायोलॉजिकल साइंस. 82(4): 463–475।

अलबर, ए.आर.डब्लू. एस्टेलमीरोक, ए.बी.ई. गरबियर, जी. स्टेबैक, सी. हेन्ड्रिक, जी. स्पेक, ए. मिन्टिन, के. (2008). फील्ड आर्ब्जवेसन डयूरिंग दि ब्लूटंग सीरोटाइप 8 एपीडिमिक इन 2006: I डिटेक्शन ऑफ फर्स्ट आउटब्रेक एंड क्नीनिकल साइन इन शीप एंड कैटल इन बेल्जियम, फ्रांस एंड दि नीदरलैंड. प्रीवेंटिव वेटेरेनरी मेडीसिन. 87(1–2): 21–30।

प्रसाद, जी. जैन, एन.सी. गुप्ता, वाई. (1992). ब्लू टंग वायरस इन्फैक्शन इन इंडियाः अ रिव्यू. रेव. साइ. टेक. 11(3): 699–711।

श्रीनिवासलु, डी. सुब्बाराव, एम.वी. रेड्डी, वाई.एन. गार्ड, जी.पी. (2004). ओवरव्यू ऑफ ब्लू टंग डिज़ीज, वायरस, वेक्टर, सर्विलांस एंड यूनिक फीचरः दि इंडियन सबकान्टीनेंट एंड एडजासेंट रीजन. वेटेरीनेरिया इटेलियाना. 40(3): 73–77।

मान, एस. तिवारी, ए. चौधरी, डी. दलाल, ए. बंसल, एन. कुमार, वी. बत्रा, के. कुमार, ए. कक्कड़, एन.के. मान, एन.एस. (2017). ए कम्प्रीहेन्सिव स्टडी ऑन सीरोप्रीबेलेंस ऑफ ब्लू टंग वायरस इन हरियाणा स्टेट ऑफ इंडिया. वेटेरेनरी वर्ल्ड. 10(12): 1464–1470।

❑❑❑

अध्याय 9

भेड़ों में होने वाला मस्तिष्कसुषुम्नाशोथ

पर्यायवाची: लूपिंग रोग, ओवाइन इनसिफैलोमाइलाइटिस।

अवि मस्तिष्कसुषुम्नाशोथ भेड़ों में अति शीघ्रता से प्रकट होने वाला एक मानसिक रोग है, जिसमें प्रभावित पशु को तीव्र ज्वर (106^0 फा.) होता है। धीरे–धीरे होठों तथा नासिका छिद्रों की मांसपेशियों में खिंचाव प्रारम्भ हो जाता है, तथा पशु पैरों को कड़ा कर झटके मार–मार कर चलता है। पैरों की मांसपेशियाँ ऐंठने लगती हैं और उन्हें लकवा मार जाता है। फलस्वरूप पशु लंगड़ा हो जाता है, और अंततः उसकी मृत्यु हो जाती है। भेड़ों के अतिरिक्त यह रोग कभी–कभी गोपशु, बकरी, शूकर, अश्व, हिरन, कुत्ता तथा जंगली पक्षी लाल ग्रूस में भी देखा गया है।

रोग कारण: *रोग फ्लेवीविरिडी* परिवार के विषाणु द्वारा होता है। इस परिवार का केवल लूपिंग रोग विषाणु ही पालतू पशुओं में रोग उत्पन्न करता है, जबकि अन्य विषाणु मनुष्य में चीचड़ जनित मस्तिष्कशोथ उत्पन्न करता है। लूपिंग रोग के विषाणु का पशुओं में प्रसरण *इक्सोडिड रिसिनस* प्रजाति के चीचड़ द्वारा होता है। अन्य फ्लेवीवायरस की तरह लूपिंग रोग का विषाणु भी उच्च तापक्रम, विसंक्रामक तथा अम्लीय वातावरण में शीघ्रतापूर्वक नष्ट हो जाता है। प्रयोगशाला में इसे सफेद चूहों के मस्तिष्क में इन्जेक्शन लगाकर या वी. एच.के–21, शूकर के वृक्क, चूजों के भ्रूण तथा भेड़ की वृक्क कोशिकाओं में प्रवर्धित किया जा सकता है (मैक्लाइड एवं गोर्डन, 1932; जैफ्री एट अल, 2014)।

रोग को संवेदनशील पशु: लूपिंग रोग मुख्यतः भेड़ों में होने वाला रोग है। सभी आयु की भेड़ें समान रूप से रोग के लिये सुग्राही होती हैं किन्तु रोग मुख्य रूप से मेमनों तथा एक वर्ष की आयु वाली भेड़ों में अधिक प्रकट होता है। रोग वाले क्षेत्र की भेड़ों में इस रोग से लड़ने के लिये रक्षक प्रणाली सक्रिय हो जाती है, तथा यह प्रतिरक्षक गुण खीस के द्वारा मेमनों में भी पहुँच जाता है, अतः ऐसे मेमनों में तीन माह तक की आयु तक रोग नहीं होता है। जब रक्षक प्रतिपिंड इस आयु के बाद धीरे–धीरे क्षरित होते जाते हैं, तब बढ़ती उम्र के साथ इन मेमनों की रोग के लिए सुग्राहिता भी बढ़ती जाती है। जब ये एक वर्ष के होते हैं तथा बसन्त ऋतु में रोगवाहक इक्सोडिड चीचड़ की गतिविधियाँ व संख्या बढ़ती हैं, तब इनमें रोग होता है। भेड़ों के अतिरिक्त कभी–कभी यह रोग गोपशु, बकरी, शूकर,

अश्व, हिरन, कुत्ता तथा पक्षियों में भी देखा गया है। पशुओं के अतिरिक्त रोग का विषाणु मनुष्य को भी अपनी चपेट में ले लेता है। अतः भेड़–पालकों, बूचड़खाने में कार्य करने वाले कर्मचारियों तथा पशु चिकित्सकों को रोगी पशु का प्रयोग/परीक्षण करते समय विशिष्ट सावधानी रखनी चाहिये (ब्रूडी एट अल, 1986; डेविडसन एट अल, 1991)।

रोग प्रसरणः लूपिग रोग का प्रसरण भेड़ के चीचड़ *इक्सोडिड रिसिनस*, जो कि तीन स्तर पर तीन जानवरों का खून पीने वाला होता है, के द्वारा होता है। चीचड़ का जीवनचक्र तीन वर्ष में पूर्ण होता है। जीवनचक्र में अंडा, लार्वा, निम्फ तथा वयस्क चार अवस्थायें होती हैं। इनमें से तीन लार्वा, निम्फ तथा वयस्क अवस्थायें पशु का रक्तपान करती हैं। रोगी पशु को जब ज्वर होता है, तब लार्वा अवस्था रक्त चूषने पर संक्रमित हो जाती है, और यह संक्रमण निम्फ अवस्था के सुपुर्द कर देती है, जिनकी लार ग्रंथियों में विषाणु संरक्षित होता है। इस तरह लार्वा अवस्था में रोगी पशु का रक्त चूसने वाला चीचड़ संक्रमित हो निम्फ अवस्था में रक्तपान करते हुये रोग का प्रसरण करने लगता है तथा निम्फ अवस्था में रोगी पशु का रक्तपान करने वाला चीचड़ वयस्क अवस्था में। प्रत्येक अवस्था में प्रतिवर्ष चीचड़ लगभग एक से दो सप्ताह तक रक्तपान करता है, एवं शेष काल भूमि पर व्यतीत करता है। चीचड़ में रोग के विषाणु का संक्रमण एक अवस्था से दूसरी अवस्था तक ही जाता है, एक पीढ़ी से दूसरी पीढ़ी तक नहीं। अर्थात् संक्रमित वयस्क चीचड़ के अंडे विषाणुमुक्त होते हैं। इस चीचड़ की वयस्क अवस्था केवल स्तनधारी पशु का रक्त पान करती है, जबकि लार्वा व निम्फ अवस्था किसी भी कशेरूकी प्राणी का। इस कारण ही लूपिंग रोग के विषाणु का संक्रमण भेड़ के अतिरिक्त अन्य पालतू एवं जंगली पशुओं तथा पक्षियों में देखा जाता है। अब तक ऐसा माना जाता था कि जंगली पशु इस रोग के संग्राहक एवं संवाहक हैं, किन्तु यह देखा गया है कि भेड़ को छोड़कर किसी भी पशु के रक्त में ज्वरकाल में भी रोग के विषाणुओं की उतनी संख्या नहीं होती है, कि वह रक्त चूसने वाले चीचड़ को संक्रमित कर सके। अतः केवल ज्वर की अवस्था में रोगी भेड़ का रक्तपान करने वाला चीचड़ ही संक्रमित होता है, अन्य पशुओं का रक्तपान करने वाला नहीं। अर्थात् रोग तभी तक किसी क्षेत्र में विद्यमान रह सकता है, जब तक उस क्षेत्र में रोगी भेड़े तथा संक्रमित चीचड़ विद्यमान हो, क्योंकि यह चीचड़ अपने त्रिवार्षिक जीवन अवधि का त्रिसप्ताह ही पशु का रक्त पान करता है तथा शेष काल भूमि पर व्यतीत करता है, अतः भूमि तथा वातावरण की स्थितियाँ भी सुग्राही पशु की विद्यमतता के साथ रोग क्षेत्र तथा रोगकाल के निर्धारण में महत्वपूर्ण भूमिका निभाती हैं। शीत ऋतु में चीचड़ की विभिन्न अवस्थायें निष्क्रिय हो जाती हैं तथा बसन्त ऋतु के प्रारम्भ में जब वातावरण का तापक्रम 6 से 18^0 सेंग्रे. होने लगता है एवं आपेक्षिक आर्द्रता लगभग शत–प्रतिशत, तब अपनी रक्त पिपासा को शान्त करने के लिये यह फिर सक्रिय हो उठता है। चीचड़ की सक्रियता के साथ ही रोग होना प्रारम्भ हो जाता है, अतः यह रोग वर्ष पर्यन्त न होकर ऋतुकाल पर निर्भर होता है (हडसन एट अल, 1995; जैफ्री एट अल, 2014)।

यद्यपि यह रोग मुख्य रूप से चीचड़ के काटने से ही होता है किन्तु कुछ एक घटनाओं में रोग से मृत भेड़ को खाने से शूकर में, सुई के द्वारा, रोगी बकरी के बिना–उबाले हुए दूध को पीने से भी लूपिंग रोग होने के मामले प्रकाश में आये हैं।

रुग्ण पशु पदार्थों से नमूनों का संकलनः भेड़ में रोगकारक विषाणु के प्रवेश के बाद विषाणु स्थानीय लसीका ग्रंथियों में प्रगुणित होकर अपनी संख्या को बढ़ाते हैं। जब यह विषाणु 2 से 4 दिन के बाद रक्त में आते हैं, तब पशु को 2 से 3 दिन तक तीव्र ज्वर (106^0 फा.) रहता है। इस समय विषाणु के पृथक्करण के लिये रक्त को निकाला जा सकता है। जैसे–जैसे ज्वर मंद पड़ना प्रारम्भ होता है, विषाणु को निष्क्रिय करने के लिये रक्त में प्रतिरोधी कण आ जाते हैं। अतः जब ज्वर मंद होता है तब रक्त में विषाणु की संख्या नगण्य होती है। इस समय विषाणु केवल मस्तिष्क में होता है, जिसके कारण विषाणु के पृथक्करण के लिए मृत पशु के मस्तिष्क को निकालकर कुछ भाग को 50 प्रतिशत ग्लिसराल समतानी में, तथा कुछ को 10 प्रतिशत फॉर्मेलिन में संरक्षित कर बर्फ पर रखकर प्रयोगशाला में भेज दिया जाता है। प्रयोगशाला में ग्लिसराल समतानी से मस्तिष्क के टुकड़ों को निकालकर 10 प्रतिशत का भार/आयतन का फॉस्फेट बफर समतानी में मिश्रण बनाकर चूहों के मस्तिष्क में इन्जेक्शन लगा देते हैं या सेल कल्चर में डालते हैं। इस तरह रोग के विषाणु को पृथक्कृत कर रोग की पुष्टि की जाती है।

रोग के लक्षणः *भेड़ः* संक्रमण होने के 2 से 4 दिन के अन्दर ही भेड़ को तीव्र ज्वर (106^0 फा.) होता है, जो 2 से 3 दिनों तक रहता है। इसके बाद मस्तिष्क से सम्बन्धित लक्षण प्रकट होते हैं। रोगी सुस्त होकर झुण्ड से अलग खड़ा रहता है। नासिका छिद्र तथा होंठ कँपकँपाने लगते हैं। गर्दन तथा पैर की मांसपेशियाँ पहले तो फड़फड़ाती हैं उसके बाद क़ठोर होकर ऐंठने लगती हैं जिस कारण पशु ठीक से खड़ा नहीं हो पाता है, और लड़खड़ाकर चलता है। इस कारण इसको लूपिंग रोग कहते हैं। अंत में मांसपेशियों को लकवा मार जाने से पशु निढाल होकर पड़ जाता है, तथा उसकी मृत्यु हो जाती है (डोहर्टी एवं रीड, 1971; रैडोस्टिट्स एट अल, 2003)।

गोपशुः गोपशु में भी भेड़ की तरह ही लक्षण प्रकट होते हैं। पशु हिंसक हो जाता है। आँख को गोलाई में घुमाता है, तथा बार–बार पलकों को झपकाता है। उसके बाद मांसपेशियों में तारतम्यता गड़बड़ाने लगती है।

अश्वः अश्वों में भी भेड़ों के समान ही लक्षण प्रकट होते हैं। इनमें मानसिक रोग के तथा मांसपेशियों में खिंचाव के लक्षण लगभग दो दिन तक रहते हैं, जो 10 से 12 दिनों में सामान्य हो जाते हैं।

बकरीः वयस्क बकरी में रोग प्रायः हल्का होता है, तथा विषाणु दूध में स्रावित होने लगता है, जिसको पीकर मेमनों में तीव्र एवं भयंकर प्रकार का रोग देखा गया है।

मनुष्यः मनुष्यों में रोग होने के 5 से 15 दिनों बाद नजला–जुकाम के लक्षणों से प्रारम्भ होकर मानसिक रोग तक के लक्षण दिखाई देते हैं। मांसपेशियों में ऐंठन, तारतम्यता का अभाव, लंगड़ाना आदि देखा गया है (डेविडसन एट अल, 1991)।

रोगजनात्मकता: चीचड़ के रक्तपान करते समय लार के साथ कई विषाणु पशु के शरीर में प्रवेश कर जाते हैं। प्रविष्ट हुए विषाणु पशु के रक्त के साथ स्थानीय लसीका ग्रंथियों में पहुँच जाते हैं। यहाँ पर विषाणु प्रजनन कर अपनी संख्या में वृद्धि करते हैं। इस प्रक्रिया में 2 से 4 दिन तक लगते हैं। अब यह विषाणु रक्त में प्रवेश करते हैं, जिससे पशु को ज्वर होने लगता है। जैसे–जैसे रक्त में विषाणुओं की संख्या बढ़ती जाती है वैसे ही ज्वर की तीव्रता भी। पशु को ज्वर 2 से 3 दिनों तक रहता है। इस समय पशु के रक्त में विषाणु विद्यमान रहते हैं। ज्वर की प्रारम्भिक अवस्था में कुछ विषाणु मस्तिष्क में भी पहुँच जाते हैं, जहाँ पर यह लगभग 5 दिनों में इतने न्यूरॉन को नष्ट कर देते हैं कि मानसिक लक्षण प्रकट होने लगते हैं। विषाणु से संक्रमित होने के 5 दिनों से एक सप्ताह के भीतर ही इन विषाणुओं को निष्क्रिय करने वाली प्रतिरोधी कणिकायें बन जाती हैं। जब यह कणिकायें रक्त में आती हैं तब विषाणु को निष्क्रिय करने लगती हैं। अतः जब पशु में मानसिक लक्षण प्रकट होना प्रारम्भ होते हैं तब तक ये कणिकायें रक्त में विषाणुओं को निष्क्रिय कर चुकी होती हैं। इस समय रक्त में कोई भी विषाणु नहीं बचा होता है।

इस रोग का विषाणु पशु के केन्द्रीय तंत्रिका तंत्र में न्यूरान पर आक्रमण करता है, जिसके कारण मस्तिष्क सम्बन्धी लक्षण प्रकट होते हैं। विषाणु मुख्यतः सुषुम्नाशीर्ष, पोन्स, मध्य मस्तिष्क तथा अनुमस्तिष्क के न्यूरॉन तथा परकिंजे कोशिकाओं को प्रभावित करता है। न्यूरॉन में क्षति होने पर मस्तिष्क में भक्षण करने वाले माइक्रोग्लाया कोशिकायें इनको खा लेती हैं। बचे हुए खाली स्थान को ताराणु कोशिकायें भरने के लिये आ जाती हैं। इस रोग में मस्तिष्क की रक्त वाहिकाओं के चारों तरफ बी–लिम्फोसाइट कोशिकायें एकत्र होकर एक आवरण सा बना लेती हैं। मस्तिष्क के ऊतकीय अध्ययन में सामान्य के स्थान पर उपरोक्त परिवर्तन दिखायी देते हैं। ऊपर से देखने में मस्तिष्क में केवल सूजन तथा लालीपन दिखता है (डोहर्टी एवं रीड, 1971; मार्टिन एवं एटकिन, 2000)।

रोग निदानः लूपिंग रोग का निदान निम्नलिखित प्रकार से किया जा सकता है– (1) रोग क्षेत्र में पशु एवं वाहक चीचड़ों की विद्यमानता एवं लक्षणों के आधार पर, (2) *सीरम से रोग की पहचानः* जेल अवक्षेपण, पूरक योजन परीक्षण (काम्प्लीमेंट स्थिरीकरण परीक्षण), निष्प्रभावीकरण, एलीसा एवं रक्ताणु समूहन संदमन (हीमऐग्लुटिनेशन इनिहवशन) परीक्षणों के द्वारा रोग का निदान किया जा सकता है। इनमें से रक्ताणु समूहन संदमन परीक्षण सबसे अच्छा परीक्षण है, (3) प्रयोगशाला में पशुओं, जैसे भेड़ तथा सफेद चूहों में रोग को प्रकट कर, (4) शव विच्छेदन की निशानदेही पर, तथा (5) रोग कारक विषाणु के पृथक्करण द्वारा।

रोग का उपचारः यह एक विषाणु जनित रोग है जिसका कोई विशिष्ट उपचार उपलब्ध न होकर लाक्षणिक उपचार ही उपलब्ध है। मानसिक लक्षणों की तीव्रता कम करने के लिये मस्तिष्क को शान्त करने वाली दवाओं को प्रयोग में लाया जा सकता है। अवसरवादी जीवाणुओं के संक्रमण को रोकने के लिये प्रतिजैविक दवाओं को प्रयोग में लाते हैं।

मनुष्य में रोग: क्योंकि यह पशु से मनुष्य में भी फैलने वाला रोग है, पशुपालक, कसाई, पशु चिकित्सक, चरवाहों तथा टीके बनाने वालों में रोग होने की सम्भावना सर्वाधिक होती है। अतः इस रोग को रोकने पर विशेष ध्यान देना होगा (डेविडसन एट अल, 1971)।

रोग निवारण: प्रकृति में लूपिंग रोग का विषाणु रोग के लिये संवेदनशील भेड़ तथा चीचड़ में से होता हुआ जीवनचक्र को संचालित करता रहता है। इस प्रकार रोग क्षेत्र में या तो भेड़ों में रोग के लिए सुग्राहिता नष्ट कर या चीचड़ों में रोग के विषाणु के प्रवेश को रोककर ही रोग से मुक्ति पायी जा सकती है। भेड़ में रोग की सुग्राहिता को टीकाकरण के द्वारा समाप्त किया जा सकता है। इस रोग के लिए टीकों के विकास के प्रारम्भिक चरण में भेड़ के मस्तिष्क एवं मेरुरज्जु में विषाणु को फॉर्मेलिन से निष्क्रिय कर टीके बनाये गये थे। यद्यपि इन टीकों में लूपिंग रोग से बचाव की अद्भुत क्षमता थी, परन्तु इनका एक नकारात्मक पहलू यह था, कि इनके द्वारा स्क्रैपी रोग का प्रसरण होने लगता था, तथा इन टीकों के निर्माण से जुड़े हुये मनुष्यों में भी रोग होने का अधिक खतरा था। वर्तमान समय में इस रोग के लिए विषाणु को कोशिका संबर्ध में प्रजनित कराकर जीवित विषाणु के या विषाणु को निष्क्रिय करके टीके बनाये जाते हैं। फॉर्मेलिन से निष्क्रिय किये हुये विषाणु के टीके का, रोगकाल प्रारम्भ होने के एक माह से पहले, गर्दन में त्वचा के नीचे इन्जेक्शन लगाते हैं। टीका, भेड़ का रोग से एक से तीन वर्ष तक बचाव करता है। भारतवर्ष में इस रोग का कोई भी टीका उपलब्ध नहीं है।

रोग के स्रोत चीचड़ का जीवनकाल तीन वर्ष तक का होता है, तथा उनमें रोग का विषाणु एक पीढ़ी से दूसरी पीढ़ी में भी नहीं जाता है। अतः यदि क्षेत्र की सभी भेड़ों का तीन से चार वर्ष तक लगातार टीकाकरण किया जाता रहे तो किसी भेड़ में रोग का विषाणु भी नहीं पनपेगा और इस समयावधि में सभी संक्रमित चीचड़ भी स्वतः नष्ट हो जायेंगे। इस प्रकार किसी भी क्षेत्र में तीन से चार वर्ष तक भेड़ों के समग्र टीकाकरण द्वारा रोग का उन्मूलन किया जा सकता है।

इसके अतिरिक्त भेड़ पर चीचड़ नाशक दवाओं का प्रयोग कर भेड़ तथा चीचड़ के बीच सम्बन्ध स्थापित होने से रोककर तथा क्षेत्र में चीचड़ के जीवन में सहायक परिस्थितियों में परिवर्तन कर प्रतिकूल बना कर भी रोग से मुक्ति पायी जा सकती है।

संदर्भ

रैडोस्टिट्स ओ. एम. गे, सी. सी. ब्लड, डी. सी. हिचक्लिफ, के. डब्ल्यू. (2003). वेटेरेनरी मेडीसिन–ए टेक्सट बुक आफ दि डिज़ीज ऑफ कैटल, पिग, गोट एंड हार्स, नवम संस्करण, ई एल बी एस, बेलेर टिंडल, लंदन।

मर्टिन, डब्ल्यू. बी. एटकिन (2000). डिसीज ऑफ शीप, तृतीय संस्करण, ब्लैकवेल साइंस लिमिटेड, जॉन स्ट्रीट, लंदन।

ब्रूडी, टी. ए. होम्स, पी. एच, अर्कुहार्ट, जी. एम. (1986). सम आस्पैक्टस ऑफ टिक बॉर्न डिज़ीज ऑफ ब्रिटिश शीप. दि वेटेरेनरी रिकार्ड. 118(15): 415–418।

मैक्लाइड, जे. गोर्डन, डब्ल्यू. एस. (1932). स्टडीज इन लूपिंग इल–2. ट्रांसमिशन बाई दि शीप टिक इक्सोडिड रिसिनस एल. जनरल कम्प. पैथोल. थेर. 45: 240–252।

जैफ्री, सी. एल. मैंसफील्ड, के. एल. फिफ, एल. पी., वेक्ले, पी. आर, मर्न्स, आर. शोक, ए. बेल, एस. ब्रीड, ए.सी. फूक्स, ए. आर. जोन्सन, एन. (2014). लूपिंग इल वाइरसः एन इंडेमिक टिक बॉर्न डिज़ीज आफ ग्रेट ब्रिटेन. जनरल जेन वीरोल. 95(5): 1005–1014।

हडसन, पी. जे. नारमन, आर. लारेंसन, एम. के. न्यूबार्न, डी. गोंट, एम. जोंस, एल. रीड, एच. गोल्ड, ई. बोअर, आर. डोबसन, ए. (1995). पर्सिसटेंस एंड ट्रांसमिशन आफ टिक बोर्न वायरसः *इक्सोडिड रिसिनस* एंड लूपिंग इल वायरस इन रेड ग्रूस पापुलेशन. पैरासिटोलॉजी. 111: 549–558।

डेविडसन, एम. एम. विलियम, एच. मैक्लायड, जे. ए. जे. (1991). लूपिंग इल इन मैनः ए फारगोटन डिज़ीज. जनरल ऑफ इन्फैक्शन. 23: 241–249।

होडर्टी, पी. सी. रोड, एच. डब्ल्यू. (1971). एक्सपेरीमेंटल लूपिंग इल इन शीप एंड लैम्बः 2. न्यूरोपैथोलॉजी. जनरल ऑफ कम्प्रेटिव पैथोलॉजी. 81(3): 331–336।

❑❑❑

अध्याय 10

भेड़/बकरी की चेचक (माता रोग)

भेड़/बकरी की चेचक एक विषाणु जनित संक्रमण है जो मुख्यतः भेड़ तथा बकरी को प्रभावित करता है। इस रोग से संक्रमित पशु की पिछली टांगों के बीच, पेट, मुँह, नथुनों व आँखों के पास तथा ऊन या बाल रहित स्थानों वाली त्वचा पर दाने निकल आते हैं। रोगी पशु की प्रतिरोधक क्षमता में कमी एवं उचित देखभाल के अभाव में अवसरवादी जीवाणुओं के संक्रमण होने के कारण पशु की मृत्यु हो जाती है। चेचक रोग भेड़ की तुलना में बकरी में कम घातक होती है तथा इसमें रोगी पशु की मृत्युदर भी अपेक्षाकृत कम होती है (गिटाओ एट अल, 2017)।

भेड़ की चेचक, अन्य पशुओं में होने वाली चेचक रोग की तुलना में सर्वाधिक घातक एवं हानिकारक होती है। भेड़ में चेचक रोग की मारक क्षमता भी अधिक होती है। इस दृष्टि से भेड़ की चेचक का स्थान मनुष्य के चेचक रोग के तुरन्त बाद आता है। यद्यपि भेड़ की चेचक का विषाणु मनुष्यों में किसी भी प्रकार का रोग नहीं पैदा करता है, किन्तु चेचक से प्रभावित भेड़ के सम्पर्क में रहने वाले मनुष्यों में भी इस रोग के कुछ लक्षण देखे गये हैं।

भेड़ में माता रोग सदियों (शताब्दियों) से होता चला आ रहा है, किन्तु मनुष्य के चेचक की विकरालता तथा व्यापकता को देखते हुये वैज्ञानिक जगत इस रोग पर उतना ध्यान नहीं दे पाया जितना कि देना चाहिये था। आज जब विश्व भर से मनुष्य की चेचक का समूल उन्मूलन हो चुका है, तब भेड़ का चेचक रोग एक अन्य चुनौती के रूप में सामने आ खड़ा हुआ है। इस रोग को ओ.आई.ई. ने पशुओं के सर्वाधिक घातक रोगों के साथ स्थान दिया गया है।

भारतवर्ष में भेड़ की चेचक सामान्य रूप से पाया जाने वाला रोग है तथा भेड़ एवं बकरी पालक इस रोग की भयावहता से भलीभांति परिचित हैं। रोग में ग्रस्त मेमनों की मृत्यु, गर्भित पशु में गर्भपात, दुधारू भेड़–बकरी में थनैला रोग, रोगी पशु की खाल में स्थायी परिवर्तन तथा ऊन उत्पादन क्षमता में ह्रास होने के कारण भेड़–बकरी पालकों तथा राष्ट्र को व्यापक हानि उठानी पड़ती है (रैना एट अल, 2003; भानुप्रकाश एट अल, 2005)।

रोग कारण: भेड़ तथा बकरी में माता रोग *कैप्रीपाक्स* समूह के विषाणु से होता है। इस समूह में *'भेड़ की चेचक' 'बकरी की चेचक'* तथा गोपशु में होने वाली *'त्वचापिंड रोग'*

के विषाणु आते हैं। इस समूह के विषाणुओं को सीरम परीक्षण या विकृति अध्ययन के आधार पर एक–दूसरे से पृथक कर नहीं पहचाना जा सकता है। इसके अतिरिक्त इन विषाणुओं की गुण संरचना भी एक–दूसरे से काफी मिलती है, अतः इनमें से किसी भी एक रोग से ग्रस्त होने के बाद ठीक हुए पशु में इस समूह के अन्य सभी रोगों के प्रति प्रतिरोधक क्षमता पैदा हो जाती है।

भेड़ की चेचक का विषाणु डी.एन.ए. व प्रोटीन से बना होता है तथा आकार के हिसाब से 194 नैनोमीटर लम्बा एवं 115 नैनोमीटर चौड़ा होता है। यह विषाणु संरचना में अंडाकार या आयताकार होता है तथा इसके बीच में मुगदर के आकार की एक कोर होती है। यह एक बड़ा विषाणु है जो कि कवचधारी भी होता है। इस विषाणु की सिमिट्री न तो "विंशफलकी–*इकोसाहैड्रल*" प्रकार की होती है और न ही "कुंडलिनी–*हैलिकल*", अतः इसे *संकर (कामप्लैक्स) विषाणु* कहते हैं।

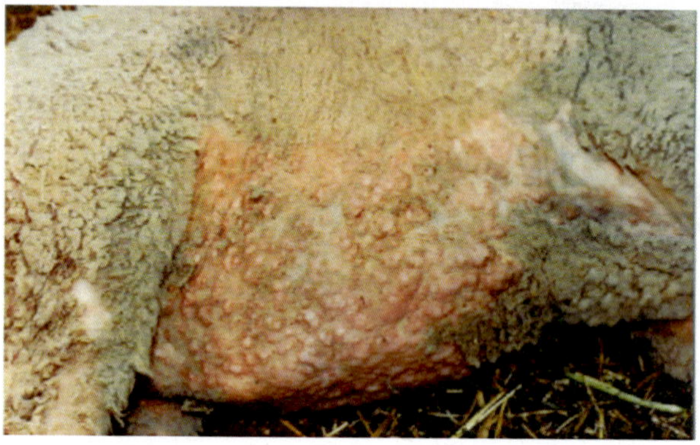

चित्र 5. *भेड़ के पेट पर चेचक के दाने*

विषाणु पी.एच. के प्रति अति संवेदनशील होता है एवम् क्षारीय या अम्लीय पी.एच. पर स्वतः नष्ट हो जाता है। विषाणु रासायनिक जैवनाशक पदार्थों, जैसे 20 प्रतिशत ईथर, 1 प्रतिशत क्लोरोफार्म या फॉर्मेलिन, 2 प्रतिशत फिनोल आदि से कम समय में आसानी पूर्वक नष्ट हो जाता है, अतः रोगग्रस्त क्षेत्रों के भेड़ बाड़ों में इस रोग की रोकथाम के लिए उपरोक्त रसायनों को प्रयोग में लाया जाता है।

विषाणु आर्द्र वातावरण में लम्बे समय तक जीवित रह सकता है। यहाँ तक कि सूखी पपड़ी में सामान्य तापक्रम पर यह कई वर्षों तक जीवित रहता है। भेड़ की ऊन में यह विषाणु दो माह तथा भेड़ बाड़े में अनुकूल परिस्थितियों में 6 माह तक जीवित रह सकता है। पहाड़ी क्षेत्रों के अनुकूल तापक्रम, आर्द्र वातावरण एवं छोटी–छोटी झाड़ियों के संरक्षण में इस विषाणु की लम्बे समय तक जीवित अवस्था में उपलब्धता होने के कारण इन क्षेत्रों में एक बार रोग हो जाने पर रोग का शीघ्रतापूर्वक प्रसरण होता है एवं रोग की रोकथाम में कठिनाई महसूस होती है (वुलर एट अल, 2005; ओ आई ई, 2013)।

प्रयोगशाला में रोग के विषाणु को भेड़ में संग्रहित किया जाता है। भेड़/बकरे की वृषण, भ्रूण एवं थायरॉयड ग्रंथि या बकरी के वृक्कों से बनाये कोशिकीय संबर्धन में भेड़ की चेचक का विषाणु *कोशिकाविकृति (साइटोपैथिक)* प्रभाव प्रकट करता है। इन कोशिकाओं के कोशीय द्रव्य में यह विषाणु *"क्षारकरागी"* या *"इओसिनरागी"* अन्तःस्थ पिंडों को बनाता है (सिंह एट अल, 1979)।

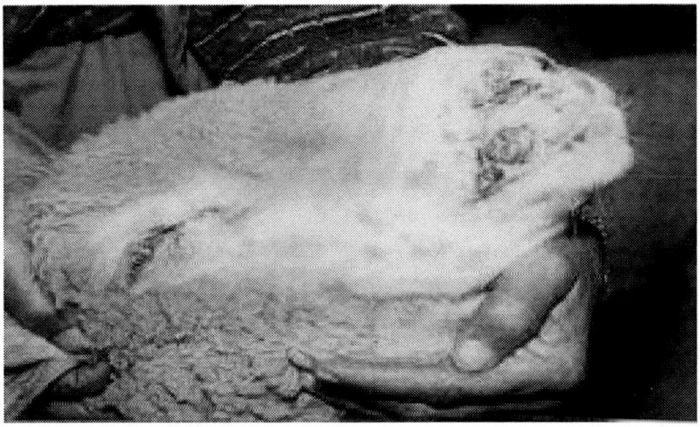

चित्र 6. भेड़ के आँख पर चेचक के दाने

रोग को संवेदनशील पशुः रोग प्रमुख रूप से भेड़ एवं बकरी में होता है। कम उम्र की भेड़ तथा मेमने रोग के प्रति अधिक सुग्राही होते हैं, तथा इनमें चेचक रोग की घातक व मारक क्षमता भी अपेक्षाकृत अधिक होती है। रोग में स्थानीय भेड़ें, जो चेचक के प्रकोप क्षेत्र में पैदा होती हैं, अपेक्षाकृत कम प्रभावित होती हैं। इन भेड़ों की गुणसूत्रीय संरचना में इस रोग से लड़ने की शक्ति होती है। इसके अतिरिक्त रोग प्रकोप क्षेत्र में सतत् व कम मात्रा में विद्यमान चेचक के विषाणुओं द्वारा इन पशुओं में प्राकृतिक टीकाकरण होता रहता है, जिससे इनमें रोग के प्रति प्रतिरोधक क्षमता बन जाती है। इस क्षेत्र में रोग से ग्रसित मादा भेड़ों द्वारा भी खीस, दूध, तथा गर्भावस्था में रोग से लड़ने के लिए प्रतिपिंड मेमनों में पहुँचा दिये जाते हैं। प्रायोगिक स्तर पर अश्व, गधर्व, बछड़ों, शूकरों, खरगोश, चूहों तथा गिनी पिग में भी इस रोग को प्रकटीकृत किया जा सकता है (सिंह एट अल, 1979)।

रोग प्रसरणः स्वस्थ पशु में माता रोग, रोगग्रसित पशु के सीधे सम्पर्क में आने से या रोगी पशु द्वारा दूषित हुए पदार्थों से होता है। यद्यपि रोगी पशु के सभी स्राव व उत्सर्गी पदार्थों में चेचक के विषाणु विद्यमान रहते हैं, और रोग का प्रसरण करते हैं, किन्तु रोग की अन्तिम अवस्था में त्वचा पर फुन्सियों के स्थान पर बनने वाली पपड़ी की इस रोग के प्रसरण में महत्वपूर्ण भूमिका होती है। इन पपड़ियों में रोग के विषाणु भेड़ बाड़े की अनुकूल परिस्थितियों में लगभग छः माह तक जीवित रहकर इस स्थान पर आने वाले स्वस्थ भेड़ों

को रोगग्रसित कर देते हैं। रोगी भेड़ सम्पूर्ण रोगकाल में तथा रोग से स्वस्थ होने के आठ सप्ताह बाद तक रोग के विषाणुओं का उत्सर्जन करती है (रैना एट अल, 2003)।

रोगजनात्मकताः चेचक रोग का विषाणु सभी पशु प्रजातियों के लिये अलग–अलग होता है, अतएव, एक प्रकार का विषाणु, प्रजाति विशेष को ही प्रभावित करता है। इसी कारण भेड़ की चेचक का विषाणु बकरी को तथा बकरी की चेचक का विषाणु प्रायः भेड़ को संक्रमित नहीं करता है, क्योंकि यह विषाणु भेड़ या बकरी को संक्रमित करने के लिए अनुकूलित हो जाते हैं।

इस रोग का विषाणु केवल कम तापक्रम पर ही जीवित कोशिकाओं में प्रगुणन करता है, अतः संक्रमण के बाद यह पशु की त्वचीय कोशिकाओं में प्रगुणित होता है, क्योंकि इन कोशिकाओं का तापक्रम शरीर के अन्य भागों के तापक्रम की अपेक्षा कम होता है। त्वचा की ऊपरी चर्म की कोशिकाओं के कोशिकीय द्रव्य में इस विषाणु की प्रगुणन क्रिया होती है। प्रगुणन क्रिया के फलस्वरूप विकसित हुए कण *"गॉल्जी काम्प्लैक्स"* से बाहरी कवच प्राप्त करते हैं, तथा कोशिकाओं से एक्सोसाइटोसिस प्रक्रिया द्वारा बाहर निकल जाते हैं। यद्यपि बहुत से कण वाह्य कवच विहीन ही रहते हैं और जब कोशिका की कोशिका झिल्ली टूटती है तब बाहर निकलते हैं। इस प्रकार भेड़ की चेचक के बाह्य कवच (इन्वल्प) युक्त तथा विहीन दोनों ही प्रकार के विषाणु कण संक्रमण करने की क्षमता से युक्त होते हैं।

जिन कोशिकाओं पर भेड़ की चेचक का विषाणु आक्रमण करता है उन कोशिकाओं का केन्द्रक धुंधला होकर टुकड़ों–टुकड़ों में टूट जाता है। आस–पास की कोशिकायें एक–दूसरे में विलीन होकर चेचक की फुन्सी का निर्माण करती हैं। यह फुन्सी प्रायः शरीर के सभी भागों पर पायी जाती है, किन्तु त्वचा के ऊन विहीन स्थान पर इनकी संख्या अधिक होने के कारण यह दृष्टिगोचर होने लगती है। यह फुन्सियाँ प्रायः सिर, पिछली टांगों के बीच, बगल, अयन, थन, वृषण, योनि तथा इसके आस–पास के क्षेत्रों की त्वचा पर प्रकट होती हैं। इसके अतिरिक्त श्वसन तंत्र व आहारनाल की श्लेष्मा कला पर भी इस तरह की फुन्सियों का निर्माण होता है। यह फुन्सियाँ कई कोशिकाओं से, जिनके अंदर *"जलसंचयी अपजनन"* द्वारा पानी भर जाता है, के द्वारा बनी होती हैं, अतः यह मल्टीलॉकुलर प्रकार की होती हैं। इस संक्रमण के समय बड़ी संख्या में एक केन्द्रीय कोशिकायें चर्मीय (संयोजी) ऊतक में इकट्ठी होती हैं, इन कोशिकाओं को *"सेलुलिस क्लोविलयुस"* या *"भेड़ की चेचक की कोशिकायें"* कहते हैं। इन कोशिकाओं की विद्यमानता इस रोग का एक विशेष गुण है। ये कोशिकायें और कुछ नहीं, बल्कि चेचक के विषाणु से संक्रमित मोनोसाइट्स एवं मैक्रोफॉज होती हैं, जिनका केन्द्रक छिद्रयुक्त होकर परिधि पर आ जाता है, और इनकी कोशिका द्रव्य में एक या अधिक की संख्या में *"इओसिनरागी अन्तःस्थ पिंड"* होते हैं। कुछ समय बाद दाने फूट जाते हैं और इन स्थानों पर लाल मोटी पपड़ी बन जाती है। यह पपड़ी बाद में त्वचा से हट जाती है तथा त्वचा सामान्य हो जाती है (सिंह एट अल, 1979; बुलर एट अल, 2005)।

रोग के लक्षणः भेड़ में माता रोग निम्नलिखित प्रकार का हो सकता है– (1) घातक/दुर्दम प्रकार की चेचक, (2) कम घातक प्रकार (बेनाइन) की चेचक, तथा (3) हल्की (मन्द) प्रकार की चेचक।

घातक चेचकः भेड़ में चेचक रोग प्रायः घातक प्रकार का होता है। पशु में संक्रमण होने के चार से आठ दिनों के भीतर ही लक्षण प्रकट होने लगते हैं। इस रोग में प्रभावित भेड़ को पहले ज्वर (106–107^{0}फा.) होता है तथा बाद में माता की गांठें व घाव बनते हैं। रोगी पशु चारा–दाना ठीक से नहीं खा पाता है एवं उसकी भूख भी कम हो जाती है। इसके बाद पशु की ऊन विहीन स्थान की त्वचा पर लाल चकत्ते पड़ने लगते हैं। एक–दो दिन बाद ही इन चकत्तों पर हल्के गर्म चेचक के दानें उभर आते हैं। यह दाने धीरे–धीरे बड़े होने लगते हैं और फुन्सी का रूप धारण कर लेते हैं। यह अवस्था लगभग एक से डेढ़ सप्ताह तक रहती है। इस रोग में चेचक के दाने यद्यपि समस्त शरीर पर पड़ते हैं किन्तु इनकी संख्या मुँह पर नथुनों के पास, आँखों के पास, बगल में, पिछली टांगों के बीच, अयन व थनों पर, पेट पर, नर पशु में वृषण की त्वचा पर तथा जननांगों व गुदा के आसपास की त्वचा पर अधिक होती है (चित्र 5)। यह फुन्सियाँ बहुकोष्ठीय (मल्टीलाकुलर) होती हैं, अतः इनके दबाने पर केवल थोड़ा सा ही द्रव्य निकलता है। दो सप्ताह के बाद इन फुन्सियों के स्थान पर पपड़ी बनने लगती है जो चौथे सप्ताह तक त्वचा से विलग हो जाती है। धीरे–धीरे इस स्थान की त्वचा सामान्य होने लगती है। इस रोगकाल में पशु की प्रतिरोधक क्षमता में ह्रास होता है और रोगी पशु को अवसरवादी जीवाणुओं के संक्रमण की सम्भावना बढ़ जाती है। इन जीवाणुओं का संक्रमण होने पर फुन्सियों के स्थान पर घाव बन जाते हैं जो ठीक होने में काफी समय लेते हैं। भेड़ के झुंड में चेचक का संक्रमण प्रायः अंधेरी रात में होता है, क्योंकि आर्द्र वातावरण में संक्रमण अधिक देर तक विद्यमान रहता है और लक्षण उजियारी रात में प्रकट होकर धीरे–धीरे तीव्र होते जाते हैं। यह रोग झुण्ड के सभी सदस्यों को संक्रमित कर प्रायः एक मास में समाप्त हो जाता है, अतः भारत के पर्वतीय क्षेत्रों में भेड़ की चेचक के प्रति अवधारणा है कि यह रोग पूर्णमासी तक चन्द्रमा के साथ–साथ तीव्र हो जाता है और अगली पूर्णमासी तक आते–आते समाप्त हो जाता है। अतः इसे पूर्णमासी का रोग कहते हैं (रैना एट अल, 2003)।

रोग में रोगी पशु की आँखों में लालिमा छाई रहती है तथा उनकी आँखों से लगातार आंसू गिरते हैं। भेड़ की पलकें भारी हो जाती हैं तथा कभी–कभी कुछ भेड़ों की आँख भी खराब हो जाती है (चित्र 6)। सूर्य की रोशनी में आने पर पशु की आँखें नहीं खुलती हैं और एलर्जी हो जाने के कारण त्वचा के क्षत स्थानों पर खुजली होती है। इस कारण पशु को सूर्य की रोशनी में परेशानी महसूस होती है और वह आर्द्र व अंधेरे स्थान पर आराम का अनुभव करता है।

त्वचा व आँख के अतिरिक्त रोग में पशु का श्वसन तंत्र भी बुरी तरह से प्रभावित होता है। इस तंत्र की श्लेष्मा कला तथा फेफड़ों में भी चेचक रोग के क्षत स्थल बनते हैं। रोग

ग्रसित पशु की सांसें तेज हो जाती हैं। पशु को न्यूमोनिया हो जाता हैं इस कारण नासाद्वारों से हल्का गाढ़ा या मवादयुक्त स्राव निकलता है। पशु को श्वांस लेने में तकलीफ होती है। इन सभी के साथ पशु की आहारनाल पर भी गर्म लाल चकत्ते पड़ते हैं। इस कारण से पशु को चारा–दाना खाने में भी कठिनाई होती है। घातक प्रकार की चेचक में प्रभावित पशु में मृत्यु दर भी काफी अधिक होती है।

कम घातक प्रकार की चेचकः इस प्रकार की चेचक प्रायः वयस्क भेड़ों में पायी जाती है। अल्जीरियन भेड़ तथा रोग क्षेत्र की भेड़ों में भी इसी तरह की चेचक होती है। इसमें रोग के लक्षण अपेक्षाकृत कम तीव्र होते हैं, और चेचक के दाने आँखों के चारों ओर, होठों तथा नासिका छिद्रों के चारों ओर ही प्रकट होते हैं। रोगी पशुओं में मृत्यु दर भी कम होती है।

हल्की (मन्द) प्रकार की चेचकः इस प्रकार की चेचक में कभी भी चेचक के दाने सम्पूर्ण त्वचा पर नहीं पड़ते हैं और रोगी पशु की मृत्यु भी नहीं होती है। गर्भित भेड़ों में गर्भपात हो सकता है। दुधारू भेड़ों के अयन व थनों पर चेचक के दाने पड़ने से थनैला रोग हो सकता है।

रोग का निदानः रोग को निम्नलिखित आधार पर पहचान सकते हैं– (1) *रोग की मौजूदगी से:* यदि किसी स्थान पर भेड़ की चेचक रोग के पशु रहते हैं और भेड़ का उनके साथ किसी प्रकार के सम्बन्ध का सम्पर्क सूत्र पकड़ में आता है तो लक्षणों के आधार पर इस रोग की सम्भावना से इन्कार नहीं किया जा सकता है। इसके अतिरिक्त क्षेत्र में रोग की विद्यमतता भी पशु में इस रोग की सम्भावना को पुख्ता कर सकती है, (2) *लक्षणों के आधार परः* माता रोग की पहचान बहुत ही आसान है, क्योंकि इसमें क्षत स्थल ऐसे बनते हैं जिनको देखकर रोग को पहचाना जा सकता है। इस रोग के लक्षणों का पहले ही वर्णन किया जा चुका है, तथा (3) सीरम एवं मालीकुलर परीक्षणों द्वारा (बलिंस्की एट अल, 2008)।

रोग का उपचारः अन्य विषाणु जनित रोगों की तरह इस रोग का भी कोई विशिष्ट उपचार नहीं होता है, अतः लक्षण आधारित उपचार ही किया जाता है। रोग में द्वितीयक जीवाणुओं के संक्रमण को रोकने के लिये जीवाणुनाशक दवाइयों का इन्जेक्शन लगाते हैं। त्वचा पर जीवाणुनाशक मल्हम का प्रयोग करते हैं।

रोग निवारणः माता रोग से बचाव के लिये निम्नलिखित तरीकों को प्रयोग में लायें– (1) चेचक रोग से संक्रमित एवं रोगी पशु को स्वस्थ होने के कम से कम 45 दिनों बाद तक अन्य स्वस्थ पशुओं से दूर रखें। यदि सम्भव हो, तो रोग से ग्रसित भेड़ को मारकर, उसके शरीर को भलीभांति नष्ट कर दें, (2) रोगग्रस्त क्षेत्र से झाड़ियों को काट कर साफ कर दें। पशुबाड़े की स्वच्छता पर विशेष ध्यान दें और बाड़े में विद्यमान विषाणुओं को रासायनिक पदार्थों से नष्ट कर दें, (3) किसी भी अन्य समूह से खरीद कर लायी गई भेड़ों को पहले

अपनी भेड़ों के बाड़े से अलग रखें। जब यह बात सिद्ध हो जाये कि खरीद कर लायी गई किसी भी भेड़ में चेचक रोग नहीं है तो टीकाकरण करने के बाद ही उनको अपनी भेड़ों के साथ रखें, (4) रोग क्षेत्र में पशु तथा वाहनों के आवागमन को नियंत्रित करें, (5) रोगी भेड़ों की देखभाल करने वाले व्यक्तियों को स्वस्थ भेड़ों के बाड़े में प्रवेश न करने दें। ऐसे व्यक्तियों को घर आकर अपने वस्त्रों को उबलते पानी में कीटाणुनाशक रासायनिक द्रव्यों के साथ साफ करना चाहिये, (6) रोग क्षेत्र में कीटाणुनाशक पदार्थों का इस्तेमाल कर कीट–पंतगों को नियंत्रित करें, तथा (7) स्वस्थ पशु का टीकाकरण करवायें।

चेचक का टीकाकरण: भेड़ की चेचक से लड़ने के लिये वर्तमान समय में भेड़ व बकरी में जीवित चेचक के विषाणु से बने टीकों का प्रयोग होता है। इन टीकों के प्रयोग से पशु में टी–लिम्फोसाइट की सक्रियता से कोशिकीय जनित प्रतिरोधक क्षमता उत्पन्न होती है। यद्यपि प्रतिपिंड जनित देहद्रवी प्रतिरोधकता भी उत्पन्न होती है किन्तु रोग से लड़ने की क्षमता मुख्यतः टी–लिम्फोसाइट से ही प्राप्त होती है। बाजार में उपलब्ध भेड़ की चेचक के टीकों को मुख्यतः तीन समूहों में विभक्त कर सकते हैं– (1) सीरम सेन्सटाइज्ड टीकौषधी (2) निष्क्रिय विषाणु टीकौषधी तथा (3) जीवित विषाणु टीकौषधी (सिंह एट अल, 1979)।

सीरम सेन्सटाइज्ड टीकाकरण: इस विधि में भेड़ की चेचक के विषाणु तथा चेचक रोग से ठीक हो रही भेड़ के सीरम को स्वस्थ भेड़ के शरीर में दो विभिन्न स्थानों पर या विषाणु तथा सीरम का एक संतुलित मिश्रण बनाकर एक ही स्थान पर इन्जेक्शन दे देते हैं। इस इन्जेक्शन के प्रयोग से स्वस्थ पशु में दस दिन बाद ही माता रोग से लड़ने के लिये प्रतिरोधक क्षमता उत्पन्न हो जाती है जो छः महीनों तक रहती है। इस विधि में इन्जेक्शन लगाने के स्थान पर कुछ फुन्सियाँ बनती हैं जो कि बाद में स्वतः ठीक हो जाती हैं। यद्यपि यह विधि "*ओविनेशन*" का एक उन्नत व सुधरा हुआ रूप है किन्तु इसमें पशु के रोगग्रसित होने तथा रोग के प्रसरण की सम्भावना अधिक बनी रहती है।

विषाणु को निष्क्रिय कर बने टीके: इस विधि में भौतिक प्रक्रिया या रासायनिक पदार्थों, जैसे बीटा–प्रापियोलैक्टोन, मरथायोलेट या फार्मलडिहाइड के प्रयोग से भेड़ की चेचक के विषाणु को इस प्रकार निष्क्रिय करते हैं कि उसकी रोग उत्पन्न करने की क्षमता समाप्त हो जाती है किन्तु रोग के लिये प्रतिरोधकता को उत्पन्न करने की क्षमता पर कोई प्रभाव नहीं पड़ता है। ऐसा माना जाता है कि बीटा प्रापियोलैक्टोन से निष्क्रित भेड़ की चेचक के विषाणु को सोडियम एल्जीनेट या ऑयल एडज्यूवेंट के साथ मिश्रित कर बनाये गये टीके के प्रयोग से पशु में प्रतिरोधक क्षमता का अच्छा विकास होता है। वहीं दूसरी तरफ फॉर्मेलिन से निष्क्रित विषाणु को जेल पर अधिशोषित कर बने टीके को यू.एस.एस.आर., इराक व अफगानिस्तान में भेड़ में चेचक के रोकथाम व उन्मूलन कार्यक्रम में वृहद स्तर पर प्रयुक्त किया गया है। भारतवर्ष में पशु चिकित्सा अनुसंधान संस्थान, इज्जतनगर में इस विधि द्वारा भेड़ की चेचक के लिये बनाये गये टीकों को प्रयोग की दृष्टि से सुरक्षित माना

गया है। इस विधि द्वारा बनाये गये टीकों के प्रयोग से पशु में 8 से 10 माह तक चेचक रोग की प्रतिरोधक क्षमता उत्पन्न हो जाती है। इन टीकों का प्रयोग रोग क्षेत्र में रोग के प्रसार को प्रतिबन्धित करता है। इस टीके की 5 मिली. तथा 3 मिली. मात्रा को क्रमश भेड़ व मेमने में पुट्ठे पर त्वचा के नीचे लगाते हैं। मरथायोलेट की 0.01 प्रतिशत सान्द्रता से निष्क्रित माता रोग के विषाणु को जेल पर सोखकर बनाये गये टीकों के प्रयोग से पशु में एक साल तक रोग की प्रतिरोधकता उत्पन्न होती है। रासायनिक पदार्थों से निष्क्रिय करने से टीकों का एंटीजन (प्रतिजन) कमतर किस्म का होता है, अतः इस विधि से बनाये गये टीकों के स्वस्थ पशु में लगाने से अपेक्षाकृत कम समय के लिये ही रोग के लिये प्रतिरोधक क्षमता रहती है।

जीवित विषाणु द्वारा निर्मित टीके: जीवित विषाणु से बने टीके चेचक से संक्रमित भेड़ की पपड़ी तथा कोशिकाओं में अनुकूलित दो प्रकार के होते हैं। संक्रमित भेड़ की त्वचा पर बनी पपड़ी को सुखाकर व पीस कर पाउडर बना कर ऐसे ही या ग्लिसरीन में घोल कर पूँछ के नीचे की त्वचा के अन्दर इन्जेक्शन की सहायता से प्रविष्ट करा देते हैं। इस तरह से तैयार टीकों के प्रयुक्त करने को ओवीनेशन या कैप्रीनेशन कहते हैं। कोशिकाओं में अनुकूलित जीवित विषाणुओं को जेल में मिश्रित कर बनाये गये टीके अपेक्षाकृत अधिक संतोषप्रद पाये गये हैं। टीकों के प्रयोग करते समय सुई के छिद्र के बन्द होने, टीके की बड़ी मात्रा की जरूरत तथा प्रयुक्त स्थान पर फोड़े के बनने या उस स्थान की त्वचा के मृत हो जाने जैसी बाध्यतायें रहती हैं, फिर भी, आजकल कोशिकीय सम्वर्धन विधि में अनुकूलित भेड़ की चेचक के विषाणु से बने टीके ही प्रयुक्त होते हैं। वर्तमान में इन टीकों को बनाने के लिये भेड़ की चेचक के निम्न स्ट्रेन्स प्रयुक्त किये जाते हैं– (1) दि 0240 केन्या भेड़ तथा बकरी की चेचक वाला स्ट्रेन, (2) दि राउमेनियन एण्ड आर.एम.–65 स्ट्रेन, (3) दि मैसूर एवं गोरगन स्ट्रेन तथा (4) दि रानीपेट स्ट्रेन।

यद्यपि ये स्ट्रेन परिवर्तनशील होते हैं और इससे बने टीके "*कैप्रीपॉक्स समूह*" के सभी विषाणुओं से जनित रोगों के लिये प्रतिरोधक क्षमता उत्पन्न करते हैं किन्तु "दि 0240 केन्या सीप एवं गोट स्ट्रेन" को कभी भी गोवंश में प्रयुक्त नहीं करना चाहिये। इस स्ट्रेन से बने टीके के प्रयोग से पशु में इस रोग के लिये जीवनपर्यन्त तक की प्रतिरोधक क्षमता बन जाती है।

भेड़ की चेचक के लिये टीके

टीके का प्रकार	विषाणु का प्रकार	प्रयोग	लगाने का तरीका	प्रतिरोधक क्षमता बने रहने का समय
सीरम सेन्सटाइज्ड टीके	विषाणु+चेचक से ठीक हुई भेड़ का सीरम	साथ–साथ या अलग–अलग	?	संतोषप्रद
	सेन्सटाइज्ड विषाणु	रोग के प्रति बनें एंटीसीरम तथा भेड़ की चेचक के विषाणु को मिलाकर 15^0 सेंग्रे. पर 72 घंटे तक रखने के बाद	?	एक छमाही
निष्क्रिय विषाणु से बने टीके	निष्क्रित विषाणु	बीटा प्रापियोलैक्टोन से निष्क्रित कर एडज्यूवेंट मिश्रित	त्वचा के अन्दर	संतोषप्रद
	जेल एडसार्वड निष्क्रित विषाणु	मरथायोलेट (0.01%) से निष्क्रित	त्वचा के अन्दर	एक साल
	जेल एडसार्वड निष्क्रित विषाणु	फॉर्मेलिन से निष्क्रित	त्वचा के नीचे या मांसपेशियों में	8 महीने
जीवित विषाणु से बने टीके	संक्रमित पपड़ी का पाउडर	सुखाकर (डेसीकेटिड)	त्वचा के अन्दर	14 माह
	संक्रमित पपड़ी का पाउडर	ग्लिसरीन में घोलकर	त्वचा के अन्दर	संतोषप्रद
	जेल एडसार्वड जीवित विषाणु	जेल के रूप में एल्यूमिनियम हाइड्रॉक्साइड	त्वचा के अन्दर	4–8 माह
	जेल एडसार्वड जीवित विषाणु	एडज्यूवेंट मिश्रित	त्वचा के अन्दर	14–23 माह
	कोशिकीय अनुकूलित	आर–एम/65	त्वचा के अन्दर/	एक साल

जीवित विषाणु कल्चर	स्ट्रेन (एटीन्यूटेड)	नीचे	
	राउमेनियम स्ट्रेन 'फनर' (एटीन्यूटेड)	त्वचा के अन्दर	एक साल
	ए.आई. स्ट्रेन (फ्रांस)	त्वचा के अन्दर	6 माह
	टर्की स्ट्रेन	त्वचा के अन्दर	एक साल
	एल्जीरियन स्ट्रेन	त्वचा के अन्दर	–

टीकाकरण के बाद भी भेड़ में चेचक का होनाः भेड़ में कई बार चेचक के टीकाकरण के बाद भी रोग हो जाता है। इसके निम्न कारण हैं– (1) कैप्रीपॉक्स विषाणु दो प्रकार का होता है एक, जिसमें विषाणु के बाहर कोशिकीय झिल्ली का कवच होता है जो प्रायः प्राकृतिक रूप से संक्रमित हुई भेड़ों में चेचक के विषाणु की उपस्थिति से कोशिकाओं के टूटने से मुक्त हुये विषाणु के कण हैं तथा दूसरा प्रकार, जिसमें कोशिकीय झिल्ली का कवच नहीं होता है, जैसा कि *"फ्रीज थाईंग सेल कल्चर"* विधि द्वारा बनाये जाने वाले टीकों में मौजूद चेचक के विषाणु के कण। क्योंकि सेल कल्चर विधि द्वारा विकसित टीके में विषाणु के कण कोशिकीय झिल्ली के बने वाह्य कवच विहीन होते हैं, अतः इनके द्वारा स्वस्थ पशु में टीकाकरण से उत्पन्न हुये प्रतिपिंड कोशिकीय कवच युक्त चेचक के विषाणु के प्राकृतिक संक्रमण को रोक नहीं पाते हैं। इस कारण से चेचक के टीकाकरण के बाद भी भेड़ों में चेचक रोग हो सकता है, (2) त्वचा के अन्दर टीका लगाने की विधि में विशेषज्ञ व्यक्तियों की उपलब्धता में कमी, (3) टीकाकरण के लिये शीत श्रृंखला को बनाये रखने में हुई चूक तथा (4) अनुकूल टीकों (टीके के प्रकार) की अनुपलब्धता।

भारत वर्ष में निम्नलिखित संस्थान भेड़ की चेचक के टीके बनाते हैं–

1. *इंडियन इम्यूनोलॉजिकल लिमिटेडः* यह संस्थान *रक्षा–एस.पी.* नाम से भेड़ की चेचक का टीका बनाता है। इस टीके के एक पैकेट में दो शीशी होती है जिसमें से एक शीशी में पचास भेड़ों के लिए डीप फ्रीज्ड चेचक का टीका तथा दूसरी में इस टीके के घोलने के लिये 50 मिली. डाइल्यून्ट होता है। टीके को लगाने से पूर्व डाइल्यून्ट को टीके वाली शीशी में डालते हैं तथा भलीभाँति मिश्रित करने के पश्चात् तीन महीने या अधिक की उम्र वाली भेड़ों की मध्य ग्रीवा या पुट्ठे की मांस–पेशियों में इस टीके की 1 मिली. मात्रा का इन्जेक्शन लगा देते हैं। भेड़ों में प्रायः मेमनों की पैदाइश के बाद या प्रजनन ऋतु में इस रोग के लिये टीकाकरण करते हैं। जो भेड़ गर्भकाल की अन्तिम अवस्था में होती है उनमें इस टीके का प्रयोग नहीं करते हैं। कभी–कभी कुछ भेड़ों में टीकाकरण के तुरन्त बाद, टीके के लिये प्रतिक्रिया दिखायी देती है। ऐसी परिस्थिति मे भेड़ में शीघ्र अतिशीघ्र प्रतिहिस्टामिन का इन्जेक्शन दे

देते हैं। इस टीके को 2 से 8^0 सेंग्रे. के तापक्रम तथा डाइल्यून्ट को ठण्डे तथा रोशनी से दूर के स्थान पर रखना चाहिये। टीकाकरण करते समय टीके में डाइल्यून्ट को तब ही डालना चाहिये जब इसको प्रयोग में लाना हो तथा टीकाकरण के अंत में डाइल्यून्ट से मिश्रित टीके की बची हुई मात्रा को वैज्ञानिक विधि द्वारा नष्ट कर देना चाहिये।

2. *हैस्टः* यह संस्थान भेड़ की चेचक के लिये 25 मिली. या 50 मिली. मात्रा वाली टीके की शीशी बनाता है। यह टीका भेड़ की चेचक का टीका (जीवित) नाम से बाजार में उपलब्ध है। टीके की 1 मिली. मात्रा को भेड़ की त्वचा के नीचे इन्जेक्शन द्वारा लगाते हैं तथा प्रतिवर्ष टीके की पुनरावृत्ति की जाती है।

3. *वायो–मेड (प्रा.) लिमिटेडः* यह कम्पनी *बकरी की चेचक* के साथ–साथ भेड़ की चेचक के टीके का भी निर्माण करती है। एक पैकेट में 25 भेड़ों के टीके, डाइल्यून्ट के साथ बेचे जाते हैं। छः माह से कम बकरी के बच्चों या मेमनों की त्वचा में इस टीके की 0.2 मिली. मात्रा तथा 6 महीने के उपरान्त इस टीके का दूसरा (वूस्टर) इन्जेक्शन लगाया जाता है। इसके बाद प्रतिवर्ष इस टीके का इन्जेक्शन दिया जाता है। कभी–कभी कुछ पशुओं में इस टीके के प्रयोग के 3 से 6 दिनों के भीतर टीके लगाने के स्थान पर चेचक की फुंरिया निकल आती है जो बाद में स्वतः समाप्त हो जाती है।

4. *भारतीय एग्रो इंडस्ट्रियल फाउन्डेशनः* यह कम्पनी 10,25, 50 और 1000 की मात्रा में भेड़ के टीकों का निर्माण करती है।

5. *भारतीय पशु चिकित्सा अनुसंधान संस्थान (इज्जतनगर/मुक्तेश्वर):* भेड़ तथा बकरी द्वय की चेचक के टीके।

6. *इंस्टीट्यूट ऑफ वेटेरेनरी बायलॉजिकल प्रोडक्ट्स (पुणे, महाराष्ट्र):* भेड़ एवं बकरी की चेचक के टीके।

7. *इंस्टीट्यूट ऑफ वेटेरेनरी प्रिवेन्टिव मेडीसिन (रानीपेत/चेन्नई):* भेड़ की चेचक का टीका।

8. *वेटेरेनरी बायलॉजिकल एण्ड रिसर्च इन्सटीट्यूट (हैदराबाद, आन्ध्र प्रदेश):* भेड़ की चेचक का टीका।

9. *रीजनल वेटेरेनरी एण्ड बायलॉजिकल यूनिट (वेटेरेनरी हॉस्पिटल, जयपुर, राजस्थान):* भेड़ तथा बकरी की चेचक की टीके।

संदर्भ

रैना, ए. के. सिंह, आर. दत्ता, टी. के. कुमार, वी. एस. एस. गुप्ता, एस. के. (2003). एपिडिमियोलॉजिकल स्टडी ऑफ एन आउटब्रेक ऑफ शीप पॉक्स डिज़ीज इन एन आर्गेनाइज्ड फार्म. इन्टास पॉलीवेट. 4(1): 72–75।

मार्टिन, डब्ल्यू. बी. एटकिन (2000). डिज़ीज ऑफ शीप, तृतीय संस्करण, ब्लैकवेल साइंस लिमिटेड, जॉन स्ट्रीट, लंदन।

शर्मा, एम. एम. उप्पल, पी. के. लोंकर, पी. एस. माथुर, पी. बी. (1986). एपिडिमियोलॉजी ऑफ ए शीप पॉक्स आउटब्रेक इन मटन एंड फाइन वूल टाइप शीप एट एन आर्गेनाइज्ड फार्म. इंडियन जनरल ऑफ एनीमल साइंस 56(12): 1183–1186।

भानुप्रकाश, वी. मूर्ति, ए. आर. एस. कृष्णाप्पा, जी. श्रीनिवासगौड़ा, आर. एन. इंद्राणी, वी. के. (2005). एन एपिडिमियोलॉजिकल स्टडी ऑफ शीप पॉक्स इन्फेक्शन इन कर्नाटक स्टेट. रेव. साइ. टेक. ऑफ. इन्ट. एपिज. 24(3): 909–920।

गिटाओ, सी. जी. मिबिंडो, सी. ओमानी, आर. केम्बिनो, वी. (2017). रिव्यू ऑफ शीप पॉक्स डिसीज इन शीप. जनरल ऑफ वेटेरेनरी मेडीसिन एंड रिसर्च. 4(1): 1067–69।

बुलर, आर. एम. आरिफ, बी. एम. ब्लैक, डी. एन. (2005). पॉक्सविरिडी इन वायरस टैक्सोनामी. इंग्लिश रिपोर्ट ऑफ दि इंटरनेशनल कमेटी ऑन दि टैक्सोनामी ऑफ वायरस. इ एल्सवीयर एकेडिमिक प्रेस, ऑक्सफोर्ड, 117।

ओ आई ई (2013). ओ आई ई टेक्नीकल डिज़ीज कार्ड. (Scientific-dept@oie.int.)

सिंह, आई. पी. पांडे, आर. श्रीवास्तव, आर. एन. (1979). शीप पॉक्स अ रिव्यू. वेटेरेनरी बुलेटिन. 49: 145–154।

नलिंस्की, सी. ए. डेल्हान, जी. अफोंसो, सी. एल. एट अल. (2008). रैपिड प्रीक्लीनिकल डिटेक्शन ऑफ शीप पॉक्स वायरस बाई रियल टाइम पी सी आर एस्से. जनरल क्लीन. माइक्रोबायोल. 46: 438–442।

❑❑❑

अध्याय 11

अज संधि–मस्तिष्कशोथ

पर्यायवाची: कैप्राइन आर्थराइटिस इनसिफैलाइटिस, विषाणुज श्वेतमस्तिष्कसुषुम्नाशोथ।

अज संधि–मस्तिष्कशोथ बकरी में होने वाला एक जीवाणु जनित संक्रामक रोग है, जिसमें वयस्कों में गठिया, न्यूमोनिया, थनैला तथा मेमनों में स्नायु से सम्बन्धित लक्षण प्रकट होते हैं। वयस्कों में रोग के लक्षण संक्रमण होने के काफी समय बाद तथा धीरे–धीरे प्रकट होते हैं। इस रोग का कोई भी उपचार उपलब्ध नहीं है। मेमनों में मृत्यु, वयस्कों में दूध में कमी, वजन में कमी, मृत्यु आदि होने से रोग का व्यापक आर्थिक महत्व है (रैडोस्टिट्स एट अल, 2003)।

रोग कारण: रोग *रेट्रोवायरिडी* परिवार के *लेन्टीवायरस* समूह के *कैप्राइन आर्थराइटिस इनसिफैलाइटिस* विषाणु से होता है। यह एकसूत्रीय रिबोन्यूक्लिक अम्ल वाला विषाणु है जो आवरण युक्त तथा विंशफलकी संरचना का होता है। इस समूह के अन्य विषाणु भेड़ में मीडी–विस्ना, वर्धमान न्यूमोनिया, अश्व में अश्व संक्रामक अरक्तता तथा मनुष्यों में एड्स रोग करते हैं। गुणसूत्रीय एवं जीन स्तर पर बहुत अधिक अलग होने के बाद भी रोग का विषाणु संरचनात्मक प्रोटीन (चार, आवरण की प्रोटीन तथा तीन, आंतरिक संरचना के निर्माण में प्रयुक्त प्रोटीन) में मीडी विस्ना के विषाणु से बहुत अधिक समानता होने के कारण जो प्रतिपिंड बनाता है, वह सीरम परीक्षण में दोनों रोग के विषाणु के लिये धनात्मक परिणाम देते हैं। इस कारण सीरम परीक्षण पर प्रभावित पशु भेड़ या बकरी है, के आधार पर ही निष्कर्ष निकाला जा सकता है। अज संधि–मस्तिष्कशोथ रोग का विषाणु एक बार संक्रमण हो जाने पर संक्रमित पशु में जीवन पर्यन्त तक बना रहता है (रुबी एट अल, 1985; नोल्स एट अल, 1991)।

रोग क्षेत्र विवरण: यह एक ऐसा रोग है जो बहुधा डेयरी के लिये प्रयुक्त बकरी पालने वाले राष्ट्र–कनाडा, फ्रांस, नार्वे, स्विटजरलैण्ड एवं अमेरिका तथा इनसे बकरी आयातित करने वाले राष्ट्रों केन्या, मैक्सिको, न्यूजीलैण्ड एवं पेरू में पाया जाता है। इसके अतिरिक्त विश्व के अन्य राष्ट्रों में भी रोग के होने के प्रमाण मिले हैं। भारतवर्ष से भी रोग होने के कुछ मामले प्रकाश में आये हैं (वसीम एट अल, 2015)।

रोग को संवेदनशील पशुः रोग केवल बकरी में होता है। सभी प्रजाति की बकरियाँ रोग से प्रभावित होती हैं, किन्तु दुधारू प्रजाति की बकरियों में रोग अधिक तथा अंगोरा प्रजाति में कम होता है। नर तथा मादा दोनों ही प्रकार की बकरियाँ रोग को समान रूप से सुग्राही होती हैं। आयु बढ़ने के साथ ही रोग के लिये संक्रमण दर भी बढ़ती जाती है (बोर्डी एट अल, 1998)।

रोग प्रसरणः रोगी या संक्रमित भेड़ के खीस तथा दूध में रोगकारक स्वतंत्र विषाणु या संक्रमित मैक्रोफाज भी स्रावित होते हैं। अतः ऐसी बकरी का खीस या दूध पीने से मेमनों में संक्रमण होता है। कुछ एक वैज्ञानिकों का मत है कि गर्भकाल में भ्रूणावस्था में या जन्म के समय योनि मार्ग से गुजरते समय भी मेमनों में संक्रमण हो सकता है। रोगी पशु के सीधे सम्पर्क में आने से भी रोग का प्रसरण होता है। किन्तु, यह किस प्रकार होता है, यह अधिक ज्ञात नहीं है। सीधे सम्पर्क के अतिरिक्त संक्रमित भेड़ के स्राव से दूषित चारा–पानी, कई पशुओं में एक ही सुई का प्रयोग, टैटू के लिये एक ही मशीन का प्रयोग, निःश्वास वायु, एक ग्वाले द्वारा कई बकरियों का दूध दुहना आदि तरीकों से भी रोग के प्रसरण की संभावनायें खंगाली जा रही हैं। इसके अतिरिक्त रोग के प्रकटीकरण पर बकरियों को पालने तथा रख–रखाव के तरीकों का भी व्यापक असर पड़ता है। जैसे, जो भेड़ पक्के फर्श पर पाली जाती है, तथा जिनमें कूदने–फांदने पर जोड़ों में ज्यादा चोट लगती है, उनमें रोग अधिक होता है (अडम एट अल, 1983; मैक गुइर एट अल, 1990; रोवे एवं ईस्ट, 1997; अली एट अल, 2016)।

रोग का आर्थिक महत्वः रोगी मेमनों में मृत्यु, बकरी में दुग्ध उत्पादन का कम होना, लंगड़ा होने से चारा प्राप्त कर खाना कम कर देना तथा परिणामस्वरूप वजन का लगातार गिरते रहना, पशु तथा उत्पाद के निर्यात पर रोक, रख–रखाव पर अधिक व्यय तथा पशु एवं पशुपालक को मानसिक आघात आदि इस रोग के ऋणात्मक प्रभाव है जो सफल बकरी व्यवसाय के आगे एक प्रतिरोध के रूप में दृष्टित होते हैं (पीटरहैंस एट अल, 2004; अजवेडो एट अल, 2017)।

रोगजनात्मकताः दुधमुँहे बच्चे में, संक्रमित बकरी का खीस या दूध पीने पर दुग्ध में मौजूद स्वतंत्र विषाणु या विषाणु युक्त मैक्रोफाज कोशिकायें आहारनाल की स्वस्थ एवं समृद्ध श्लेष्मा कला को पार कर जालीय अंतःकला तंत्र में प्रविष्ट हो जाती हैं। यहाँ पर यह विषाणु मोनोसाइट या मैक्रोफाज में पहुँचकर निष्क्रिय होकर संक्रमणकारी अवस्था से पूर्व की स्थिति में सुसुप्तावस्था में पड़ा रहता है। जब ये संक्रमित मोनोसाइट, लाल अस्थि मज्जा से निकलकर रक्त परिसंचरण तंत्र द्वारा शरीर के विभिन्न भागों में पहुँचकर मैक्रोफाज के रूप में परिपक्व होती हैं (मैक्रोफाज को मस्तिष्क में ग्लायल कोशिका, यकृत में कुप्फर कोशिका, वृक्क में मीजेन्जियल कोशिका, फेफड़ों में सेप्टल कोशिका कहते हैं), तब विषाणु के सक्रिय हो उठने के फलस्वरूप लसीका कोशिकाओं की अति सक्रियता एवं वृद्धि के कारण रोग के लक्षण प्रकट होते हैं। रोग में लिम्फोसाइट द्वारा उत्पन्न गामा इंटरफेरोन की

विशिष्ट भूमिका होती है। यह इंटरफेरोन मोनोसाइट कोशिकाओं के परिपक्व तथा विषाणु के सक्रिय होने की गति को कम कर मैक्रोफाज कोशिकाओं की सतह पर क्लास आई.ए. ऊतकसंगतता प्रतिजन के प्रकटीकरण की प्रक्रिया को तेज कर देता है। इसके फलस्वरूप संक्रमित बकरी का प्रतिरोधी तंत्र सक्रिय होकर विषाणु को निरपेक्ष करने वाले प्रतिपिंड तथा विषाणु को नष्ट करने के लिये कोशिकाओं को निर्मित करने वाले लसीका तंत्र में कोशिकाओं के निर्माण की प्रक्रिया को प्रारम्भ कर देता है। किन्तु शरीर का यह प्रयास विषाणु को नष्ट करने में पूर्ण रूपेण विफल होता है, तथा इस प्रतिक्रिया के फलस्वरूप ही शरीर के विभिन्न भागों में परिवर्तन दृष्टित हो रोग के लक्षण के रूप में प्रकट होते हैं।

टीकाकृत तथा बिना टीकाकृत किये हुये पशु में विषाणु का कृत्रिम संक्रमण कराने पर टीकाकृत पशु में अधिक तेजी से तीव्र लक्षणों का प्रकट होना उपर्युक्त कथन में छिपे हुये संदेह की पुष्टि करता है। इसीलिये इस रोग के विषय में प्रख्यात है कि एक बार बकरी के रोगकारक विषाणु से संक्रमित हो जाने पर विषाणु बकरी के शरीर में अंतकाल तक रहता है, तथा बराबर शरीर में उत्पन्न मोनोसाइट के कुछ प्रतिशत पर आक्रमण एवम् संक्रमित कर लक्षण को प्रकट या न प्रकट कर रोग का प्रसरण किये रहता है। बकरी का खीस पीने से मेमने के शरीर में पहुँचे हुये प्रतिपिंड विषाणु का संक्रमण रोकने में अक्षम होते हैं। रोग में संक्रमित मोनोसाइट जोड़ों में पहुँचकर गठिया, मस्तिष्क में पहुँचकर मस्तिष्कशोथ, फेफड़ों में पहुँचकर धीमी गति से विकसित हो दीर्घकाल तक चलने वाली अंतरालीय न्यूमोनिया, तथा अयन में पहुँचकर थनैला रोग या दुग्ध उत्पादन में कमी का रोग करते हैं (कार्क, 1990; बलगिन, 1990)।

रोग के लक्षण: रोग निम्न में से किसी भी एक या अधिक प्रकार में प्रकट हो सकता है–

बिना लक्षण प्रकट किये रोग होना: कुछ एक विषाणु से संक्रमित भेड़ों में चारा खाने के बाद भी वजन धीरे–धीरे कम होता जाता है। वजन घटने के अतिरिक्त कोई अन्य लक्षण प्रकट नहीं होता है। रोगी पशु में वजन घटने के लिये किसी विशिष्ट कारण की पुष्टि नहीं हुई है पर यह सम्भवतः अधिक मात्रा में आंतरिक साइटोकाइंस के स्रावित होने से हो सकता है।

स्नायु तंत्र के लक्षणों से युक्त रोग: रोग का यह प्रकार प्रायः 2 से 6 माह की आयु के बकरी के मेमनों में दृष्टित होता है। इसमें रोगी के पिछले एक या दोनों पैर कमजोर होने लगते हैं, जिससे वह ठीक से खड़ा नहीं रह पाता है। रोगी को उठने–बैठने तथा चलने में कठिनाई होती है। चलने पर दोनों पैरों तथा शरीर के बीच तारतम्यता का अभाव दिखायी देता है। अतः पशु छोटे–छोटे कदम उठाकर लड़खड़ाता हुआ चलता है या गिर पड़ता है। समय के साथ 5 से 10 दिनों में दोनों पैरों को लकवा मार जाता है। मस्तिष्क में सूजन के फलस्वरूप मेमनों का सिर एक तरफ झुक जाता है तथा कुछ एक तो गोल घेरे में चक्कर

भी काटने लगते हैं। प्रभावित पशु सामान्य दिखते हैं तथा दूध पीना या चारा खाना जारी रखते हैं। पिछले पैरों का रोग धीरे–धीरे चारों पैरों को चपेट में ले लेता है जिससे पशु लाचार हो जाता है।

धीमी गति से विकसित हो दीर्घकाल तक चलने वाली अंतरालीय न्यूमोनिया: वयस्क बकरी में भेड़ के मीडी–विस्ना तथा अवि वर्धमान न्यूमोनिया रोग की भाँति ही अंतरालीय न्यूमोनिया के लक्षण प्रकट होते हैं। बकरी चलने पर गर्भकाल के अन्तिम या फिर ब्यांत के समय तथा थनैला रोग के होने पर जब शरीर पर अत्याधिक दबाव पड़ता है, हाँफना तथा छटपटाना शुरू कर देती है। खांसी के साथ कफ निकलता है। कभी–कभी मानसिक लक्षणों से ग्रस्त बकरी के मेमनों के फेफड़ों में भी एक या अधिक खण्ड में संक्रमण हो जाने पर उपर्युक्त लक्षण दिखायी देने लगते हैं।

थनैला रोग: ब्यांत के बाद बकरी का अयन पत्थर की तरह कठोर हो जाता है तथा थनों से बिल्कुल भी दूध नहीं निकलता है। रोग में अयन की ग्रंथियाँ तो कठोर हो जाती हैं किन्तु त्वचा ढीली–ढाली ही रहती है। ऑक्सीटॉसिन लगाने पर भी बकरी दूध नहीं देती है। जो कुछ भी दूध की बूंदें निकलती हैं उनमें कोशिकाओं की संख्या बहुत ज्यादा होती है। अयन के लक्षणों के अतिरिक्त बकरी सामान्य ही रहती है। कुछ एक मामले में बकरियाँ समय के साथ धीरे–धीरे दूध देना प्रारम्भ कर देती हैं किन्तु वह कभी भी पूर्ण रूप से ठीक नहीं हो पाती हैं।

गठिया (सन्धि शोथ): रोग का यह रूप बहुधा वयस्क या एक वर्ष से अधिक आयु वाली बकरियों में देखने को मिलता है। रोग एकाएक प्रकट होता है, तथा पशुगत स्तर पर भिन्न–भिन्न प्रकार से सन्धि शोथ के लक्षण प्रकट होते हैं। सन्धि शोथ (गठिया) सर्वप्रथम अगले पैरों में घुटनों के जोड़ में दृष्टित होती है, तथा धीरे–धीरे क्रम से पिछले पैर में टखनों, जानु, फैटलोक एवम् कुल्हे के जोड़ को प्रभावित करती हुई शरीर के अन्य जोड़ों तक पहुँच जाता है। कुछ मामलों में गठिया सिर्फ एक जोड़ में, जबकि अन्य में एक से अधिक जोड़ों में दिखायी देती है।

गठिया के प्रारम्भिक चरणों में जोड़ देखने तथा छूने पर सामान्य लगता है। कुछ प्रभावित बकरियाँ उठना–बैठना कम कर देती हैं तथा खड़े होने पर उनके पैरों में अकड़न होती है। ऐसे में वह पत्ते एवं चारा खाना भी कम कर देती हैं जिससे उनका वजन धीरे–धीरे घटने लगता है। जबकि अन्य में प्रभावित होने वाले जोड़ की छोटी हड्डियों की थैली में द्रव्य एकत्र होने से अग्र भाग पर लगभग 10 सेमी. के आकार तक की वृद्धि दिखायी देती है। वृद्धि छूने पर ठंडी तथा दर्दरहित होती है। वृद्धि से द्रव्य को इन्जेक्शन की सहायता से नैदानिक उद्देश्य के लिये बाहर निकालने पर वह पुनः भर जाता है। कुछ जानवरों में यह अवस्था महीनों तक रह सकती है, जबकि अन्य में धीरे–धीरे सूजन को छूने पर पीड़ा होने लगती है तथा यह गठिया में परिवर्तित हो जाती है। प्रारम्भ में जो जोड़ मुलायम लगता

था, धीरे–धीरे कैल्सियम तथा अन्य लवणों के एकत्र होने से कड़ा होता जाता है, और अंततः गांठ में परिवर्तित हो हड्डी बन जाता है। जोड़ के स्थिर हो जाने पर बकरी पैर को टेढ़ा कर आगे बढ़ती है। जब दोनों अग्र पैरों के जोड़ प्रभावित होते हैं, तो बकरी घिसटना प्रारम्भ कर देती है। प्रभावित बकरी के जीवनकाल पर लंगड़ापन का कोई भी प्रभाव नहीं पड़ता है तथा वह पूर्ण जीवनकाल तक जीती है। त्वचा शुष्क हो जाती है। एक तरफ अधिक समय तक पड़े रहने पर घाव भी बन सकते हैं (क्राफोर्ड एट अल, 1981; मैकडायरमिड, 1984; चक्रवर्ती, 2017)।

रोग का निदानः रोग का निदान निम्नलिखित प्रकार से किया जा सकता है– (1) क्षेत्र एवं झुंड में विषाणु की पहले से विद्यमतता के विषय में जानकारी प्राप्त कर, (2) ऊपर वर्णित लक्षणों के आधार, (3) अन्य मिलते–जुलते लक्षणों वाले रोग, जैसे माइकोप्लाज्मता, क्लेमिडिया, कॉपर की कमी, निमेटोडियोसिस, लिस्टीरियता, मेरूरज्जु के फोड़े आदि से विभेदीकृत पहचान कर, (4) *जोड़ के द्रव्य का परीक्षण करः* प्रभावित जोड़ से द्रव्य निकालने पर वह हल्के लाल से भूरे रंग का दिखता है। द्रव्य की सांद्रता भी सामान्य से कम होती है तथा उसमें कोशिकाओं की संख्या 20,000 प्रति घन मिमी. तक हो सकती है। इन कोशिकाओं में 90 प्रतिशत तक एककेन्द्रीय कोशिकायें (लिम्फोसाइट, जोड़ की कोशिकायें एवं मैक्रोफाज) होती हैं, (5) *एक्स–रे परीक्षण द्वाराः* रोग की प्रारम्भिक अवस्था में प्रभातित जोड़ का रेडियोग्राफिक अध्ययन करने पर कुछ एक मामलों में जोड़ का आवरण बढ़ा हुआ तथा हड्डियों के सम्पर्क स्थल पर थोड़ी सी वृद्धि दिखायी देती है। जबकि कुछ काल बाद के मामलों में जोड़ का आवरण, जोड़ के अन्दर के मुलायम भाग, मांसपेशियों एवं हड्डियों को जोड़ने वाले तंतु में कैल्सियम एवं अन्य लवणों का एकत्रीकरण, हड्डियों में अस्थि नाशक कोशिकाओं की उपस्थिति, हड्डियों के बीच के स्थान में कमी, टूटफूट एवं एक–दूसरे से जुड़ने तथा जोड़ के आवरण के फटने आदि के लक्षण प्रकट होते हैं, (6) *सीरम परीक्षण द्वाराः* रक्त तथा सीरम में विषाणु एवं विषाणु के विरूद्ध बने प्रतिपिण्डों को पी सी आर तथा ऐगार जेल प्रतिरक्षी विसरण परीक्षण एवं एलीसा परीक्षण द्वारा पहचान कर (नोल्स एट अल, 1994; पनुम एवं रुकवामसुक, 2017), (7) *शव परीक्षण द्वाराः* प्रभावित जोड़ को खोलने पर रेडियोग्राफ से विश्लेषित परिवर्तन मूर्त रूप में साकार हो उठते हैं। इनके अतिरिक्त जोड़ की झिल्ली भूरे रंग की दिखती है, जिसमें से छोटी–छोटी अंगुलीनुमा संरचनायें जोड़ के अन्दर को जाती हुई दिखायी देती हैं। जोड़ की हड्डियों की सतह खुरदरी तथा उखड़ी हुई होती है। टूटी हुई किरचें (छोटी–छोटी हड्डियाँ) हड्डियों के बीच के स्थान पर चावल के समान पड़ी हुई मिलती हैं। सूक्ष्मदर्शी से ऊतकीय अध्ययन करने पर भी जोड़ की कोशिकाओं एवम् एककेन्द्रीय कोशिकाओं (लिम्फोसाइट, मैक्रोफाज, प्लाज्मा कोशिकाओं) की संख्या में वृद्धि, हड्डियों को जोड़ने वाले तंतुओं में कैल्सियम का एकत्र होना, फाइब्रिन रेशों का जमाव आदि लक्षण प्रकट होते हैं। रोगी पशु के गर्भाशय में भी अधिक संख्या में एक केन्द्रीय कोशिकायें पायी जाती हैं।

रोग का उपचारः रोग का कोई भी विशिष्ट उपचार नहीं है। रोग की प्रारम्भिक अवस्था में खुरों की भलीभांति देखभाल, रहने के स्थान पर चारा–पानी खिलाना–पिलाना तथा दर्दनिवारक दवाओं, यथा एस्प्रिन (100 मिग्रा. प्रति किलो पशुभार की दर से 12 घंटे के अंतराल पर) या फिनाइल ब्यूटाजोन (10 मिग्रा. प्रति किलो पशु भार की दर से प्रतिदिन) देकर रोगी बकरी के कष्ट को कम किया जा सकता है। अन्यथा वयस्क बकरी में मानवीय आधार पर इच्छा मृत्यु की तरह रोग से छुटकारा पाने के लिये जीवनमुक्ति प्रदान की जा सकती है।

रोग निवारणः रोग की रोकथाम निम्नलिखित प्रकार से की जा सकती है– (1) प्रतिवर्ष बकरी के झुंड का सीरम परीक्षण कर धनात्मक पशु को अलग कर, (2) विदेशों से आयातित बकरी को देश में पहुँचने के स्थल पर रोककर पूर्ण परीक्षण के बाद ही देश में प्रविष्ट की अनुमति द्वारा, (3) बकरी के मेमने को माँ से अलग कर विषाणु मुक्त बकरी का दूध पिलाकर, (4) को एक दूसरे से अलग–अलग रखकर, (5) बाड़े की साफ–सफाई तथा व्यक्तिगत स्वच्छता पर विशेष ध्यान देकर।

संदर्भ

रैडोस्टिट्स, ओ. एम. गे. सी. सी. ब्लड, डी. सी. हिचक्लिफ, के. डब्ल्यू. (2003). वेटेरेनरी मेडीसिन– ए टेक्सट बुक ऑफ दि डिज़ीज ऑफ कैटल, पिग, गोट एंड हार्स, नवम् संस्करण, ई एल बी एस, बेलेर टिंडल, लंदन।

बलगिन, एम. एस. (1990). ओवाइन प्रोग्रेसिव न्यूमोनिया, कैप्राइन आर्थराइटिस इनसिफैलाइटिस एंड रिलेटिड लेन्टीवायरस डिज़ीज ऑफ शीप एंड गोट. वेट. किलिन. नार्थ एम.: फूड एनीमल प्रैक्टिस. 6(3): 691–704।

मैक गुइर, टी. सी. ओराउर्क, के. नोल्स, डी. एफ. चीवर, डब्ल्यू. पी. (1990). कैप्राइन आर्थराइटिस इनसिफैलाइटिस लेन्टीवाइरस. ट्रांसमिशन एंड डिज़ीज. कर. टाप. माइक्रोबायोल इम्यूनाल. 160: 61–65।

अडम, डी. एस. एंडरसन, के. पी. कार्लसन, जे. एल. मैकगुटर, टी. सी. गोरम, जे. आर. (1983). ट्रांसमिशन एंड कंट्रोल ऑफ कैप्राइन आर्थराइटिस इनसिफैलाइटिस वायरस. अमेरिकन जनरल ऑफ वेटेरेनरी रिसर्च. 44(9): 1670–1675।

रोवे, जे. डी. ईस्ट, एन. ई. (1997). रिस्क फैक्टर फार ट्रांसमिशन एंड मेथेड़ फार कंट्रोल ऑफ कैप्राइन आर्थराइटिस इनसिफैलाइटिस वायरस. वेटेरेनरी क्लीनिक, फूड एनीमल प्रैक्टिस. 13(1): 35–53।

कार्क, एल. सी. (1990). पैथोलॉजी एंड एपिडिमियोलाजी ऑफ लेन्टीवायरल इन्फेक्शन ऑफ गोट. इन मीडी–विस्ना एंड रिलेटिड डिसीज पीटरसन, जी. हॉफ जार्जिन्सन, आर. क्लूवर एकेडिमिक प्रेस, नीदरलैंड, 119–127।

नोल्स, डी. पी. चीवर, डब्ल्यू. पी. मैक गुइर, टी. सी. ब्रासफील्ड, ए. एल. हारवुड, डब्ल्यू. जी, स्टेम, टी. ए. (1991). स्ट्रक्चर एंड जिनेटिक वैरियेबिलिटी ऑफ इन्वलप ग्लाइकोप्रोटीन ऑफ टू एंटीजिनिक वैरियंट ऑफ कैप्राइन आर्थराइटिस इनसिफैलाइटिस लेन्टीवाइरस. जनरल ऑफ वायरोलाजी. 65(11): 5744–5750।

रुबी, पी. गोगुलवस्की, डी. एडम, एस. मैकगुटर, टी. सी. बैंक, के. एल. चीवर्स, डब्ल्यू. पी. (1985). एंटीजिनिक क्रास रिएक्टीविटी बिटवीन कैप्राइन आर्थराइटिस इनसिफैलाइटिस, विस्ना एंड प्रोग्रेसिव न्यूमोनिया वायरस इन्वाल्वस आल वीरान एसोसिएटिड प्रोटींस एंड ग्लाइकोप्रोटींस. जनरल जेन. वीराल. 66: 1233–1240।

वसीम, ए. पवैया, आर. वी. एस. सिंह, आर. गुप्ता, वी. के. राजकुमार, के. मीर, एम. एस. आमिर, एस. (1915). सीरोप्रवीलेंस ऑफ कैप्राइन आर्थराइटस इनसिफैलाइटिस वायरस इन्फेक्शन इन इंडियन गोट. इंडियन जनरल ऑफ वेटेरेनरी पैथोलॉजी. 39(1): 15–19।

नोल्स, डी. पी. एबरमैन, जे. एफ. स्रोपशायर, सी. वंडरशैली, जे. ब्राडवे, डी. जीजॉन, एच. एन. चीवर्स, डब्ल्यू. पी. (1994). इबैलुएशन ऑफ एगार जेल इम्यूनोडिफ्यूजन सीरोलाजी यूजिंग कैप्राइन एंड ओवाइन लेन्टीवाइरल एंटीजन फार डिटेक्शन ऑफ एंटीबाडी टू कैप्राइन आर्थराइटिस इनसिफैलाइटिस वायरस. जनरल ऑफ क्लीनिकल माइक्रोबायोलॉजी. 32(1): 243–245।

पनुम, रुकवामसुक, टी. (2017). डायग्नोसिस ऑफ कैप्राइन आर्थराइटिस इनसिफैलाइटिस वाइरस इन्फेक्शन इन डेयरी गोट बाई एलीसा, पी सी आर एंड वायरल कल्चर. पोल. जे. वेट. साइंस. 20(2): 347–353।

बोर्डी, एस. जे. बर्मीजिलो, ए. डी. सी. स्नोडर, जी. डी. मार्टिना, जे. सी. डी. (1998). करेंट कान्सेप्ट इन दि एपीजूटिओलॉजी, डायग्नोसिस एंड इकोनोमिक इंर्पोटेंस ऑफ ओवाइन प्रोग्रेसिव न्यूमोनिया इन नार्थ अमेरिका: अ रिव्यू. स्माल रुमीनेंट रिसर्च: 27(1): 1–17।

पीटरहैंस, ई. ग्रीनलैंड, टी. बैडियोला, जे. हारकिस, जी. बरटोनी, जी. अमोरिना, बी. एलियसजेविक, एम. जस्टी, आर. ए. क्रेबिंग, आर. लाफोंट, जे. पी. लिनियन, पी. पीटरसन, जी. पिचर्ड, जी. थोरले, जे. विटु, सी. मोरनेक्स, जे. एफ. पेपिन, एम. (2004). रूट आफ ट्रांसमिशन एंड कान्सीक्यूंस ऑफ स्माल रुमीनेंट लेंटीवायरस (एस आर एल वी) इन्फैक्शन एंड इरैडीकेशन स्कीम. वेटेरेनरी रिसर्च. 35: 257–274।

अजवेडो, डी. ए. ए. सेंटोस, वी डब्ल्यू. एस. सोसा, ए. एल. एम. पिक्सोटो, आर. एम. पिनहीरो, आर. आर. एंड्रियोली, ए. टीकसेरिया, एम. एफ. एस. (2018). स्माल रुमीनेंट लेन्टीवाइरस: इकोनोमिक एंड प्रोडक्टिव लॉस, कान्सीक्यूंस ऑफ डिज़ीज. आर्किवोस डो इंस्टीटूटो बायोलोजिको. 84, आई एस एस एन. 1808–1857।

क्राफोर्ड, टी.बी. एडम, डी.एस. (1981). कैप्राइन आर्थराईटिस इनसिफैलाइटिस: क्लीनिकल फीचर एंड प्रिजेन्स ऑफ एंटीबाडी इन सलेक्टिड गोट पापुलेशन. जनरल ऑफ अमेरिकन वेटेरेनरी मेडीकल एसोसियेशन. 178(7): 713–719।

मैकडायरमिड, एस.सी. (1984). कैप्राइन आर्थराइटिस इनसिफैलाइटिस. न्यूजीलैंड वेटेरेनरी जनरल. 32(10): 165–166।

चक्रवर्ती, ए. (2017). अ टेक्सट बुक ऑफ प्रीवेंटिव वेटेरेनरी मेडीसिन. छठा संस्करण, कल्याणी पब्लिशर, लुधियाना, भारत।

अली, डब्ल्यू. ए. सईद, आई.के. मुतवकील, एस. एम. अल्जीजोली, ओ. ए. मोहम्मद, ए. बी. अहमद, आई. एच. एल्हासन, एस. एम. अहमद, बी. ए. असील, आर. एम. ए. अल्सराज, एम. ए. अब्देलगदर, ए. ए. अली, बाई. एच. (2016). डिटेक्शन ऑफ एंटीबाडी टू कैप्राइन आर्थराइटिस इनसिफैलाइटिस वायरस इन गोट एंड शीप इन सम लोकेलिटी इन सूडान. जनरल ऑफ एडवांस वेटेरेनरी एंड एनीमल रिसर्च. 3(3): 259–262।

❑❑❑

अध्याय 12

गो अल्पकालिक ज्वर

पर्यायवाची: बोवाइन एपीमीरल ज्वर, तीन दिवसीय ज्वर, अढ़ैया ज्वर।

गो अल्पकालिक ज्वर गोपशु एवं भैंस में होने वाला एक संक्रामक रोग है। पशु में रोग के लक्षण तीन दिनों तक रहते हैं। इस कारण से इसे त्रिदिवसीय ज्वर भी कहते हैं। रोग में पशु को तीव्र ज्वर होता है तथा आँख, नाक एवं मुँह से स्राव निकलता है। गर्दन, पुट्ठे एवं पिछले पैरों की मांसपेशियों में सूजन आ जाती है। मांसपेशियों में सूजन, अकड़न एवं कंपकंपाहट के कारण पशु लंगड़ाकर चलता है। यह लक्षण 3 से 5 दिनों तक रहते हैं, उसके बाद पशु स्वतः ही ठीक होने लगता है। कुछ एक मामलों में रोग के दौरान ही पशु की मृत्यु भी हो जाती है (रैडोस्टिट्स एट अल, 2003)।

रोग कारण: यह एक विषाणु जनित रोग है, जो रोगी पशु से स्वस्थ पशु में एक विशेष प्रकार की मक्खी, जिसे बालू मक्षिका कहते हैं, के द्वारा प्रसरित होता है। रोगकारक रैब्डो विषाणु संरचना में गोली या शंकुरूपी, एकलसूची ऋणात्मक है। इसकी सतह पर लिपिड का एन्वेलप तथा पांच संरचनात्मक प्रोटीन होती हैं।

रोग प्रसरण: गो अल्पकालिक ज्वर छूत का रोग नहीं है। रोगी पशु के सीधे या उसके स्राव एवं उत्सर्गी पदार्थों के सम्पर्क में आने से रोग का प्रसरण नहीं होता है। वीर्य के द्वारा भी रोग का प्रसरण नहीं होता है।

स्वस्थ पशु में रोग का संक्रमण बालू मक्षिका के काटने से ही होता है। एक बार संक्रमण हो जाने के बाद लगभग 5 दिनों तक रोगी पशु के रक्त में विषाणु मौजूद रहते हैं। इस काल में रक्त चूसने पर विषाणु मक्खी के शरीर में पहुँच जाते हैं। मक्खी द्वारा चूसी गयी रक्त की एक बूंद में मौजूद विषाणुओं की संख्या स्वस्थ पशु में रोग उत्पन्न करने के लिये काफी होती है। मक्खी के अंदर विषाणु का किसी प्रकार का कोई विकास होता है या वह केवल यांत्रिक वाहक का ही कार्य करती है, इस विषय में अधिक ज्ञात नहीं है, किन्तु सम्पूर्ण रक्त या इसके श्वेताणु–बिंबाणु भाग को, जिसमें विषाणु अधिक सांद्रण में होता है, स्वस्थ पशु में प्रवेश कराने पर उसमें रोग के लक्षण प्रकट होते हैं, जो मक्खी के यांत्रिक वाहक होने की सम्भावना को बल प्रदान करता है। अतः जब यह मक्खी दुबारा किसी स्वस्थ पशु का खून चूसती है तो यह विषाणु स्वस्थ पशु के शरीर में प्रविष्ट होकर रोग उत्पन्न

करते हैं। मक्खी के अतिरिक्त मच्छर भी रोग के प्रसरण में सहायक होते हैं। बालू मक्षिका की संख्या, उपलब्धता एवं क्षेत्र में फैलाव का रोग के प्रसरण पर प्रभाव स्पष्टतया दृष्टित होता है। वर्षा ऋतु के गर्म एवम् उमस भरे वातावरण में जब मक्खी प्रजनन द्वारा अपनी संख्या में वृद्धि करती है, पशुओं में रोग होने की घटनाओं में भी अप्रत्याशित वृद्धि हो जाती है। इस ऋतु की हवा की गति एवम् दिशा मक्खियों की उड़ान की दिशा का निर्धारण करती है, अतः, क्षेत्र में रोग के फैलाव पर हवा की गति एवम् दिशा का भी प्रभाव महसूस किया जाता है (पीटर, 1979; जार्ज, 1985)।

रोग को संवेदनशील पशुः रोग मुख्यतः गोपशुओं में होता है। इसके अतिरिक्त भैंसो में भी होता है। छः माह से कम आयु के बछड़े–बछियों में रोग होने की सम्भावना कम ही होती है। छः माह से अधिक एवं दो वर्ष से कम आयु के पशुओं में रोग अधिक होता है। हृष्ट–पुष्ट पशु में रोग शीघ्रतापूर्वक होता है। एक बार रोग हो जाने के बाद ठीक हुये पशु में लगभग दो वर्ष के लिये अन्य समान विषाणु प्रकारों के लिये तथा अपेक्षाकृत कम समय के लिये अन्य मिलते–जुलते विषाणु प्रकारों के लिये प्रतिरोधकता उत्पन्न हो जाती है (नंदी एवं नेगी, 1999)।

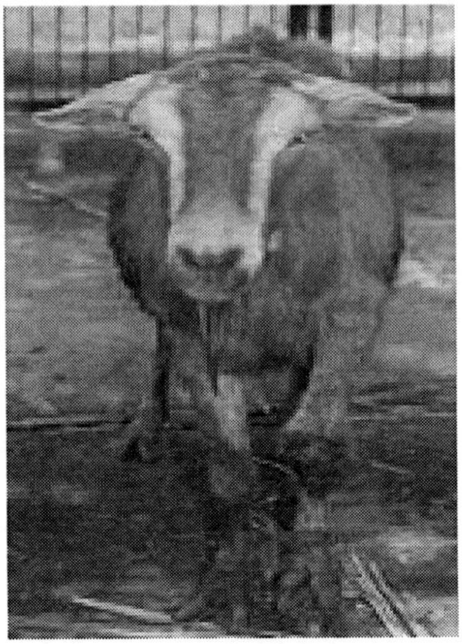

चित्र 7. गो अल्पकालिक ज्वर

आर्थिक महत्वः यद्यपि रोग में मृत्यु दर काफी कम है, किन्तु पशु की दुग्ध उत्पादन क्षमता पर अधिक प्रभाव पड़ने के कारण पशु पालक को व्यापक हानि उठानी पड़ती है। भारत जैसे देश जिसमें कृषि सम्बन्धित कार्य, जैसे खेत जोतना, बोझा ढ़ोना, गेहूं की बुवाई, मढ़ाई आदि पूर्णतः पशुओं पर ही निर्भर है, बैल के संक्रमित होने एवम् उसकी कार्य क्षमता एवं कुशलता पर प्रतिकूल प्रभाव के चलते कृषिकार्य बाधित होता है।

रोग के लक्षणः संक्रमण होने के 2 से 4 दिनों में ही रोग के लक्षण प्रकट होने लगते हैं। कभी–कभी लक्षण प्रकट होने में 10 दिन तक लग जाते हैं। पशु में रोग प्रायः तीन दिन तक चलता है (यूरिन, 1989; नंदी एवं नेगी, 1999; वाकर एवं क्लीमेंट, 2015)।

प्रथम दिनः पशु को एकाएक तीव्र ज्वर (105^0 से 106^0 फा.) होता है, जिससे वह सुस्त पड़ जाता है। दुग्ध उत्पादन भी कम हो जाता है। पशु चारा खाना एवं जुगाली करना बन्द कर देता है। आँख व नाक से पानी जैसा स्राव बहता है। कुछ पशुओं में मलबधता व अन्य में प्रवाहिका की शिकायत होती है। गर्दन, पुट्ठे एवं पिछले पैरों की मांसपेशियाँ सूज जाती हैं। मांसपेशियों में कंपकंपाहट होने से पैरों में हल्की कमजोरी आ जाती है। पशु की श्वसन व हृदय गति भी सामान्य से अधिक होती है। झुंझलाहट में पशु बार–बार सिर झटकता/हिलाता है (चित्र 7)।

द्वितीय दिनः पैरों की मांसपेशियाँ अकड़कर सख्त हो जाती हैं, जिससे पशु ठीक से खड़ा नहीं रह पाता है। पशु कभी एक, तो कभी दूसरा पैर बारी–बारी से ऊपर उठाता है। ज्यादातर समय पशु खड़ा ही रहता है, किन्तु जब बैठता है, तो अपना मुँह एक तरफ मोड़कर पिछले पैरों के सामने रख लेता है।

तृतीय दिनः पशु के शरीर का ताप सामान्य हो जाता है, तथा वह थोड़ा बहुत खाना व जुगाली करना प्रारम्भ कर देता है। यद्यपि अधिकांशतया पशु 3 से 5 दिनों में ठीक हो जाते हैं, किन्तु पैरों की कमजोरी एवं लंगड़ापन 2 से 3 दिनों तक और रह सकता है।

रोग का निदानः रोग का निदान निम्नलिखित प्रकार से किया जा सकता है– (1) क्षेत्र में पशुओं की एकाएक दो से चार दिनों तक बीमार रहने के बाद स्वतः ठीक हो जाने की जानकारी प्राप्त कर, (2) लक्षणों के आधार पर, तथा (3) दुग्ध ज्वर, खुरशोथ, अभिघातज जालिकाशोथ आदि मिलते–जुलते लक्षणों वाले रोगों से विभेदीकृत पहचान कर।

रोग का उपचारः विषाणु जनित रोग होने के कारण इसका कोई विशिष्ट उपचार न होकर लक्षण आधारित उपचार ही है। पशु में ज्वर की तीव्रता को कम करने के लिये ज्वररोधी, मांसपेशियों की अकड़न के लिये दर्दनिवारक एवं शोथरोधी औषधियों को प्रयुक्त किया जा सकता है।

रोग निवारणः क्योंकि यह रोग बालू मक्षिका के काटने से फैलता है, इसलिये इस मक्खी को नियंत्रित कर क्षेत्र में रोग को होने से रोका जा सकता है।

संदर्भ

रैडोस्टिट्स, ओ. एम. गे, सी. सी. ब्लड, डी. सी. हिचक्लिफ, के. डब्ल्यू. (2003). वेटेरेनरी मेडीसिन–ए टेक्सट बुक ऑफ दि डिज़ीज ऑफ कैटल, पिग, गोट एंड हार्स, नवम् संस्करण, ई एल बी एस, बेलेर टिंडल, लंदन।

यूरिन, एम. एफ. (1989). बोवाइन एपीमीरल फीवर. आस्ट्रेलियन वेट, जनरल. 66: 233–236।

जॉर्ज, टी. डी. (1985). स्टडीज ऑन पैथोजिनेसिस ऑफ बोवाइन एपीमीरल फीवर इन सेन्टीनल कैटल–1. वायरोलॉजी एंड सीरोलॉजी. वेटेरेनरी माइक्रोबायोलॉजी. 10(6): 493–504।

पीटर, एल. वाई. (1979). स्टडीज ऑन पैथोलॉजी एंड पैथोजिनेसिस ऑफ बोवाइन एपीमीरल फीवर वायरस इन्फेक्शन ऑफ कैटल. पी. एच. डी. थीसिस, दि यूनीवर्सिटी ऑफ क्वींसलैंड।

नंदी, एस. नेगी, बी. एस. (1999). बोवाइन एपीमीरल फीवर–अ रिव्यू. कम्प्रे. इम्यूनोल. माइक्रोबायोल. इन्फेक्ट. डिसीज. 22: 81–91।

वाकर, पी. जे. क्लीमेंट, ई. (2015). एपीडिमोलॉजी एंड कंट्रोल ऑफ बोवाइन एपीमीरल फीवर. वेटेरेनरी रिसर्च. 46: 124।

❑❑❑

अध्याय 13

रेबीज

पर्यायवाचीः अलर्क रोग, जलभीति, पागलपन।

रेबीज विषाणु जनित एक भयानक रोग है, जो मुख्यतः पागल कुत्ते, सियार, लोमड़ी या फिर नेवले द्वारा स्वस्थ पशु या मनुष्य को काटने या चाटने से फैलता है। रोग से प्रभावित पशु के व्यवहार में परिवर्तन आ जाता है। पशु चिड़चिड़ा एवं खतरनाक हो जाता है। आँख देरी से झपकती है और पुतली फैल जाती है। पशु अति उत्तेजना का शिकार होकर पागल हो जाता है। पशु का जबड़ा लटकने लगता है। मुँह से लार टपकती है। ऐसा पशु सामने आने वाले किसी भी मनुष्य या अन्य पशु को काटने को दौड़ता है। इस रोग का कोई भी उपचार नहीं है तथा एक बार लक्षण प्रकट होने पर कुछ ही दिनों में रोगी की मृत्यु हो जाती है (बेयर, 1991; अरबिंदबाबू एट अल, 2011)।

रोग कारणः रोग एक आर.एन.ए. प्रकार के *रैब्डो* विषाणु से होता है जिसकी संरचना *"बन्दूक की गोली"* की तरह होती है। विषाणु 175 नैनोमीटर लम्बा तथा 70 नैनोमीटर चौड़ा होता है। यह एक ऐसा विषाणु है जो केवल तंत्रिका तंत्र को ही प्रभावित करता है। कम तापक्रम पर (4^0 सेंटीग्रेड) यह महीनों तक जीवित रह सकता है, किन्तु तेज धूप या गर्म पानी से शीघ्र ही नष्ट हो जाता है। अत्यधिक अम्लीयता में विषाणु अल्पकाल में ही मृत हो जाता है। ग्लिसरीन में इसे काफी समय तक संरक्षित किया जा सकता है। विषाणु को नष्ट करने के लिये क्लोरोफार्म, फॉर्मेलिन, आयोडीन का पतला घोल, लाल दवा (पोटैशियम परमैंगनेट) आदि को प्रयुक्त किया जाता है।

रेबीज का विषाणु दो प्रकार का होता है—अनियत विषाणु एवं स्थिर विषाणु। प्राकृतिक रूप से रेबीज होने पर रोगी पशु के शरीर से प्राप्त विषाणु, अनियत विषाणु कहा जाता है। अनियत विषाणु लारग्रंथियों को प्रभावित करता है तथा रोगग्रसित पशु के मस्तिष्क में *"नेग्री बॉडी"* भी बनाता है। इसके विपरीत जब अनियत विषाणु को खरगोश या अन्य प्रायोगिक पशु के मस्तिष्क में पसाज कराया जाता है तो प्रयोगशाला में जो विषाणु बनता है, उसे स्थिर विषाणु कहते हैं। इस विषाणु से संक्रमित पशु के मस्तिष्क में *नेग्री बॉडी* नहीं बनती है तथा यह पशु की लारग्रंथियों को भी प्रभावित नहीं करता है।

यद्यपि रेबीज के विषाणु का एक ही सीरम प्ररूप (सीरोटाइप) होता है किन्तु कुछ छोटे कशेरूकी प्राणियों, जैसे चमगादड़ (लैगास वैट वायरस), शिरू एवम् कीटों (माकोला वाइरस) आदि में रेबीज से मिलते–जुलते विषाणु पाये गये हैं।

रोग को संवेदनशील पशुः रेबीज, ओपोसम को अपवादस्वरूप छोड़कर गर्म रक्त वाले लगभग सभी प्राणियों में होता है। लोमड़ी, कॉटन रैट तथा कोयटस् इस रोग के लिये सर्वाधिक संवेदनशील होते हैं। इसके बाद गोपशु, बिल्ली एवं खरगोश का नम्बर आता है। सुग्राहिता की दृष्टि से कुत्ता, भेड़ एवं बकरी का उपरोक्त पशुओं के बाद ही नम्बर आता है। पशु की आयु का रोग की सुग्राहिता पर कोई प्रभाव नहीं पड़ता है (रैडोस्टिट्स एट अल, 2003; इस्लाम एट अल, 2016; सिंह एट अल, 2017; गिल, 2018)।

रोग प्रसरणः रेबीज से ग्रसित पशु द्वारा काटने या चाटने पर रोग स्वस्थ पशुओं में प्रसरित होता है। भारतवर्ष में पशुओं में रोग अधिकांशतः कुत्ते के काटने से होता है। कुत्ते की लार में लक्षण प्रकट होने के पांच दिन पहले से ही रेबीज के विषाणु विद्यमान रहते हैं। कुत्ते के काटने पर बने घाव में या चाटने पर पहले से बने घाव या खरोंच के निशानों पर रेबीज के विषाणुयुक्त लार के लगने पर पशु को संक्रमण हो जाता है, और रोग प्रकट होता है। इसके अतिरिक्त कभी–कभी बिल्ली, बन्दर, नेवला, सियार, लोमड़ी, भेड़िया आदि के काटने से भी रोग होता है।

प्राकृतिक रूप में रेबीज का विषाणु जंगली जानवरों, जैसे सियार, लोमड़ी, भेड़िया, जंगली कुत्तों या लकड़बग्घे में रहता है। ग्रीष्म ऋतु में जब इन पशुओं में प्रजनन काल प्रारम्भ होता है एवं विपरीत लिंग के आकर्षण एवं दाना–पानी की खोज में उपरोक्त पशुओं की गतिविधियाँ चरम सीमा पर होती हैं, यह रोग अधिक होता है। जंगली पशु अपने चरम गतिविधि काल में कुत्ते के सम्पर्क में अधिक आते हैं। इस समय या तो कुत्ते उपरोक्त जानवरों को मारकर खा लेते हैं या जंगली पशु कुत्तो को काट लेते हैं जिससे, विषाणु कुत्ते के अन्दर प्रविष्ट हो जाते हैं। इस प्रकार जंगली पशुओं से रोग के विषाणु पालतू कुत्तों में आ जाते हैं। अब रोग से ग्रसित कुत्ते रेबीज को पालतू पशुओं तथा मनुष्यों में फैलाते हैं।

कभी–कभी जंगल के अन्दर बसे हुए एवं निकटस्थ स्थानों के ग्रामीण अंचलों में जहाँ जंगली पशु–पालतू पशु एवं मनुष्य एक–दूसरे के परिस्थितिकी में विचरण करते हैं, पालतू पशु तथा मनुष्यों में जंगली पशुओं द्वारा काटने से सीधे रोग का प्रसरण भी होता है। बहुत कम मामलों में पागल कुत्तों द्वारा काटे हुये दुधारू पशु का बिना गर्म किया हुआ दूध पीने से या मांस खाने से रेबीज होने के प्रमाण मिले हैं (पाइलेट, 1982; बेयर, 1991)।

मनुष्यों में रेबीजः रेबीज पशुओं से मनुष्यों में होने वाला रोग है। पागल कुत्ते के काटने के यह रोग प्रायः मनुष्य में फैलता है। कुत्ते के काटने की अधिकांश घटनायें पंद्रह वर्ष से कम आयु के बच्चों में पायी जाती हैं। इसके अतिरिक्त अन्य रेबीज ग्रसित पशुओं के काटने से भी यह रोग मनुष्य में फैलता है। भारतवर्ष में प्रतिवर्ष लगभग 50,000 व्यक्ति

रेबीज से मरते हैं तथा 3 से 4 लाख लोग रेबीज से बचाव के लिये टीकाकरण करवाते हैं (मीनेज, 2008; डब्ल्यू. एच.ओ.; ओ.आई.ई.; एफ.ए.ओ; जी.ए.आर.सी., 2015)।

रोगजनात्मकताः रेबीज का विषाणु रोगी पशु के तंत्रिका तंत्र को प्रभावित करता है। जब, रेबीज से ग्रसित पशु, स्वस्थ पशु को काटता है, तो लार के साथ विषाणु घाव में गहराई तक पहुँच जाते हैं। काटने के एक से तीन माह के भीतर लक्षण प्रकट होने लगते हैं। रोग के लक्षण कितनी शीघ्रता से प्रकट होंगे यह निम्न बातों पर निर्भर करता हैः (1) *काटने का स्थान,* रेबीज ग्रसित पशु द्वारा काटने के स्थान तथा मस्तिष्क के बीच दूरी जितनी कम होती है विषाणु उतनी ही तेजी से मस्तिष्क में पहुँचता है एवं लक्षण शीघ्रता से प्रकट होते हैं। यदि पशु सिर, गर्दन या कन्धे के आसपास काटता है तो लक्षण अल्पकाल में ही प्रकट होने लगते हैं। यदि पशु, पिछले पैरों पर काटता है तो लक्षण देरी से प्रकट होते हैं। (2) *लार में विषाणुओं की संख्या,* काटते समय पशु की लार में विषाणु जितनी ज्यादा संख्या में होते हैं रोग के लक्षण उतनी ही शीघ्रता से प्रकट होते हैं। प्रायः ऐसा देखा गया है कि रेबीज की प्रारम्भिक शान्त अवस्था की अपेक्षा उग्र अवस्था में लार में विषाणुओं की संख्या अधिक होती है। अतः इस अवस्था के पशु द्वारा काटे जाने पर रोग के लक्षण अतिशीघ्र प्रकट होने की सम्भावना अधिक होती है।

घाव में गहराई तक पहुँचे हुए विषाणु प्रारम्भ में आसपास की ऐच्छिक मांस पेशियों में प्रजनन कर अपनी संख्या को बढ़ाते हैं। तत्पश्चात् तंत्रिकापेशी तर्कु, मोटर इन्ड प्लेट आदि के माध्यम से पशु के तंत्रिका तंत्र को संक्रमित कर देते हैं। कुछ वैज्ञानिकों का विचार है कि तंत्रिका तंतु में विषाणु ऐक्सॉन से होते हुये पहले मेरु रज्जु एवं तत्पश्चात् मस्तिष्क में पहुँचते हैं। जबकि अन्य का मत है कि विषाणु ऐक्सॉन के स्थान पर, तंत्रिका तंतु के वाह्य आवरण की कोशिकाओं, जिनको श्वान कोशिकायें कहते हैं, को एक–एक कर संक्रमित कर आगे बढ़ता है। इस कारण रेबीज के विषाणु को मस्तिष्क तक पहुँचने में काफी लम्बा समय लगता है। रेबीज का विषाणु प्रायः रक्त परिसंचरण तंत्र के द्वारा विचरण नहीं करता है, किन्तु, कुछ एक मामलों में देखा गया है, कि यह विषाणु रक्त परिसंचरण तंत्र के द्वारा भी मस्तिष्क में पहुँच जाता है। इस प्रकार के विचरण में कुत्ते के काटने के बाद रोग के लक्षण अल्पकाल में ही प्रकट हो जाते हैं।

मस्तिष्क में पहुँचने के बाद विषाणु कुत्ते के हिपोकैंपस तथा गोपशु एवं अन्य जानवरों के अनुमस्तिष्क में सर्वाधिक क्षति पहुँचाते हैं। विषाणु तंत्रिका तंतुओं को उत्तेजित करते है। जिससे पशु अति उत्तेजना का शिकार हो जाता है। बेचैनी बढ़ जाती है। पशु चिड़चिड़ा रहने लगता है। जैसे–जैसे तंत्रिकाओं में उत्तेजना/जलन बढ़ती जाती है, वैसे–वैसे ही पशु में लक्षणों की तीव्रता भी बढ़ती जाती है। जब तंत्रिकाओं में उत्तेजना अपने चर्मोत्कर्ष पर होती है, तब पशु में पागलपन के लक्षण प्रकट होते हैं। लगातार उत्तेजित हो रहे तंत्रिका तंतुओं में अंततः विनाशात्मक लक्षण (क्रोमेटोलिसिस, सैटेलिटोसिस) प्रकट होने लगते हैं एवं

उनके द्वारा संवेदनाओं का प्रसरण लगभग बन्द हो जाता है। अंततः तंत्रिका तंतु मृत होने लगते हैं। जब मांसपेशियों पर से तंत्रिका तंत्र का नियंत्रण क्षीण होने लगता है तब उनमें पक्षाघात होने लगता है। जबड़े की मांसपेशियों में लकवा मार जाने से जबड़ा नीचे को लटक जाता है। निगलने वाली मांसपेशियों के कार्य बन्द कर देने से पशु भोजन तथा लार को नहीं निगल पाता है, जिससे लगातार लार बहती रहती है। अंततः श्वसन तंत्र की मासंपेशियों के लकवा मार जाने से पशु की मृत्यु हो जाती है।

रोग से मृत हुये पशु के मस्तिष्क का आवरण गुलाबी एवं सामान्य से भारी होता है। कहीं–कहीं पर रक्त बहान के निशान दिखते हैं। सूक्ष्मदर्शी से देखने पर अपूय मस्तिष्कशोथ, रक्तवाहिकाओं के चारों तरफ लिम्फोसाइट का बंधन, सैटेलिटोसिस (सैटेलाइट कोशिकायें–माइक्रोग्लाया एवं आलिगोडेन्ड्रोग्लाया, बीमार तंत्रिका तंतु के आसपास उपग्रह के रूप में एकत्र हो जाती हैं, तथा दूर से इनके मृत होने पर खाने का इंतजार करती हैं इस घटनाचक्र को सैटेलिटोसिस कहते हैं), तंत्रिकाणु भक्षण (मृत तंत्रिका तंतु का माइक्रोग्लाया द्वारा भक्षण), एवं ग्लायोसिस / तंत्रिबंध वृदाधि (मृत तंत्रिका तंतु के भक्षण के बाद रिक्त हुए स्थान की पूर्ति के लिये मस्तिष्क में संयोजी ऊतक की कोशिकायें –एस्ट्रोसाइट्स / ताराणु के वृद्धि की प्रक्रिया) आदि परिवर्तन दिखायी देते हैं। इसके अतिरिक्त अन्य विशिष्ट परिवर्तन जो दिखते हैं, वह हैं (1) कुत्ते के हिपोकैंपस मेजर की तंत्रिकाओं एवं गोपशु तथा अन्य पशुओं के अनुमस्तिष्क के परकिंजे कोशिकाओं के कोशिकाद्रव्य में अत्यधिक संख्या में 'नेग्री बॉडी' का मिलना, एवम् (2) *वेब्स गाँठों का मिलना,* जो गैसेरियन गंडिका के तंत्रिका तंतु के चारों तरफ की ग्लायल कोशिकाओं के वृद्धि करने से निर्मित होती हैं (रैडोस्टिट्स एट अल, 2003; उडिन एट अल, 2015)।

रोग के लक्षणः सभी पशुओं में अलर्क रोग के प्रारम्भिक लक्षण बहुधा एक ही प्रकार के होते हैं, जैसे व्यवहार में आकस्मिक परिवर्तन, असुरक्षा एवं अति सावधानी का प्रकटीकरण, दिनचर्या में बदलाव, मुख से लार गिरना, दाना–पानी के लिये अनिच्छा, मैथुन के प्रति अतिआशक्ति एवं अल्प मात्रा में बारम्बार मूत्र त्याग आदि। यद्यपि प्रारम्भिक लक्षण एक जैसे ही होते हैं, किन्तु, तत्पश्चात् वंश एवम् प्रजाति के आधार पर लक्षणों तथा उनके प्रकटीकरण के क्रम एवं तीव्रता में बदलाव आ जाता है। पशुओं में रेबीज के लक्षण निम्न प्रकार से दिखायी देते हैं–

गोपशु एवं भैंसः पशु का व्यवहार एकाएक बदल जाता है। वह तनावग्रस्त होकर अति सर्तकता का परिचय देता है। ऐसा पशु अपने आसपास आने वाले किसी भी पशु या मालिक को डराकर भगाने या मारने का यत्न करता है। दुधारू पशु दूध देना बन्द कर देता है एवं दूध दुहने के लिये पास आये ग्वाले को मारने दौड़ता है। अति सर्तकता में पशु के कान खड़े रहते हैं तथा वह आवाज की दिशा में तीव्रता से अपना सिर मोड़कर मारने दौड़ता है। पशु का मुँह थोड़ा खुला रहता है तथा उसमें से लार बहती रहती है। पशु दाना–पानी खाना

छोड़ देता है। इस समय पशुपालक को पशु के मुँह में किसी वस्तु के फंसे होने की आशंका होती है, जिसको निकालने के लिए वह अनजाने में असावधानीपूर्वक पशु के मुँह में हाथ डाल देता है और स्वयं को भी रोग से ग्रसित होने के संकट में डाल लेता है।

पशु रंभाता है, किन्तु रोग में स्वर तंतुओं के प्रभावित होने के कारण आवाज नहीं निकलती है। प्रारम्भ में आवाज की प्रकृति में बदलाव महसूस होता है जो धीरे–धीरे बन्द होती जाती है। अति उत्तेजना के कारण पशु बार–बार अल्प मात्रा में मूत्र त्यागता है। जैसे–जैसे व्याग्रता बढ़ती जाती है, पशु के जननांगों में उत्तेजना होने लगती है। मादा पशु गर्मी के लक्षण दिखाती है। गर्मी के कारण ऐसी मादा या तो अन्य पशु पर चढ़ने लगती है या साँड को अपने ऊपर चढ़वाने की उत्सुकता प्रकट करती है। रोगग्रसित सांड रतिक्रिया के लिये पागल सा हो उठता है तथा मादा पशु के न मिलने पर हवा में ही मादा पशु की कल्पना कर चढ़ने का प्रयास करता है। पशु के तापक्रम में मामूली सी बढ़ोत्तरी दिखायी देती है। यह लक्षण एक या दो दिन तक रहते हैं। तत्पश्चात या तो पक्षाघात के लक्षण प्रकट होते है, अन्यथा पशु की मृत्यु हो जाती है।

पक्षाघात् के लक्षणों से प्रकटीकृत होने वाले रेबीज में प्रारम्भिक अवस्था में पशु की संवेदनशीलता में अत्यधिक गिरावट दिखायी देती है। यह संवेदनहीनता पुट्ठे पर सबसे पहले प्रकट होती है। पशु की आँख देर से झपकती है तथा पुतली फैली रहती है। पूँछ एक तरफ को लटक जाती है। पक्षाघात पशु के पिछले भाग से प्रारम्भ होकर अग्रभाग की तरफ बढ़ता जाता है। निचले जबड़े की मांसपेशियों में लकवा मार जाने के कारण जबड़ा नीचे लटक जाता है। खुले मुँह से लार बहती रहती है। हलक की मांसपेशियों मे लकवा मार जाने से पशु चारा–पानी लेना बन्द कर देता है, किन्तु मनुष्य में रेबीज के विपरीत पशु में कमी भी जलभीति के लक्षण प्रकट नहीं होते हैं। पशु सुस्त होकर जम्हाई लेता है। स्वर तंतुओं को लकवा मार जाने के कारण रंभाने पर आवाज नहीं निकलती है। मलद्वार के स्फिंक्टर में पैरालिसिस के कारण पशु हवा को बार–बार मलद्वार के रास्ते से अन्दर खींचकर बाहर छोड़ता रहता है। पशु की मांसपेशियों की तारतम्यता समाप्त होने के कारण चलने पर लड़खड़ाहट होती है। अंततः पशु निढ़ाल होकर पड़ जाता है, तथा कुछ ही समय में काल कवलित हो जाता है।

भेड़ एवं बकरी: भेड़ एवं बकरी में गोपशु से मिलते–जुलते लक्षण प्रकट होते हैं। रोगग्रसित पशु एक–दूसरे पर या चरवाहों पर आक्रमण करते हैं। क्योंकि ये पशु झुंड में रहते हैं, अतः रोग एक या अधिक पशुओं में भी दिखाई दे सकता है। भेड़ उत्तेजना का शिकार होकर दूसरी भेड़ों की ऊन को खींचती है, तथा लड़खड़ाकर गिर पड़ती है। रोगग्रसित कुछ पशुओं में मैथुन की तीव्र इच्छा होती है। भेड़ तथा बकरी में रेबीज के लक्षणों में एक प्रमुख अन्तर यह दिखता है कि रोगग्रसित भेड़ अधिक मिमियाती नहीं है, जबकि बकरी लगातार मिमियाती रहती है। अन्य लक्षण गोपशु जैसे ही होते हैं।

अश्व: घोड़ों में उत्तेजना से परिपूर्ण लक्षणों की तुलना में पक्षाघात के लक्षण अधिक तीव्रता से प्रकट होते हैं। प्रारम्भ में अश्व के खड़े होने के तरीके में बदलाव दिखायी देता है, तथा पास जाने पर वह काटने, अगले या पिछले पैरों से मारने का प्रयत्न करता है। चलने पर पशु लड़खड़ा कर चलता है और दूसरे दिन तक बैठ जाता है। घोड़े के पेट में तीव्र पीड़ा होती है। कुछ घोड़ों में मैथुन की इच्छा में भी वृद्धि देखी गयी है। रोगग्रस्त घोड़ा अपनी पूँछ हिलाना बन्द कर देता है। कुछ घोड़ों में आँखों की रोशनी चली जाती है। जमीन पर पड़ा हुआ पशु दाना–पानी खाना बन्द कर देता है और अल्पकाल में ही अंतिम गति को प्राप्त हो जाता है।

शूकर: शूकर प्रजाति के पशुओं में रेबीज सर्वाधिक विविधतापूर्ण लक्षणों के साथ प्रकट होती है। पशु खाना बन्द कर देता है। मुँह में हमेशा कुछ चबाता हुआ सा प्रतीत होता है, तथा मुँह से लगातार लार गिरती रहती है। पशु पास जाने पर आक्रमण करने लगता है। कुछ मामलों में रोगग्रसित पशु निढ़ाल होकर पड़ जाता है तथा चलने पर मांसपेशियों में तारतम्यता के अभाव में लड़खड़ाने लगता है। कुछ पशु विपरीत दिशा में चलने लगते हैं और अंततः गिर जाते हैं। मांसपेशियों को लकवा मार जाता है। अंततः पशु की मृत्यु हो जाती है।

कुत्ता: कुत्ते के व्यवहार में आकस्मिक रूप में परिवर्तन परिलक्षित होते हैं। रोगी कुत्ता अपने पालनकर्ता से ज्यादा प्यार प्रदर्शित करता है। आँख की पुतली फैल जाती है एवं आँख देर से झपकती है। धीरे–धीरे कुत्ता चिड़चिड़ा हो जाता है, और मालिक के आदेश का पालन नहीं करता। रोगी कुत्ता कीट–पतंगों को पकड़ने के लिये झपटता है या उद्देश्यहीन होकर एक स्थान से दूसरे स्थान तक भटकता रहता है। इस समय कुत्ता खाद्य पदार्थों के अतिरिक्त अखाद्य पदार्थों जैसे मिट्टी, कपड़ा, ईंट, प्रस्तर, घास आदि खाने का प्रयास करता है। भटकता हुआ कुत्ता मार्ग में आने वाले किसी भी मनुष्य या पशु से डरकर उसको काटने का यत्न करता है। जैसे–जैसे व्यग्रता बढ़ती जाती है, कुत्ता अधिक उग्र होता जाता है। कुत्ते के भौंकने की आवाज में अन्तर आ जाता है एवं मुँह से लार टपकती रहती है। रोगग्रसित कुत्ता कामांध होने लगता है तथा अपनी यौन इच्छा की संतुष्टि के लिए वह बार बार यौनक्रिया करने का प्रयत्न करता है। शरीर में कंपकंपाहट व ऐंठन होती है। मांसपेशियों में तारतम्यता का अभाव होने लगता है। मांसपेशियों को लकवा मारना प्रारम्भ हो जाता है। जबड़े की मांसपेशियों को लकवा मार जाने के कारण जबड़ा नीचे लटक जाता है। मांसपेशियों में लकवा शरीर के पिछले भाग से प्रारम्भ होकर अग्रभाग की तरफ को बढ़ता है। कुत्ता, मासंपेशियों में कमजोरी के कारण कभी खड़ा होता है, तो कभी गिर पड़ता है। अंततः कुछ समय बाद रोगी कुत्ते की मृत्यु हो जाती है।

मनुष्य: रोगी मनुष्य को सर्वप्रथम काटने के स्थान पर अजीब सी झनझनाहट महसूस होती है। उसे हल्का ज्वर भी हो जाता है तथा सिरदर्द के लक्षण आते हैं। इसके बाद रोगी

व्यक्ति अतिसंवेदनशील हो जाता है और उत्तेजित होने लगता है। रोगी मनुष्य उद्देश्यविहीन होकर इधर–उधर दौड़ता है व पागल व्यक्ति की तरह व्यवहार करने लगता है। उसकी आँख की पुतली सिकुड़ती नहीं है। मुँह से लार गिरने लगती है तथा तेज पसीना आता है। रोगी व्यक्ति पानी नहीं पी पाता है, क्योंकि पानी को देखते ही रोगी के गले में दर्द होने लगता है। इस प्रकार रोगी व्यक्ति पानी से डरने लगता है। इसी कारण मनुष्य में इस रोग को जलभीति भी कहते हैं। कुछ समय बाद रोगग्रसित मनुष्य के गर्दन की मांसपेशियाँ अकड़ने लगती है और श्वांस लेने में पीड़ा होती है। विभिन्न अंगों में कंपकंपाहट होती है और अंततः श्वसन क्रिया की मांसपेशियों के लकवा मारने से मनुष्य की मृत्यु हो जाती है। एक बार रोग के लक्षण प्रकट होने पर रोगी को मृत्यु से बचाया नहीं जा सकता है। उसकी मृत्यु अवश्यंभावी होती है।

रोग का उपचारः रेबीज का कोई भी उपचार नहीं है, इसकी रोकथाम ही एकमात्र उपाय है। रोग की रोकथाम के लिये (1) पागल कुत्ते के काटने के तुरन्त बाद घाव को कम से कम 10 मिनट तक स्वच्छ पानी तथा साबुन की सहायता से भलीभाँति धोना चाहिये। घाव को धोने से उसमें रोग के विषाणु के बचने की सम्भावना कम हो जाती है, एवम् (2) काटे हुये व्यक्ति या पशु को रेबीज के टीके शीघ्रतापूर्वक लगवाने चाहिये।

रोग का निदानः जिस भी पशु में रेबीज होने का सन्देह हो, उसे बांधकर दस दिन तक निरीक्षण में रखना चाहिये। यदि पशु वास्तविकता में रेबीज से ग्रसित है, तो उसमें रोग के पूर्ण लक्षण प्रकट होंगे एवं इस समयावधि में उसकी स्वतः मृत्यु हो जायेगी। मृत पशु से मस्तिष्क एवं लार ग्रंथियों को सावधानीपूर्वक निकालकर संरक्षित कर सुरक्षित प्रयोगशाला में भेज देना चाहिये।

यदि फील्ड में शव परीक्षण के लिए स्थितियाँ अनुकूल न हो तो जानवर के सम्पूर्ण शरीर को (छोटे जानवर) या गर्दन काटकर सिर को भी प्रयोगशाला में भेजा जा सकता है। किन्तु जहाँ तक सम्भव हो, मृत पशु से मस्तिष्क तथा लार ग्रंथियों को निकालकर ही प्रयोगशाला में रेबीज रोग के निदान के लिये भेजना चाहिये।

रेबीज के मृत हुआ जानवर यदि छोटा है, जैसे चूहा, गिलहरी, छोटे आकार के कुत्ते, या बिल्ली, ऐसे जानवरों के सम्पूर्ण शरीर को समाचार पत्र में लपेटकर एक प्लास्टिक के थैले में डालकर, इस थैले को एक बॉक्स में बर्फ से चारों ओर से ढ़ंककर प्रयोगशाला में भेजा जा सकता है। कभी–कभी मृत पशु की गर्दन काटकर सिर अलग कर लेते हैं। इस सिर को एक प्लास्टिक के बैंग में भलीभांति बन्द कर देते हैं। अब इस थैली को एक अन्य थैली में डाल देते हैं। इस थैले को एक बाक्स में बर्फ से चारो ओर से ढ़ंककर भी प्रयोगशाला में भेजा जा सकता है।

यदि पशु जीवित है एवं उसमें रेबीज के लिऐ परीक्षण करना हो, तो ऐसे पशु में "कॉर्नियल स्मीयर" बनाकर भी प्रयोगशाला में भेजा सकता है।

मस्तिष्क एवं लार ग्रंथियों को निकाल कर संरक्षित करना: मृत पशु से सर्वप्रथम लार ग्रंथियों को निकालते हैं। इसके लिये गर्दन के मध्य में एक सीधा चीरा लगाकर त्वचा को अलग करते हैं। अब मांसपेशियों को काटकर जबड़े के कोण पर लार ग्रंथियों को दृष्टिगोचर करते हैं। तत्पश्चात् ग्रंथियों के आवरण (खोल) को हटाते हैं। अब ग्रंथियों को जड़ से काटकर चौड़े मुँह की ढक्कन वाली बोतल में 50 प्रतिशत ग्लिसरॉल समतानी में डुबा देते हैं।

दोनों लार ग्रंथियों को निकालने के पश्चात् ही पशु के मस्तिष्क को निकालना चाहिये। कपाल में से मस्तिष्क निकालने के लिये कसाई वाले चाकू, छेनी एवं हथौड़े की आवश्यकता होती है। मस्तिष्क निकालने के लिए सिर को सीधा रखकर, त्वचा एवं मांसपेशियों को हटाकर मस्तिष्क के क्षेत्र में छेनी की सहायता से कपाल की हड्डियों को हटाकर पीछे की तरफ धकेल देते हैं जिससे मस्तिष्क दृष्टित हो जाता है। अब मस्तिष्क से निकलने वाली केन्द्रीय तंत्रिकाओं को काटते हैं और अंत में मस्तिष्क के आधार पर मेरूरज्जु को काट देते हैं। इसके बाद मस्तिष्क के आधार को कैंची तथा अग्रभाग को चाकू से पकड़कर पैट्री डिश में रख लेते हैं। मस्तिष्क में लम्बाई में चीरा लगाकर दो भागों में विभक्त कर, एक भाग को चौड़े मुँह वाले जार में 50 प्रतिशत ग्लिसरॉल समतानी में तथा दूसरे भाग को दूसरे जार में 10 प्रतिशत फार्मल समतानी में डुबा देते हैं। दोनों जारों में घोल की मात्रा मस्तिष्क की तुलना में 10 गुना ज्यादा रखते हैं। बोतल एवं प्लास्टिक के जारों के ढक्कन को भलीभांति बंद कर, ढक्कन वाले भागों पर टेप या पिघला हुआ मोम (पैराफिन) लगा देते हैं, जिससे किसी भी प्रकार से अन्दर का घोल बाहर न निकल सके। बोतल तथा जार पर पशु के विषय में जानकारी, संग्रहित भाग एवं संरक्षित करने वाले पदार्थ के विषय में जानकारी चस्पा कर देते हैं। अंततः बोतल तथा जार को प्लास्टिक के थैले में डालकर थर्मोकोल के डिब्बे में रखकर चारों तरफ बर्फ में दबाकर प्रयोगशाला में भेज देते हैं। मस्तिष्क तथा लार ग्रंथियों के पैकेट के साथ ही एक अलग पन्ने पर रोगी पशु के विषय में पूर्ण जानकारी, पशु के सम्पर्क में आने वालों की जानकारी तथा किये गये उपचार की जानकारी भी भेजनी चाहिये (मोन्टानोहिरोस एट अल, 1991)।

क्या करते हैं प्रयोगशाला में मस्तिष्क एवं लार ग्रंथियों का?

1. *नेग्री बॉडी का अध्ययन:* प्रयोगशाला में नेग्री बॉडी (चित्र 8) को निम्न प्रकार से देखते हैं–

    1. *मस्तिष्क को मुद्रांक (इम्प्रेशन) स्मीयर बनाने के लिये तैयार करना:* प्रयोगशाला में जो मस्तिष्क थोड़ी ही दूरी से बिना संरक्षित किये हुये सीधे बर्फ में दबाकर भेज दिये जाते हैं, उनसे इम्प्रेशन स्मीयर बिना किसी अवरोध के बना लिये जाते हैं। किन्तु ग्लिसरीन में संरक्षित मस्तिष्क से सीधे *"इम्प्रेशन स्मीयर"* नहीं बनाया जा सकता है, क्योंकि ग्लिसरीन टिशू को स्लाइड पर चिपकने से रोकती है।

अतः संरक्षित मस्तिष्क को फिजियोलॉजिकल सैलाइन में लगभग 30 मिनट तक डुबोये रखते हैं। यह प्रक्रिया फिजियोलॉजिकल सैलाइन को बदल कर तीन बार दोहराते हैं। फिजियोलॉजिकल सैलाइन की इन तीन धुलाई से मस्तिष्क से ग्लिसरीन पूर्णतः निकल जाता है।

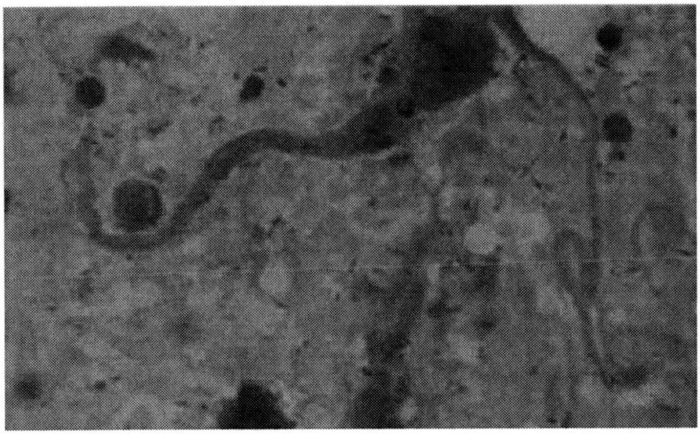

चित्र 8. नेग्रीबॉडी

2. *इम्प्रेशन स्मीयर बनाना:* क्योंकि रेबीज से ग्रसित कुत्ते के हिपोकैंपस तथा गोपशु एवं अन्य पशुओं के अनुमस्तिष्क की परकिंजे कोशिकाओं में नेग्री बॉड़ी, बहुतायत में मिलती है (चित्र सं. 8), अतः सम्बन्धित पशु में हिपोकैंपस या अनुमस्तिष्क से ही इम्प्रेशन स्मीयर बनाते हैं। इसके लिये साफ किये हुये मस्तिष्क में मध्य रेखा से 2 सेमी. दूरी पर हटकर कैंची की सहायता से पश्चकपाल ध्रुव से लेकर प्रमस्तिष्क गोलार्द्ध की ऊपरी सतह तक सीधा चीरा लगाते हैं, और अंततः पार्श्व गुहा के तल पर स्थित हिपोकैंपस को दृष्टिगोचर कर लेते हैं। इस हिपोकैंपस को काटकर पेपर का चम्मच बनाकर इस प्रकार उठाते हैं कि हिपोकैंपस की कटी हुई सतह ऊपर को रहे। हिपोकैंपस को पकड़े हुये पेपर सहित एक स्लाइड पर रख देते हैं। अब एक नूतन स्वच्छ स्लाइड को लेकर हिपोकैंपस की कटी हुई सतह पर रखकर "इम्प्रेशन स्मीयर" बनाते हैं। एक स्लाइड पर कम से कम तीन स्मीयर बनाते हैं।

3. *इम्प्रेशन स्मीयर की रंगाई:* इम्प्रेशन स्मीयर को रंगने के लिये सेलर स्टेन, लेन्ज स्टेन या जिम्सा आदि रंगों में से किसी भी एक रंग का प्रयोग कर सकते हैं, किन्तु बहुतायत में सेलर स्टेन को प्रयुक्त किया जाता है। अभी जब स्मीयर गीला ही होता है उस पर सेलर स्टेन डाल देते हैं। इस स्टेन को 2 से 3 सेकेण्ड तक स्मीयर पर रखकर, तेजी से सावधानीपूर्वक स्लाइड को धो लेते हैं। अब स्मीयर को वायु में सुखाकर सूक्ष्मदर्शी के ऑयल इमरशन लेंस (100x) में देखते हैं।

4. *सूक्ष्मदर्शी से नेग्री बॉडी खोजना:* सूक्ष्मदर्शी में देखने पर नीले प्लाज्मा द्रव्य तथा गहरे नीले केन्द्रक वाली तंत्रिका कोशिकायें, गुलाबी रंग की पीठिका, कॉपर रंग की लाल रक्त कणिकाओं के साथ सिंदूरी या गहरे लाल रंग की इंटरासाइटोप्लाज्मिक नेग्री बॉडी दिखायी देती हैं।

   जब भी पशु के मस्तिष्क में नेग्री बॉडी दिखायी दे उसको रेबीज से ग्रसित मान लेना चाहिये। जब रेबीज से ग्रसित पशु स्वतः मौत के मुँह में जाता है तब उसके मस्तिष्क में नेग्री बॉडी मिलने की सम्भावना बहुत बढ़ जाती है। इस परीक्षण के द्वारा लगभग 70 प्रतिशत रेबीज से ग्रसित मृत पशुओं की पहचान की जा सकती है।

2. *प्रतिदीप्ति प्रतिपिंड परीक्षण:* इस परीक्षण को करने के लिये पहले स्लाइड को लेबल करते हैं। लेबल की हुई स्लाइड के दोनों सिरे पर 1.5 सेमी. अन्दर की ओर लगभग एक सेमी. परिधि का मस्तिष्क के प्रमस्तिष्क, हिपोकैंपस, मध्य मस्तिष्क, अनुमस्तिष्क तथा मेडुला भाग से अलग–अलग इम्प्रेशन स्मीयर बनाते हैं। इस तरह एक भाग से कम से कम चार स्लाइड बनाते हैं। इस प्रकार बने इम्प्रेशन स्मीयर को 25 से 35 मिनट तक कमरे के तापक्रम पर हवा में सुखा लेते हैं। अब इन स्लाइड को कपलिंग जार में शीत ऐसिटोन में डुबाकर अति हिमन में -20^0 सेंग्रे. पर 4 घंटों को या सम्पूर्ण रात्रि को रख देते हैं। सुबह को स्लाइड को ऐसिटोन से निकालकर अति हिमन में रंगाई प्रारम्भ करने तक संरक्षित कर देते हैं।

3. *अन्य परीक्षण :* उपरोक्त परीक्षणों के अतिरिक्त सीरम वाइरस निस्प्रभावीकरण परीक्षण, पूरक योजन परीक्षण (कॉम्प्लीमेंट स्थिरीकरण परीक्षण), प्रति प्रतिरक्षा वैद्युतकणसंचरण तकनीक, एन्जाइम सहलग्नी प्रतिरक्षा शोषी आमापन परीक्षण (एलीसा), इम्यूनोपर–ऑक्सीडेज, रक्ताणु समूहन (हीमऐग्लुटिनेशन), हीमऐग्लुटिनेशन इन्हीबिशन, जेल विसरण परीक्षण, तथा पॉलिमरेज श्रृंखलाबद्ध अभिक्रिया (पी.सी. आर.) द्वारा भी रेबीज रोग का परीक्षण किया जा सकता है (बोरी एट अल, 1989)।

रोग निवारण

1. *टीकाकरण:* सभी पालतू कुत्तों को रेबीज के प्रतिरोधी टीके लगवाने अनिवार्य कर देने चाहिये। जब पिल्ला दो माह का हो तो पहला एंटीरेबिक टीका लगवायें। दूसरा इन्जेक्शन तीसरे महीने पर लगवायें। इसके बाद प्रतिवर्ष एक टीका लगवायें। यदि पिल्ले को तीन माह की आयु पर पहला टीका लगवाया गया है तो एक महीने बाद दूसरे की जरूरत नहीं पड़ती है। बाद में प्रतिवर्ष टीकाकरण करवायें।

   सन् 2004 से पहले राज्य सरकारों की प्रयोगशाला में भेड़ के मस्तिष्क का 5 प्रतिशत सस्पेंशन वाले टीके का निर्माण होता था, एवं फील्ड में टीकाकारण के लिये इसका

प्रयोग किया जाता था। वर्तमान समय में सेल कल्चर वैक्सीन अधिक प्रचलित है। इसे काटने से पहले या बाद में टीकाकरण के लिये प्रयोग करते हैं। इस टीके को लगाने पर दर्द भी नहीं होता है तथा कोई साइड इफैक्ट भी नहीं होता है। इसे रेफ्रिजरेटर में 4–6^0 सेंग्रे. के तापमान पर रखा जाता है। एक बार जम जाने पर वैक्सीन का प्रयोग न करें। मनुष्यों में कुत्ता काटने के बाद टीके को 0,3,7,14,30 एवं 90 दिन पर लगायें (डब्ल्यू. एच.ओ. 1992; 2010)। गोपशु, श्वान एवं मनुष्यों में प्रयुक्त रेबीज के टीके वैविध होते हैं।

रेबीज का टीका बनाने वाले प्रमुख संस्थानः भारतवर्ष में रेबीज के टीके (1) पाश्चर इन्सटीट्यूट, कुन्नूर, (2) भारतीय पशु चिकित्सा अनुसंधान संस्थान, इज्जतनगर, बरेली, उत्तरप्रदेश, (3) हाफकिन इन्सटीट्यूट, मुम्बई, (4) सीरम इन्स्टीट्यूट ऑफ इण्डिया, पुणे, एवं (5) पब्लिक हेल्थ लैबोरेटरी, त्रिवेन्द्रम में बनाये जाते हैं। इस रोग के लिए अति प्रतिरक्षी सीरम अश्वों में बनाया जाता है।

2. पालतू कुत्तों का नगरपालिका, महापालिका, टाउन एरिया एवं पंचायतों में पंजीकरण अनिवार्य कर देना चाहिये। पंजीकृत कुत्तों के पंजीकरण, टीकाकरण आदि की जानकारी प्राप्त कर प्रतिवर्ष नवीनीकरण कर देने की व्यवस्था बनायी जानी चाहिये। जो भी मालिक कुत्ते का पंजीकरण एवं उसका नवीनीकरण न करवायें उसके कुत्ते को जब्त कर अर्थदण्ड की व्यवस्था होनी चाहिये।
3. भारतवर्ष में आवारा, सड़क छाप कुत्ते एवं उनकी बढ़ती हुई आबादी एक गम्भीर समस्या है। नगरपालिका एवं अन्य संस्थानों द्वारा ऐसे कुत्तों की नसबन्दी के कार्यक्रम को वृहद स्तर पर पशु चिकित्सकों की सहायता से संचालित करना चाहिये। ऐसे कार्यक्रम सतत् रूप से चलते रहें, इसके लिए स्वयंसेवी संस्थाओं की भी मदद लेनी चाहिये। कुत्तों के नसबन्दी कार्यक्रम से आवारा कुत्तों को मारना भी नहीं पड़ेगा एवं उनकी संख्या भी धीरे–धीरे नियंत्रण में आ जायेगी। इस तरह रेबीज रोग का प्रसरण भी रुक जायेगा। नसबन्दी के बाद स्वस्थ हुये कुत्ते को टीकाकरण के बाद ही छोड़ना चाहिये।
4. रेबीज क्योंकि पशु एवं मानव दोनों में ही होने वाला रोग है। अतः इस रोग के नियंत्रण के लिये पशु एवं मानव दोनों के ही चिकित्सक, वैज्ञानिकों तथा नियंत्रणकर्ताओं के विचारों के आदान–प्रदान द्वारा निर्मित योजना को स्वीकृत कर कार्यवाही प्रारम्भ की जानी चाहिये तथा समय–समय पर इस कार्यवाही का पुनर्अवलोकन किया जाना चाहिये।
5. रेबीज से मृत हुए कुत्ते के शरीर को जमीन में गहरे दबा देना चाहिये।
6. मानव या पशु को यदि कोई कुत्ता काटता है तो कुत्ते को कम से कम दस दिन तक निरीक्षण में रखना चाहिये। यदि कुत्ता रेबीज रोग से ग्रसित है तो लक्षण प्रकट हो सकते हैं, या उसकी मृत्यु हो सकती है।

7. रेबीज रोग का नगरीय क्षेत्रों एवं बहुतायत में ग्रामीण क्षेत्रों में प्रसरण कुत्तों के काटने से होता है, किन्तु वनों के अन्दर या निकट के ग्रामीण क्षेत्रों में रहने वाला मानव आबादी तथा पर्वतीय क्षेत्रों में रहने वाली आबादी में जहाँ पालतू एवं वन्य पशु एक दूसरे की पारिस्थितिकी में अपनी दैनिक आवश्यकताओं की पूर्ति के लिये प्रविष्ट होते रहते हैं, कुछ वन्य पशु, जैसे लोमड़ी, भेड़िया, सियार आदि इस रोग के प्रसरण में एक महत्वपूर्ण भूमिका का निर्वाहन करते हैं। जब इन वन्यजीवों का प्रजनन काल प्रारम्भ होता है तब इनकी गतिविधियाँ, उत्तेजना एवं विचरण क्षेत्र में स्वाभाविक रूप से वृद्धि होती है। इस समय वन्यजीवों से पालतू पशुओं में रोग के प्रसरण की सम्भावनायें भी बढ़ जाती हैं। अतः यह आवश्यक हो जाता है कि रोग के प्रसरण को रोकने के लिये ऐसे क्षेत्रों में रहने वाली सम्पूर्ण मानव एवं पालतू पशु आबादी का वृहद स्तर पर टीकाकरण किया जाये।

8. जंगली पशुओं में रोग के प्रसरण को रोकने के लिये रेबीज वैक्सीन का हैलीकोप्टर की सहायता से टीकाकरण किया जा सकता है। ई.आर.ए. वैक्सीन, जिसका मुख के माध्यम से भी टीकाकरण किया जा सकता है, को मांस के टुकड़ों में भलीभांति बन्द कर इन टुकड़ों को सियार, लोमड़ी, भेड़ियों के झुण्ड के रहने के स्थान पर फेंका जा सकता है। जब यह पशु इस मांस के टुकड़े को खायेंगे तो उनका स्वतः टीकाकरण हो जायेगा। जंगली पशुओं का उपरोक्त दोनों विधियों द्वारा टीकाकरण प्रयोगात्मक रूप से उतना सरल/आसान नहीं होता है जितना कि दिखायी देता है। क्योंकि यह एक महंगी विधि है तथा समस्त जंगली पशुओं का टीकाकरण भी सम्भव नहीं है। साथ ही साथ यह भी निश्चित नहीं हो पाता है जिन जीवों का टीकाकरण होता है उनको भी सही मात्रा में वैक्सीन मिल पा रही है कि नहीं।

9. देश में विदेश से नये कुत्तों तथा पिल्लों के प्रवेश के समय रेबीज के लिये जांच की जानी चाहिये तथा उनको एक निश्चित समय तक निरीक्षण में रखना चाहिये। आयातित कुत्तों के साथ टीकाकरण, पंजीकरण आदि की जानकारी पूर्ण होनी चाहिये। रेबीज के प्रथम टीकाकरण के लिए निर्धारित आयु से कम उम्र के पिल्लों के आयात पर पूर्ण रूप से प्रतिबन्ध लगा देना चाहिये।

10. प्रातः एवं सायंकाल को घूमते समय छड़ी लेकर घूमना चाहिये। कुत्तों के भूंकने पर या आक्रमण करने पर भागना नहीं चाहिये, अपितु छड़ी से डरा धमकाकर दूर रखना चाहिये।

11. कुत्ता काटे हुये पशु के उत्पादों का रोग की शंका का निदान करने के बाद ही उपयोग में लाना चाहिये।

12. अधिक जानकारी के लिये निकट के पशु चिकित्सालय पर सम्पर्क कर चिकित्सक से परामर्श करना चाहिये।

संदर्भ

रैडोस्टिट्स, ओ. एम. गे. सी. सी. ब्लड, डी. सी. हिचक्लिफ, के. डब्ल्यू. (2003). वेटेरनरी मेडीसिन– ए टेक्सट बुक ऑफ दि डिज़ीज ऑफ कैटल, पिग, गोट एंड हार्स, नवम् संस्करण, ई एल बी एस, बेलेर टिंडल, लंदन।

डब्ल्यू. एच. ओ. (1992). डब्ल्यू. एच. ओ. एक्सपर्ट कमेटी ऑन रेबीज, 8th रिपोर्ट इन डब्ल्यू एच ओ. टेक्नीकल रिपोर्ट सीरीज नंबर 824. वर्ल्ड हेल्थ आर्गेनाइजेशन, लंदन।

डब्ल्यू. एच. ओ. (2010). ग्रेडिंग ऑफ साइंटीफिक एवीडेंस–टेबल 3: सेफ्टी ऑफ सेल कल्चर बेस्ड रेबीज वैक्सीन. http://www.who.int/immunization/rabies_grad_safety-pdf

डब्ल्यू. एच. ओ., ओ. आई. ई., एफ. ए. ओ., जी. ए. आर. सी. (2015). रिपोर्ट आफ दि रेबीज ग्लोबल कांफ्रेंस ऑन–ग्लोबल एलीमिनेशन ऑफ डॉग मीडियेटिड ह्यूमन रेबीज. जेनेवा, स्विट्जरलैंड।

नेशनल इंस्टीटयूट ऑफ कम्यूनीकेबल डिज़ीज (2007). नेशनल गाइडलाइंस फार रेबीज प्रोफाइलेक्सिस एंड इंट्राडर्मल एडमिनिस्ट्रेशन ऑफ सेल कल्चर रेबीज वैक्सीन. नई दिल्ली।

वेयर, जी. एम. (1991). दि नैचुरल हिस्ट्री ऑफ रेबीज, द्वितीय संस्करण, सी आर सी प्रेस, फ्लोरिडा, यू एस ए।

मोन्टानोहिरोस, जे. ए. बोरी, एच. सुरेऊ, पी. (1991). रिट्रो आर्बिटल रूट फार ब्रेन स्पेशीमेन कलक्शन फार रेबीज डायग्नोसिस. वेट रिकार्ड. 129: 291–292।

बोरी, एच. रोलिन, पी. ई. विन्सेंट, जे. सुरेऊ, पी. (1989). कम्प्रेटिव फील्ड इवैलुएशन ऑफ दि फ्लोरीसेंट एंटीबाडी टेस्ट, वायरस आइसोलेशन फ्राम टिश्यू कल्चर एंड एन्जाइम इम्यूनोडायग्नोसिस फार रैपिड लेबोरेट्री डायग्नोसिस ऑफ रेबीज. जनरल क्लीनिकल माइक्रोबायोल. 27: 519–523।

ओ. आई. ई. (2000). मैनुअल ऑफ स्टैंडर्स फार डायग्नोस्टिक टेस्ट एंड वैक्सीन. चतुर्थ संस्करण, पेरिस, फ्रांस।

मीनेज, आर. (2008). रेबीज इन इंडिया. कनेडियन मेडीकल एसोसिएशन जनरल. 178(5): 564–566।

अरबिंदबाबू, आर.पी. मनोहरन, एस. रामदास, पी. चंद्रन, एन.डी.जे. (2011). रेबीज इन साउथ इंडियन काउः एन एवीडेंस ऑफ श्रीलंकन रेबीज वायरस वेरीयेंट इन्फैक्शन बेस्ड आन दि एनालिसिस ऑफ पार्सिएल न्यूक्लियोप्रोटीन जीन. इंडियन जनरल वायरोलाजी. 22(2): 138–141।

उडिन, एच. आजम, एम.एन.ई. तस्नीम, एन. बारे, एम.ए. चौधरी, पी. हक, एम.ए. (2015). अकरेंस एंड मैनेजमेंट ऑफ सस्पैक्टिड रेबीज इन लाइवस्टॉक स्पीशीज ड्यू टू बाइट एट सटकानिया उपजिला वेटेरनरी हॉस्पिटल, बाँग्लादेश. बाँग्लादेश जनरल ऑफ वेटेरनरी मेडीसिन. 13(2): 67–71।

सिंह, आर. सिंह, के.पी. चेरियन, एस. सामीनाथन, एम. कपूर, एस. रेड्डी, जी.बी.एम. (2017). रेबीज – एपीडिमियोलाजी, पैथोजिनेसिस, पब्लिक हेल्थ कंसर्न एंड एडवांसेज इन डायग्नोसिस एंड कंट्रोलः अ कम्प्रेहेंसिव रिव्यू. वेटेरेनरी क्वार्टरली. 37(1): 212–251।

गिल, जी.एस. (2018). एपीडिमियोलॉजिकल स्टडीज ऑन रेबीज इन पंजाब, इंडिया. पी.एच.डी. थीसिस, गुरु–अंगददेव वेटेरेनरी एंड एनीमल साइंस यूनिवर्सिटी, लुधियाना।

इस्लाम, के.एम.एफ. हुसैन, एम.आई. जलाल, एस. कादिर, एम.एन. कुमार, एस. इस्लाम, के. शान, ए.आई.हक.ए. (2016). इन्वेस्टीगेशन इनटू डॉग बाईट इन कैटल, गोट एंड डॉग एट सलेक्टिड वेटेरेनरी हास्पिटल इन बाँग्लादेश एंड इंडिया. जनरल ऑफ एडवांस वेटेरेनरी एंड एनीमल रिसर्च. 3(3): 252–258।

❑❑❑

अध्याय 14

एनाप्लाज़्मता

एनाप्लाज़्मता गाय, भैंस, भेड़ एवं बकरी में एनाप्लाज्मा से होने वाला रोग है। रोग में पशु कमजोर हो जाता है। पशु को अरक्तता एवं पीलिया होता है। उचित उपचार के अभाव में पशु की मृत्यु हो जाती है। किलनी, काटने वाली मक्खियाँ एवं मच्छर रोग के प्रसरण में महत्वपूर्ण भूमिका का निर्वहन करते हैं (रिचे एवं पामर, 1990)।

रोग कारणः रोग एनाप्लाज्मा द्वारा होता है, जो एक रक्त परजीवी है। यह परजीवी लाल रूधिर कणिकाओं के अन्दर पाया जाता है और आकार में 0.3 से 1.0 माइक्रॉन होता है। संरचना में यह गोलाकार होता है, और रूधिर कणिकाओं के अन्दर एक बिन्दु की तरह दिखायी देता है। पशुओं में इस परजीवी की तीन प्रजातियाँ *एनाप्लाज्मा मार्जिनेल, एनाप्लाज्मा सेन्ट्रेल* एवं *एनाप्लाज्मा ओविस* पायी जाती हैं। इनमें से *एनाप्लाज्मा मार्जिनेल* रक्त कणिकाओं के किनारे पर तथा *एनाप्लाज्मा सेन्ट्रेल* एवं *एनाप्लाज्मा ओविस* मध्य (केन्द्र) में पायी जाती है। *एनाप्लाज्मा मार्जिनेल* एवं *एनाप्लाज्मा सेन्ट्रेल* गोपशु, भैंसों में तथा *एनाप्लाज्मा ओविस* भेड़ एवं बकरी में रोग उत्पन्न करती है। गोपशु में *एनाप्लाज्मा सेन्ट्रेल* शान्त प्रकार का रोग करता है (होव एट अल, 2018)।

रोग को संवेदनशील पशुः पालतू पशुओं में यह रोग प्रायः गोपशु, भैंस, भेड़ एवं बकरी में होता है। इसके अतिरिक्त जंगली पशुओं, जैसे हिरन, बारहसिंगा, ऊँट आदि में भी रोग का प्रकोप देखा गया है। विदेशी नस्ल एवं संकर नस्ल के गोपशु रोग के लिये अधिक सुग्राही होते हैं। रोग क्षेत्र के देशी नस्ल के पशुओं में रोग कम होता है। यद्यपि यह रोग कम उम्र के पशुओं में भी होता है किन्तु वयस्क पशु में रोग की घातकता अधिक होती है (पेरी एट अल, 1999)।

रोग क्षेत्र विवरणः एनाप्लाज्मता एक विश्वव्यापी रोग है, जिसके रोगी सभी छः महाद्वीप में कम या ज्यादा की संख्या में पाये जाते हैं। भारतवर्ष में, प्रारम्भ से ही किसी भी रोग के उपचार में सहायता के लिये टेट्रासाइक्लीन समूह की जीवाणुनाशक औषधियों का वृहद स्तर पर प्रयोग होता रहा है, जो इस परजीवी के उपचार के लिये एक रामवाण औषधि है, अतः, इस रोग से ग्रस्त रोगियों की संख्या काफी कम रही है। किन्तु वर्तमान समय में इस समूह की औषधियों का प्रयोग अत्यधिक कम हो जाने के कारण एनाप्लाज्मता

के रोगियों की संख्या में उत्तरोत्तर वृद्धि की सम्भावना बनती है। अगर यह चलन जारी रहा तो इस रोग की सम्पूर्ण भारत में एक महामारी के रूप में उभरने की सम्भावना है (नायर एट अल, 2013; कुमार एट अल, 2015; बल एट अल, 2017)।

रोग प्रसरणः यह रोग किलनी *(बूफिलस माइक्रोप्लस, बू. एन्यूलेटस, बू. डीकोलोरेटस, आर्निथोडोरस लाहौरेनसिस, एर्गस परसिकस, राईपीसिफैलस वर्षा, राइपी. साइमस, राइपी. सैन्गुइनियस, हायलोमा एक्सकेवेटम, डर्मासेन्टर एल्बीपिक्टस, डर्मा. एन्डरसोनी, डर्मा. वैरियाबिलिस, डर्मा. आसीडेन्टैलिस, इक्सोडेस रिसिनस)* काटने वाली मक्खियों *(टैबेनस)* व मच्छरों *(सोरोफोरा)* से फैलता है। कभी–कभी यह संक्रमित सुई, बधियाकरण करने तथा सींग काटने वाले औजारों से भी फैल सकता है। स्वस्थ पशुओं में रोगग्रसित पशु का रक्त चढ़ाने से भी रोग का प्रसरण होता है। किलनी, मक्खियाँ व मच्छर रोगी पशु को काटते व खून चूसते समय रक्त के साथ एनाप्लाज्मा को भी खींच लेते हैं, तथा स्वस्थ पशु को काटते समय उसमें पहुँचा देते हैं। एक बार रोगग्रसित हो जाने पर पशु लम्बे समय तक रोगवाहक रहता है, और रोग को प्रसरित करता रहता है। कभी–कभी रोगी पशु के गर्भ में पलने वाले बछड़े–बछियों में भी रोग हो जाता है (यूलिनवर्ग एवं जोन्जीजन, 2007; नायर एट अल, 2013; असूमा एट अल, 2013; घोष एवं नागर, 2014; डुगट एट अल, 2015; बिटुरस एट अल, 2018)।

रोगजनात्मकताः चीचड़ों के काटने के साथ ही एनाप्लाज्मा स्वस्थ पशुओं के रक्त परिसंचरण तंत्र में प्रविष्ट हो जाते हैं। रक्त में यह परजीवी लाल रक्त कणिकाओं पर आक्रमण करते हैं और एंडोसाइटिक प्रक्रिया द्वारा उनके अन्दर पहुँच जाते हैं। रक्त कणिकाओं के भीतर एनाप्लाज्मा द्विगुणन प्रक्रिया द्वारा प्रजनन कर 2 से 8 नये एनाप्लाज्मा बनाते हैं। ये नये एनाप्लाज्मा एक्सोसाइटोसिस प्रक्रिया द्वारा संक्रमित रक्त कणिका से बाहर आकर स्वस्थ लाल रक्त कणिकाओं पर आक्रमण कर उपर्युक्त प्रक्रिया को दोहराते हैं। इस तरह 24 से 48 घंटों के अन्दर संक्रमित लाल रक्त कणिकाओं की संख्या पहले से संक्रमित कणिकाओं की संख्या की दुगनी हो जाती है। इस प्रक्रिया के उपर्युक्त गति से जारी रहने पर 2 से 6 दिनों के भीतर पशु में रोग के लक्षण प्रकट होने लगते हैं। जब पशु में रोग के लक्षण प्रकट होना प्रारम्भ होते हैं, तब तक उसकी कम से कम 15 प्रतिशत लाल रक्त कणिकायें संक्रमित हो चुकी होती हैं। ये संक्रमित रक्त कणिकायें जालीय अंतःकला तंत्र (रेटिकुलोएंडोथीलियल सिस्टम) की परभक्षी कोशिकाओं द्वारा खा ली जाती हैं। इससे रक्त में लाल रक्त कणिकाओं की कमी होने लगती है और पशु रक्ताल्पता (एनीमिया) का शिकार होने लगता है। संक्रमित रक्त कणिकाओं के हटने से रिक्त हुए स्थान को भरने के लिये अस्थि मज्जा से नयी लाल रक्त कणिकायें आने लगती हैं। किन्तु जब संक्रमण की दर अस्थि मज्जा में लाल रक्त कणिकाओं के निर्माण की दर से अधिक हो जाती है, तब रक्त में अल्पविकिसित लाल रूधिर कणिकायें आने लगती हैं। इससे एनीमिया की स्थिति बिगड़ती ही जाती है। रक्त पतला होने लगता है। रक्त में हीमोग्लोबिन तथा पी.सी.बी. की

मात्रा घटने लगती है। यदि समय रहते उपचार न किया जाये तब पशु की मृत्यु तक हो जाती है।

रोग के लक्षणः भिन्न–भिन्न प्रजाति के पशुओं में एनाप्लाज्मता के लक्षण निम्न प्रकार से प्रकट होते हैं–

गोपशु तथा भैंसः पशु सुस्त व कमजोर हो जाता है। भूख नहीं लगती है। रोगी पशु को ज्वर (104–106^0 फा.) रहता है। जैसे–जैसे रोग बढ़ता है, पशु को एनीमिया होने लगता है। उसकी दृश्य श्लेष्मा कला पीली दिखने लगती है। मूत्र का रंग सामान्य ही रहता है। पशु को कब्ज रहता है। रक्त में ऑक्सीजन संवाहन क्षमता कम हो जाने के कारण श्वसन गति तीव्र होने लगती है। पशु जरा सी गतिविधि से उत्तेजित हो जाता है और प्रतिक्रियास्वरूप पालक को मारने दौड़ता है। गर्भित गाय, भैंस में गर्भपात भी हो जाता है। गम्भीर मामलों में जब लक्षण एकाएक प्रकट होते हैं, तो लार अधिक गिरती है, श्वांस एकाएक तीव्र होने लगती है और अचानक ही पशु की मृत्यु हो जाती है। रोग में बचे हुये पशु रोगवाहक हो जाते हैं। सांड में वीर्य उत्पादन क्षमता कम हो जाती है। वीर्य की गुणवत्ता भी कम हो जाती है। ये पशु स्वस्थ पशुओं में रोग फैलने का केन्द्र बन जाते हैं (रैडोस्टिट्स, एट अल, 2003)।

भेड़ एवं बकरीः भेड़ तथा बकरी में एनाप्लाज्मता प्रायः शान्त प्रकार का होता है, किन्तु, बकरी में कभी–कभी यह तीव्र प्रकार का भी हो सकता है। इन पशु प्रजातियों में भी गोपशु की तरह ही लक्षण प्रकट होते हैं। किन्तु बकरी कभी–कभी अति उत्तेजना का शिकार होकर हवा में उछल–उछल कर काल्पनिक चीजों को काटने लगती है।

रोग का निदानः रोग का निदान निम्नलिखित प्रकार से किया जा सकता है– (1) क्षेत्र में रोगी पशुओं की पूर्व विद्यमतता तथा रोग को प्रसरित करने वाले किलनी (टिक), काटने वाली मक्खियों एवं मच्छरों की उपस्थिति द्वारा, (2) लक्षणों द्वारा, (3) *रक्त परीक्षण द्वाराः* जिम्सा रंग में रक्त फिल्म को रंगने के बाद सूक्ष्मदर्शी से देखने पर लाल रूधिर कणिकाओं के अन्दर बिन्दु की तरह एनाप्लाज्मा दिखायी देते हैं। रक्त में हीमोग्लोबिन तथा पी.सी.बी. की मात्रा घट जाती है, (4) *शव परीक्षण द्वाराः* मृत पशुओं का शरीर कमजोर दिखता है। यकृत आकार में बढ़ा हुआ होता है तथा उसका रंग भी बदला हुआ होता है। तिल्ली भी आकार में बढ़ी हुई होती है, तथा (5) *सीरम परीक्षण द्वाराः* पूरक योजन परीक्षण (कॉम्प्लीमेंट स्थिरीकरण परीक्षण), समूहन (ऐग्लुटीनेशन), कम्पटीटिव, अप्रत्यक्ष एवं डाट एन्जाइम सहलग्नी प्रतिरक्षा शोषी आमापन परीक्षण (एलीसा) तथा अप्रत्यक्ष प्रतिदीप्ति प्रतिपिंड (फलोरीसेंट एंटीबॉडी) तथा मालीकुलर तकनीक द्वारा रोग का निदान किया जा सकता है (डुजगुन एट अल, 1988; फिग्यूरो एट अल, 1993)।

रोग का उपचारः रोग के उपचार में निम्नलिखित औषधियों का प्रयोग किया जाता है– (1) *ऑक्सीटेट्रासाइक्लीनः* रोगी पशु में ऑक्सीटेट्रासाइक्लीन का 6–10 मिग्रा. प्रति किलो पशु भार की दर से तीन दिनों तक मांसपेशियों में इन्जेक्शन देते हैं या ऑक्सीटेट्रासाइक्लीन

एल.ए. का 20 मिग्रा. प्रति किलो पशु भार की दर से एक इन्जेक्शन देते हैं। रोग में उपचार की यह सर्वाधिक उपयुक्त औषधि है, (2) *डाइमिनाजीन एसीट्यूरेट (वेरेनिल, निलवेरी):* डाइमिनाजीन एसीट्यूरेट का 20 मिग्रा. प्रति किलो पशु भार की दर से मांसपेशियों में दिया गया एक इन्जेक्शन इस रोग के उपचार में प्रभावी पाया गया है, (3) *इमिडोकार्व हाइड्रोक्लोराइड:* इस औषधि का 5 मिग्रा. प्रति किलो पशु भार की दर से मांसपेशियों में इन्जेक्शन लगाते हैं, तथा (4) *सहायक औषधियाँ:* रोगी पशु में भूख बढ़ाने के लिये यकृत का सत्व, रक्त को सामान्य करने के लिये हीमेटिनिक्स तथा कब्ज दूर करने के लिये मृदु विरेचक औषधियों का भी प्रयोग करते हैं।

रोग निवारण: रोग की रोकथाम निम्नलिखित प्रकार से की जा सकती है (पिपानो एट अल, 1991) – (1) पशु के शरीर पर किलनी को समाप्त करने के लिये कीटाणुनाशक औषधियों का प्रयोग करें या उसे आइवरमेक्टिन का इन्जेक्शन लगवायें, (2) शु बाड़े के अन्दर या बाहर सफाई रखें। बाड़े के अन्दर दीवारों, चन्नी या फर्श पर पड़ी दरारों को भर दें, जिससे किलनी के छिपने की जगह समाप्त हो जाये। काटने वाली मक्खियों तथा मच्छरों से बचने के लिये पशुबाड़े के दरवाजे तथा खिड़कियों पर लोहे की महीन जाली लगवा दें। पशुबाड़े के बाहर की झाड़ियाँ समाप्त कर दें, तथा (3) समय–समय पर पशुओं के रक्त की जांच करवायें तथा जो धनात्मक मिले उसका इलाज करवायें।

एनाप्लाज्मा के रोकथाम में आने वाली कठिनाइयाँ– (1) इस रोग की रोकथाम किलनी, मक्खियों, मच्छरों आदि के नियंत्रण से ही सम्भव है, जो कि एक बहुत ही कठिन कार्य है, (2) रोग के बाद ठीक हुये पशु के रक्त में लम्बे समय तक रोगकारक रक्त परजीवी रहते हैं, जिससे पशु रोगवाहक हो जाता है। ऐसा पशु अन्य स्वस्थ पशुओं में रोग प्रसरण का केन्द्र बना रहता है, तथा (3) रोग के लिये प्रभावशाली टीके का अभाव है।

संदर्भ

डुजगुन, ए. सुंटर, सी.ए. राइट, आई. जी. लेट्ज, जी. वाल्टिसबुल, डी. जे. (1988). ए सेंसटिव एलीसा टेक्नीक फार दि डायग्नोसिस ऑफ *एनाप्लाज्मा मार्जिनेल* इन्फेक्शन. वेट पैरासिटोल. 29: 1–7।

फिग्यूरो, जे. वी. चीव्स, एल. पी. जोन्सन, जी. एच. ब्यूनिंग, जी. एम. (1993). मल्टीप्लेक्स पॉलिमरेज चेन रियक्शन बेस्ड एस्से फार दि डिटेक्शन ऑफ *बेबेसिया बाइजैमिना, बेबेसिया बोविस* एंड *एनाप्लाज्मा मार्जिनेल* डी एन ए इन बोवाइन ब्लड. वेट पैरासिटोल. 50: 69–81।

रैडोस्टिट्स, ओ. एम. गे, सी. सी. ब्लड, डी. सी. हिचक्लिफ, के. डब्ल्यू. (2003). वेटेरेनरी मेडीसिन–ए टेक्सट बुक आफ दि डिज़ीज ऑफ कैटल, पिग, गोट एंड हार्स, नवम् संस्करण, ई एल बी एस. बेलेर टिंडल, लंदन।

रिचे, ई. जे. पामर, जी. एच. (1990). बोवाइन एनाप्लाज्मोसिस. काम्प. कान्ट. इजुके. प्रैक्ट. वेट. 12: 1661–1668।

पिपानो, ई. फ्रैंक, एम. स्कप, वी. (1991). करेंट मैथड फार दि कंट्रोल ऑफ टिक फीवर इन कैटल. इजरायल जनरल वेटेरेनरी मेडीसिन. 46: 79–88।

होडेन, के. जे. गेल, डी. डब्ल्यू. परे, जे. थामस, ई. जे. जी. गजाधर, ए.ए. (2010). एन अपडेट आन बोवाइन एनाप्लाज्मोसिस *(एनाप्लाज्मा मार्जिनेल)* इन कनाडा. कनाडा वेटेरेनरी जनरल. 51(8): 837–840।

बल, एम. एस. महाजन, वी. फिलिया, जी. सिंह, सी. के. कौर, पी. शर्मा, एस. (2017). आउटब्रेक ऑफ एनाप्लाज्मोसिस इन डेयरी कैटल इन पंजाब, इंडिया. जनरल ऑफ एनीमल रिसर्च. 7(5): 885–889।

नायर, ए. एस. रविन्द्रन, आर. लक्ष्मणन, बी., श्रीकुमार, सी. कुमार, एस. एस. राजू, आर. त्रिसमोल, पी वी, विमलकुमार, एम. बी. शचीन्द्रनाथ, एम. आर. (2013). बोवाइन कैरियर ऑफ *एनाप्लाज्मा मार्जिनेल* एंड *एनाप्लाज्मा बोविस* इन साउथ इंडिया. ट्रोप. बायोमेड. 30(1): 105–112।

कुमार, टी. सिंधु, एन. चराया, जी. कुमार, ए. कुमार, पी. चंद्रातेरे, जी. अग्निहोत्री, डी. खुराना, आर. (2015). इमर्जिंग स्टेटस ऑफ एनाप्लाज्मोसिस इन कैटल इन हिसार. वेटेरेनरी वर्ल्ड. 8(6): 768–771।

एरिक, आई. एस. स्टीलर, डी. पामर, जी. एच. (1993). इम्पैक्ट ऑफ पर्सिटेंट *एनाप्लाज्मा मार्जिनेल* रिकेट्सीमिया ऑन टिक इन्फैक्शन एंड ट्रांसमिशन. जनरल ऑफ क्लीनिकल माइक्रोबायोलाजी. 31(8): 2091–2096।

यूलिनवर्ग, जी. जोन्जिजन, एफ. (2007). दि ग्लोबल इंर्पोटेंस ऑफ टिक. न्यूजलेटर ऑन टिक एंड टिक बोर्न डिज़ीज ऑफ लाइवस्टाक इन ट्रॉपिक्स. आई सी टी टी डी. http://www.icttd.nl.

पेरी, बी. डी. रेन्डोल्फ, टी. एफ. (1999). इंप्रूविंग दि असेसमेंट ऑफ दि इकोनोमिक इंपैक्ट ऑफ पैरासिटिक डिज़ीज एंड ऑफ दिअर कंट्रोल इन प्रोडक्शन एनीमल. वेटेरेनरी पैरासिटोलॉजी. 84(3–4): 145–148।

डुगट, टी. लेग्री, ए. सी. मेलार्ड, आर. बोलिअस, एच. जे. हडड, एन. (2015). ओपनिंग ब्लैक बॉक्स ऑफ *एनाप्लाज्मा फैगोसाइटोफिलम* डाइवर्सिटी: करेंट सिचुएशन एंड फ्यूचर पर्सपैक्टिव. सेल. इन्फैक्ट. माइक्रोबायोल. डी ओ आई 10.3389//एफ सी आई एम बी. 20015.00061।

होव, पी. खुम्बालो, जैड. टी. एच. चेसी, एम. ई. ओस्थूजेन, एम. सी. ब्रेटान, के. ए. कोलिन, एन. ई. (2018). डिटेक्शन एंड करैक्टराइजेशन ऑफ *एनाप्लाज्मा मार्जिनेल* एंड *एनाप्लाज्मा सेन्ट्रेल* इन साउथ अफ्रीका. वेटेरेनरी साइंस. 5(26): डी. ओ. आई. 10.3390।

बिटुरस, ए.ए. अब्बा, वाई. जेसी, एफ.एफ.ए.पी., जे.एल.एक्स. पीटर, आई.डी. हम्बली, आई.यू.हेरोन, ए.डब्लू. लीला, एम. सहारी, ए.ए. (2018). सीरोप्रीवेलेंस आफ एनाप्लाज्मोसिस इन डेयरी कैटल फ्राम पेनिनसूलर मलेशिया. एडवांसेज इन एनीमल एंड वेटेरेनरी साइंस. 6(2): 70–74।

घोष, एस. नागर, जी. (2014). प्राब्लम ऑफ टिक एंड टिक बोर्न डिज़ीज इन इंडिया विद स्पेशल इम्फैसिस ऑन प्रोग्रेस इन टिक कंट्रोल रिसर्च. अ रिव्यू. जनरल वेक्टर बोर्न डिज़ीज. 51: 259–270।

असूमा, शर्मा, ए. सिंघला, एल.डी. कौर, पी.बल, एम.एम. वाथ, बी. के. जुएल, पी.डी. (2013). प्रीवेलेंस एंड हीमेटो–बायोकैमिकल प्रोफाइल ऑफ एनाप्लाज्मा मार्जिनेल इन्फैक्शन इन डेयरी एनीमल ऑफ पंजाब. एशियन पैसिफिक जनरल ऑफ ट्रापिकल मेडीसिन. 6(2): 139–144।

❑❑❑

द्वितीय सोपान (जीवाणु जनित रोग)

अध्याय 15

एंथ्रेक्स

पर्यायवाची: गिल्टी रोग, तिल्ली ज्वर।

एंथ्रेक्स एक जीवाणु जनित रोग है, जो प्रायः सभी प्रकार के पशुओं में होता है। गोपशु, भैंस, भेड़ रोग के लिये अपेक्षाकृत अधिक सुग्राही होते हैं। इनके अतिरिक्त अश्व, खच्चर, बकरी, शूकर, ऊँट, कुत्ता एवं बिल्ली में भी रोग होता है। भेड़ों में रोग से सबसे अधिक संख्या में मृत्यु होती है। मृत पशु के नासाद्वार, गुदा एवं योनि मार्ग से झागदार काला रक्त बहता है, जो बाहर आने पर जमता नहीं है।

रोगी पशु के सम्पर्क में आने पर मनुष्यों में भी रोग होता है। मनुष्यों में रोग त्वचा, आँत व फेफड़ों तीनों रूप में होता है। त्वचा के रूप में शरीर पर फुन्सियाँ निकलती हैं, जबकि फेफड़ों के रूप में ऊन संवर्धन से जुड़े हुए लोगों में न्यूमोनिया होती है। आँत के रूप में आहारनाल में सूजन आ जाती है (टर्नबुल, 1996)।

रोग कारण: रोग *बेसिलस एन्थ्रेसिस* नामक जीवाणु से होता है। जीवाणु छड़नुमा होता है, जिसकी लम्बाई 3 से 6 माइक्रॉन तथा चौड़ाई 1.0 से 1.2 माइक्रॉन होती है। यह एक गतिहीन जीवाणु है, जो शरीर के अन्दर जोड़े में या छोटी–छोटी जंजीर बनाकर रहता है। ग्राम तकनीक से रंगने पर जीवाणु नीला या बैंगनी रंग लेता है। शरीर के अन्दर जीवाणु डी–ग्लूटेमिक अम्ल के संपुट में सुरक्षित रहता है। शरीर के बाहर आने पर यह अण्डाकार बीजाणु बनाता है। बीजाणु वातावरण की विपरीत परिस्थितियों में लम्बी अवधि तक जीवित रहते हैं। सर्दी, गर्मी, जीवाणुनाशक तथा रसायनों का इन पर कोई प्रभाव नहीं पड़ता है। भूमि के शुष्क वातावरण में यह बीजाणु लगभग आधी सदी या अधिक काल तक जीवित रहते हैं। इसके अतिरिक्त रोगी पशु की ऊन, मांस, रक्त, चमड़ा आदि पदार्थ भी बीजाणु को संरक्षण प्रदान करते हैं। अम्लीय मृदा में यह सुगमता से नष्ट हो जाते हैं। तापक्रम एवं आर्द्रता की अनुकूल हुई परिस्थितियों में बीजाणु नये जीवाणुओं को जन्म देते हैं (बेले एवं रीड, 2001)।

रोग को संवेदनशील पशु: रोग प्रायः सभी प्रकार के पशुओं में होता है, लेकिन गोपशु, भैंस एवं भेड़ रोग के लिए सर्वाधिक सुग्राही होते हैं। इसके अतिरिक्त अश्व, खच्चर, बकरी, शूकर, ऊँट, श्वान एवं बिल्ली में भी रोग होता है। अल्जीरियन प्रजाति की भेड़ों में

रोग नहीं पाया जाता है। वामन शूकर भी आनुवांशिकी गुणों के कारण रोग से मुक्त रहते हैं। पशुओं के अलावा पक्षियों में भी रोग होता है।

रोगी पशु या रोगकारक जीवाणु से दूषित पदार्थ, जैसे ऊन, चमड़ा, रक्त, मांस व अस्थियों के सम्पर्क में रहने वाले मनुष्यों में भी रोग होता है। पशुपालकों, चिकित्सा एवं प्रयोगशालाकर्मियों, कसाइयों, मृत पशु की चमड़ी उतारने वाले तथा ऊन संवर्धन के व्यवसाय से जुड़े हुए लोगों में रोग होने की सम्भावना सबसे अधिक होती है (टर्नबुल, 1996)।

रोग क्षेत्र विवरणः एंथ्रेक्स एक वैश्विक समस्या है। कुछ एक राष्ट्रों को छोड़कर कोई भी इस रोग से अछूता नहीं है। आज जब यातायात के अत्याधुनिक साधनों की सहायता से कुछ ही पल में एक राष्ट्र से दूसरे राष्ट्र तक पहुँचा जा सकता है और विश्व जीवाणु जनित संघर्ष के मुहाने पर है, इस रोग की प्रासंगिकता स्वतः ही बढ़ जाती है। क्षेत्रवार दृष्टि से देखने पर एक बात जो सामने आती है, वह यह है कि एंथ्रेक्स गर्म जलवायु वाले क्षेत्रों में अधिक होता है। इन स्थलों का गर्म व नम वातावरण रोग के जीवाणुओं को मृदा में प्रगुणित होकर संख्या वृद्धि में सहायता प्रदान करता है। साथ ही साथ वह रोग को एक पशु से दूसरे पशु में प्रसरित करने वाले कीटों के प्रजनन के लिए आदर्श परिस्थितियाँ उत्पन्न करता है। इन कीटों की बढ़ी हुई संख्या रोगी पशु की संख्या में अभूतपूर्व वृद्धि कर देती है।

भारतवर्ष में यह रोग सभी राज्यों में होता है। भारत सरकार के विभिन्न मंत्रालयों द्वारा रोग संबधित विज्ञप्तियों (बुलेटिनों) से स्पष्ट है कि तमिलनाडु, आन्ध्रप्रदेश, मध्यप्रदेश, महाराष्ट्र, कर्नाटक राज्य से पशु में एंथ्रेक्स होने के मामले प्रति वर्ष प्रकाश में आ रहे हैं। कुछ एक राज्य, जैसे आसाम, गोवा, त्रिपुरा, सिक्किम, जम्मू–कश्मीर से दो या तीन वर्षो के अन्तराल पर रोग होने के मामले प्रकाश में आ रहे हैं। अन्य राज्य जिनसे एंथ्रेक्स के मामले नहीं आ रहे हैं, ऐसा नहीं है कि वह रोगमुक्त हैं, बल्कि वहाँ पर या तो रोग निदान की समुचित व्यवस्था नहीं है या इच्छाशक्ति का अभाव। जिन राज्यों से बराबर रोग होने के मामले आ भी रहे हैं, वहाँ पर भी जनपद की दृष्टि से आंकड़े पूर्ण नहीं हैं, जिससे स्पष्ट नहीं हो पाता है कि वह किसी क्षेत्र विशिष्ट में ही रोग होने को प्रकट कर रहे हैं या रोग सम्पूर्ण राज्य में व्यापक रूप में विद्यमान है।

भारतवर्ष में मनुष्य कृषिकार्यो से लेकर पशु उत्पाद से सम्बन्धित औद्योगिक क्षेत्रों तक लगातार पशु के सम्पर्क में रहता है। यहाँ तक कि ग्रामीण परिक्षेत्र में घर के वृद्ध पशुओं के साथ एक ही स्थान पर सोते हैं। अतः जहाँ भी यह रोग पशुओं में है, वहाँ पर मनुष्यों में रोग होने का खतरा हमेशा विद्यमान रहता है। अतः वर्तमान समय में इस रोग के बढ़े हुये महत्व को देखते हुए आपदा स्तर पर रोग से जूझने के लिए स्पष्ट नीति निर्माण की आवश्यकता है (थापा एवं कार्तिकेयन, 2001)।

रोग प्रसरणः एंथ्रेक्स एक पशु से दूसरे पशु में मुख्यतः जीवाणु से संक्रमित चारा–पानी के द्वारा फैलता है। रक्त चूसने वाली मक्खियाँ (टैबेनस, स्टोमोक्सिस आदि) तथा मच्छर रोगी पशु से स्वस्थ पशुओं में एंथ्रेक्स का प्रसार करते हैं। कुत्ता, बिल्ली एवं शवभक्षी जानवर भी रोग के प्रसरण में सहायता प्रदान करते हैं। पक्षियों द्वारा रोग एक स्थान से दूसरे स्थान पर प्रसरित होता है। जिस स्थान पर एक बार रोग का प्रकोप हो जाये, वहाँ दुबारा–तिबारा रोग होने की सम्भावना काफी बढ़ जाती है। रोग क्षेत्र से वर्षा के पानी में बहकर बीजाणु काफी अधिक दूर तक जाकर नये क्षेत्रों में एंथ्रेक्स का विस्तार करते हैं। संक्रमित पशु उत्पाद, ऊन, मांस, उर्वरक, प्रोटीन सांद्र के आयात–निर्यात से रोग एक राष्ट्र से दूसरे राष्ट्र तक फैलता जाता है। मनुष्य में संक्रमण रोगी पशु के सम्पर्क में आने, या रोग से मृत पशु के चमड़े, ऊन, बाल आदि से बने पदार्थों के उपयोग से होता है। बीजाणु से दूषित धूल के संक्रमण से भी रोग का प्रसरण होता है (रैडोस्टिट्स एट अल, 2003)।

रोगजनात्मकताः रोग के बीजाणु फेफड़ों, ग्रासनली या त्वचा में से किसी एक स्थान से शरीर में प्रविष्ट होते हैं। आहारनाल से संक्रमण की घटनायें सर्वाधिक होती हैं। दूषित चारा–पानी के साथ शरीर में प्रवेश करने वाले बीजाणु पशु की आँत में एकत्र हो जाते हैं। यहाँ पर बीजाणु से जीवाणु बनते हैं। यह जीवाणु आँत की श्लेष्मल को भेदकर स्थानीय लसीका ग्रंथियों में एकत्र हो जाते हैं। जीवाणुओं का संपुट डी–ग्लूटेमिक अम्ल के पॉलिपेप्टाइड का बना होता है, जो इन्हें शरीर के भक्षकाणु–उदासीनरंगी, मैक्रोफाज एवं प्रतिपिंड से बचाता है। लसीका ग्रंथियों में पहुँचकर जीवाणु द्विगुणन द्वारा संख्या में वृद्धि करते हैं। तत्पश्चात लसीका वाहिकाओं के माध्यम से रक्त में पहुँचकर पूतिजीवरक्तता उत्पन्न करते हैं जिससे पशु को तीव्र ज्वर होता है। रक्त में जीवाणु घातक विष भी उत्पन्न करते हैं, जिसमें तीन प्रकार के पदार्थ होते हैं– (अ) शोफ कारक या कारक संख्या प्रथम, (ब) संरक्षी प्रतिजन या कारक संख्या द्वितीय तथा (स) घातक कारक या कारक संख्या तृतीय।

इनमें से शोफ कारक, संरक्षी प्रतिजन का साथ होने पर ही हानि पहुँचाता है, अन्यथा यह हानि रहित होता है। इनके अतिरिक्त रोग के ताजे घाव से भी दो पदार्थ–संरक्षी प्रतिजन एवं शोथज कारक, प्रथक्कृत किये गये हैं। शोथज कारक, एंथ्रेक्स के जीवाणु को हानि पहुँचाने वाले पदार्थों को नष्ट कर जीवाणु की रक्षा करता है, तथा साथ ही साथ रक्त के थक्का बनने की प्रक्रिया में अवरोध उत्पन्न करता है, जिससे रोगी के प्राकृतिक छिद्रों से बहने वाला रक्त जमता नहीं है। इसके अतिरिक्त यह कारक रोगी के रक्त में शर्करा की मात्रा को भी बढ़ाता है, जो जीवाणु के गुणन प्रक्रिया में सहायता प्रदान करता है।

जीवाणु रक्त में घुली ऑक्सीजन का अपनी कार्यविधि संचालित करने में उपयोग कर लेते हैं, जिससे रोगी के जीवनदायक अंगों में ऑक्सीजन की कमी होने लगती है। ऑक्सीजन की कमी से कई अंग अपना कार्य करना बन्द कर देते हैं। इससे पशु की मृत्यु

हो जाती है। एंथ्रेक्स के जीवाणु रक्त में छोटी–छोटी जंजीरों के रूप में रहते हैं, जो रक्त वाहिकाओं के अंतःस्तर को नुकसान पहुँचाते हैं, तथा केशिका में एकत्र होकर रक्त के प्रवाह को अवरुद्ध कर देते हैं। परिसंचरण तंत्र की छोटी–छोटी वाहिकायों में टूट–फूट के फलस्वरूप रक्त तंत्र के बाहर निकलने लगता है। उन अंगों, जिनमें रक्त का प्रवाह धीमी गति से होता है, जैसे प्लीहा, यकृत, मस्तिष्क आदि में यह प्रभाव अधिक दिखायी देता है। इसी कारण प्लीहा रक्त से भरकर सामान्य से काफी अधिक बड़ा हो जाता है, तथा रक्त के दबाव के कारण इसका वाह्य आवरण फट जाता है। इस कारण से इसे तिल्ली ज्वर भी कहते हैं।

जो जीवाणु रक्त परिसंचरण तंत्र से बाहर निकल जाते हैं, उनका संपुट ऊतक द्रव्य को सोखकर फूल जाता है, जो जैली जैसा दिखता है। जैली में फंसे जीवाणु कभी भी दुबारा रक्त में वापस नहीं जा पाते हैं। प्रारम्भ में यह गर्दन में सूजन के रूप में दिखायी देती है। बाद में यह सूजन शरीर के सभी निचले भागों में फैलती जाती है। जब यह सूजन गले के पास होती है तब श्वास नली पर दबाव पड़ने पर श्वसन क्रिया पर विपरीत प्रभाव पड़ता है जिससे पशु के शरीर में ऑक्सीजन और भी कम हो जाती है तथा श्वांस घुटने लगती है। लक्षण प्रकट होने के 12 से 48 घंटों के भीतर ही रोगी की मृत्यु हो जाती है। मृत पशु के शरीर के भीतर बीजाणु नहीं बनते हैं, तथा शरीर के सड़ने पर उत्पन्न ताप से जीवाणु स्वतः ही नष्ट हो जाते हैं। अतः एंथ्रेक्स से मृत हुए पशु का शव विच्छेदन नहीं किया जाता है।

रोग के लक्षणः लक्षणों के आधार पर एंथ्रेक्स चार प्रकार का होता है– (क) अति तीव्र (पर अक्यूट) एंथ्रेक्स, (ख) तीव्र (अक्यूट) एंथ्रेक्स, (ग) कम तीव्र (सब अक्यूट) एंथ्रेक्स तथा (घ) दीर्घकालिक/चिरकालिक/धीमा (क्रॉनिक) एंथ्रेक्स।

अति तीव्र एंथ्रेक्सः पशु एकाएक रोग के प्रभाव में आ जाता है, और बिना कोई लक्षण प्रकट किये हुए कुछ ही घंटों में मर जाता है। मृत पशु के मुँह, नासाद्वारों, गुदा व योनि से झागदार काला रक्त बहता है, जो जमता नहीं है। रोग का यह प्रकार प्रायः भेड़ों में दृष्टिगोचर होता है। इसमें पशुपालक को किसी भी प्रकार की चिकित्सीय सहायता के लिए समय नहीं मिलता है।

तीव्र एवं कम तीव्र एंथ्रेक्सः तीव्र एंथ्रेक्स प्रायः गोपशु एवं अश्व में दृष्टित होता है। रोग के इस प्रकार में पशु 24 से 48 घंटों तक रुग्ण अवस्था में रहता है। प्रारम्भ में पशु को तीव्र ज्वर (104–108^0 फा0) होता है। कंपकंपी छूटती है। तत्पश्चात् वह चारा खाना व जुगाली करना बन्द कर देता है। पेट फूल जाता है। शरीर में सुस्ती छायी रहती है। दुधारू पशुओं का दुग्ध उत्पादन कम या बिल्कुल बन्द हो जाता है। दूध में रक्त आने के कारण दूध का रंग पीला पड़ जाता है। गर्भित पशुओं में गर्भपात भी हो जाता है। जिह्वा, मुँह, नाक, आँख की श्लेष्मल गहरे लाल रंग की हो जाती है, जो बाद में नीली पड़ने लगती है। मांसपेशियों

में थरथराहट सी होती है, जिससे पशु लडखड़ा कर चलता है। श्वसन व हृदय गति तेज रहती है। गर्दन में सूजन हो जाती है, जो धीरे–धीरे शरीर के सभी निचले भागों में फैलती जाती है। सूजन में जैली जैसा द्रव्य भरा होता है। घोड़ों में उपरोक्त लक्षणों के अतिरिक्त उदर शूल होता है तथा लसीका ग्रंथियाँ सूज जाती हैं। लक्षणों के प्रकट होने के 2 से 3 दिन में प्रभावित पशु की मृत्यु हो जाती है। मृत पशु के प्राकृतिक छिद्रों से झागदार काला रक्त निकलता है। इस रक्त का थक्का नहीं बनता है।

दीर्घकालिक एंथ्रेक्स: रोग का यह प्रकार कुत्ता, बिल्ली तथा शूकर में देखने को मिलता है। इसमें रोगी पशु को हल्का ज्वर होता है। त्वचा पर मवाद से भरी हुई छोटी–छोटी फुन्सियाँ बनती हैं जो बाद में बड़ी हो जाती हैं। जब यह फुन्सियाँ सूखकर झड़ती हैं तो त्वचा पर धब्बा छोड़ती हैं। कुत्ते एवम् बिल्लियों में जिह्वा एवं मसूड़ों पर छाले पड़ते हैं तथा वमन एवं दस्त होते हैं। शूकर में थूथन, गले व सिर पर सूजन आती है तथा खूनी दस्त होते हैं।

गोपशु, भेड़ एवं बकरी: गोपशु, भेड़ एवं बकरी में बहुधा रोग का अतितीव्र रूप दृष्टिगोचर होता है। इसमें रुग्ण जानवर बिना कोई लक्षण प्रकट किये ही कुछ घंटों में मृत हो जाता है। यदि भेड़ एवं बकरी का पहले टीकाकरण हो चुका हो तो उनमें कम तीव्र या धीमा प्रकार का एंथ्रेक्स होता है।

अश्व: घोड़ा, गधा एवं खच्चर में प्रायः तीव्र प्रकार का एंथ्रेक्स देखने को मिलता है। इनमें यदि रोगकारक जीवाणु आहारनाल से शरीर में प्रविष्ट होते हैं, तो पूतिजीवरक्तता, दस्त एवं उदरशूल के लक्षण प्रकट होते हैं। यदि कीटों के काटने से संक्रमण होता है, तो गर्दन, गर्दन के नीचे की त्वचा, पेट, शिश्नमुंडछद, थन एवं पुट्ठे पर सूजन आती है। घोड़ों में इस रोग से लसीका ग्रंथियाँ अधिक प्रभावित होती हैं।

शूकर: शूकर में सामान्यतः तीव्र या कम तीव्र प्रकार का एंथ्रेक्स मिलता है। रोगी पशु में ज्वर, सुस्ती, भूख न लगना, मुँह एवं गले में सूजन आदि लक्षण प्रकट होते हैं। गर्दन से प्रारम्भ हुई सूजन धीरे–धीरे शरीर के सभी निचले भागों में फैलती जाती है। गले की सूजन से पशु को श्वांस लेने में कठिनाई होती है तथा दम घुटने से उसकी मृत्यु हो जाती है।

श्वान एवं बिल्ली: कुत्ता एवं बिल्ली में एंथ्रेक्स, रोग से मृत पशुओं के शव को खाने से होता है। इन जानवरों के ओष्ठ, जिह्वा, मसूड़ों, जबड़ों, तालु, आमाशय एवं आँत पर फुन्सियाँ पड़ जाती हैं। लसीका ग्रंथियाँ भी सूज जाती हैं। रोगी को दस्त लगते हैं।

पक्षी: पक्षियों में अति तीव्र प्रकार का एंथ्रेक्स मृत्यु का एक प्रमुख कारण होता है, यद्यपि तीव्र प्रकार का एंथ्रेक्स भी देखने को मिलता है। रोगी पक्षी में कलगी पर फुन्सियाँ पड़ जाती हैं।

मानव: मनुष्य में रोग का संक्रमण अधिकांशतः रुग्ण पशु के सम्पर्क में आने से होता है। रोगग्रसित पशु की चमड़ी, ऊन, मांस, हड्डियों एवं रक्त के द्वारा भी रोग का प्रसरण

होता है। इस प्रकार पशु एवं पशु उत्पादों के लगातार सम्पर्क में रहने वाले लोग, जैसे–पशुपालक, चिकित्सा एवं प्रयोगशालाकर्मी, चिकवा, मृत पशु की खाल उतारने वाले लोग, कारखानों में ऊन संवर्धन से जुड़े कर्मियों में रोग होने की संभावनायें सर्वाधिक होती हैं। इनमें रोग तीन रूपों में होता है–त्वचा, आँत एवं फेफड़ों का रूप। *त्वचा के रूप* में शरीर पर जगह–जगह मवाद भरी फुन्सियाँ निकलती हैं, जो बाद में छाले का रूप ले लेती हैं। जब ये छाले ठीक होते हैं, तो त्वचा पर काला निशान छोड़ते हैं। इस प्रकार त्वचा पर फुन्सियाँ पड़ती व ठीक होती रहती हैं। मनुष्य में त्वचा का एंथ्रेक्स रोग सर्वाधिक देखने को मिलता है। *फेफड़ों का रूप* ऊन संवर्धन के व्यवसाय से जुड़े लोगों में होता है। यह एक प्रकार की न्यूमोनिया है। इसमें रोग के बीजाणु रोगी पशु से प्राप्त ऊन की छंटाई से निकली धूल के साथ फेफड़ों में चले जाते हैं। यहाँ पर यह न्यूमोनिया करते हैं। एंथ्रेक्स के बीजाणु से जनित यह न्यूमोनिया क्योंकि ऊन व्यवसाय (भेड़ से ऊन की कटाई, कारखानों में छंटाई, कालीन एवं गलीचा उद्योग) से जुड़े लोगों में पायी जाती है, अतः इसे *"वूल सोरटर्स रोग"* भी कहते हैं। जब एंथ्रेक्स के बीजाणु / जीवाणु खाद्य पदार्थों के साथ आहार नाल से संक्रमण करते हैं, तो यह *आंतों का एंथ्रेक्स* के रूप में सामने आता है। आँत के एंथ्रेक्स को *तिल्ली ज्वर, मिल्ज ब्रांड* एवं *चारवान* भी कहते हैं (सफजंड एट अल, 1999; थापा एवं कार्तिकेयन, 2001; रैडोस्टिट्स एट अल, 2003)।

रोग का निदानः एंथ्रेक्स का निदान निम्नलिखित प्रकार से किया जा सकता है– (1) रोगी पशु के विषय में पूर्ण जानकारी प्राप्त कर लक्षणों के आधार पर, (2) *शव परीक्षण द्वाराः* एथ्रेंक्स से मृत पशु का– (अ) शरीर अकड़ता नहीं है (ब) मुँह, नासा तथा गुदा द्वार से गाढ़े लाल रंग का या काला रक्त निकलता है, जो जमता नहीं है (स) सूजे हुए स्थानों से जिलेटिन जैसी जैली निकलती है, तथा (द) शीघ्र ही सड़न के कारण पेट फूल जाता है। ऐसे पशु का शव विच्छेदन नहीं किया जाता है, क्योंकि सड़ने से उत्पन्न ऊष्मा रोग–कारक जीवाणुओं को शव के अन्दर ही नष्ट कर देती है। शव विच्छेदन करने पर जीवाणु वातावरण में उपलब्ध ऑक्सीजन की मौजूदगी में बीजाणु बना लेते हैं। इन बीजाणुओं को नष्ट करना अत्यधिक दुष्कर होता है, अतः रोग से मृत पशु का शव विच्छेदन न कर उसे 6 फीट गहरे गड्ढ़े मे चूने के साथ दबा देते हैं, ताकि रोग का प्रसार न हो। यदि भूलवश ऐसे पशु का शव विच्छेदित हो जाता है, तो पशु की तिल्ली का आकार काफी बढ़ा हुआ दिखायी देता है, तथा उसके भीतर गाढ़ा न जमने वाला रक्त भरा होता है। रक्त भरे होने के कारण तिल्ली स्ट्रॉबेरी की तरह दिखायी देती है, तथा रक्तदबाव से उसका आवरण भी फट जाता है, अतः इस रोग को तिल्ली ज्वर भी कहते हैं। तिल्ली के अलावा वृक्क, हृदय के वाहय आवरण व अन्य अंगों में रक्तस्राव के बड़े–बड़े निशान दिखायी देते हैं। फेफड़ों में रक्तमिश्रित द्रव्य भरा होता है। लसीका ग्रंथियाँ सूजी हुई होती हैं। मस्तिष्क में रक्तस्राव के निशान मिलते हैं, (3) *रक्त परीक्षण द्वाराः* जीवित या मृत पशु के कान की किसी एक शिरा में सुई चुभाकर स्लाइड पर रक्त का लेप (स्मिअर) बना लेते हैं। रक्तलेप को हवा में

सुखाते हैं। शुष्क लेप को 1:1000 मर्क्यूरिक क्लोराइड के घोल में 5 मिनट तक डुबोकर रखते हैं। तत्पश्चात् लेप को बहुवर्णक मेथिलीन ब्लू रंग से एक मिनट तक रंगते हैं। रंग से निकालकर लेप को धोकर, सुखा लेते हैं तथा सूक्ष्मदर्शी में देखते हैं। सूक्ष्मदर्शी से देखने पर यदि छोटी–छोटी जंजीरों में गुलाबी रंग के संपुट वाले नीले रंग के जीवाणु दिखाई देते हैं तो पशु एंथ्रेक्स का रोगी होता है। रोग की इस पहचान को मैक फैडिल अभिक्रिया कहते हैं, (4) *एस्कोली परीक्षण:* एस्कोली परीक्षण से उन परिस्थितियों में जब मृत पशु के सड़ने पर अन्य कोई भी परीक्षण नहीं किया जा सकता हो, एंथ्रेक्स का निदान करते हैं। यह एक प्रकार का प्रतिरक्षा अवक्षेपण परीक्षण है। परीक्षण में पशु के कान के अग्रभाग, ऊपर के ओष्ठ या सड़े पशु के अन्य किसी भी भाग से 2 ग्राम का टुकड़ा काटकर 5 मिली. शुद्ध संक्रमण रहित सामान्य लवण घोल में पीस लेते हैं। इस मिश्रण को जल ऊष्मक में 100^{0} सेंग्रे. पर कुछ मिनटों के लिए रखकर छान लेते हैं। यह अवक्षेपित द्रव्य एंथ्रेक्स के प्रतिजन का कार्य करता है। जब इसे ज्ञात एंटीएंथ्रेक्स सीरम के साथ मिलाते हैं, तब जहाँ पर दोनों द्रव्य एक–दूसरे के सम्पर्क में आते हैं, एक अवक्षेपण छल्ले का निर्माण होता है। इस छल्ले का बनना ही रोगी के एंथ्रेक्स से ग्रसित होने की पुष्टि करता है, (5) *जीवाणु के पृथक्करण द्वारा (तंतुमुक्ता परीक्षण):* ट्रिप्टोस ऐगार प्लेट जिसमें 0.05 से 0.5 यूनिट प्रति मिली. की दर से पेनिसिलिन मिला होता है, पर संदेहास्पद पशु के घावों से जीवाणु का संवर्धन करते हैं। संवर्धन की हुई प्लेट को 6 से 18 घंटों तक 37^{0} सेंग्रे. के तापक्रम पर ऊष्मायित्र (इन्क्यूबेटर) में रखते हैं। तत्पश्चात जहाँ पर वृद्धि दिखायी देती है, वहाँ पर कवर स्लिप रखकर सूक्ष्मदर्शी में देखने पर मोतियों की माला जैसी संरचना दृष्टित हो तो यह एंथ्रेक्स रोग की पुष्टि करता है। एंथ्रेक्स के जीवाणु, क्योंकि छड़ों की जंजीर के रूप में विकसित होते हैं, तथा प्लेट की पेनिसिलिन इस जीवाणु की कोशिका भित्ती के निर्माण में बाधा उत्पन्न करती है। अतः छड़ की जंजीर वाला यह जीवाणु छड़ की जगह गोल संरचना में विकसित होता है जो धागे में पिरोही हुई छोटी–मोटी मोतियों की माला जैसा दिखायी देता है। मोतियों की यह माला एंथ्रेक्स रोग की पुष्टि करती है, (6) *प्रयोगशाला में पशुओं पर परीक्षण कर:* प्रयोगशाला में गिनी पिग या सफेद चूहों की त्वचा को खरोंचकर संदेहास्पद पदार्थ को उस पर लगा देते हैं। यदि इन प्रायोगिक पशुओं में 12 से 14 दिन में त्वचीय प्रकार का एंथ्रेक्स हो जाता है, तो जिस पशु से संदेहास्पद पदार्थ लिया गया था, वह एंथ्रेक्स का रोगी मान लिया जाता है, (7) अन्य रोग, जैसे गलघोंटू, लंगड़ी रोग, सर्पदंश, सायनाइड विषाक्तता आदि से विभेदीकृत पहचान कर तथा (8) मालीकुलर परीक्षण, जैसे पॉलिमरेज श्रृंखलाबद्ध अभिक्रिया द्वारा तथा *बेसिलस एन्थ्रेसिस* जीवाणुभोजी (फाज) के लिए संवेदनशीलता को देखकर (ब्राउन एवं चेरी, 1955; बेयर एट अल, 1996)।

रोग का उपचार: एक बार लक्षण प्रकट हो जाने पर कोई भी उपचार फलदायक नहीं होता है। भेड़ों में अति तीव्र प्रकार के एंथ्रेक्स में एक से दो घंटों के भीतर ही पशु की मृत्यु हो जाती है। इस प्रकार पशुपालक को चिकित्सक तक को बुलाने का समय नहीं मिल

पाता है। गोपशु, भैंस एवं अन्य पशुओं में रोग को प्रारम्भिक अवस्था में ही पहचान कर यदि उपचार प्रारम्भ कर दिया जाये तो ही कुछ प्रभाव दिखायी देता है। इस रोग के उपचार के लिऐ पेनिसिलिन, स्ट्रैप्टोमाइसिन या ऑक्सीटेट्रासाइक्लीन औषधियाँ दी जा सकती हैं। इसके साथ ही गिल्टी रोग के प्रतिरोधी ग्लोबुलिन भी दिये जाते हैं।

रोग निवारणः रोग की रोकथाम निम्न प्रकार से की जा सकती है (टर्नबुल एट अल, 1998) – (1) *पशु का टीकाकरण करः* प्रतिवर्ष वर्षा ऋतु के प्रारम्भ होने से पहले रोग क्षेत्र के पशुओं में टीकाकरण करवाकर पशुओं को रोग होने से बचाया जा सकता है। एंथ्रेक्स का टीकाकरण जीवित एंथ्रेक्स बीजाणु वैक्सीन से किया जाता है। यह वैक्सीन एंथ्रेक्स के हानि रहित संपुट विहीन (एविरूलैंट नान–कैप्सूलेटिड) जीवाणुओं से बनायी जाती है। इस समय स्टर्न बीजाणु वैक्सीन एवं एस एच–15 रशियन वैक्सीन को एंथ्रेक्स से बचाव के लिए प्रयुक्त किया जाता है। इनमें से स्टर्न बीजाणु वैक्सीन के दो टीके लगाये जाते हैं। यह वैक्सीन भेड़ों को 26 माह तक एंथ्रेक्स रोग होने से बचाती है। वर्तमान समय में एंथ्रेक्स की निम्न वैक्सीन भारतीय बाजार में उपलब्ध हैं–

टीका	:	एंथ्रेक्स स्पोर वैक्सीन (जीवित)
निर्माता	:	भारतीय एग्रो इंडस्ट्री फाउंडेशन
पशु	:	गोपशु, भैंस, भेड़, ऊँट एवं अश्व
मात्रा	:	1 मिली
मार्ग	:	गर्दन के एक तरफ त्वचा के नीचे
बूस्टर	:	प्रति वर्ष
प्रतिरोध काल	:	एक वर्ष
पैकिंग	:	25 मिली, 100 मिली.

सावधानियाँः (अ) वायल को एक बार खोलने पर टीके की सम्पूर्ण मात्रा को उसी दिन उपयोग में ले लेना चाहिये। यदि टीके की सम्पूर्ण मात्रा उपयुक्त नहीं हो पाती है तो शेष को उबलते हुये पानी में नष्ट कर देना चाहिये (ब) टीके को 4 से 6^0 सेंग्रे. पर संग्रहित करना चाहिये (स) टीकाकरण के बाद पशु के ज्वर को कम करने के लिये किसी भी जीवाणुनाशक का प्रयोग नहीं करना चाहिये, क्योंकि यह रोग के लिये प्रतिरोधकता के निर्माण में रूकावट पैदा करता है।

(2) पशु के बाड़े की स्वच्छता का पूर्ण रूप से ध्यान रखना चाहिये, (3) प्रभावित पशु को अन्य स्वस्थ पशुओं से अलग रखें एवं उसके उत्सर्जित पदार्थों को भली प्रकार से नष्ट कर दें, (4) एंथ्रेक्स से मृत हुए पशु का शव विच्छेदन नहीं करना चाहिये, क्योंकि जीवाणु

शरीर के बाहर आकर बीजाणु बना लेते हैं जिनको नष्ट करना अति दुष्कर होता है। मृत पशु के प्राकृतिक छिद्रों को 5 प्रतिशत क्रीसॉल में रूई को भिगोकर बन्द कर देना चाहिये। पशु को जमीन में 6 फीट (2 मीटर) गहरा गड्ढ़ा (खाई) खोदकर चूने या नमक के साथ दफन कर देना चाहिये, (5) मृत पशु के मुँह, नासा, गुदा एवं योनि द्वार से बाहर बहे रक्त को भी मृत पशु के साथ ही दबा देना चाहिये। रोगी पशु के सम्पर्क में आये चारा एवं बिछावन को भी जलाकर नष्ट कर देना चाहिये। पशु को दबाने के स्थान के ऊपर भी चूना डाल देना चाहिये। दबाये गये स्थान के चारों तरफ कंटीले तारों की बाड़ भी लगा देनी चाहिये, जिससे अन्य पशु या जंगली पशु उस स्थान पर न जायें, (6) पशुबाड़े को चूने के पानी, विरंजक चूर्ण, 5 प्रतिशत क्रीसॉल या अन्य किसी रसायन से सफाई करें, (7) पशु की खाल, ऊन व अन्य उत्पादों को उबालकर 10 प्रतिशत फॉर्मेलिन में धोकर या गामा विकिरण से बीजाणुमुक्त करना चाहिये, (8) पशु को दफनाने की प्रक्रिया में संलिप्त लोगों को अपने हाथ, पैरों को 3 प्रतिशत क्रीसॉल के घोल से धोना चाहिये। मास्क, एप्रन, दस्ताने, जूते, रस्सी, उपकरण आदि को वांशिग सोडा में 30 मिनट तक उबालते हैं। तत्पश्चात् उन्हें क्रीसॉल के 2 प्रतिशत घोल में 30 मिनट तक डालकर रख देते हैं, तथा (9) रोग के होने की सूचना अपने उच्च अधिकारियों को दे देनी चाहिये। साथ–ही–साथ आसपास के क्षेत्रों में लोगों को जागरूक बनाने के लिये स्वच्छता की सलाह से परिपूर्ण ढ़िंढ़ोरा पिटवा देना चाहिये।

संदर्भ

रैडोस्टिट्स, ओ. एम. गे, सी. सी. ब्लड, डी. सी. हिचक्लिफ, के. डब्ल्यू. (2003). वेटेरेनरी मेडीसिन–ए टेक्सट बुक ऑफ दि डिसीज ऑफ कैटल, पिग, गोट एंड हार्स, नवम् संस्करण, ई एल बी एस, बेलेर, टिंडल, लंदन।

बेयर, डब्लू. ग्लोकनर, पी. ओटो, जे, बोम, आर. (1996). अ नेस्टेड पी सी आर एंड डी एन ए एम्पलीफिकेशन फिंगर प्रिंटिंग मेथड फार डिटेक्शन एंड आइडेंटीफिकेशन ऑफ *बेसिलस एन्थ्रेसिस* इन स्वाइल सैंपल फ्राम फार्मर टेनरीस. सैल्सबरी मेड. बुले. नं. 87, स्पेशल सप्ली. 47–49।

ब्राउन, ई. आर. चेरी. डब्लू. बी. (1955). स्पेसफिक आइडेंटीफिकेशन ऑफ *बेसिलस एन्थ्रेसिस* बाई मीन्स ऑफ अ वैरियंट बैक्टीरियोफाज. जनरल इन्फैक्शियस डिज़ीज. 96: 34–39।

टर्नबुल, पी. सी. बी. बोहम, आर. कोसवी, ओ. डोग्ने, एम. हयू जोंस, एम. ई. ललिथा, एम. के. डी वोस, वी. (1998). गाइडलाइंस फार दि सर्विलांस एंड कंट्रोल ऑफ एंथ्रेक्स इन हयूमन एंड एनीमल. डब्ल्यू. एच. ओ./ई. एम. सी./जेड. डी. आई./98.6. डब्ल्यू. एच. ओ. जेनेवा, स्विट्जरलैंड।

टर्नबुल, पी. सी. बी. (1996). प्रोसीडिंग ऑफ दि इन्टरनेशनल वर्कशाप ऑन एंथ्रेक्स. सैल्सबरी मेड. बुले. स्पेशल सप्ली. नं. 87।

बेले, एल. रीड, टी. डी. (2001). *बेसिलस एन्थ्रेसिस,* अ बग विद एटीट्यूड. करेंट ओपिन. माइक्रोबायोल. 4: 78–81।

स्पेंसर, आर. सी. (2003). *बेसिलस एन्थ्रेसिस.* जनरल क्लीन. पैथोल. 56(3): 182–187।

थापा, डी. एम. कार्तिकेयन, के. (2001). एंथ्रेक्सः एन ओवरव्यू विदइन दि इंडियन सबकान्टीनेंट. इंटरनेशनल जनरल ऑफ डर्मेटोलॉजी. 40: 216–222।

सफजंड, एस. डोयल, आर. रुओस, एस. वीनेकर, ए. राफिन, टी. ए. (1999). इन्हेलेशनल एंथ्रेक्स. चेस्ट जनरल. 116(5): 1369–1376।

❐❐❐

अध्याय 16

क्षय रोग (टी.बी.)

पर्यायवाची: यक्ष्मा, तपेदिक, ट्यूबरकुलोसिस।

क्षय रोग मनुष्य तथा पशुओं में लम्बे समय तक चलने वाला एक जीवाणु जनित संक्रमण है, जिसमें प्रभावित पशु के फेफड़ों व लसीका ग्रंथियों में पीड़ादायक गांठें बन जाती हैं। यह रोग प्रायः सभी प्रकार के पालतू एवं जंगली पशु व मनुष्यों में होता है। रोग से ग्रसित पशु को बार–बार भूख लगती है, तथा पौष्टिक चारा खाने के उपरान्त भी पशु का वजन धीरे–धीरे कम होने लगता है। ऐसे पशु को लगातार हल्का ज्वर बना रहता है, तथा उसकी त्वचा (चमड़ी) शुष्क (रूखी) व बेजान होने लगती है। रोगी पशु को पीडा के साथ शुष्क या बलगम (कफ) युक्त खांसी आती है तथा श्वांस लेने में परेशानी की अनुभूति होती है।

रोग कारण: यह रोग एक प्रकार के जीवाणु माइकोबैक्टीरिया से होता है जो रंगने की तकनीक के आधार पर अम्लस्थायी दण्डाणु कहलाते हैं। मनुष्य में मुख्यतः *माइकोबैक्टीरियम ट्यूबरक्यूलोसिस* प्रजाति रोग करती है, जबकि मुर्गी में *माइकोबैक्टीरियम एवियम* तथा गोपशुओं में *माइकोबैक्टीरियम बोविस*। मनुष्य की *माइकोबैक्टीरियम ट्यूबरक्यूलोसिस* प्रजाति पशुओं में तथा पशुओं की *माइकोबैक्टीरियम बोविस* प्रजाति मनुष्य में अपेक्षाकृत कम तीव्रता का रोग उत्पन्न करती है। इस रोग के जीवाणु 1.0 से 4.0 माइक्रॉन लम्बे तथा 0.3 से 0.6 माइक्रॉन चौड़े होते हैं। अम्ल स्थायी रंगने पर ये गुलाबी (लाल) रंग लेते हैं (चित्र 9)। यह जीवाणु सामान्य वातावरण में एक वर्ष तक जीवित रह सकते हैं। स्थिर जलस्रोत से रोगी पशु द्वारा एक बार पानी पी लेने के उपरान्त यह स्रोत अट्ठारह दिन तक स्वस्थ पशु को संक्रमित कर सकता है। रोगी पशु के गोबर या उसके सम्पर्क में आने वाली भूमि पर जीवाणु शुष्क मौसम में एक सप्ताह तथा नम मौसम में छः से आठ सप्ताह तक जीवित अवस्था में रह सकते हैं। यहाँ तक कि थूक या कफ के सूखने पर भी यह उसमें दो से तीन माह तक जीवित रहते हैं।

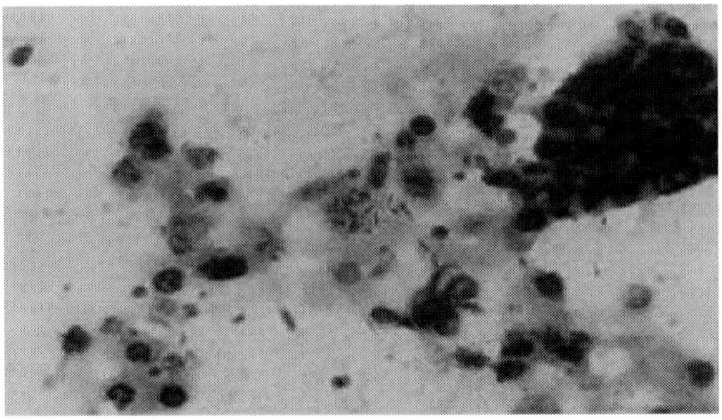

चित्र 9. *माइकोबैक्टीरियम ट्यूबरक्यूलोसिस*

रोग क्षेत्र विवरणः यह एक विश्वव्यापी रोग है जिसके रोगी सभी राष्ट्रों में कम या ज्यादा की संख्या में विद्यमान हैं। विश्व का लगभग प्रत्येक तीसरा व्यक्ति इस रोग की चपेट में है। लगभग पचास करोड़ गोपशु इस रोग से ग्रसित हैं जिसके कारण प्रतिवर्ष तीन अरब रुपये की हानि होती है। सन 1916 से पूर्व भारतीय गोपशुओं में रोग के प्रति अपेक्षाकृत अधिक आनुवांशिक प्रतिरोधक क्षमता तथा खुले आकाश के नीचे पालन पद्धति के प्रचलन के चलते हुये क्षय रोग से ग्रसित गोपशुओं की संख्या कम होने का अनुमान लगाया गया था, किन्तु भारतीय कृषि अनुसंधान केन्द्र द्वारा क्षय रोगी पशुओं की संख्या ज्ञात करने के लियी चलायी गयी योजना में लगभग 1.6 से 16 प्रतिशत गोपशु तथा 3 से 25 प्रतिशत भैंसें इस रोग से ग्रसित पायी गयीं। इसी प्रकार मनुष्यों में भी दूध को दिन भर आग की कम आँच पर उबालकर पीने की पद्धति के कारण कुछ वर्ष पूर्व तक गोपशु जनित क्षय रोग के रोगियों की संख्या कम थी किन्तु विगत कुछ वर्षों में ग्रामीण क्षेत्रों में राशन के तेल की अनुपलब्धता व मूल्य–वृद्धि, शहरी क्षेत्रों में पुरातन ईंधन का अभाव, पेट्रो ईंधन के मूल्य में आकस्मिक व अप्रत्याशित वृद्धि के चलते परिवर्तित पाश्चात्य शैली से प्रभावित दुग्ध पदार्थों की पाक पद्धति के प्रचलन के कारण इस संख्या में वृद्धि पायी गयी है। आज भारत विश्व के उन तीन चार देशों में शामिल है जहाँ तपेदिक के रोगियों की संख्या सर्वाधिक है। भारत में लगभग 14 से 15 करोड़ क्षय रोग के रोगी विद्यमान हैं। प्रत्येक मिनट में इस रोग से एक मनुष्य की मृत्यु होती है (सिंह एवं हरिशंकर, 2003; कोंच एट अल, 2017; वर्मा, 2018)।

रोग को संवेदनशील पशुः *माइकोबैक्टीरियम बोविस* जनित क्षय रोग मुख्यतः गोपशु तथा भैंसों में होता है। देशी नस्ल के गोपशु अपेक्षाकृत कम प्रभावित होते हैं। संकर नस्ल या विदेशी नस्ल के गोपशु इस रोग के प्रति अधिक सुग्राही होते हैं। बछड़े तथा बछियों के शरीर में अल्पविकसित प्रतिरोधक तंत्र होने के कारण रोग से लड़ने की क्षमता कम होती है, अतः रोगग्रसित पशु का दूध पीने पर इन पशुओं में रोग के शीघ्रतापूर्वक होने की सम्भावना अधिक होती है। अन्य पालतू पशुओं में यह रोग भेड़,

बकरी, ऊँट, अश्व व शूकरों में होता है। जंगली पशुओं में यह रोग जंगली गोपशु, जंगली भैंसों, हिरन, बारहसिंगा, नीलगाय, हाथी, सिंह, तेंदुओं, गौर (बाइसन), बैजर, बंदर, वनमानुष, लंगूर तथा गैंडों इत्यादि में होता है। इसके अतिरिक्त यह रोग पक्षियों में भी होता है। जंगलों के खुले वातावरण की अपेक्षा चिड़ियाघर में कम स्थान पर अधिक जंगली पशु के रखने के कारण यह रोग अधिक होता है। जिन स्थानों पर पशु बाड़े में अंधेरा, नमी व गन्दगी अधिक रहती है तथा जहाँ पर कम स्थान पर अधिक पशु रखे जाते हैं, वहाँ के पशुओं में यह रोग अधिक होता है। जिन पशुओं को पौष्टिक आहार नहीं मिलता है, तथा जिनके शरीर में विटामिन 'ए' तथा 'सी' की कमी हो जाती है उन पशुओं में क्षय रोग अपेक्षाकृत अधिक होता है। जिन पशुओं को अत्याधिक ठण्ड, गर्मी या बरसात की प्रतिकूल परिस्थतियों में खुले स्थानों पर बिना किसी देखभाल के छोड़ दिया जाता है, उनमें प्रतिरोधक क्षमता में कमी हो जाने के कारण इस रोग से ग्रसित होने की सम्भावना अधिक होती है। कुत्तों में यह रोग ट्यूबरकुलोसिस बैक्टीरिया से संक्रमित पशु का दूध पीने या मांस खाने से होता है (ब्रोगन एट अल, 2016)।

रोगी पशु से मनुष्य में क्षय रोग का फैलनाः क्षय रोग एक प्रमुख पशुजन्य रोग है जो पशु से मनुष्यों तथा मनुष्यों से पशु में फैलता है। मनुष्यों में यह रोग क्षय रोग से ग्रसित पशु के सम्पर्क में आने, उसका कच्चा दूध पीने तथा गांरा खाने से होता है। यदि मनुष्य ने रोगग्रसित पशु का दूध बिना उबाले पीया है तो ऐसे दूध के सेवन से मनुष्य रोगग्रसित हो जाता है। ग्रामीण क्षेत्रों में जानवरों के कच्चे दूध के सेवन से शारीरिक पौष्टिकता में शीघ्र बढ़त की मिथ्य अवधारणा के कारण पहलवानी के शौकीन बच्चों में कच्चा दूध पीने की प्रवृत्ति के प्रति झुकाव होने के कारण ट्यूबरकुलोसिस का संक्रमण होने की सम्भावना अधिक हो जाती है। दूध से बनाये गये कई पदार्थ, जैसे क्रीम, आइसक्रीम, पेस्ट्री या केक आदि उचित तरह से उबाले नहीं जाते, अतः इनसे रोग फैलने की सम्भावना सर्वाधिक रहती है। ग्रामीण क्षेत्रों में पशु व मनुष्य एक ही आवास में साथ–साथ रहते हैं, ऐसी स्थिति में यदि पशु क्षय रोग से ग्रसित है, तो मनुष्य को रोग लगने की सम्भावना अधिक रहती है। जब ग्वाले दूध निकालते हैं या माता–बहनें गोबर से घर लीपती हैं तो उनके हाथ की चोटों या कटे–फटे स्थानों से यह जीवाणु शरीर में प्रवेश कर जाते हैं। रोग से मृत पशु की खाल उतारते समय, कसाइयों में या असावधनीपूर्वक कार्य करने पर पशुचिकित्सकों को भी यह रोग हो सकता है (कोसीवी एट अल, 1995)।

रोग प्रसरणः क्षय रोग के जीवाणु स्वस्थ पशु के शरीर में मुख्य रूप से श्वास प्रणाली या आहारनाल के माध्यम से प्रविष्ट होते हैं। मुख या श्वास प्रणाली द्वारा प्रवेश करने के उपरान्त जीवाणु निकटतम् स्थानों की लसीका गांठों में एकत्र हो जाते हैं, तथा लम्बे समय तक सुप्त अवस्था में पड़े रहते हैं। परन्तु जब ब्याने के बाद, मौसम में आकस्मिक उतार–चढ़ाव व अन्य रोगों से ग्रस्त होने के कारण पशु की प्रतिरोधक क्षमता में कमी आ जाती है तो जीवाणु शरीर के कई भागों में पहुँचकर उग्र रूप धारण कर लेते हैं। रोग के

जीवाणु शरीर से निकलने वाले सभी स्रावों तथा उत्सर्गी पदार्थों में पाये जाते हैं। इनके सीधे सम्पर्क में आने या इनके द्वारा संक्रमित चारा, दाना या पानी ग्रहण करने पर यह रोग स्वस्थ पशुओं में फैलता है। क्षय रोग के जीवाणु सर्वाधिक संख्या में गाय के फेफड़ों में पाये जाते हैं, अतः रोगग्रस्त गाय की निःश्वसन वायु, नासिका स्राव या बलगम के द्वारा अन्य पशु के शरीर में पहुँचकर रोग पैदा करते हैं। गायों के अयन व थन भी क्षय रोग से प्रभावित होते हैं, अतः क्षय रोग से ग्रसित गाय का दूध पीने पर नवजात बछड़े, बछियों तथा शिशु बच्चों को भी ट्यूबरकुलोसिस रोग का संक्रमण हो जाता है। रोग के जीवाणु आहारनाल की लसीका ग्रंथियों में भी विद्यमान रहते हैं तथा गोबर के साथ–साथ शरीर के बाहर निकलकर संक्रमण फैलाते रहते हैं। रोगग्रसित व गर्भित मादा पशु में पल रहे भ्रूण को भी इस रोग का संक्रमण हो जाता है जिससे क्षय रोगी नवजात बछड़े–बछिया जन्म लेते हैं।

इस प्रकार रोगी पशु की लार, थूक, बलगम, निःश्वसन वायु, मांस, दूध, मूत्र व योनि स्राव के द्वारा संक्रमित दाना, चारा तथा पानी ग्रहण करने से यह रोग स्वस्थ पशु–पक्षी तथा मनुष्यों में फैलता है। यक्ष्मा रोगी ग्वाला यदि गाय–भैंस का दूध दुहता है तो मनुष्य की श्वांस व हाथों के सम्पर्क में आने से थनों के द्वारा स्वस्थ पशुओं में संक्रमण हो जाता है। रोग ग्रसित सांड से गाय को गाभिन करवाते समय सांड के द्वारा मादा पशु के जननांगों तथा मुँह को चाटने व अत्यधिक मात्रा में निःश्वास वायु को छोड़ने से भी रोग फैलता है। रोगग्रसित मादा से पैदा हुये नवजात को मादा द्वारा चाटकर साफ करने व नवजात पशु के रोग ग्रसित माँ के अधिक समय तक सम्पर्क में रहने से भी रोग का प्रसरण होता है।

रोग के लक्षणः मुँह द्वारा प्रवेश करने पर ये जीवाणु पशु की आंत्र की लसीका गांठों में एकत्र हो जाते हैं तथा काफी समय तक बिना कोई लक्षण प्रकट किये ऐसे ही पड़े रहते हैं। जब पशु की प्रतिरोधक क्षमता में कमी होती है तो यह संक्रमण तीव्रता पकड़ लेता है और लक्षण प्रकट होते हैं। सामान्यतः गोपशु को बार–बार भूख लगती है तथा पौष्टिक चारा खाने के उपरान्त भी पशु का वजन धीरे–धीरे कम होने लगता है। पशु के शरीर की सतह पर पायी जाने वाली लसीका ग्रंथियाँ सूज जाती हैं तथा बाद में सूखकर कठोर हो जाती है (चित्र 10)। रोगी पशु को बलगम युक्त खांसी आती है तथा श्वांस लेने में परेशानी होती है। श्वसन की गति तीव्र हो जाती है तथा थोडा सा भी कार्य करने पर पशु हाँफने लगता है। रोगी पशु को लगातार हल्का ज्वर बना रहता है। जब पशु का आहारतंत्र प्रभावित होता है तो पशु को उदर शूल रहता है तथा जबरदस्त दस्त होती है। बार–बार अफरा की शिकायत मिलती है। गोबर में मवाद तथा रक्त के कण भी आते हैं। गोबर के ऊपर चिकनी म्यूकस लिपटी होती है।

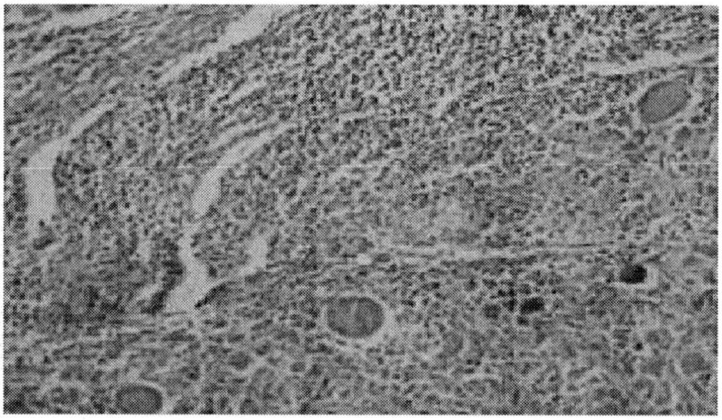

चित्र 10. लसीका ग्रंथि में ट्यूबरकुलोसिस

मादा पशु के अयन व थन भी क्षय रोग से प्रभावित होते हैं तथा अयन के ऊपर की लसीका गांठें प्रथम तो सूजती हैं किन्तु बाद में सूखकर कड़ी (कठोर) हो जाती हैं। अयन की गादी में छोटी–छोटी गांठें बन जाती हैं तथा गादी में पीड़ा रहित सूजन हो जाती है। दूध का रंग भी हरा–पीला हो जाता है तथा दूध में सफेद छिछड़े आते हैं। अंततः दूध के स्थान पर पानी जैसा स्राव आता है। इस तरह के रोगी पशु का दुग्धपान करने से बछड़े को भी क्षय रोग हो जाता है।

मादा पशुओं में गर्भाशय का क्षय रोग कम ही देखने को मिलता है किन्तु गर्भाशय के क्षयग्रस्त होने पर पशु की योनि मार्ग से रक्तमिश्रित मवाद बाहर निकलती है। गर्भित पशु में गर्भकाल के अन्तिम तिमाही में गर्भपात हो सकता है तथा पशु की प्रजनन क्षमता पर विपरीत प्रभाव पड़ता है। पशु का मादा जनन चक्र गड़बड़ा जाता है। नर पशुओं में अंडकोश सूज जाते हैं।

अन्य पशुओं में भी क्षय रोग के उपरोक्त लक्षण प्रकट होते हैं। घोड़े की हड्डियाँ प्रभावित होने से गर्दन–अकड़ जाती हैं जिससे घोड़ा जमीन पर रखा चारा दाना नहीं खा पाता है। शूकरों में लसीका ग्रंथियाँ सूज जाती हैं। कुत्ते इस रोग के वाहक (कैरियर) की भूमिका निभाते हैं। भेड़ तथा बकरी में रोग से फेफड़े खराब हो जाते हैं तथा फेफड़ों के पास की लसीका गांठें सूजकर बड़ी हो जाती हैं। मुर्गे, मुर्गियों व अन्य पक्षियों में हड्डी का क्षय रोग अधिक संख्या में पाया जाता है।

रोग का निदानः क्षय रोग को निम्नलिखित विधियों द्वारा पहचाना जा सकता है (शीलर एट अल, 2010; रामोस एट अल, 2015; फिलिया एट अल, 2016) – (1) *रोग के विषय की पूर्व जानकारी द्वाराः* किसी भी पशु की जांच प्रारम्भ करने से पूर्व पशु के जन्म स्थान, सम्पर्क में रहने वाले पशुओं में किसी भी पशु में पहले क्षय रोग का होना या इस रोग से मृत्यु, पशुपालक के स्वयं या परिवार में किसी का भी क्षय रोगी होना, पशुबाड़े में

रखे जाने वाले पशुओं की संख्या, प्रकार व स्थान की उपलब्धता, चारे की उपलब्धता व पोखर पर पानी पीने आदि के विषय में जानकारी का पूर्ण विवरण पूछकर इस रोग के विषय में संदेह का निवारण करना अति आवश्यक होता है, (2) *लक्षणों द्वारा:* रोग की प्रारम्भिक अवस्था जानवर में बिना कोई लक्षण प्रकट किये ही निकल जाती है। परन्तु रोगी पशु धीरे–धीरे कमजोर हो जाता है व सुस्त रहने लगता है। ऐसे पशु की त्वचा रूखी व बेजान हो जाती हैं। रोगी पशु को लगातार हल्का ज्वर रहता है। लसीका ग्रंथियाँ कठोर व बड़ी हो जाती है। श्वांस लेने में परेशानी होती है। खांसी के साथ बलगम आता है। पशु की कार्यक्षमता घट जाती है। दौड़ाने पर पशु हाँफकर बैठ जाता है। पशु को बार–बार भूख लगती है तथा अफरा की शिकायत रहने लगती है, (3) *एक्स–रे रेडियोग्राफ द्वारा:* एक्स–रे द्वारा क्षय की उस अवस्था को जब फेफड़ों में यक्ष्मिका (ट्यूबरकिल, गुलिका, गांठें) बन जाती हैं, पहचाना जा सकता है। रोग की प्रारम्भिक अवस्था का इस विधि द्वारा पहचान करना कठिन है। इस रोग की पहचान में यह एक बहुत कारगर तरीका नहीं हैं, (4) बूचड़खाने के पशुओं के फेफड़ों को इकट्ठा कर उनकी जांच द्वारा क्षेत्र में प्रभावित पशुओं की संख्या का मोटे तौर पर अनुमान लगाया जा सकता है, (5) *पशुओं के सीरम तथा मालीकुलर परीक्षण द्वारा:* इस विधि के द्वारा पशुओं में क्षय रोग की पहचान पूरक योजन परीक्षण (कॉम्प्लीमेंट स्थिरीकरण परीक्षण), प्रतिदीप्ति प्रतिपिंड (फलोरीसेंट एंटीबॉडी) तकनीक, अवक्षेपण (प्रेसीपिटेशन) परीक्षण, रक्ताणु समूहन (हीमऐग्लुटिनेशन), स्पाट परीक्षण आदि द्वारा की जाती है। आजकल एन्जाइम सहलग्नी प्रतिरक्षा शोषी आमापन परीक्षण (एलीसा) तथा पॉलिमरेज श्रृंखलाबद्ध अभिक्रिया (पी.सी.आर.) द्वारा इस रोग का पूर्ण निदान किया जाता है। जंगली पशु, जिनको त्वचीय परीक्षणों के लिये बार–बार पकड़ा नहीं जा सकता है, का सीरम विधि द्वारा परीक्षण किया जाता है, (6) पशुओं के थूक, लार, नासिका स्राव, दूध, गोबर तथा मूत्र में अम्लस्थायी दण्डाणु के पृथक्कीकरण तथा रंगने के द्वारा, (7) *ट्यूबरकुलिन परीक्षण द्वारा:* क्षय रोग की पहचान के लिये भूतकाल से लेकर वर्तमान तक ट्यूबरकुलिन परीक्षण को सर्व उपयुक्त पाया गया है। मनुष्य में इस परीक्षण को मोनटॉक्स परीक्षण कहते हैं। इस टेस्ट को निम्न प्रकार से किया जाता है –

अ) *एकल अंतःत्वक (सिंगिल इंटराडर्मल) ट्यूबरकुलिन परीक्षण:* यद्यपि यह परीक्षण स्वयंसिद्धा नहीं है, फिर भी भारतवर्ष में पशुओं में क्षय रोग की पहचान के लिये यह परीक्षण व्यापक स्तर पर प्रयोग में लाया जाता है। इस परीक्षण को मध्य ग्रीवा की त्वचा या मलद्वार के पास पूँछ के नीचे वाली त्वचा पर किया जाता है। परीक्षण के लिये गर्दन की त्वचा को, मलद्वार के समीप पूँछ के नीचे वाली त्वचा की अपेक्षा अधिक उपयुक्त पाया गया है, क्योंकि– (1) गर्दन की त्वचा पर यह परीक्षण अधिक सुगमतापूर्वक किया जा सकता है (2) गर्दन की त्वचा रोग की पहचान के लिये प्रयोग में लायी जाने वाली ट्यूबरकुलिन के लिये अधिक संवेदनशील होती है, अतः रोग ग्रसित पशु की पहचान सुगमतापूर्वक हो जाती है (3) पूँछ के नीचे की त्वचा

पर साफ–सफाई का ध्यान रख पाना लगभग असंभव होता है (4) पूँछ के नीचे की त्वचा पर परीक्षण करते समय परीक्षणकर्ता के कपड़े गोबर से गंदे होने की सम्भावना अधिक रहती है। (5) परीक्षण स्थान की त्वचा के गोबर से गंदा हो जाने की सम्भावना अधिक रहती है। (6) परीक्षण का परिणाम मापते समय पशु को एक स्थान पर खड़ा रखना मुश्किल होता है। तथा (7) पूँछ के नीचे की त्वचा महीन (बारीक) होने के कारण इन्जेक्शन के त्वचा के नीचे लगने की सम्भावना अधिक हो जाती है।

इस तकनीक में ट्यूबरकुलिन शोधित प्रोटीन व्युत्पन्न (प्यूरीफॉयड प्रोटीन डेरीवेटिव) की 0.1 मिली. मात्रा का मध्य ग्रीवा की त्वचा में गहराई से अंतः त्वक इन्जेक्शन लगाया जाता है (चित्र 11)। इन्जेक्शन लगाने से पूर्व इस स्थान की त्वचा को साफ कर वर्नियर कैलीपर्स की सहायता से त्वचा की मोटाई को माप लिया जाता है। इन्जेक्शन लगने के 72 घंटे बाद पुनः इस स्थान की त्वचा की मोटाई को नापते हैं। इन्जेक्शन लगाने वाले स्थान पर तीन दिन के भीतर मटर के दाने के बराबर की पीड़ादायक गांठ बन जाती है तथा त्वचा की मोटाई पहले की मोटाई से 5 मिमी. या अधिक बढ़ जाती है। यदि ऐसा होता है तो पशु को क्षय रोगी मानते हैं।

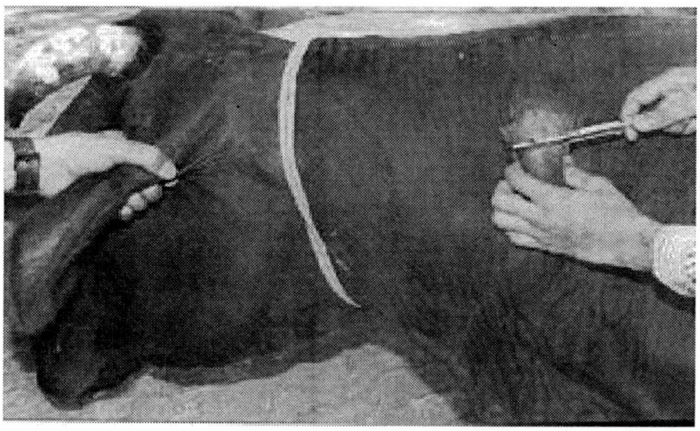

चित्र 11. ट्यूबरकुलिन परीक्षण

ब) *स्टारमांट परीक्षणः* जिन पशुओं में क्षय रोग के परीक्षण के समय एकल अंतःत्वक परीक्षण द्वारा रोग की सही तरीके से पूर्ण पहचान नहीं हो पाती है, उनमें स्टारमांट परीक्षण किया जाता है। यह परीक्षण भी एकल अंतःत्वक परीक्षण की तरह ही किया जाता है जिसमें ट्यूबरकुलिन इन्जेक्शन के लगाने के सात दिन बाद उसी स्थान पर ट्यूबरकुलिन का दूसरा इन्जेक्शन लगाया जाता है तथा दूसरे इन्जेक्शन लगने के 24 घण्टे बाद वहाँ की त्वचा की मोटाई में वृद्धि की माप की जाती है। यदि त्वचा की मोटाई पहले इन्जेक्शन के लगने से पूर्व की मोटाई से 5 मिमी. या ज्यादा बढ़ जाती है तो पशु को क्षय रोग से ग्रसित मानते हैं।

स) *अधस्त्वक (सबकुटेनियश) या तापीय (थर्मिक) ट्यूबरकुलिन परीक्षण:* इस परीक्षण में मध्य ग्रीवा या पुट्ठे के आगे की त्वचा के नीचे अधस्त्वक सुई के द्वारा ट्यूबरकुलिन का इन्जेक्शन लगाया जाता है। प्रायः यह इन्जेक्शन संध्या के समय लगाया जाता है। इन्जेक्शन लगाने से पूर्व तथा इन्जेक्शन लगाने के 9, 12, 15, 18, 21, 24 और 48 घंटों के बाद पशु का तापमान मापा जाता है। यदि इन्जेक्शन लगाने के 6 घंटे से 18 घटे के भीतर जानवर के ताप में 2^0 सेंग्रे. या ज्यादा की वृद्धि पायी जाती है तो पशु के क्षय रोग से ग्रसित मानते हैं। क्योंकि पशु के तापक्रम में दैनिक रूप से थोड़ा बहुत परिवर्तन होता रहता है, अतः इस परीक्षण को करने से पूर्व दो दिन तक पशु के तापक्रम में दैनिक आधार पर होने वाले परिवर्तन को अंकित किया जाता है जिससे तापक्रम में होने वाली वृद्धि के आधार पर पशु के रोगग्रस्त होने के विषय में सही तरीके से कुछ कहा जा सके।

द) *तुलनात्मक परीक्षण:* यह जानने के लिये कि पशु केवल जानवर में होने वाले क्षय रोग से ग्रसित हैं तथा परा यक्ष्मा या पक्षी जनित ट्यूबरकुलोसिस से नहीं, तुलनात्मक परीक्षण किया जाता है। यह परीक्षण भी एकल अंतःत्वक परीक्षण की तरह किया जाता है, जिसमें गर्दन की त्वचा में पशु में क्षय रोग करने वाले माइकोबैक्टीरिया से बनायी गयी ट्यूबरकुलिन तथा परा यक्ष्मा करने वाले माइकोबैक्टीरिया से बनायी गयी जोनिन या पक्षी में ट्यूबरकुलोसिस करने वाले माइकोबैक्टीरिया से बनायी गयी टयूबरकुलिन को एक दूसरे से 10 सेंमी. की दूरी पर एक ही तरफ एक–दूसरे के ऊपर लगाते हैं तथा 72 घंटे बाद पुनः त्वचा की मोटाई नापते हैं। जिस इन्जेक्शन के लगाने के स्थान की त्वचा की मोटाई धनात्मक तथा दूसरे इन्जेक्शन की मोटाई से 5 मिमी. या उससे ज्यादा बढ़ जाती है, पशु को उस रोग से ग्रस्त माना जाता है।

नोट : अंतर्राष्ट्रीय मापदण्ड में त्वचीय परीक्षणों में त्वचा की मोटाई में 4 मिमी. या ज्यादा की वृद्धि को रोग के प्रति धनात्मक, 2.1 से 3.9 मिमी को संदेहास्पद तथा 0 से 2.0 मिमी. को ऋणात्मक मानते हैं।

रोग का उपचार: गोपशुओं में क्षय रोग का उपचार काफी महँगा होता है तथा इसका ज्यादा असर भी नहीं पड़ता है, अतः रोगग्रसित पशु को स्वस्थ पशु से अलग रखने या गोवध (गोपशु को नहीं) की संतुति की जाती है। यदि फिर भी प्रयास करना हो तो पशु को स्ट्रैप्टोमाइसिन, आइसोनियाजिड, राइफेमपिन, पायराजिनामाइड या इथमबूटाल आदि औषधियाँ दी जा सकती हैं। उपचार में एक बार औषधियाँ प्रारम्भ करने पर पशु को लम्बे समय तक लगातार औषधियाँ दी जाती हैं। यदि औषधि को बीच में छोड़ दिया जाता है तो रोग के जीवाणु शरीर के अन्दर इन औषधियों के लिये प्रतिरोधकता उत्पन्न कर लेते हैं और सम्पूर्ण उपचार की प्रक्रिया पर एक बड़ा प्रश्नचिन्ह लगा देते हैं। यदि पशु का उपचार रोग की प्रारम्भिक अवस्था में ही शुरू कर दिया जाये तथा उपचार के दौरान सही

प्रक्रिया को अपनाया जाये एवं पशु को पौष्टिक आहार दिया जाये तो कुछ लाभ हो सकता है।

रोग निवारणः पशुओं में रोग की रोकथाम निम्न प्रकार से की जा सकती है– (1) पशुओं में समय–समय पर क्षय रोग की जांच की जानी चाहिये, (2) रोग से बचाव के लिये बछड़े–बछियों में जन्म के तुरन्त बाद बी.सी.जी. के टीके लगवाने चाहिये, (3) रोगग्रसित पशु को स्वस्थ पशु से अलग बाड़े में रखना चाहिये या रोगग्रसित पशु को नष्ट कर देना चाहिये। मृत पशु को जलाना या गड्ढ़े में दबा देना चाहिये, (4) रोगग्रस्त पशुपालक तथा पशुओं को एक ही कमरे में नहीं रहना चाहिये। रोगग्रसित मनुष्य को स्वस्थ पशुओं के दुग्ध दोहन की अनुमति नहीं दी जानी चाहिये, (5) रोग के लिये चिन्हित हुए पशु के दुग्ध तथा मांस का सेवन नहीं करना चाहिये, (6) पशुओं का दुग्ध भलीभांति उबालकर ही पीना चाहिये, (7) दुधारू पशुओं का दूध निकालते समय ग्वाले के हाथ में कोई घाव नहीं होना चाहिये। यदि कोई चोट हो तो हाथों में दस्ताने पहनने चाहिये, (8) दुग्ध पदार्थों के सेवन के समय विशेष सावधानी रखनी चाहिये, (9) विकसित देशों ने क्षय रोग पर काफी सीमा तक नियंत्रण कर लिया है तथा यह नियंत्रण क्षय रोग से ग्रसित पशु को स्वस्थ पशुओं से अलग रखकर व गोकशी करने से ही सम्भव हो पाया है। लेकिन भारत जैसे देश में रोग नियंत्रण के यह तरीके कारगर सिद्ध नहीं हो सके, क्योंकि इन तरीकों को सही रूप में अपनाने में अनेक बाधायें, जैसे–अज्ञानता, धर्म, जाति, जनंसख्या, अर्थसंख्या आदि सामने आती हैं। इसी कारण से अभी तक इस रोग पर नियंत्रण नहीं पाया जा सका है।

संदर्भ

सिंह, आर. हरिशंकर (2003). अकरेंस ऑफ ट्यूबरकुलोसिस एट एन आर्गेनाइज्ड कैटल फार्म. इंडियन वेटेरेनरी जनरल. 80: 1100–1102।

ब्रोगन, जे एम. जज, जे. इली, ई. डिलेह, आर. जे. विल्सन, जी. क्लिफटन हेडले, आर. एस. गुडचाइल्ड, ए. वी. बिशप, एच. परे. जे. ई. डान्स, एस. जे. (2016). अ रिब्यू ऑफ रिस्क फैक्टर फार बोवाइन ट्यूबरकुलोसिस इन्फैक्शन इन कैटल इन यूके एंड आयरलैंड. एपीडिमोल. इन्फैक्ट. 144(14): 2899–2926।

रामोस, डी. एफ. सिल्वा, पी. ई. ए. डेलेगोस्टिन, ओ. ए. (2015). डायग्नोसिस ऑफ बोवाइन ट्यूबरकुलोसिसः रिब्यू ऑफ मेन टेक्नीक. ब्राजीलियन जनरल ऑफ बायोलाजी. 75(4): 1519–6984।

शीलर, आई. ओस्च, बी. वोरडरमीयर, एच. एम. पामर, एम. वी. हैरिस, बी. एन. ओर्लोस्की, के. ए. बडल, वी. एम. ठेकर, टी. सी. लैसचेन्को, के. पी. वाटर्स, डब्ल्यू. आर. (2010). बोवाइन ट्यूबरकुलोसिसः अ रिव्यू ऑफ करेंट एंड इमर्जिंग डायग्नोस्टिक टेक्नीक इन व्यू ऑफ देअर रिलीवेंस फार डिज़ीज कंट्रोल एंड इरैडीकेशनः ट्रांसबाउंड्री एंड इमर्जिंग डिज़ीज. 57: 205–220।

वर्मा, आर. (2018). बर्डन ऑफ *माइकोबैक्टीरियम ट्यूबरकुलोसिस* इन एनीमल्स वर्सेज़ *एम. बोविस* इन ह्यूमन. जनरल आफ बैक्टीरियोलाजी एंड माइकोलॉजी. 6(1)।

कोसीवी, ओ. मेसलिन, ई. एक्स. डाबोर्न, सी. जे. ग्रेंज, जे. एम. (1995). एपीडिमोलाजी ऑफ *माइकोबैक्टीरियम बोविस* इन्फैक्शन इन एनीमल एंड हयूमन, विद पार्टीकुलर रिफरेंस टू अफ्रीका. रेव. साई. टेक. ऑफ. इन्ट. एपीजो. 14(3): 733–746।

कोंच, पी. दत्ता, बी. गोस्वामी, एस. बरूआ ए. जी. सैकिया, जी. के. (2017). प्रीवैलेंस ऑफ बोवाइन ट्यूबरकुलोसिस इन आसाम, इंडिया. इंटरनेशनल जनरल ऑफ कैमिकल स्टडीज, 5(3): 143–146।

फिलिया, जी. लीसंग्थेम, जी. डी. महाजन, वी, सिंह, ए. (2016). डिटेक्शन ऑफ *माइकोबैक्टीरियम ट्यूबरकुलोसिस* एंड *माइकोबैक्टीरियम बोविस* इन साहीवाल कैटल फ्राम एन आर्गेनाइज्ड फार्म यूजिंग एंटी–मोर्टम टेक्नीक. वेटेरेनरी वर्ल्ड. 9(4): 383–387।

❑❑❑

अध्याय 17

जोन रोग

पर्यायवाची: पराट्यूबरकुलोसिस, परा–यक्ष्मा, आंत्रों का क्षय रोग।

पराट्यूबरकुलोरिस लम्बी अवधि तक चलने वाला भयानक रोग है, जो एक विशेष प्रकार के जीवाणु *माइकोबैक्टीरियम पैराट्यूबरक्यूलोसिस* के संक्रमण से होता है। रोग प्रायः गोपशु, भैंस, भेड़ एवं बकरी में होता है। प्रभावित पशु को दस्त होते हैं जो औषधियों से ठीक नहीं होते हैं। पशु की अवस्था जीर्ण–शीर्ण हो जाती है। भेड़ में ऊन की उत्पादन क्षमता तथा गुणवत्ता प्रभावित होती है। अन्ततः शरीर में पौष्टिक तत्वों की कमी हो जाने से पशु की मृत्यु हो जाती है।

रोग कारण: जोन रोग एक विशिष्ट प्रकार के जीवाणु *माइकोबैक्टीरियम पैराट्यूबरक्यूलोसिस* से होता है, जो कि अम्ल स्थायी दण्डाणु समूह का सदस्य है। जीवाणु 1.0 से 2.0 माइक्रॉन लम्बे तथा 0.5 से 0.6 माइक्रॉन चौड़े होते हैं। एसिड स्थायी रंगने पर ये लाल रंग लेते हैं। जीवाणु सामान्य वातावरण में चारागाह में एक वर्ष तक जीवित रह सकते हैं, किन्तु सूर्य की रोशनी में कैल्सियम से परिपूर्ण क्षारीय एवं गर्म मिट्टी पर ये आसानी से नष्ट हो जाते हैं। यद्यपि गोबर एवं मूत्र के बराबर सम्पर्क में रहने पर जीवाणुओं की संक्रामक अवधि थोड़ी कम हो जाती है, किन्तु गोबर के ढेर में यह 98 से 286 दिनों तक जीवित रह सकते हैं। मिट्टी की क्षारीयता न केवल जीवाणु की संक्रमण क्षमता, बल्कि रोग के प्रकट होने वाले लक्षणों की तीव्रता को भी कम कर देती है। इस कारण से कैल्सियम से परिपूर्ण क्षारीय मिट्टी में रहने वाले पशुओं में प्रकट रोग कम ही होता है। इन पशुओं को यदि अम्लीय मिट्टी वाली जगह पर स्थानान्तरित कर दिया जाये तो उनमें लक्षणों की तीव्रता बढ़ जाती है, तथा रोग घातक रूप ले लेता है। इन सबके अतिरिक्त ब्यांत, स्थानान्तरण, पौष्टिक भोजन की कमी आदि भी रोग के प्रकटीकरण पर व्यापक प्रभाव डालते हैं (मुनीर एट अल, 2014)।

रोग को संवेदनशील पशु: यह एक विश्वव्यापी रोग है जो थोड़ी या अधिक मात्रा में लगभग सभी देशो में पाया जाता है। गोपशुओं में रोग भेड़ एवं बकरी की अपेक्षा अधिक होता है। इसके अतिरिक्त रोग भैंस, हिरन, बड़ी सींग वाली भेड़, रॉकी माउन्टेन

बकरी, ऊँट, रेंडियर, बारहसिंगा, लामा व याक सहित अन्य जंगली पशुओं में भी होता है। प्रयोगशाला में रोग को माइस एवं हैमस्टर में उत्पन्न किया जा सकता है। पशुओं में रोग का संक्रमण जीवनकाल के प्रारम्भिक 30 दिनों में ही हो जाता है, किन्तु लक्षणों को प्रकट होने में 3 से 5 वर्ष लग जाते हैं। कुछ परिस्थितियों में 12 से 18 महीनों में ही रोग होने के मामले प्रकाश में आये हैं (चियोदिनी, 1989; सिंह एट अल, 2008; विन्डसर एवं विटिंगटन, 2010; सिंह एट अल, 2010; गुप्ता एट अल, 2012; सिंह एट अल, 2016; भूतेदिया एट अल, 2017)। मनुष्यों में भी इस रोग से मिलता–जुलता क्रोन रोग होता है (फैजी एट अल, 2013)।

रोग प्रसरणः रुग्ण पशु से स्वस्थ पशु में रोग का प्रसरण निम्नलिखित प्रकार से होता है– (1) रोग से ग्रसित पशु के गोबर से दूषित हुये चारा, दाना एवं पानी के द्वारा (2) रोगी पशु का दूध पीने से बछड़ों में, तथा (3) गर्भस्थ पशु में गर्भाशय के द्वारा।

रोग का आर्थिक महत्वः रोग प्रायः उस आयु में प्रकट होता है, जब पशु अपने उत्पादन के चरमोत्कर्ष पर होता है। रोग से पशु की प्रजनन क्षमता, उत्पादन क्षमता एवं उत्पादों की गुणवत्ता प्रभावित होती है। पशु का जीवनकाल भी कम हो जाता है। उपचार पर भी व्यय अधिक होता है, किन्तु परिणाम निराशाजनक ही रहते हैं। साथ ही साथ रोग में पशु की मृत्यु, पशुपालक को बड़ा आर्थिक नुकसान पहुँचाती है (मिलनर एवं वुड)।

रोगजनात्मकताः रोगी पशु के गोबर से दूषित हुये चारा–पानी को ग्रहण करने से स्वस्थ पशु में संक्रमण होता है। खाद्य पदार्थों के साथ शरीर में पहुँचकर जीवाणु आंत्रीय म्यूकोसा एवं आहारनाल के मार्ग में पड़ने वाली लसीका ग्रन्थियों यथा मेसेन्टेरिक, गलतुंडिका, उपरिग्रसनीय आदि में छुप जाते हैं। कुछ समय पश्चात् जीवाणु छोटी आँत एवं बड़ी आँत में प्रगुणन कर अपनी संख्या में वृद्धि करना प्रारम्भ कर देते हैं। यह प्रक्रिया मुख्य रूप से छोटी आँत के शेषांत्र (इलियम) तथा शेषांत्र एवम् उंडुक (सीकम) के मिलन स्थल शेषांत्र उंडुक संधि पर होती है। अपने रहने के स्थान पर जीवाणु हल्की सी जलन करते रहते हैं, जिससे उस स्थान पर प्रारम्भ में उदासीन रंजक एवम् बाद में मैक्रोफाज एकत्र होना प्रारम्भ हो जाती हैं। मैक्रोफाज कोशिकायें इन जीवाणुओं को खाकर नष्ट करने का प्रयत्न करती हैं। किन्तु जीवाणु को नष्ट करना इतना आसान नहीं होता है। इस कार्य को अंजाम देने के लिये कई मैक्रोफाज आपस में मिलकर एपिथेलिऑयड कोशिकाओं का निर्माण करती हैं। आकार में बड़े होने के कारण इन नवनिर्मित एपिथेलिऑयड कोशिकाओं को महा कोशिकायें (वृहद मैक्रोफाज) भी कहते हैं। यह कोशिकायें आंत्रीय म्यूकोसा में एकत्र होने लगती हैं। कभी–कभी यह म्यूकोसा के पेशीय स्तर को पार कर अधोश्लेष्मिका (सबम्यूकोसा) तक पहुँच जाती हैं। इन कोशिकाओं के एकत्र होने के स्थान पर प्रारम्भ में छोटी–छोटी गांठें बनती हैं, किन्तु बाद में आंत्र की म्यूकोसा की मोटाई बढ़ने लगती है। आंत्रीय म्यूकोसा में एपिथेलिऑयड कोशिकाओं के अधिक मात्रा में एकत्र हो जाने से अधिक स्थान की

आवश्यकता होती है, जो केवल आंत्रीय गुहा की तरफ ही उपलब्ध होता है। इस कारण से आंत्रीय म्यूकोसा गुहा की तरफ वलीयन बनाने लगती है। इन कोशिकाओं के एकत्र होने से कुछ अंकुर (विलाई) फूलकर मुगदर के आकार की संरचना बना लेते हैं। जबकि अन्य इन बड़े आकार की अंकुर से दबकर सामान्य से छोटे रह जाते हैं। एपिथेलिऑयड कोशिकायें वृहद अंकुर की ऊपरी भाग पर विद्यमान म्यूकोसा की कोशिकाओं को भोजन पहुँचाने में बाधा उत्पन्न करती हैं, जिससे इन कोशिकाओं की मृत्यु हो जाती है एवं अंकुर का मुख (मुहाना) खुल जाता है। अंकुर का मुँह खुल जाने के कारण जीवाणु से भरी हुई एपिथेलिऑयड कोशिकायें गोबर के साथ शरीर के बाहर निकलती रहती हैं। लसीका ग्रथियों में जीवाणु आँत के समान ही छोटी–छोटी गांठें बनाता है (स्टेबिल, 1998; केकोन एट अल, 2004; बाधवा एट अल, 2013; इलियट एट अल, 2015)।

रोग के लक्षणः पशुओं में रोग के लक्षण निम्नलिखित होते हैं –

गोपशुः गोपशुओं में जीवाणु का संक्रमण जीवनकाल की प्रारम्भिक अवस्था, प्रायः एक माह की उम्र तक सबसे अधिक होता है, किन्तु लक्षण प्रकट होने में कम से कम दो वर्ष लग जाते हैं। 2–6 वर्ष की आयु के पशुओं में रोग सबसे अधिक होता है। रोगी पशु सुस्त दिखता है, तथा धीरे–धीरे कमजोर होता जाता है। निचले जबड़े के बीच की त्वचा में शोफ होता है, जो प्रवाहिका (डायरिया) के साथ ही आकार में धीरे–धीरे घटकर समाप्त हो जाता है। दूध देने वाले पशुओं में दूध की मात्रा कम हो जाती है। रोग के दौरान पशु चारा दाना तो ठीक प्रकार से खाता है, किन्तु पानी अधिक पीता है। पशु चावल के माँड़ के समान पतला गोबर करता है जिसमें दुर्गन्ध नहीं आती है। रोगी पशु को प्रवाहिका लगातार भी रह सकता है या बीच –बीच में ठीक हो जाने के बाद पुनः भी हो सकता है। रोग सप्ताहों से लेकर महीनों तक चलता है, जिससे पशु के शरीर में पानी एवं आवश्यक पोषक तत्वों की कमी होने लगती है। इस कारण से पशु धीरे–धीरे कमजोर होता जाता है तथा कुछ समय बाद वह जीर्ण–शीर्ण अवस्था में दिखता है।

भेड़ एवं बकरीः रोग से ग्रसित भेड़ एवं बकरी की बढ़त कम होती जाती है। भेड़ में ऊन की उत्पादन क्षमता एवं गुणवत्ता भी घट जाती है। कुछ भेड़ों में ऊन झड़ना प्रारम्भ हो जाती है। यद्यपि इन पशुओं में प्रवाहिका तीव्र एवं घातक नहीं होती है, किन्तु मल ढ़ीला रहता है जिससे वह मैगनी रूप में नहीं रहता है। भेड़ में वजन घटता जाता है तथा वह धीरे–धीरे खाना भी कम कर देती है। प्रवाहिका प्रारम्भ होने तक भेड़ एवं बकरी का मल सामान्य ही रहता है। बकरी को श्वांस लेने में परेशानी होती है तथा वह सुस्त रहने लगती है (मोसर, 1982)।

रोग का निदानः रोग से ग्रसित पशु को निम्नलिखित प्रकार से पहचाना जा सकता है– (1) लक्षणों के आधार पर, (2) गोबर या आंत्र की म्यूकोसा से जैव–ऊति परीक्षण (बायॉप्सी) के लिये एकत्र भाग में *माइकोबैक्टीरियम पैराट्यूबरक्यूलोसिस* जीवाणु का

पृथक्कृत अध्ययन कर, (3) *सीरम परीक्षण द्वारा:* सीरम का पूरक योजन परीक्षण, ऐगार जेल प्रतिरक्षा विसरण (इम्यूनोडिफ्यूजन) परीक्षण, एन्जाइम सहलग्नी प्रतिरक्षा शोषी आमापन परीक्षण (एलीसा) से निदान कर, (4) मालीकुलर तकनीक यथा पॉलिमरेज श्रृंखलाबद्ध अभिक्रिया (पी.सी.आर.) आदि से जीवाणु के डी.एन.ए. का परीक्षण कर (मुकरटल एट अल, 2017), तथा (5) त्वचा के परीक्षण द्वारा (जोनिन परीक्षण):

अ) *एकल अंतःत्वक जोनिन परीक्षण:* यद्यपि यह परीक्षण स्वयंसिद्धा नहीं है, फिर भी भारतवर्ष में पशुओं में *पैराट्यूबरकुलोसिस* रोग की पहचान के लिये यह परीक्षण व्यापक स्तर पर प्रयोग में लाया जाता है। इस परीक्षण को मध्य ग्रीवा की त्वचा या मलद्वार के पास पूँछ के नीचे वाली त्वचा पर देखा जाता है। परीक्षण के लिये गर्दन की त्वचा को, मलद्वार के समीप पूँछ के नीचे वाली त्वचा की अपेक्षा अधिक उपयुक्त पाया गया है, क्योंकि– (1) गर्दन की त्वचा पर यह परीक्षण अधिक सुगमतापूर्वक किया जा सकता है (2) गर्दन की त्वचा रोग की पहचान के लिये प्रयोग में लायी जाने वाली *पराट्यूबरकुलिन* के लिये अधिक संवेदनशील होती है, अतः रोगग्रसित पशु की पहचान सुगमतापूर्वक हो जाती है (3) पूँछ के नीचे की त्वचा पर साफ–सफाई का ध्यान रख पाना लगभग असंभव होता है (4) पूँछ के नीचे की त्वचा पर परीक्षण करते समय परीक्षणकर्ता के कपड़े गोबर से गंदे होने की सम्भावना अधिक रहती है, (5) परीक्षण स्थान की त्वचा के गोबर से गंदा हो जाने की सम्भावना अधिक रहती है, (6) परीक्षण का परिणाम मापते समय पशु को एक स्थान पर खड़ा रखना मुश्किल होता है, तथा (7) पूँछ के नीचे की त्वचा महीन (बारीक) होने के कारण इन्जेक्शन के त्वचा के नीचे लगने की सम्भावना अधिक हो जाती है।

इस तकनीक में पराट्यूबरकुलिन शोधित प्रोटीन व्युत्पन्न (जोनिन) की 0.1 मिली. मात्रा का मध्य ग्रीवा की त्वचा में गहराई से अंतःत्वक इन्जेक्शन लगाया जाता है। इन्जेक्शन लगाने से पूर्व इस स्थान की त्वचा को साफ कर वर्नियर कैलीपर्स की सहायता से त्वचा की मोटाई को माप लिया जाता है। इन्जेक्शन लगने के 72 घंटे बाद पुनः इस स्थान की त्वचा की मोटाई को नापते हैं। इन्जेक्शन लगाने वाले स्थान पर तीन दिन के भीतर मटर के दाने के बराबर की पीड़ादायक गांठ बन जाती है तथा त्वचा की मोटाई पहले की मोटाई से 5 मिमी. या ज्यादा बढ़ जाती है। यदि ऐसा होता है तो पशु को जोन रोग से ग्रसित मानते हैं।

ब) *अंतः शिरा जोनिन परीक्षण:* इस परीक्षण में जोनिन की 2 से 4 मिली. मात्रा को इन्जेक्शन की सहायता से पशु की शिराओं में प्रविष्ट करा देते हैं। इन्जेक्शन लगाने के 3 से 6.5 घंटों में यदि पशु के ताप में 1.5^0 सेंग्रे. की वृद्धि हो जाती है तो पशु को पराट्यूबरकुलोसिस का रोगी मानते हैं। इस परीक्षण की वैधानिकता अन्य त्वचीय परीक्षणों की अपेक्षा अधिक है।

स) *तुलनात्मक परीक्षणः* यह जानने के लिये कि पशु सिर्फ जानवर में होने वाले जोन रोग से ग्रसित हैं तथा क्षय रोग या पक्षी जनित ट्यूबरकुलोसिस से नहीं, तुलत्नात्मक परीक्षण किया जाता है। यह परीक्षण भी एकल अंतःत्वक जोनिन परीक्षण की तरह किया जाता है, जिसमें गर्दन की त्वचा में पशु में क्षय रोग करने वाले माइकोबैक्टीरिया से बनायी गयी ट्यूबरकुलिन तथा परा–यक्ष्मा रोग करने वाले माइकोबैक्टीरिया से बनायी गयी जोनिन या पक्षी में ट्यूबरकुलोसिस करने वाले माइकोबैक्टीरिया से बनायी गयी टयूबरकुलिन को एक–दूसरे से 10 सेंमीं की दूरी पर एक ही तरफ एक दूसरे के ऊपर लगाते हैं तथा 72 घंटे बाद पुनः त्वचा की मोटाई नापते हैं। जिस इन्जेक्शन के लगाने के स्थान की त्वचा की मोटाई धनात्मक तथा दूसरे इन्जेक्शन की मोटाई से 5 मिमी. या उससे ज्यादा बढ़ जाती है, पशु को उस रोग से ग्रस्त माना जाता है।

नोट : अंतर्राष्ट्रीय मापदण्ड में त्वचीय परीक्षणों में त्वचा की मोटाई में 4 मिमी. या ज्यादा की वृद्धि को रोग के प्रति धनात्मक, 2.1 से 3.9 मिमी. को संदेहास्पद तथा 0 से 2.0 मिमी. को ऋणात्मक मानते हैं।

(6) *शव परीक्षण द्वाराः* बाहय स्तर से देखने पर शव जीर्ण–शीर्ण हालात में होता है। त्वचा रूखी एवं बाल उखड़े–उखड़े दृष्टित होते है। शव को खोलने पर आंत्र का प्रभावित भाग मोटा एवं कड़ा दिखता है। आँत को खोलने पर म्यूकोसा हल्की पीली या उजली दिखती है तथा उसमें कई वलीयन होते हैं। हाथ से दबाने पर वलय दबते नहीं हैं। वलय के ऊपरी हिस्से पर लाल धारियाँ दिखती हैं। म्यूकोसा की पूरी सतह पीले भूरे रंग के चिपचिपे म्यूकस से ढंकी रहती है। लसीका ग्रथियाँ आकार में बड़ी हुई होती हैं, तथा उनमें भूरे पीले रंग के चकत्ते मिलते हैं। प्रभावित भाग का अनुभाग काटकर सूक्ष्मदर्शी से अध्ययन करने पर म्यूकोसा के लैमिना प्रोप्रिया एवं पेशीय म्यूकोसा तथा सबम्यूकोसा में बड़ी संख्या में मैक्रोफाज एवं एपिथेलिऑइड कोशिकायें दिखायी देती हैं। कुछ अंकुर मुगदर की तरह तथा कुछ सामान्य से छोटी दिखती हैं। आंत्र की ग्रंथियाँ नष्ट हो जाती हैं। सवम्यूकोसा में पेयर पैच की संख्या सामान्य से काफी कम होती है। लसीका ग्रंथियों में एपिथेलिऑइड कोशिकाओं का समूह तथा बिखरी हुई मैक्रोफाज दिखती है, (7) अन्य रोगों, जैसे सल्मोनेलता, कोक्सीडियमता, परजीवी जनित रोग एवं खनिज तत्वों की कमी से उत्पन्न रोगों से विभेदीकृत पहचान कर, (8) इनविट्रो सेल मीडियेटिड परीक्षणों, जैसे लसीकाणु प्रतिरक्षा उद्दीपन (लिम्फोसाइट इम्यूनोस्टीमुलेशन), श्वेताणु अभिगमन (ल्यूकोसाइट माइग्रेशन) परीक्षण आदि के द्वारा।

रोग का उपचारः पराट्यूबरकुलोसिस रोग का कारक जीवाणु *माइकोबैक्टीरियम पैराटॅयूबरक्यूलोसिस,* ट्यूबरकुलोसिस के कारक *माइकोबैक्टीरियम ट्यूबरक्यूलोसिस* की अपेक्षा प्रयुक्त की जाने वाली औषधियों से आसानी से नष्ट नहीं होता है, अतः इस

रोग का उपचार आसान नहीं होता है। रोग के उपचार के लिये स्ट्रैप्टोमाइसिन, डाइहाइड्रोजस्ट्रैप्टोमाइसिन, आइसोनियाजिड, राइफेमपिन एवम् क्लोफाजीमीन आदि औषधियाँ प्रयुक्त की जाती हैं।

रोग की रोकथामः पशुओं में रोग की रोकथाम निम्न प्रकार से की जा सकती है– (1) रोगी पशुओं को रखे गये स्थान को स्वच्छ कर 1 वर्ष तक के लिये अन्य पशुओं की इस स्थान पर प्रविष्ट पर प्रतिबन्ध लगा देना चाहिये। रोग को धनात्मक आये पशुओं को चारागाहों में न भेजकर एक ही स्थान पर चारा दें, तथा उनके रहने के स्थान की साफ–सफाई पर भी विशिष्ट ध्यान दें। इन पशुओं के गोबर में रसायनों द्वारा जीवाणुओं को नष्ट करने का प्रयास करना चाहिए, क्योंकि यह रोग के प्रसरण का एक बड़ा जरिया है, (2) *टीकाकरण द्वारा:* वैली (जीवित टीका) वैक्सीन या सिगुयार्डसन (मृत जीवाणु का टीका) वैक्सीन से एक माह से कम आयु के बछड़ों में टीकाकरण करते हैं। इस वैक्सीन का इन पशुओं में केवल एक ही इन्जेक्शन देते हैं। रोगी पशुओं में टीकाकरण का कोई प्रभाव नहीं पड़ता है। टीकाकरण के 5 सप्ताह बाद पशु जोनिन परीक्षण को धनात्मक गुण प्रकट करता है। किन्तु 18 माह बाद वह परीक्षण को ऋणात्मक हो जाता है। भेड़ में सिगुयार्डसन वैक्सीन के उत्साहवर्धक परिणाम देखने को मिले हैं। भारतवर्ष में उपर्युक्त टीके आज के समय में उपलब्ध नहीं हैं, (3) पानी के स्रोत, चारागाह एवम् दल–दल को रोगी पशु के गोबर से दूषित होने से बचाना चाहिये। पशुबाड़े में चारे को दूषित होने से बचाने के लिये चन्नी (नाद) को जमीन से थोड़ा ऊँचा उठाकर बनाना चाहिये, जिससे पशु उस पर चढ़ न सके। जानवरों को पानी पाइप या बाल्टी से पिलायें, (5) गोबर को खेत में डालकर हैरो द्वारा जोत दें, जिससे वह मिट्टी में मिल जाये और यदि कोई रोगकारक जीवाणु हो तो वह भी नष्ट हो जाये।

संदर्भ

ग्रेगटी, टी. ग्राहम, डी.ए. मुलोनी, पी. मोर, एस. जे. (2014). अ रिव्यू ऑफ बोवाइन जोन डिज़ीज कंट्रोल एक्टिविटी इन सिक्स इंडेमीकली इन्फेक्टिड कंट्रीज. प्रीवेंटिव वेटेरेनरी मेडीसिन. 116(1–2): 1–11।

विन्डसर, पी. ए. विटिंगटन, आर. जे. (2010). एवीडेंस फार ऐज सस्पिटीबिलिटी ऑफ कैटल टू जोन डिज़ीज. दि वेटेरेनरी जनरल. 184: 37–44।

मुनीर, एम. टी. मुनीर, ए. आर. हसन, एम. अबुबकर, एम. (2014). एपीडिमियोलॉजी एंड मैनेजमेंट स्ट्रेटजी ऑफ जोन डिज़ीज इन इन्डेमिक सिचुऐशन. रिसर्च. जनरल फार वेटेरेनरी प्रैक्टीशनर. 2(5): 84–90।

मिलनर, ए. आर. वुड, पी. आर. जोन डिज़ीजः करेंट ट्रेंड इन रिसर्च, डायग्नोसिस एंड मैनेजमेंट. प्रोसीडिंग ऑफ ए कांफ्रेंस हेल्ड एट वेटेरेनरी रिसर्च इंस्टीट्यूट, विक्टोरिया, आस्ट्रेलिया, सिसरो।

चियोदनी, आर. जे. (1989). क्रोन डिज़ीज एंड दि माइकोबैक्टीरिओसः अ रिव्यू एंड कम्प्रीसन ऑफ टू डिज़ीज इंटटी. क्लीनिकल माइक्रोबायोलॉजी रिव्यू. 2(1): 90–117।

इलियट, जी. एन. हो, आर. एल. आइबरी, एल. एम. मल्टिन, सी. ए. कैंपबेल, सी. डी. (2015). इन्वायरोमेंटल रिस्क फैक्टर इन दि इंसीडेंस ऑफ जोन डिज़ीज. क्रिटिकल रिव्यू इन माइक्रोबायोलॉजी. 41(4): डी ओ आई 11 10.3109।

बाधवा, ए. कुमार, एन. विला, ए.वी. इडा, एस. (2013). ओवरव्यू ऑफ जोन डिज़ीज इम्यूनोलॉजी. वेटेरेनरी वर्ल्ड. 6(11): 901–904।

केकोन, ओ. बर्मुडेज, एल ई. बर्लीटा, आर. जी. (2004). जोन डिज़ीज, इनप्लेमेटरी बोवल डिज़ीज, एंड *माइकोबैक्टीरियम पैराट्यूबरक्यूलोसिस* एन्यूल रिव्यू ऑफ माइक्रोबायोलॉजी. 58:329–363।

स्टेबिल, जे. आर. (1998). जोन डिज़ीजः अ हिडिन थ्रेट. जनरल ऑफ डेयरी साइंस. 81(1):283–288।

सिंह, एस. वी. सिंह, ए. वी. सिंह, आर. शर्मा, एस. शुक्ला, एन. मिश्रा, एस. सिंह, पी. के. सोहल, जे. एस. कुमार, एच. पाटिल, पी. के. मिश्रा, पी. संधू,, के. एस. (2008). सीरोप्रीवैलेंस ऑफ बोवाइन जोन डिज़ीज इन बुफैलो एंड कैटल पापुलेशन ऑफ नार्थ इंडिया यूजिंग इंडीजीनस एलीसा किट बेस्ड ऑन नेटिव *माइकोबैक्टीरियम एवियम* सबस्पीशीज *पैराट्यूबरक्यूलोसिस* 'बाइसन टाइप' जीनोटाइप ऑफ गोट ओर्जिन. कम्प्रेटिव इम्यूनोलॉजी, माइक्रोबायोलाजी एंड इन्फैक्शियस डिज़ीज. 31(5): 419–433।

भूतेदिया, जे. एम. दंडपत, पी. चक्रवर्ती, ए. दास, आर. नंदा, पी. के. बन्धोपाध्याय, एस. विश्वास, टी. के. (2017). प्रीवैलेंस ऑफ पैराट्यूबरक्यूलोसिस इन आर्गेनाइज्ड़ एंड अनआर्गेनाइज्ड डेयरी कैटल हर्ड इन वेस्ट बंगाल, इंडिया. वेटेरेनरी वर्ल्ड. 10(6): 574–579।

गुप्ता, ए. रानी, एस. एम. अग्रवाल, पी. गुप्ता, पी. के. (2012). सीरोप्रीवैलेंस ऑफ पैराट्यूबरक्यूलोसिस (जोन डिसीज) इन कैटल पापुलेशन ऑफ साउथ–वेस्टर्न बंगलौर यूजिंग एलीसा किट. ओपिन जनरल ऑफ वेटेरेनरी मेडीसिन. 2: 196–200।

सिंह, ए. वी. सिंह, एस. वी. सिंह, पी. के. सोहल, जे. एस. (2010). इज *माइकोबैक्टीरियम एवियम* सबस्पीशीज *पैराट्यूबरक्यूलोसिस,* दि काज ऑफ जोन डिज़ीज इ एनीमल, अ गुड कैंडीडेट फार जोन डिज़ीज इन एनीमल, अ गुड कैंडीडेट फार क्रोन डिज़ीज इन मैन. इंडियन जनरल आफ गैस्ट्रोइंटीरोलाजी. 29(2): 53–58।

सिंह, ए. वी. चौहान, डी. एस. सिंह एस. वी. कुमार, वी. सिंह, ए. यादव, ए. यादव, वी एस. (2016). करेंट स्टेट्स ऑफ *माइकोबैक्टीरियम एवियम* सबस्पीशीज *पैराट्यूबरक्यूलोसिस* इन्फैक्शन इन एनीमल एंड ह्यूमन इन इंडियाः व्हाट नीड टू बी डन? इंडियन जनरल ऑफ मेडीकल रिसर्च. 144(5): 661–671।

मोसर, सी.एल. (1982). जोन डिज़ीज (पैराट्यूबरकुलोसिस) इन अ गोट. दि कनेडियन वेटेरेनरी जनरल. 23(2): 63–66।

फैजी, ए. पिंस, ए. हसन, ए.ए. फयाद, ए. जोहाक, एम. नागा, एम. ओमर, एम. सलेम, एम. सईद, ए.ई. (2013). एपीडिमियोलाजिकल स्टडीज ऑन जोन डिज़ीज इन रुमीनेंट एंड क्रोन डिज़ीज इन ह्यूमन इन इजिप्ट. इंटरनेशनल जनरल ऑफ वेटेरेनरी साइंस एंड मेडीसन. 1(2): 79–86।

मुकरटल, एस. वाई. रथनम्मा, डी. नारायणस्वामी, एच. डी. गुप्ता, एस. चौबे, के.के. सिंह, एम. हेमाती, जैड. निशांत, सी. पचौरी, ए. धामा, के. सिंह, एस. वी. (2017). असेसमेंट ऑफ ओवाइन जोन डिज़ीज इन दि मांड्या शीप ब्रीड इन साउथ इंडिया यूजिंग मल्टीपल डायग्नोस्टिक टेस्ट एंड बायोटाइपिंग ऑफ *माइकोबैक्टीरियम पैराट्यूबरक्यूलोसिस* सबस्पीशीज. *पैराट्यूबरक्यूलोसिस* इन्फैक्शन. जनरल कोजेंट फूड एंड एग्रीकल्चर. 3(1): 1–8।

❑❑❑

अध्याय 18

ब्रूसैलोसिस

पर्यायवाची: पशु–बेंग रोग, संक्रामक गर्भपात।

मनुष्य–तरंगित ज्वर, माल्टा ज्वर, भूमध्यसागरीय (मेडीटेरेनियन) ज्वर, प्राणी रुज्ज रोग।

ब्रूसैलोसिस एक संक्रामक रोग है, जो ब्रूसैला नामक जीवाणु से पशुओं तथा मनुष्यों में होता है जिसके कारण इसे प्राणी रुज्ज रोग कहते हैं। रोग से ग्रसित मादा गोपशु में बहुधा गर्भकाल की अंतिम तिमाही में गर्भपात हो जाता है। पशु की प्रजनन एवं उत्पादन क्षमता पर विपरीत प्रभाव पड़ता है। मादा पशु बांझ तक हो जाते हैं। रोगग्रस्त सांड के अण्डकोश एवं जोड़ों में सूजन आ जाती है। वीर्य उत्पादन क्षमता कम हो जाती है जिसके कारण नर पशु नपुंसक हो जाते हैं। पशुपालकों को धनहानि उठानी पड़ती है। साथ ही साथ स्वयं के भी रोगग्रसित हो जाने का भय बना रहता है (मैंटुर एवं अमरनाथ, 2008)।

रोग कारण: ब्रूसैलोसिस रोग *ब्रूसैला* जीवाणु के संक्रमण से होता है। इस जीवाणु की पांच प्रजातियाँ–*ब्रू एबोर्टस, ब्रू. मेलीटेन्सिस, ब्रू. ओविस, ब्रू. सुइस* एवम् *ब्रू. कैनिस* क्रमशः गोपशु एवम् भैंस, भेड़ एवम् बकरी, नर भेड़, शूकर एवम् श्वान में स्वाभाविक रूप से संक्रमण करती हैं (चित्र 12–13)। तथापि दूसरी जाति के पशुओं में भी इनका संक्रमण सम्भव है। *ब्रूसैला ओविस* को छोड़कर सभी प्रजातियाँ मनुष्यों में संक्रमण करने में सक्षम हैं, परन्तु *ब्रूसैला मेलीटेन्सिस* का संक्रमण मनुष्यों में सर्वाधिक पाया गया है। एक छठी प्रजाति *ब्रू. नियोटोमे* मरूस्थलीय वुडरेट से विलगित की गयी है जिसका संक्रमण किसी अन्य पशु में अब तक नहीं पाया गया है। हाल ही में समुद्री जीवों से ब्रूसैला जीवाणु विलगित किये गये हैं जिन्हें तदर्थ रूप से *ब्रूसैला मैरिस* कहा गया है।

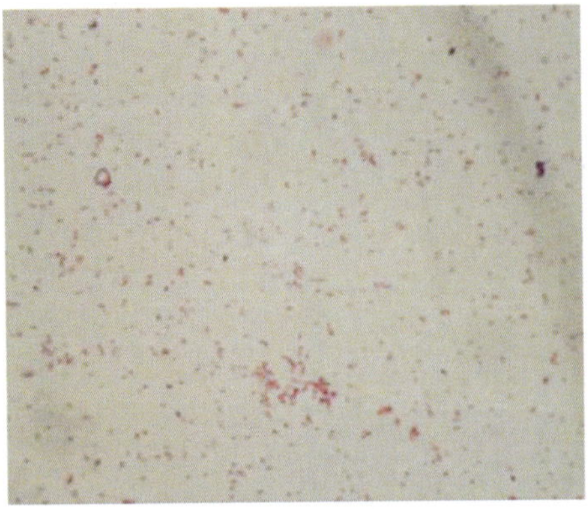

चित्र 12. ब्रूसैला एबोर्टस

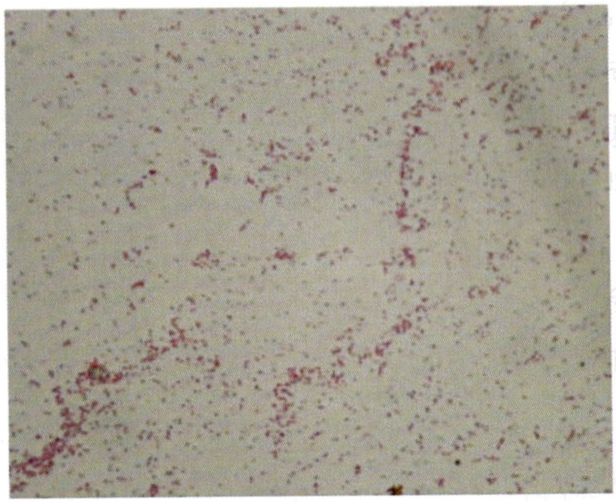

चित्र 13. ब्रूसैला मेलीटेन्सिस

जीवाणु की प्रजाति	*प्रभावित पशु*
ब्रू. एबोर्टस	गोपशु, भैंस, अश्व, शूकर, गौर, ऋश्य (एल्क), बारहसिंगा, काइयोट, ओपोसम, रैकून, चूहा, मनुष्य (तरंगित ज्वर)
ब्रू. मेलीटेन्सिस	भेड़, बकरी, गोपशु, मनुष्य (माल्टा ज्वर / भूमध्यसागरीय ज्वर)
ब्रू. ओविस	नर भेड़ (मेढ़ा)
ब्रू. सुइस	शूकर, मनुष्य, खराह, जंगली शूकर, गोपशु, अश्व
ब्रू. कैनिस	श्वान, मनुष्य
ब्रू. नियोटोमे	मरुस्थलीय वुडरेट
ब्रू. मैरिस	समुद्री स्तनधारी

ब्रूसैला का जीवाणु संरचना में गोल, अण्डाकार या छड़नुमा होता है जिसका आकार 0.5 माइक्रॉन से 2.0 माइक्रॉन होता है। ग्राम तकनीक से रंगने पर यह गुलाबी रंग का दिखायी देता है। जीवाणु में स्पोर एवं कशाभिका नहीं पाये जाते हैं। इसकी सतह पर *'ए'* एवं *'एम'* दो प्रकार के प्रतिजन पाये जाते हैं। *ब्रूसैला एवोर्टस* एवं *ब्रूसैला सुइस* में *'ए'* प्रतिजन की प्रधानता होती है, जबकि *ब्रूसैला मेलीटेन्सिस* में *'एम'* प्रतिजन की। *ब्रूसैला एबोर्टस* के 9 (*नम्बर 8 का बायोटाइप नहीं होता है, अतः कुल 8 ही बायोटाइप हैं किन्तु 8 नम्बर को न लिखकर 9 नम्बर लिखा जाता है, अतः ब्रसैला एबोर्टस के 9 बायोटाइप माने जाते हैं*), *ब्रूसैला सुइस* के 5 एवं *ब्रूसैला मेलीटेन्सिस* के 3 जीव प्रारूप (बायोटाइप) होते हैं।

ब्रूसैला जीवाणु ताप के प्रति काफी संवेदनशील होते हैं। पास्चुरीकरण से इन्हें निष्क्रिय किया जा सकता है। लेकिन प्रोटीन युक्त मीडिया में ये काफी समय तक ताप का प्रतिरोध कर जीवित रहते हैं। धूल या मिट्टी में 10 सप्ताह तथा तापमान के अनुसार पानी में

10 से 70 दिनों तक जीवित रहते हैं। कम तापमान पर ये अधिक समय तक जीवित रहते हैं, जमी हुई अवस्था में ये वर्षों तक नहीं मरते हैं। यदि तापमान शून्य या इसके आसपास हो तो ब्रूसैला जीवाणु गोबर में 120 दिनों तक, गर्भपात हुये शिशु में 75 दिनों तक, गर्भाशय स्राव में 200 दिनों तक तथा द्रवीय खाद में 2½ वर्षों तक जीवित रहते हैं।

सामान्यतः प्रयोग में लाये जाने वाले सभी प्रकार के जीवाणुनाशक इस जीवाणु के विरुद्ध प्रभावी हैं, परन्तु जैव पदार्थ की उपस्थिति में यह जीवाणु फिनोल (10 ग्राम/लीटर पानी में) से 37^0 सेंग्रे. के तापमान पर 15 मिनट से भी कम समय में नष्ट हो जाता है।

ब्रूसैला जीवाणु अनाग्रही अंतःकोशिकीय परजीवी है, जो रोगी पशु के भक्षकाणु (मैक्रोफाज, उदासीनरंजी) में अपने को सुरक्षित कर शरीर के अन्दर एक स्थान से दूसरे स्थान तक पहुँच जाता है। यह जीवाणु स्वयं को भक्षण कोशिकाओं के भीतर प्रविष्ट होकर शरीर के प्रतिरोधी तंत्र से सुरक्षित कर लेता है, तथा औषधियों के प्रभाव से बच जाता है। अतः इस रोग से ग्रसित पशु का उपचार आसान नहीं होता है। संक्रमित (रोगी) पशु को अलग कर राज्य के ब्रूसैला के रोगी पशु समूह में भेज देते हैं, ताकि रोगी पशु अन्य पशुओं को संक्रमित न कर सके। गर्भकाल में जीवाणु मादा पशु के गर्भाशय में पाया जाता है, जबकि गर्भ के बीच के समय में अयन, अयन के ऊपर की लसीका गांठ एवं शरीर के अन्य भाग की लसीका गांठों एवं गर्भाशय में मिलता है। सांड़ गें जीवाणु वृषण एवं सहायक ग्रंथियों, लसीका ग्रंथियों, हड्डियों के जोड़ों एवं वीर्य में रहता है (गाडफ्रोड एट अल, 2005; बास्टुजी एट अल, 2014)।

रोग को संवेदनशील पशुः ब्रूसैलोसिस से गोपशु, भैंस, भेड़, बकरी, घोड़े, ऊँट, शूकर, कुत्ते आदि पालतू पशु प्रभावित होते हैं। जंगली पशुओं, जैसे बाइसन, बारहसिंगा, हिरन, रैकून, ऋश्य (एल्क), काइओट, जंगली ओपोसम आदि में भी रोग होता है। इनके अतिरिक्त मनुष्यों में भी ब्रूसैलोसिस रोग होता है। गाय, भैंस में संक्रमण मुख्यतः *ब्रूसैला एबोर्टस* से होता है, जो गर्भित पशु में 5 से 8 वें महीने में गर्भपात कर देता है। भेड़ एवं बकरी में प्रायः *ब्रूसैला मेलीटेन्सिस* से रोग होता है जो 4 से 5 वें महीने में गर्भपात करता है। शूकर में *ब्रूसैला सुइस* गर्भ के तीसरे माह में गर्भपात करता है। वयस्क, प्रजनन योग्य एवं ग्यॉभन पशु रोग के प्रति अधिक सुग्राही होते हैं (फेन्सटरबैंक, 1986; स्मिथ एवं कादरी, 2005)।

रोग का संक्रमणः रोग का संक्रमण कई प्रकार से होता है। कृत्रिम गर्भाधान के समय वीर्य द्वारा जीवाणु मादा पशु में प्रविष्ट होता है। इसके अतिरिक्त मादा पशु के योनि स्राव या योनि को सूंघते समय नासाद्वारों से जीवाणु पशु के शरीर में प्रविष्ट हो जाते हैं। दूध दुहते समय थनों द्वारा, दूषित चारा पानी खाने से एवम् त्वचा के द्वारा भी संक्रमण होता है। रोगी पशु के स्राव के पूँछ के वालों पर चिपक जाने पर पूँछ हिलाते समय आसपास के पशुओं में नेत्रश्लेष्मला के द्वारा भी संक्रमण हो सकता है।

रोग प्रसरण: एक ही पशु समूह में रोग का प्रसरण मादा पशु द्वारा बच्चे में गर्भकाल के समय, खीस (कोलोस्ट्रम) एवं दूध पिलाने से होता है। एक पशु से दूसरे पशु में रोग गर्भपात हुए भ्रूण के सम्पर्क में आने से, कृत्रिम गर्भाधान, गर्भपात के समय योनि के स्राव (रोगी पशु में गर्भपात से एक या दो दिन पहले, गर्भपात काल तथा गर्भपात के एक पखवाड़े बाद तक का योनि स्राव रोग प्रसरण के लिये सर्वाधिक घातक होता है), गर्भपात हुए भ्रूण, अपरा एवं योनि स्राव से दूषित हुई मिट्‌टी, चारा, पानी आदि द्वारा फैलता है। संक्रमित अपरा (जेर) एवं भ्रूण को भलीभांति नष्ट न करने पर रोग कौओं, कुत्तों एवं अन्य मांसाहारी पशु–पक्षियों द्वारा काफी दूर तक के क्षेत्रों तक फैला दिया जाता है। कुत्ते *ब्रूसैला एबोर्टस, ब्रूसैला मेलीटेन्सिस, ब्रूसैला सुइस* के लिये यांत्रिक एवम् जैविक वाहक का कार्य करते हैं। शूकरों एवम् कुत्तों में इसका मैथुन द्वारा प्रसरण होता है। ब्रूसैलोसिस एक पशु समूह से दूसरे समूह में रोगी पशु के क्रय–विक्रय करने से, तार के बाड़े पर अन्य बाह्य रोगी पशु के सम्पर्क में आने से, एक ही चारागाह के प्रयोग से, जंगली पशु–पक्षियों द्वारा तथा एक ही ग्वाले से प्रसरित होता है (सिंह एट अल, 2010; हुसैन एट अल, 2017)।

रोग का आर्थिक महत्वः पशु समूह में रोग की प्रविष्ट का पशुपालकों पर व्यापक प्रभाव पड़ता है। इस रोग से न केवल संतति ही नष्ट होती है, बल्कि पशु की उत्पादन क्षमता एवं उत्पाद की गुणवत्ता दोनों का क्षरण होता है। साथ ही साथ पशु को गर्भाशयपेशीशोथ (मेट्राइटिस), जेर–धारण, बांझपन, नपुंसकता आदि रोग भी हो जाते हैं। ब्रूसैलोसिस रोग का उपचार महँगा एवं फलदायक न होने के कारण पशुपालकों को आर्थिक नुकसान भी उठाना पड़ता है। रोग से ग्रसित पशुओं का इलाज बहुत लम्बे समय तक करना पड़ता है जिसके कारण उपचार बहुत महँगा हो जाता है।

ब्रूसैलोसिस एवं मानव स्वास्थ्य: रोग का पशुपालकों पर केवल विपरीत आर्थिक प्रभाव हीं नहीं पड़ता है, बल्कि यह रोग उनके स्वास्थ्य को भी खराब कर सकता है। पशुओं से रोग मनुष्यों में भी फैल सकता है। उन लोगों में, जो पशुपालन व्यवसाय से प्रत्यक्ष या अप्रत्यक्ष रूप से जुड़े हुये होते हैं, रोग होने की सम्भावनायें सर्वाधिक होती हैं। उपर्युक्त वर्णित ब्रूसैला जीवाणुओं में *ब्रूसैला एबोर्टस* मनुष्य में तरंगित ज्वर तथा *ब्रूसैला मेलीटेन्सिस* माल्टा या भूमध्यसागरीय ज्वर करते हैं। *ब्रूसैला सुइस* के जीवप्ररूप 1 एवं 3 भी मनुष्यों में रोग करते हैं। इनमें से *ब्रूसैला मेलीटेन्सिस* जनित रोग सर्वाधिक घातक होता है। कसाई, पशु चिकित्सक, पशुपालक एवं प्रयोगशालाकर्मी में रोग होने की सम्भावना अधिक होती है, क्योंकि यह लोग बराबर पशुओं अथवा जीवाणुओं के सम्पर्क में रहते हैं। इसके अतिरिक्त अन्य व्यक्तियों में भी, जो रोगी पशु के दूध एवं मांस का सेवन करते हैं, रोग हो सकता है। रोग का जीवाणु दूध में रहता है। दूध उत्पादन के अंतिम काल में दूध में जीवाणुओं की संख्या सर्वाधिक होती है। दूध एवं दूध से निर्मित पदार्थों, जैसे आइसक्रीम, पनीर आदि के द्वारा रोग का जीवाणु मनुष्य में प्रवेश करता है। कच्चे दूध का सेवन करने वाले लोगों में रोग होने की सम्भावनायें अन्य की तुलना में अधिक होती है। दूध के अतिरिक्त पशु मांस

के सेवन से भी मनुष्य में रोग हो सकता है। यह उस जगह पर और भी महत्वपूर्ण हो जाता है, जहाँ पर कच्चा या अधपका मांस खाया जाता है। ब्रूसैला जीवाणु ऊन, बाल, गोबर, मिट्टी तथा अन्य पदार्थों में बहुत दिनों तक जीवित रह सकता है जिसके कारण मनुष्यों में इसके संक्रमण की सम्भावना बढ़ जाती है (कार्बेल, 2006; शर्मा एट अल, 2017)।

रोगजनात्मकता: ब्रूसैला जीवाणु श्वांस, मुँह, नेत्रश्लेष्मला, योनि तथा त्वचा की खरोंच आदि के द्वारा शरीर में प्रविष्ट होकर स्थानीय लसीका ग्रन्थियों में एकत्र हो जाते हैं। स्थानीय लसीका ग्रन्थियों से निकलकर जीवाणु धीरे–धीरे शरीर के सम्पूर्ण लसीका तंत्र में फैल जाते हैं। जब मादा पशु गर्भ धारण करती है तब यह जीवाणु लसीका ग्रन्थियों से निकलकर गर्भाशय में पहुँचना प्रारम्भ कर देते हैं। गर्भकाल की अन्तिम तिमाही में गर्भाशय में *एरिथ्रिटॉल* शर्करा तथा स्रावित प्रोटीन की मात्रा बढ़ जाने के कारण ब्रूसैला जीवाणुओं की संख्या में भी उत्तरोतर वृद्धि होती जाती है। गर्भाशय में जीवाणु शिशु पशु के अपरा के अंकुर की कोशिकाओं तथा मादा पशु के कॉटिलीडन के कैरन्कल की कोशिकाओं में गलन (सड़न) प्रारम्भ कर देते हैं जिससे धीरे–धीरे अपरा का सम्पर्क गर्भाशय से टूटने लगता है और मादा पशु की गर्भ पर पकड़ ढीली होती जाती है। फलस्वरूप भ्रूण गर्भकाल के पूर्ण होने से पहले ही गर्भाशय से बाहर निकल आता है, जिसे गर्भपात कहते हैं। जीवाणु गर्भाशय में कॉटिलीडन के बीच के भाग में भी जलन करता है जिससे पशु को गर्भाशयपेशीशोथ हो जाता है। गर्भ के बीच के काल में जीवाणु अयन, अयन के ऊपर तथा शरीर के अन्य भागों की लसीका ग्रन्थियों में सुसुप्तावस्था में पड़े रहते हैं तथा समय आने पर अपना प्रभाव दिखाते हैं।

रोग के लक्षण: पशुओं में रोग के लक्षण निम्नलिखित प्रकार के होते हैं–

गोपशु एवं भैंस: गाय एवं भैंस में *ब्रूसैला एबोर्टस* के संक्रमण से 5 से 8वें महीने में गर्भपात होता है। यदि किसी क्षेत्र के गोपशु में 5 से 8 वें महीने में गर्भपात या मृत बछड़े/बछिया के जन्म के साथ जेर धारण के मामलों में एकाएक वृद्धि हो गयी हो, तो क्षेत्र के पशुओं में ब्रूसैलोसिस होने की संभावना से इन्कार नहीं किया जा सकता है। रोग से ग्रसित मादा पशु में गर्भपात बहुधा एक बार या दो बार तक हो सकता है, किन्तु इसके बाद की ब्यांत में सामान्यतः जीवित बच्चे का जन्म होता है। बच्चा अधिकांशतः सामान्य से कमजोर होता है। गर्भकाल के बीच के समय ब्रूसैला जीवाणु अयन या अयन के ऊपर की लसीका ग्रंथि, जो गर्भाशय एवं अयन दोनों से ही सम्बन्धित होती है, में सुरक्षित रहता है, जबकि गर्भधारण करने के उपरान्त ये गर्भाशय में पुनः आ जाता है। गर्भपात के बाद जेर का रुक जाना एक सामान्य बात होती है। साथ ही साथ योनि मार्ग से भूरा, चिपचिपा, दुर्गंध वाला स्राव बहता है।

रोग से ग्रस्त नर पशुओं के वृषण एवं अंडकोश में सूजन आ जाती है। पशु की मैथुन की इच्छा एवं प्रजनन क्षमता कम हो जाती है। कुछ एक पशु नपुंसकता के शिकार हो जाते

हैं। सांड वीर्य संग्रहण के समय देरी से एवं कम वीर्य देता है। वीर्य मवाद युक्त भी हो सकता है। शरीर के जोड़ों में गठिया एवं अगले पैर के घुटने में सूजन भी इस रोग के प्रमुख लक्षणों में से एक है।

भेड़ एवं बकरी: भेड़ एवं बकरी में *ब्रूसैला मेलीटेन्सिस* के संक्रमण से गर्भकाल के अन्तिम दो माह में गर्भपात होता है। बकरियाँ रोग के प्रति भेड़ों की अपेक्षा अधिक सुग्राही होती हैं। संक्रमित बकरियों में गर्भपात होने या सामान्य रूप से बच्चा पैदा होने पर भी योनि स्राव में जीवाणु बहुतायत की संख्या में विद्यमान रहते हैं, जिससे संक्रमण के फैलने की सम्भावना बहुत अधिक बढ़ जाती है।

शूकर: शूकरों में ब्रूसैलोसिस रोग के लक्षण एवं प्रभाव में भारी भिन्नतायें देखी गयी हैं। इस रोग से ग्रसित शूकरी में अल्प अवधि के लिये बांझपन, असामान्य ऋतुकाल, कम संख्या में बच्चों की उत्पत्ति एवं गर्भपात प्रमुख लक्षण हैं। शूकरी में गर्भपात केवल एक बार ही होता है। नर शूकर में अंडकोष में सूजन, जोड़ों में सूजन, नपुंसकता, पिछले पैरों में लकवा, लंगड़ापन, लड़खड़ाकर चलना आदि लक्षण प्रकट होते हैं।

कुत्ता: श्वान में संक्रमण मुख्यतः *ब्रूसैला कैनिस* से होता है, जो कुतिया में 45 से 55 वें दिन में गर्भपात कर देता है। कभी–कभी जीवित एवं मृत पिल्लों का साथ साथ जन्म होता है। कुत्तों में नपुंसकता, गुणसूत्रों में संरचनात्मक त्रुटियाँ, वीर्य में असमान्य शुक्राणुओं की बहुलता, वीर्य के साथ मवाद आना आदि प्रमुख लक्षण होते हैं।

मनुष्य: ब्रूसैलोसिस से ग्रसित मुनष्य को ठंड लगती है, तथा शरीर में कंपकंपी के साथ ज्वर (101–105^0 फा.) होता है। सिर, पीठ एवं जोड़ों में अत्यधिक पीड़ा की अनुभूति होती है। रोगी को भूख नहीं लगती है। शरीर में कमजोरी महसूस होती है तथा वजन घटता जाता है। रोगी की लसीका ग्रंथियां सूज जाती है। वृषण एवं अंडकोष में भी सूजन आने लगती है जिससे अंडकोश का आकार बढ़ जाता है। कई बार मनुष्य नपुंसक तक हो जाता है।

रोग का निदान: (1) रोग का निदान कठिन है, क्योंकि पशुओं में रोग के विशेष लक्षण नहीं होते हैं। किसी प्रक्षेत्र के पशुओं में गर्भकाल के पांचवें से सातवें माह के बीच यदि सामान्य से अधिक गर्भपात हो तो रोग की सम्भावना अधिक होती है। निदान के लिये योनि स्राव, गर्भपात हुये भ्रूण एवम् पशुओं का सीरम लेकर परीक्षण किया जाता है। योनि स्राव तथा गर्भपात हुये भ्रूण से ब्रूसैला जीवाणु विलगित किये जाते हैं। सीरम में ब्रूसैला के प्रतिजन की आर.बी.पी.टी., एस.टी.ए.टी., एम.आर.टी., सी.एफ.टी., एलीसा, डॉट एलीसा, सी.आई.ई, आई.आई.ए. एवम् एफ.ए.टी. आदि परीक्षणों से जाँच की जाती है (कार्बेल, 1985; बास्टुजी एट अल, 2006; ओ. आई. ई. 2012), (2) *प्रयोगशाला में जीवों पर परीक्षण कर:* प्रयोगशाला में नर गिनी पिग में रोग के लिये संदेहास्पद मादा पशु से योनि स्राव, दूध, जेर का कॉटिलीडन, मृत शिशु पशु के आमाशय में एकत्र पदार्थ, नर पशु से वीर्य लेकर इन्जेक्शन लगाते हैं। इन्जेक्शन लगाने के 24 से 48 घंटों के अन्दर यदि गिनी पिग के

अंडकोश सूजकर बड़े हो जाते हैं, तो पशु को ब्रूसैलोसिस के लिये धनात्मक मानते हैं। गिन्नी सुअर के सूजे हुये वृषण से रोगकारक जीवाणु को पृथक्कृत किया जा सकता है। गिनी पिग पर इस परीक्षण को *"स्ट्राउस परीक्षण"* कहते हैं, (3) *ब्रूसैला जीवाणु को पृथक्कृत कर:* यह निदान की सर्वोत्तम विधि है, लेकिन समय–साधक है, तथा हमेशा पृथक्करण करना सम्भव नहीं होता है। जीवाणु के पृथक्करण के लिये गर्भित भ्रूण के आमाशय में एकत्र पदार्थ, अंडकोश की सूजन के द्रव, वृषण, जेर, योनिस्राव, दुग्ध या मट्ठे को वाष्पीकृत जल में मिलाकर निर्जीवाणुक रेत के साथ पीसते हैं। पीसने के बाद बने सतह के द्रव को प्रयोगशाला में उपयुक्त ऐगार मीडिया में संवर्धित करते हैं। यह मीडिया सीरम डेक्स्ट्रोज ऐगार, ट्रिप्टोज ऐगार हो सकते हैं। इन मीडिया की प्लेट को ऊष्मायित्र में 5 से 10 प्रतिशत कार्बन डाईऑक्साइड के वातावरण में 37^0 सेंग्रे. पर रखते हैं। 48 से 96 घंटे के बीच प्लेट पर वृद्धि करने वाले जीवाणुओं के समूह (कालोनी) को ब्रूसैला जीवाणु के लिये अध्ययन करते हैं। जीवाणु प्लेट पर चमकदार उठी हुई हल्की पीली 0.5 से 1.00 मिमी. आकार की कालोनी बनाता है। किसी भी एक कालोनी को उठाकर स्लाइड पर स्मीअर बनाते हैं। ग्राम तकनीक से रंगकर सूक्ष्मदर्शी से देखने पर गुलाबी रंग के ब्रूसैला जीवाणु दृष्टित होते हैं तथा (4) *दूध के नमूने का परीक्षण (बेंग वलय परीक्षण/एबोर्टस ब्रूसैला वलय परीक्षण/दुग्ध वलय परीक्षण):* समूह की गायों से एकत्र दूध में यह परीक्षण किया जा सकता है। परीक्षण आमतौर पर पशु समूह में ब्रूसैला की पहचान के लिये करते है, तथापि इसे पशुगत स्तर पर भी किया जा सकता है। इस परीक्षण को निम्न प्रकार से करते हैं–

आवश्यकतायें: रंगीन, सांद्रित ब्रूसैला प्रतिजन (एंटीजन), ताजा दूध का नमूना, पतली परखनली एवम् जल ऊष्मक।

विधि: परखनली में 3 मिली संग्रहित दूध लेते हैं। माइक्रोपिपेट की सहायता से इसमें 90 माइक्रोलीटर (30 माइक्रोलीटर प्रति मिलीलीटर दूध के हिसाब से) रंगीन, सांद्रित ब्रूसैला का प्रतिजन डालकर दूध को भलीभांति मिश्रित करते हैं। मिश्रण के बाद परखनली को जल ऊष्मक में 37^0 सेंग्रे. पर 6 घंटे के लिये रख देते हैं। दूसरी परखनली के दूध में ब्रूसैला धनात्मक सीरम मिश्रित कर ब्रूसैला प्रतिजन डालते हैं (धनात्मक तुलना)। तीसरी परखनली में केवल दूध को रखते हैं (ऋणात्मक तुलना)।

परिणाम: परीक्षण का परिणाम निम्न में से कोई एक हो सकता है– (1) परखनली में दूध की सतह पर मलाई रंगीन होती है तथा शेष दूध सफेद होता है (2) परखनली का दूध रंगीन होता है, तथा सतह पर मलाई सफेद होती है, या (3) सम्पूर्ण दूध रंगीन रहता है।

निष्कर्ष: धनात्मक एवं ऋणात्मक परखनली के दूध से प्रायोगिक दूध की तुलना करते हैं। गोपशु में यदि प्रायोगिक नली में दूध की सतह पर मलाई का रंगीन वलय बनता है तथा शेष दूध सफेद होता है तो गोपशु को ब्रूसैला ग्रस्त माना जाता है। इसका कारण है

कि ब्रूसैला के रोगी गोपशु के दूध में ब्रूसैला के प्रतिपिंड होते हैं। यह प्रतिपिंड रंगीन ब्रूसैला प्रतिजन से क्रिया कर अदृश्य रंगीन जाल का निर्माण करते हैं। इस जाल में वसा के कण (मलाई) फंस जाते हैं। गर्म तापक्रम पर जब वसा के कण सतह के ऊपर उठते हैं तो अपने साथ इस रंगीन जाल को भी लेते जाते हैं जिससे सतह पर गुलाबी रंग का वलय बनता है तथा शेष दूध सफेद रहता है।

(5) *सीरम एवम् मालीकुलर परीक्षण द्वारा:* क्योंकि पृथक्करण हमेशा सम्भव नहीं होता है, अतः संदेहास्पद पशु के सीरम का परीक्षण कर रोग की स्थिति के विषय में जानकारी प्राप्त की जा सकती है। सीरम तथा मालीकुलर परीक्षण के लिये विभिन्न तकनीक जैसे प्रति प्रतिरक्षा वैद्युतकणसंचलन (काउंटर इम्यूनोइलैक्ट्रोफोरेसिस), पूरक योजन परीक्षण, एन्जाइम सहलग्नी प्रतिरक्षा शोषी आमापन परीक्षण (एलीसा), पॉलिमरेज श्रृंखलाबद्ध अभिक्रिया (पी.सी.आर.), डी.एन.ए. प्रोव, रक्ताणु–समूहन (हीमऐग्लुटीनेशन) आदि को प्रयोग में लाते हैं। कुछ का संक्षिप्त विवरण नीचे दिया जा रहा है–

अ) *रोज बंगाल प्लेट समूहन (ऐगलुटीनेशन) परीक्षण:* इस परीक्षण में ग्लास स्लाइड पर सीरम की 0.04 मिली. मात्रा लेते हैं। इसमें रोज बंगाल प्लेट प्रतिजन की 0.03 मिली. मात्रा लेकर भलीभांति मिश्रित करते हैं। स्लाइड को उठाकर धीरे–धीरे तिरछा कर घुमाते हैं। 4 मिनट के बाद यदि बूंदों में छोटे–छोटे दाने दिखते हैं, तो जिस पशु का सीरम लिया गया है, उसे ब्रूसैला के लिये धनात्मक मानते हैं।

ब) परखनली *समूहन (ऐगलुटीनेशन) परीक्षण:*

आवश्यकतायें: मानक प्रतिजन (ब्रूसला एबोर्टस प्लेन एंजीटन), पशु का सीरम, फिनोल समतामी (0.5 प्रतिशत फिनोल मिश्रित नार्मल समतामी), साफ परखनली, परखनली को रखने के लिये रैक एवम् पिपेट।

विधि: परखनली को रैक में रख लेते हैं। परखनली में निम्न प्रकार से परीक्षण करते हैं–

परखनली	**परीक्षण परखनली**	**तुलना के लिये परखनली**	**डिस्कार्ड परखनली**
परखनली संख्या नं.	1 2 3 4 5	6 (I) 7 (II) 8 (III) 9 (IV) 10 (V)	1 1
फिनोल समतानी (मिली)	0.8 0.5 0.5 0.5 0.5	0.0 0.25 0.50 0.75 1.00	0.00
सीरम (मिली)	0.2 – – – – मिश्रित कर	– – – – –	–
तरलीकरण	1:20 1:40 1:80 1:160 1:320		
मानक प्रतिजन (मिली)	0.5 0.5 0.5 0.5 0.5	1.0 0.75 0.50 0.25 0.00	

एक संख्या की परखनली में 0.8 मिली. फिनोल समतामी डालते हैं। परखनली संख्या 2 से 5 तक 0.5 मिली. फिनोल समतामी डालते हैं। परखनली संख्या 6 को खाली रखते हैं। परखनली संख्या 7 में 0.25 मिली, 8 में 0.50 मिली, 9 में 0.75 मिली. एवं 10 में 1.00 मिली. फिनोल समतामी डालते हैं। परखनली संख्या 6 से 10 तक पर I, II, III, IV, एवं V अंक डालकर मानक ऐग्लुटीनेशन परखनली बनाते हैं।

एक संख्या वाली परखनली में 0.2 मिली. परीक्षण वाले सीरम को डालते हैं। परखनली में सीरम डालने के बाद भलीभांति मिश्रित करते हैं। अब इस परखनली से 0.5 मिली. मिश्रण को निकालकर दो संख्या वाली परखनली में डालते हैं। दो संख्या वाली परखनली में द्रव को डालने के बाद परखनली को हिलाकर मिश्रण बनाते हैं। उपरोक्त प्रकार से दो संख्या की परखनली से 0.5 मिली. घोल को निकालकर तीन संख्या वाली परखनली में, तीन से चार में, चार से पांच संख्या की परखनली में डालते हैं। पांच संख्या की परखनली से 0. 5 मिली. घोल निकालकर डिस्कार्ड परखनली में डाल देते हैं। इस प्रकार परखनली संख्या 1 से 5 तक सीरम की सांद्रता 1:20, 1:40, 1:80, 1:160 एवं 1:320 बन जाती है। अब संख्या 1 से 5 तक की प्रत्येक परखनली में प्रतिजन की 0.5 मिली को डालते हैं। इस प्रकार 1 से 5 संख्या तक की प्रत्येक परखनली में घोल की मात्रा 1 मिली. होती है।

परीक्षण की तुलना करने के लिये मानक ऐग्लुटीनेशन वाले परखनली संख्या I से V तक में क्रमशः 1 .00, 0.75, 0.50, 0.25 एवम् 0.00 मिली. मानक प्रतिजन डालते हैं। इस प्रकार इन परखनली में भी घोल की मात्रा 1.00 मिली. हो जाती है। तुलना के लिये तैयार I संख्या की परखनली में कोई भी ऐग्लुटीनेशन नहीं होता है। II संख्या की परखनली को 25 प्रतिशत, III संख्या की परखनली को 50 प्रतिशत, IV संख्या की परखनली में 75 प्रतिशत एवं V संख्या की परखनली को शत–प्रतिशत (100 प्रतिशत) ऐग्लुटीनेशन की तुलना के लिये प्रयुक्त करते हैं।

तुलना के लिये प्रयुक्त परखनली संख्या	0.5 प्रतिशत फिनोल समतामी (मिली.)	मानक प्रतिजन (मिली.)	धुंधलापन की तुलना का प्रतिशत
I	0.00	1.00	शून्य ऐग्लुटीनेशन
II	0.25	0.75	25% ऐग्लुटीनेशन
III	0.50	0.50	50% ऐग्लुटीनेशन
IV	0.75	0.25	75% ऐग्लुटीनेशन
V	1.00	0.00	100% ऐग्लुटीनेशन

परखनली के रेक को 37^0 सेंग्रे. पर 20 घंटों के लिये रख देते हैं। 20 घंटों के उपरान्त रेक को ऊष्मायित्र से निकालकर आधा घंटा के लिये कमरे के तापक्रम पर रख देते हैं। अब

परीक्षण को लगायी गई परखनली को तली पर एकत्र फ्लेक तथा घोल के धुंधलेपन के लिये तुलना के लिये लगायी परखनली के साथ तुलना करते हैं। परिणाम को निम्नलिखित प्रकार से दर्शाते हैं–

ऐग्लुटीनेशन तुलना के लिये प्रयुक्त परखनली संख्या

++++	तुलनात्मक दृष्टि में धुंधलाहट में परखनली संख्या V के समान
+++	तुलनात्मक दृष्टि में धुंधलाहट में परखनली संख्या IV के समान
++	तुलनात्मक दृष्टि में धुंधलाहट में परखनली संख्या III के समान
+	तुलनात्मक दृष्टि में धुंधलाहट में परखनली संख्या II के समान
शून्य	तुलनात्मक दृष्टि में धुंधलाहट में परखनली संख्या I के समान
++	(50 प्रतिशत ऐग्लुटीनेशन) को अन्तिम मानक माना जाता है।

विश्लेषण:

प्रजाति	**इंटरनेशनल यूनिट/मिली सीरम**	**परिणाम**
गोपशु, भैंस	100 या अधिक	ब्रूसैला के लिये धनात्मक
	50 से अधिक	ब्रूसैला के लिये संदेहास्पद
	25	ब्रूसैला के लिये ऋणात्मक
सांड	25	ब्रूसैला के लिये संदेहास्पद
मनुष्य	100 से अधिक	ब्रूसैला के लिये धनात्मक
	50 से अधिक	ब्रूसैला के लिये संदेहास्पद
भेड़, बकरी, शूकर	25 या अधिक	ब्रूसैला के लिये संदेहास्पद

नोट: बछड़े की आयु में टीकाकृत किये हुये वयस्क पशुओं में उपर्युक्त इंटरनेशनल यूनिट की दुगनी मात्रा को उपयुक्त वर्णित क्रम में धनात्मक, संदेहात्पद एवम् ऋणात्मक मानते हैं।

रोग का उपचार: ब्रूसैलोसिस का कोई भी प्रभावी उपचार नहीं है, फिर भी जीवाणु–नाशक औषधियों का प्रयोग किया जा सकता है। रोग के उपचार के लिये ऑक्सीटेट्रासाइक्लीन, स्ट्रैप्टोमाइसिन, पेनिसिलिन, सिप्रोप्लाक्सासिन आदि जीवाणुनाशक औषधियाँ प्रयुक्त की जाती हैं।

रोग निवारण: पशुओं में ब्रूसैलोसिस का कोई भी प्रभावशाली उपचार नहीं है, इसलिये रोग की रोकथाम एवं बचाव ही इस रोग से जंग में एकमात्र एवं महत्वपूर्ण हथियार है। रोग की रोकथाम के लिये आवश्यक है कि पशुओं में तथा पशुपालकों में इस रोग की

प्रतिवर्ष जांच की जाये। विदेश में ब्रूसैलोसिस के समाधान के लिये पशुओं में सीरम के द्वारा रोग का निदान किया जाता है, तथा जो भी पशु रोग के लिये धनात्मक होते हैं, उनको नष्ट कर दिया जाता है। आर्थिक, सामाजिक एवं राजनैतिक स्वीकृत के अभाव में रोकथाम की इस तकनीक को भारतवर्ष में ठीक इसी रूप में लागू नहीं किया जा सकता है। अतः वैकल्पिक व्यवस्था के तहत परीक्षण में धनात्मक पाये गये पशुओं को राज्य में एक स्थान को ब्रूसैला रोगी पशु समूह का स्थल के रूप में चिन्हित कर वहाँ भेज दिया जाता है, तथा सीरम परीक्षण में ऋणात्मक पायी गयी मादा पशुओं की 4 से 6 माह आयु की बछियों एवं कटियों को कॉटन स्ट्रेन –19 वैक्सीन से टीकाकरण कर दिया जाता है।

क्षेत्र में टीकाकृत किये हुये पशुओं का पूर्ण एवं विस्तृत विवरण रखा जाना चाहिये, क्योंकि ऐसे पशु लम्बे समय तक सीरम परीक्षण में रोग के लिये धनात्मक आते हैं। अतः लिखित विवरण के अभाव में भविष्य में इनको रोगी समझा जा सकता है। रोग के ऊपर अंकुश लगाने के लिये पशुपालकों का सहयोग अति आवश्यक है। पशुपालकों का सहयोग प्राप्त करने के लिये प्रचार के श्रव्य–दृश्य माध्यमों के द्वारा लोगों में रोग के प्रति जागरूकता भी उत्पन्न करनी पड़ेगी तथा रोगी पशु को ब्रूसैला रोगी पशु समूह में भेजने को प्रेरित करने के लिये पशुपालकों को पशु की कीमत की भरपायी सरकारी सहायता राशि से करनी पड़ेगी। रोग क्षेत्र में पशु की खरीद–फरोख्त एवं आवागमन पर भी कुछ काल के लिये प्रतिबन्ध लगाना पड़ेगा।

गर्भपात हुये पशु से निकलने वाले भ्रूण, जेर एवं स्राव को भलीभांति नष्ट करना चाहिये। फार्म पर पूतिरोधी (एंटीसेप्टिक) रसायनों से साफ–सफाई करनी चाहिये। एक बात जो ध्यान रखनी चाहिये वह यह है कि ब्रूसैलोसिस रोग मनुष्यों में भी हो सकता है। अतः पशु फार्म से सम्बन्धित कर्मचारियों एवं पशुपालकों का भी ब्रूसैलोसिस के लिये नियमित परीक्षण करते रहना चाहिये। पशु चिकित्सक को हाथों में दस्ताने पहनकर ही गर्भाशय से जेर बाहर निकालना चाहिये। जेर निकालते समय आँखों पर ऐनक एवं मुँह पर मास्क का प्रयोग करना चाहिये। जेर निकालने के बाद हाथों को पूतिरोधी घोल में धोकर भलीभांति स्नान करना चाहिये। रोगी पशु के उत्पादों, जैसे मांस, दूध आदि का प्रयोग नहीं करना चाहिये (रॉबिन्सन, 2003; कार्बेल, 2006; ओ. आई. ई. 2012; माधवप्रसाद एट अल, 2014; कैग एट अल, 2014)।

रोग का टीकाकरणः सामान्यतः टीकाकरण 4–6 माह की मादा गोपशु में ही किया जाता है। टीकाकृत किया हुआ जानवर जब प्रजनन करने योग्य हो जाता है, सीरम का परीक्षण करने पर ब्रूसैला के लिये ऋणात्मक आता है। ऐसे टीका कृत किये हुये मादा पशुओं में दो से पांच ब्यांत तक ब्रूसैलोसिस रोग नहीं होता है।

टीकाकरण करते समय उपर्युक्त प्रकार की बछियों में 4 से 6 माह की आयु में ब्रूसैला की 19 वैक्सीन की 5 मिली. मात्रा को गर्दन पर त्वचा के नीचे लगाते हैं। यह जीवित टीके

से किया हुआ टीकाकरण है। यदि स्ट्रेन के 45/20 ए (मृत टीके) से टीकाकरण करना हो तो छः से आठ माह की आयु की बछियों में, 6 से 8 सप्ताह के अंतराल पर 5 मिली. मात्रा का त्वचा के नीचे दो इन्जेक्शन लगाते हैं। छः माह से कम आयु की बछियों में मृत टीके से टीकाकरण नहीं किया जाता है।

रोग क्षेत्र में गर्भपात होने की घटनाओं की अधिकता होने पर वयस्क मादा पशुओं में भी टीकाकरण किया जा सकता है। इसके लिये दोनों जीवित एवं मृत प्रकार के ब्रूसैला के टीकों को प्रयुक्त किया जाता है। ब्रूसैला 19 वैक्सीन से टीकाकरण करते समय वैक्सीन की 5 मिली. मात्रा को गर्दन पर त्वचा के नीचे लगाते है। गाभिन मादा पशुओं में टीकाकरण नहीं करना चाहिये। नर बछड़ों एवं प्रजनन के लिये प्रयुक्त सांड में ब्रूसैला के लिये टीकाकरण नहीं किया जाता है। ब्रूसैला संक्रमित सांड को कृत्रिम गर्भाधान के लिये भी प्रयुक्त नहीं किया जाना चाहिये।

भेड़ एवं बकरी में टीकाकरण : भेड़ एवं बकरी में ब्रूसैला से बचाव के लिये ब्रूसैला मेलीटेन्सिस रेव–1 जीवित टीका का प्रयोग करते हैं। एल्वर्ग रेव–1 टीका 3 से 8 महीने की आयु पर लगाया जाता है। इस वैक्सीन की प्रतिरोधक क्षमता बकरी में चार वर्ष तथा भेड़ में ढ़ाई वर्ष तक रहती है तथा इस का प्रयोग गर्भित एवं दूध दे रही बकरी एवं भेड़ में नहीं किया जाता है। गर्भित बकरी में रेव–1 टीके का प्रयोग गर्भपात कर देता है। इसके साथ ही योनि स्राव एवं दूध में वैक्सीन बनाने में प्रयुक्त ब्रूसैला मेलीटेन्सिस जीवाणु आने लगते हैं, जो मनुष्यों में रोग का प्रसरण कर सकते हैं। इसी प्रकार दूध देने वाली बकरी में टीकाकरण करने पर जीवाणु दूध में आने लगते हैं।

टीकाकरण

वैक्सीन	निर्माता कम्पनी का नाम	मात्रा	तरीका
ब्रूसैला एबोर्टस स्ट्रेन 19 या कॉटन स्ट्रेन 19 वैक्सीन	भारतीय एग्रो इंडस्ट्री फाउंडेशन	5 मिली.	त्वचा के नीचे गर्दन पर
ब्रूवैक्स	इंडियन इम्यूनोलॉजिकल लिमिटेड	2 मिली.	त्वचा के नीचे
(जीवित टीका, ब्रूसैला के स्मूथ उपभेद (स्ट्रेन) से निर्मित)			
स्ट्रेन के 45/20 ए	–	5 मिली.	त्वचा के नीचे
(मृत टीका, ब्रूसैला के रफ उपभेद (स्ट्रेन) से निर्मित)			

सावधानियाँ:

1. निर्माता कम्पनी से प्राप्त करने के 10 दिनों के भीतर ही वैक्सीन का उपयोग कर लेना चाहिये।
2. टीकाकरण करते समय टीकाकरण करने वाले व्यक्ति को पूर्ण सावधानी रखनी चाहिये।
3. टीके की शीशी, प्रयुक्त सुई को भलीभांति नष्ट कर दें। यह एक जीवित टीका है, जो मनुष्य में रोग कर सकता है। अतः पूर्ण सावधानी बरतनी चाहिये।

संदर्भ

माधवप्रसाद, सी. बी. बगलाकोटे, पी. एस. काराबासानावर, एन. एस. सज्जन, एस. ए. (2014). स्ट्रेटजी फार कंट्रोल एंड इरैडीकेशन ऑफ ब्रूसैलोसिस फ्राम इंडैमिक रीजन्स एंड इन्फैक्टिड हर्ड, जनरल ऑफ फूड बोर्न जूनोटिक डिज़ीज. 2(3): 30–35।

स्मिथ, एच. एल. कादरी, एस. एम. (2005). ब्रूसैलोसिस इन इंडियाः ए डिसेप्टिव इन्फैक्शियस डिसीजः इंडियन जनरल ऑफ मेडीकल रिसर्च. 122: 375–384।

फेन्सटरबैंक, आर. (1986). ब्रूसैलोसिस इन कैटल, शीप एंड गोटः डायग्नोसिस, कंट्रोल एंड वैक्सीनेसन. रेव. साई. टेक. ऑफ. इन्ट. एपीज. 5: 605–618।

कार्बेल, एम. जे. (1985). रीसेंट एडवांसेज इन दि स्टडी ऑफ ब्रूसैला एंटीजन एंड दिअर सीरोलॉजिकल क्रास रिएक्शन. वेटेरेनरी बुलेटिन. 55: 927–942।

सिंह, ए. अग्रवाल, आर. सिंह, आर. सिंह, डी.के. पांडे, एन. (2010). सीरोप्रीवेलेंस ऑफ ब्रूसैलोसिस इन स्माल रुमीनेंट वेटेरेनरी जनरल. 87: 224–225।

राबिन्सन, ए. (2003). गाइडलाइंस फार कोआर्डीनेटेड हयूमन एंड एनीमल ब्रूसैलोसिस सर्विलांस. एफ.ए.ओ., रोम।

ओ. आई. ई. (2012). बोवाइन ब्रूसैलोसिस. ओ. आई. ई. टैरीस्ट्रीअल मैनुअल।

कार्बेल, एम. जे. (2006). ब्रूसैलोसिस इन ह्यूमन एंड एनीमल, एफ.ए.ओ., ओ.आई.ई. डब्ल्यू.एच. ओ.।

गाडफ्रोड, जे. क्लोएकर्ट, ए. ल्यूटर्ड, जे. पी. कोलर, एस. फ्रीटिन, डी. वलरेविन्स, के. बास्टुजी, बी. जी. लेटीसन, जे. जे. (2005). फ्राम दि डिस्कवरी ऑफ दि माल्टा फीवर एजेंट टू दि डिस्कवरी ऑफ ए मैराइन रिजरवाइर, ब्रूसैलोसिस हैज कांटीनुअसली बीन ए रिइमर्जिंग जूनोसिस. वेटेरेनरी रिसर्च. 36: 313–326।

बास्टुजी, बी. जी. ब्लास्को, जे. एम. मारिन, सी. एल्वर्ट, डी. (2006). दि डायग्नोसिस ऑफ ब्रूसैलोसिस इन शीप एंड गोटः ओल्ड एंड न्यू टूल. स्माल रुमीनेंट रिसर्च. 62: 63–70।

बास्टुजी, बी. जी. जे, एम. मिक, वी. (2014). रिव्यू एंड अपडेट ऑन ब्रूसैलोसिस इन एशिया एंड पैसिफिक रीजन 4 रीजनल वर्कशाप आन ब्रूसैलोसिस डायग्नोसिस एंड कंट्रोल इन एशिया एंड पैसिफिक रीजन, थाईलैंड।

मैंटुर, बी. जी. अमरनाथ, एस. के. (2008). ब्रूसैलोसिस इन इंडिया–ए रिव्यू. जनरल बायोसाइंस. 33(4): 539–547।

कैंग, जी. एल. गुनासीलन, एल. अब्बास, के. एम. (2014). एपीडिमियोलाजिकल माडलिंग ऑफ बोवाइन ब्रूसैलोसिस इन इंडिया. पी एम सी. 6–10।

हुसैन, टी. शाहीन, एम. रसूल, एस. शाह, एस. ए. एच. वट, ए. एम. तहरीम, एस. खश्चू, जैड. ए. मीर, एम. एस. मागरे, एस. एन. शाह, ओ. एस. (2017). सीरोप्रीवेलेंस ऑफ ब्रूसैलोसिस इन ओवाइन ऑफ गांदरबल डिस्ट्रिक ऑफ कश्मीर वेली. जनरल ऑफ इंटोमोलाजी एंड जुलोजी स्टडीज. 5(6): 536–540।

शर्मा, एच. के. कोतवाल, एस. के. सिंह, डी. के. मलिक, एम. ए. कुमार, ए. राजागुनालम, सिंह, एम. (2016). सीरोप्रवीलेंस ऑफ हयूमन ब्रूसैलोसिस इन एंड एराउंड जम्मू, इंडिया, यूजिंग डिफरेंट सीरोलॉजिकल टेस्ट. वेटेरेनरी वर्ल्ड. 9(7): 742–746।

❑❑❑

अध्याय 19

लंगड़ी रोग

पर्यायवाची: काला पाद रोग, जहरवाद, लंगड़िया, लंगड़ी बुखार।

लंगड़ी रोग गोवंश के पशुओं में होने वाला एक जीवाणु जनित रोग है। रोग में पशु के कंधे या पुट्ठे की माँसपेशियों में सड़न होने लगती है। मांसपेशियों के बीच दूषित वायु भर जाती है। तीव्र ज्वर एवं पूतिजीवरक्तता से पशु की मृत्यु हो जाती है। लंगडी रोग छूत का रोग नहीं है।

रोग कारण: रोग का कारण *क्लॉस्ट्रीडियम शोबियाई* जीवाणु है। यह बीजाणु बनाने वाला ग्राम धनात्मक दण्डाणु है। बीजाणु वातावरण की विषम परिस्थितियों एवं जीवाणुनाशक की उपस्थिति में मृदा में भी कई वर्षों तक जीवित रहता है।

पशु की नस्ल एवं आयु: लंगड़ी रोग मुख्यतः गोवंश का रोग है। इसके अतिरिक्त यह भैंसों और भेंड़ों में भी पाया जाता है। बहुत ही कम मामलों में रोग बकरियों, घोड़ों एवं हिरनों में मिलता है। छः माह से दो वर्ष की आयु वाले गोपशु इस की चपेट में अधिक आते हैं। रोग कमजोर पशुओं की तुलना में स्वस्थ पशुओं में अधिक होता है।

वातावरण का प्रभाव: लंगड़ी रोग मुख्यतः वातावरण से प्रभावित होने वाला रोग है। गर्म एवं नम जलवायु वाले स्थानों एवं बाढ़ ग्रसित क्षेत्रों में यह बहुतायत में मिलता है। भारत वर्ष में भी महाराष्ट्र, कर्नाटक, आन्ध्र प्रदेश, तमिलनाडु, राजस्थान सहित अन्य राज्यों से रोग के होने के सैकड़ों मामले प्रतिवर्ष प्रकाश में आते हैं। वर्षा ऋतु में इस रोग से ग्रसित पशुओं की संख्या में एकाएक वृद्धि हो जाती है (ऑयल एट अल, 2016)।

रोग प्रसरण: यह एक मृदा जनित रोग है। रोग के जीवाणु संक्रमित चारागाह में चरने पर चारा के साथ शरीर में प्रवेश कर जाते हैं। इसके अतिरिक्त शरीर पर विद्यमान घावों के द्वारा भी रोग के जीवाणु शरीर में प्रविष्ट होते हैं। भेड़ों में ऊन कतरने, पूँछ काटने, बंध्यीकरण एवं शल्य क्रिया के समय भी संक्रमण हो जाता है। नवजात बछड़ों में नाभि के तंतु द्वारा संक्रमण हो सकता है। भेड़ों में प्रसव के समय योनि या योनि के सिरों पर बने घावों के द्वारा भी संक्रमण हो सकता है। कभी–कभी आंत्र आविषरक्तता (इन्टीरोटॉक्सीमिया) के टीकाकरण के उपरान्त भी यह रोग हो सकता है, क्योंकि आंत्र आविषरक्तता की

फॉर्मेलीन द्वारा तैयार की गयी वैक्सीन, भेड़ के ऊतकों का नुकसान करने में सक्षम है, जो इस रोग के जीवाणु के स्पोर की वृद्धि के लिए आवश्यक होता है।

रोगजनात्मकता: जीवाणु के स्पोर मृदा, चारागाह, घास इत्यादि में प्रतिकूल परिस्थितियों में भी दीर्घकाल तक जीवित रहते हैं। जब पशु ऐसे चारागाह में जाता है, तब दूषित चारे के साथ संक्रमणकारी जीवाणु पशु के आहारनाल से होते हुये कंधे एवं पुट्ठे की माँसपेशियों में एकत्र हो जाते हैं। यहाँ पर जीवाणु कुछ समय तक सुसुप्तावस्था में पड़े रहते हैं। कुछ अज्ञात कारणों से जीवाणु तीव्र गति से संख्या वृद्धि करते हैं। वृद्धि करते समय जीवाणु विष का निर्माण भी करते हैं। इनके द्वारा निर्मित एवं स्रावित विष के प्रभाव से कंधे एवं पुट्ठे की माँसपेशियों के रेशे एवं रक्त वाहिकाएं गल जाती हैं। माँसपेशियों की सड़न से दूषित वायु का निर्माण होता है। यह दूषित वायु मांसपेशियों के छोटे–छोटे छिद्रों में भर जाती है। इस स्थान की त्वचा पौष्टिक तत्वों के अभाव में मृत हो जाती है, एवं नीचे की माँसपेशियों से अलग भी। इस अवस्था में त्वचा को हाथ से रगड़ने पर चरचराहट की आवाज उत्पन्न होती है।

रक्त वाहिकाओं की कोशिकाओं में टूट–फूट होने के कारण रूधिर त्वचा के नीचे एकत्र हो जाता है। दूषित वायु इस रक्त की लाल रक्त कणिकाओं के विघटन के फलस्वरूप बाहर आये हुए लौह तत्व से क्रिया कर कृष्ण रंग के लौह सल्फाइड का निर्माण करती है जिसके कारण प्रभावित स्थान की माँसपेशियाँ काले रंग की दिखायी देती हैं। अतः इसे काला पाद रोग भी कहते हैं। रोग के बैक्टीरिया एवं स्पोर शरीर के अन्य भागों, जैसे जिह्वा, जबड़े आदि की माँसपेशियों में भी पहुँचकर ऐसी ही परिस्थितियों का निर्माण करते हैं। इस अवस्था में शरीर में पूतिजीवरक्तता हो जाती है, जिससे पशु की मृत्यु हो जाती है (शास्त्री, 1997; रूड एट अल, 1997; उमेश एट अल, 2003; अब्रू एट अल, 2017)।

रोग के लक्षण: रोग की प्रारम्भिक अवस्था में पशु सुस्त हो जाता है। चारा खाना एवं जुगाली करना बन्द कर देता है। रक्त वाहिकाओं की कोशिकाओं में टूट–फूट होने के कारण रूधिर त्वचा के नीचे एकत्र हो जाता है। पशु को एकाएक तीव्र ज्वर, 106 से 107^0 फा. होता है। कुछ एक अपवाद में शरीर का ताप सामान्य ही रहता है। श्वसन एवं नाड़ी की गति बढ़ जाती है। पशु के पैरों के ऊपरी भाग एवम् कंधों तथा पुट्ठों की माँसपेशियों में सूजन आ जाती है। सूजन प्रारम्भ में गर्म एवं पीड़ादायक होती है, किन्तु बाद में ठंडी एवं पीड़ारहित हो जाती है। सूजन वाली जगह की त्वचा शुष्क, सख्त (कठोर) एवं रंगहीन हो जाती है। सूजन वाले स्थान पर वायु भर जाने के कारण, इस स्थान को हाथ से रगड़ने पर चरचराहट की आवाज सुनाई देती है। चीरा लगाने पर काले रंग का झागदार खून निकलता है। पशु में प्रायः एक पैर की मांसपेशियाँ ही प्रभावित होती हैं, अतः पशु के एक पैर में लंगड़ापन होता है। यह अवस्था बहुत तीव्र गति से प्रकट होती है और लक्षण प्रकट होने के 12 से 36 घंटों के अंदर ही पशु की मृत्यु हो जाती है (रैडोस्टिट्स एट अल, 2003)।

रोग का निदानः रोग का निदान निम्नलिखित प्रकार से किया जाता है– (1) पशुपालक द्वारा प्रदत्त जानकारी द्वारा, (2) लक्षणों के आधार पर, (3) प्रभावित स्थान के स्राव में संक्रमणकारी जीवाणु की पुष्टि कर, (4) शव विच्छेदन पर रोग की निशानदेही द्वारा तथा (5) रोग प्रसार से सम्बन्धित अन्य महत्वपूर्ण जानकारी, यथा रोगी पशु की उम्र, मौसम एवं ऋतु काल इत्यादि एकत्र कर।

रोग का उपचारः रोग को प्रारम्भिक अवस्था में पहचान कर उपचार प्रारम्भ कर देने पर आशाजनक परिणाम मिल सकते हैं, अन्यथा एक बार माँसपेशियों में विकृति आ जाने पर कोई भी उपचार उपयोगी सिद्ध नहीं होता है। रोग के उपचार में पेनिसिलिन एवं टेट्रासाइक्लीन को चिकित्सक के परामर्श से प्रयुक्त किया जा सकता है।

रोग निवारणः रोग की रोकथाम निम्नलिखित प्रकार से की जा सकती है– (1) *टीकाकरण द्वाराः* उचित समय पर पशुओं का टीकाकरण कर रोग से बचा जा सकता है। रोग से बचाव के लिये निम्न टीके बाजार में उपलब्ध हैं–

क्र.स.	टीके का नाम	निर्माता कम्पनी	पशु	मात्रा (मिली.)	पैकिंग (मिली.)
1.	बी.क्यू. वैक्सीन	भारतीय एग्रो इंडस्ट्री फाउंडेशन	गोपशु, भैंस	2.5	50, 100
2.	बी.क्यू. वैक्सीन	इंटरवेट	गोपशु, भैंस, भेड़, बकरी	2.0	100
3.	बी.क्यू. वैक्सीन	बायोमेड	गोपशु	2.5	100
4.	बी.क्यू. वैक्सीन	विरलियन्ट	गोपशु, भैंस, भेड़, बकरी	2.0	100
5.	एच.एस. एवं बी.क्यू. वैक्सीन	विरलियन्ट	गोपशु, भैंस	4.0	100
6.	एच.एस. एवं बी.क्यू. कम्बाइड वैक्सीन	इंटरवेट	गोपशु, भैंस, भेड़, बकरी	4.0 2.0	100
7.	एच.एस. एवं बी.क्यू. कम्बाइन्ड वैक्सीन	भारतीय एग्रो इंडस्ट्री फाउंडेशन	गोपशु, भैंस	5.0	100
8.	रक्छा एच.एस. + बी.क्यू.	इंडियन इम्यूनोलॉजिकल लिमिटेड	गोपशु, भैंस	3.0	90
9.	रक्छा ट्राइओवेक (एच.एस+बी.क्यू+ एफ.एम.डी.)	इंडियन इम्यूनोलॉजिकल लिमिटेड	भेड़, बकरी गोपशु, भैंस	1.0 3.0	30

नोट : उपर्युक्त टीकों की निर्धारित मात्रा को त्वचा के नीचे लगाते हैं। पहला टीका वर्षा ऋतु से पहले 6 माह की आयु पर एवम् अनुवर्धक (बूस्टर) प्रतिवर्ष करते हैं।

टीकाकरण के दो से तीन सप्ताह के पश्चात् ही शरीर में रोग से लड़ने के लिए प्रतिरोधक क्षमता उत्पन्न होती है। अतः रोग के प्रकोप क्षेत्र में टीकाकरण करने के पश्चात् भी कुछ पशुओं की मृत्यु हो सकती है।

(2) भेड़ों के ऊन कतरने, प्रसव या किसी शल्य क्रिया के तीन सप्ताह पूर्व ही टीकाकरण कर देना चाहिये, जिससे पशु में उचित (उपरोक्त) समय तक रोग निरोधक क्षमता उत्पन्न हो जाये, (3) लंगड़ी रोग से मृत पशु की खाल नहीं उतारनी चाहिए, (4) मृत पशु के शव को जमीन में गाड़ना चाहिए या जला देना चाहिए। इससे आसपास का वातावरण दूषित नहीं होता है, तथा (5) रोग प्रकोप क्षेत्र में पशु के घावों की उचित देखभाल करें एवं ऐसे पशु को तुरन्त पेनिसिलिन का इन्जेक्शन लगवायें।

संदर्भ

अब्रू, सी. सी. एडवर्ड, ई. ई. एडवर्ड, जे. एफ. गिब्सन, पी. एम. अरूजो, जे. रीच, आर. आर. उजल, एफ. ए. (2017). ब्लैकलेग इन कैटलः अ केस रिपोर्ट आफ फीटल इन्फैक्शन एंड ए लिटरेचर रिव्यू. जनरल वेट. डायग्नोसिस इन्वेस्ट. 29(5): 612–621।

उमेश, एन. एम. नोक, ए. जे. इसीवो, के. ए. एन. (2003). पैथोजिनेसिस एंड पैथोलॉजी ऑफ ब्लैकलेग इन रुमीनेंटः दि रोल ऑफ टॉक्सिन एंड न्यूरामिनडेज. ए शार्ट रिव्यू. वेटेरेनरी क्वार्टरली. 25(4): 155.159।

आइल, बी. टाइगर, डब्लू. डेरेसा, बी. (2016). एपीडिमियोलाजी एंड फाइनेशियल लॉस इस्टीमेसन आफ ब्लैकलेग ऑन स्मालहोल्डर कैटल हर्डर इन कैम्बारा टेम्बारो जोन, साथर्न इथोपिया. स्प्रिंजरप्लस. 5(1): 1822।

रैडोस्टिट्स, ओ. एम. गे., सी. सी. ब्लड, डी. सी. हिचक्लिफ, के. डब्ल्यू. (2003). वेटेरेनरी मेडीसिन–ए टेक्सट बुक ऑफ दि डिसीज ऑफ कैटल, पिग, गोट एंड हार्स. नवम् संस्करण, ई एल बी एस. बेलेर टिंडल, लंदन।

रुड, जे. आई. मैक्लैन, बी. ए. सोनगर, जे. जी. टिटबाल, आर. डब्ल्यू. (1997). दि क्लास्ट्रीडिया, मालीकुलर बायोलॉजी एंड पैथोजिनेसिस. प्रथम संस्करण, अकेडिमिक प्रेस, लंदन।

शास्त्री, जी. ए. (1997). वेटेरेनरी पैथोलॉजी, छठम संस्करण, वी. बी. एस. प्रकाशक, नई दिल्ली।

❑❑❑

अध्याय 20

दंडाणुज हीमोग्लोबिनमेह

पर्यायवाची: लाल मूत्र रोग, संक्रामक हीमोग्लोबिनमेह, बैसिलरी हीमोग्लोबिनूरिया।

दंडाणुज हीमोग्लोबिनमेह प्रमुख रूप से गोपशु, भैंस एवं भेड़ में होने वाला रोग है जो *क्लॉस्ट्रीडियम हीमोलिटिकम* नामक जीवाणु के संक्रमण से होता है। रोगी पशु को एकाएक तीव्र ज्वर (103–106^0 फा.) होता है। पशु चारा खाना एवं जुगाली करना बन्द कर देता है। मुँह, नेत्र एवं योनि की श्लेष्मल पीली पड़ जाती है। मूत्र का रंग हीमोग्लोबिन के कारण लाल हो जाता है। शरीर के अन्दर विष से लाल रूधिर कणिकाओं का टूटना अनवरत रूप में जारी रहता है। रोग के लक्षण प्रकट होने के एक या दो दिन में पशु की मृत्यु हो जाती है। दलदली जमीन या जल भराव के क्षेत्रों में जहाँ यकृत पर्णकृमि का संक्रमण अधिक होता है, यह रोग भी अधिकांश पशुओं में प्रकट होता है (वाइन एट अल, 2006)।

रोग कारण: रोग *क्लॉस्ट्रीडियम हीमोलिटिकम* नामक जीवाणु के संक्रमण से होता है। संरचना में यह जीवाणु छड़नुमा होते हैं, जिनकी लम्बाई 3 से 6 माइक्रॉन तथा चौड़ाई 1 से 1.3 माइक्रॉन होती है। ग्राम तकनीक से रंगने पर जीवाणु जीवन के प्रथम 24 घंटों में बैंगनी (ग्राम धनात्मक) तथा बाद में गुलाबी (ग्राम ऋणात्मक) रंग लेते हैं। जीवाणु की सतह पर संपुट नहीं पाया जाता है किन्तु सिरे पर बीजाणु बनते हैं। सतह पर पाये जाने वाले 6 से 16 कशाभिका की सहायता से जीवाणु हल्की गति प्रदर्शित करता है। रोगकारक जीवाणु पूर्णरूप से आनॉक्सीकृत परिस्थितियों में वृद्धि करता है। जीवाणु के स्पोर मृदा एवं जल में लम्बी अवधि तक संरक्षित रहते हैं। क्षारीय एवं जल प्लावित मृदा में जीवाणु दीर्घकाल तक सक्रिय रहते हैं।

शरीर के अंदर जीवाणु दो प्रकार–रक्तलायी (हीमोलाइसिन) एवं कोशिका नाशक (साइटोलाइसिन) विष उत्पन्न करता है। रक्तलायी विष, रक्त में पहुँचकर लाल रूधिर कणिकाओं पर आक्रमण कर उनको नष्ट करना प्रारम्भ कर देता है जिससे रक्त में हीमोग्लोबिन स्वतंत्र हो जाता है, और रूधिर में ऑक्सीजन का संवहन करने वाली लाल रक्त कणिकाओं की संख्या कम हो जाती है। कोशिका नाशक विष, जीवाणुओं के संरक्षित रहने के स्थान जैसे यकृत आदि की कोशिकाओं को मृत कर देता है जिससे ऑक्सीजन रहित परिस्थितियों का नवनिर्माण एवं क्षेत्र विस्तार होता है, जो जीवाणु के जीवन के

अनुकूल होती हैं। इस प्रकार उत्पन्न दोनों विष जीवाणु के फलने–फूलने के लिये आवश्यक आदर्श ऑक्सीजन रहित परिस्थितियों के निर्माण में सहायता प्रदान करते हैं, तथा जीवाणु के पल्लवित–पुष्पित होने में सहायक एवं पशु के जीवन में जहर घोलने वाले तत्व का कार्य करते हैं।

रोग क्षेत्र विवरणः दंडाणुज हीमोग्लोबिनमेह एक विश्वव्यापी रोग है तथा संयुक्त राज्य अमेरिका से लेकर आस्ट्रेलिया, न्यूजीलैण्ड एवं इंलैण्ड में पाया जाता है। भारतवर्ष में भी रोग होता है। रोग उन स्थानों पर अधिक होता है जहाँ की मृदा क्षारीय होती है, तथा जहाँ वर्षा ऋतु के पानी का निकास न होने के कारण भूमि दलदली हो जाती है। इन क्षेत्रों में *फ्यूजोबैक्टीरियम नेक्रोफोरस* जनित खुर विगलन एवं फैसिओला जनित यकृत विगलन रोग भी बहुतायत में पाया जाता है। उपरोक्त वर्णित द्वय रोग में पैरों एवं यकृत की कोशिकायें मृत होकर *क्लॉस्ट्रीडियम* जीवाणु के लिये आदर्श अनॉक्सीकृत परिस्थितियों का निर्माण करती हैं, जिसमें पहले से विद्यमान एवं संरक्षित या बाद में संक्रमण होने पर पहुँचा हुआ जीवाणु विष उत्पन्न कर रोग करता है (जेसी एट अल, 2016)।

रोग को संवेदनशील पशुः रोग मुख्य रूप से गोपशु एवं भैंस में पाया जाता है। सभी आयु के पशु रोग को समान रूप से सुग्राही होते हैं। गोपशु एवं भैंस के अतिरिक्त रोग कभी–कभी भेड़ में एवं असामान्य परिस्थितियों में शूकर में भी होता है। प्रयोगशाला में खरगोश, गिनी पिग एवं मूषकों में रोग को कृत्रिम रूप में प्रकट किया जा सकता है।

रोग प्रसरणः रोग का प्रसरण निम्न प्रकार से होता है– (1) एक पशु से दूसरे पशु में, रोगी पशु के स्राव एवं उत्सर्गी पदार्थों से दूषित हुये चारा, दाना एवं पानी द्वारा, (2) एक स्थान से दूसरे स्थान पर, बाढ़, नदियों, नहरों के पानी, संक्रमित पशु एवं रोग वाहकों द्वारा, (3) मांसाहारी पशु, जैसे कुत्ता या अन्य पशुओं द्वारा तथा (4) मांस, हड्डियों एवं अन्य भागों द्वारा।

रोगजनात्मकताः जीवाणु दूषित चारा एवं पानी के साथ शरीर में प्रविष्ट होते हैं। आहारनाल से होते हुये प्रतिहारी शिरा (पोर्टल रक्त वाहिका) द्वारा जीवाणु यकृत में पहुँचकर शांत अवस्था में पड़े रहते हैं। पशु के यकृत में अवयस्क एवं अल्पवयस्क यकृत फ्लूक के भ्रमण, सिस्टीसर्कस टेन्यूकोलिस लार्वा के संक्रमण या अन्य किसी कारण से क्षति होने पर कोशिकीय मृत्यु होने से जीवाणु की वृद्धि के लिये आदर्श ऑक्सीजन रहित वातावरण निर्मित हो जाता है। इस ऑक्सीजन रहित वातावरण में वृद्धि कर जीवाणु रक्तलायी (हीमोलिटिक) एवं कोशिकानाशक (साइटोलिटिक) दो प्रकार का विष उत्पन्न करता है। रक्तलायी विष ऑक्सीजन का संवहन करने वाली लाल रूधिर कणिकाओं को नष्ट कर शरीर में ऑक्सीजन परिवहन को कम करता है, जिससे जीवाणु के रहने के स्थान सहित अन्य अंगों में ऑक्सीजन की मात्रा धीरे–धीरे कम होने लगती है। कोशिकानाशक विष जीवाणु के रहने के स्थान की कोशिकाओं को नष्ट कर ऑक्सीजन रहित वातावरण के

प्रभाव क्षेत्र में वृद्धि कर देता है। इन आदर्श परिस्थितियों में, जीवाणु वृद्धि कर और अधिक विष उत्पन्न करना प्रारम्भ कर देता है। विष एवं ऑक्सीजन की कम मात्रा के दबाव के चलते परिसंचरण तंत्र की कोशिका की एंडोथीलियल कोशिकाओं में क्षति होने से तंत्र की सम्प्रभुता पर प्रभाव पड़ता है, जिससे हीमोग्लोबिन मूत्र के साथ शरीर के बाहर निकलने लगता है। फलस्वरूप रोगी लाल रंग का मूत्र उत्सर्जित करता है। शरीर में हीमोग्लोबिन की कमी से दृश्य श्लेष्मल हल्के पीले रंग की दृष्टित होती हैं। ऑक्सीजन के अभाव में अंग धीरे–धीरे अपना कार्य छोड़ने लगते हैं, जिससे रोगी पशु मृत्यु का ग्रास बन जाता है (नवारो एट अल, 2017)।

रोग के लक्षण: संक्रमण होने के 7 से 10 दिनों में लक्षण प्रकट होने लगते हैं। लक्षण एकाएक प्रकट होते हैं और अल्पकाल तक ही रहते हैं। कभी–कभी बिना लक्षण प्रकट किये हुए ही पशु की मृत्यु हो जाती है। रोग के प्रारम्भ में पशु को एकाएक तीव्र ज्वर (103 से 106^0 फा.) होता है तथा वह चारा खाना एवं जुगाली करना बन्द कर देता है। उदर शूल के कारण रोगी चलना–फिरना कम कर देता है। दर्द के अहसास को कम करने के लिये पशु बार–बार पीठ को ऊपर उठाता है। दुधारू पशु दूध देना बन्द कर देते हैं। कुछ पशुओं के अगले पैरों के बीच सूजन आ जाती है। पशु म्यूकस या रक्त मिश्रित गहरे भूरे–लाल रंग का पतला गोबर करता है। गर्भित पशुओं में गर्भपात हो जाता है। शरीर के अंदर विष के प्रभाव में लाल रक्त कणिकाओं के टूटकर नष्ट होने से ऑक्सीजन की कमी हो जाती है। इन कणिकाओं के टूटने से हीमोग्लोबिन मूत्र में आने लगता है जिससे मूत्र का रंग गहरा लाल हो जाता है। शरीर में रक्त की कमी से मुँह, आँख व योनि की श्लेष्मल का रंग पीला पड़ने लगता है। ऑक्सीजन की कमी से श्वसन गति मन्द पड़ जाती है तथा श्वांस लेने में कठिनाई होती है। चलने–फिरने पर घर्र–घर्र की आवाज़ आती है। नब्ज कमजोर एवं गति तीव्र हो जाती है। शीघ्र ही ज्वर घटने लगता है तथा पशु धीरे–धीरे ठंडा पड़ने लगता है। अंततः पशु की मृत्यु हो जाती है।

रोग का निदान: रोग का निदान निम्न प्रकार से किया जा सकता है– (1) क्षेत्र में रोग के होने के विषय में पूर्व जानकारी प्राप्त कर, (2) लक्षणों के आधार पर, (3) *रक्त परीक्षण द्वारा:* रक्त में लाल रक्त कणिकाओं एवं हीमोग्लोबिन की मात्रा कम, शर्करा की मात्रा ज्यादा तथा न्यूट्रोफिल की संख्या बढ़ जाती है (हुसैन एट अल, 2013), (4) हृदय के रक्त, यकृत के मृत भाग या अन्य अंगों से *क्लॉस्ट्रीडियम हीमोलिटिकम* जीवाणु का प्रथक्कृत अध्ययन कर, (5) *शव विच्छेदन द्वारा:* शरीर के विभिन्न हिस्सों में रक्त बहने के निशान दृष्टित होते हैं। यकृत में विभिन्न आकार का मृत कोशिकाओं का गुच्छा दिखायी देता है। यकृत के मृत भाग के चारों तरफ हल्का पीला और उसके बाहर लाल रंग की कोशिकाओं का घेराव दिखता है। गुर्दों एवं मूत्राशय में लाल रंग का मूत्र भरा रहता है, तथा (6) लाल मूत्र वाले अन्य रोगों, जैसे लैप्टोस्पाइरता, एनाप्लाज्मता, बेबेसियता, मायोग्लोबिनमेह, पशु स्थानिक रक्तमेह आदि से विभेदीकृत पहचान कर।

रोग का उपचार: बहुधा यह रोग एकाएक ही प्रकट होता है, तथा लक्षण प्रकट होने के अल्पकाल में ही पशु की मृत्यु हो जाती है। इसलिये शीघ्र उपचार प्रारम्भ करने पर ही रोगी के बचने की सम्भावना होती है। रोग के उपचार के लिये जीवाणुनाशक औषधियों, जैसे पेनिसिलिन या टेट्रासाइक्लीन की उच्च मात्रा का उपयोग करते हैं। इसके साथ ही प्रतिआविष सीरम की 50 से 100 मिली. मात्रा को भी दिया जाता है। शरीर में रक्त की कमी को दूर करने के लिये रक्त चढ़ाने से लेकर आयरन, कोबाल्ट एवं कॉपर युक्त औषधियों का प्रयोग भी लाभदायक होता है। यकृत की क्षति पूर्ति के लिये यकृत पुष्टि कारक औषधियों, जैसे–वेलामाइल, लिवाल आदि को भी प्रयुक्त करते हैं (टकाजी एट अल, 2009)।

रोग निवारण: रोग की रोकथाम निम्नलिखित प्रकार से की जा सकती है– (1) पशु के शव को उचित प्रकार से नष्ट कर, तथा (2) सुग्राही पशु के टीकाकरण द्वारा।

संदर्भ

टकाजी, एम. यमाटो, ओ. ससाकी, वाई. मुकई, एस. फुस्मी, वाई. योसीडा, टी. मिजुकामी. के. एट अल. (2009). सक्सिसफुल ट्रीटमेंट आफ बैसिलरी हीमोग्लोबिनूरिया इन जापानीज ब्लैक काउ. जनरल वेटेरेनरी मेडीकल साइंस. 71(8): 1105–1108।

नवारो, एम. ए. डुट्रा, एफ. ब्रेनो, सी. रोमेरो, ए. पर्सियानी, एम. फ्रीडमैन, जे. सी. मोरेल, ई. बिंगेसर, जे. उजल, एफ. ए. (2017). पैथोलाजी ऑफ नैचुरली आकरिंग बैसिलरी हीमोग्लोबिनूरिया इन कैटल. वेटेरेनरी पैथोलॉजी. 54(3): 457–466।

हुसैन, एच. ए. यास्मीन, ओ. आमिर, ई. अहमद, ए. ए. शेरी, के. इलगफ्फार, ए. (2013). बैसिलरी हीमोग्लोबिनूरिया इन डेयरी काउः क्लीनिकल, हीमेटोलॉजिकल, बायोकैमिकल एंड पैथोलॉजिकल एल्टरेशन. कम्प्रेटिव क्लीनिकल पैथोलॉजी. 22(6): 1137–1143।

वाइन, एन, फेयर, जे. हारवुड, डी. (2006). बैसिलरी हीमोग्लोबिनूरिया इन डेयरी काउ. वेटेरेनरी रिकार्ड. 159: 160।

जेसी, एफ. एफ. ए. चुंग, ई. एल. टी. अब्बा, वाई एट अल. (2016). सस्पैक्टिड वेटेरेनरी हीमोग्लोबिनूरिया इन ए काफ ए केस रिपोर्ट. एडवांसेस इन एनीमल एवं वेटेरेनरी साइंस. 4(9): 458–461।

□□□

अध्याय 21

ब्रैक्सी

पर्यायवाचीः ब्रेडसोट।

ब्रैक्सी भेड़ों में होने वाला एक संक्रामक रोग है, जो *क्लॉस्ट्रीडियम सेप्टीकम* नामक जीवाणु से होता है। रोग प्रायः शीत ऋतु में होता है। पशु में ज्वर (106^0फा.) आमाशय में जलन, अफरा एवं उदर शूल के लक्षण प्रकट होते हैं। एक वार्षिक आयु की भेड़ों में मृत्यु दर सर्वाधिक होती है (मारिया एट अल, 2009)।

रोग कारणः ब्रैक्सी *क्लॉस्ट्रीडियम सेप्टीकम* नामक जीवाणु के संक्रमण से होता है। यह जीवाणु मृदा में रहता है, तथा चारे एवं घास के साथ पशु के आहारनाल में पहुँच जाता है। इस प्रकार जीवाणु भेड़ के आहारनाल में सामान्य अवस्था में भी पाया जाता है (मैन्टीसा एट अल, 2001)।

रोग के लक्षणः रोग के लक्षण अकस्मात ही प्रकट होते हैं। रोगी पशु स्वयं को समूह के अन्य पशुओं से पृथक कर लेता है तथा खाना छोड़ देता है। पशु को तीव्र ज्वर (106^0 फा.) होता है। पेट फूलने के साथ–साथ उदरशूल भी होता है। धीरे–धीरे पशु निढ़ाल होकर पड़ जाता है, एवं लक्षणों के प्रकट होने के कुछ घंटों के अन्दर ही काल कवलित हो जाता है (वर्ग एवं मोल्सवर्थ, 1986)।

रोग का निदानः रोग को निम्नलिखित प्रकार से पहचाना जा सकता है– (1) रोगी पशु के विषय में पूर्ण जानकारी प्राप्त कर लक्षणों एवं मृत पशु के आमाशय में होने वाले परिवर्तनों को पहचान कर, तथा (2) रोगी पशु के आहारनाल से *क्लॉस्ट्रीडियम सेप्टीकम* जीवाणु को पृथक्कृत कर।

रोग का उपचारः एक बार लक्षण प्रकट हो जाने पर किसी भी प्रकार का उपचार कारगर नहीं होता है।

रोग निवारणः भेड़ों को शीत ऋतु की रात्रि में बाड़े में ही रखें तथा सुबह को धूप निकलने के कुछ घंटों बाद ही चारागाह में भेजें। बाड़े में भेड़ों को चरने के लिये भेजने से पहले सूखे भूसे को खिलायें। शीत ऋतु प्रारम्भ होने से पहले *क्लॉस्ट्रीडियम सेप्टीकम* के

सम्पूर्ण कल्चर को फॉर्मेलिन से मिश्रित कर बनाये गये टीके से दो बार, दो सप्ताह के अन्तराल पर टीकाकरण करें (सोंगर, 1998)।

संदर्भ

मैन्टीसा, सी. जोनेक्स, टी. दोब, जी. जैपलिकी, जी. मैनिल, जे. जी. (2001). आइसोलेसन ऑफ *क्लॉस्ट्रीडियम परफ्रिन्जेंस* फ्राम थ्री नियोनेटल काब्स विद हीमोरेजिक एबोमैजाइटिस. रिव्यू मेड वेट. 152(8–9): 637–639।

वर्ग, आई. ई. मोल्सवर्थ, जे. आर. (1986). ब्रैक्सी आर ब्रेडसोट लाइक एबोमैजाइटिस काज्ड बाई *क्लॉस्ट्रीडियम सेप्टीकम* इन ए काफ. कनैडियन वेटेरेनरी जनरल. 27: 188–194।

सोंगर, जे. जी. (1998). क्लॉस्ट्रीडियल डिसीज ऑफ स्माल रुमीनेंट. वेटेरेनरी रिसर्च. 29:219–232।

मारिया, एस. हरमन, वी. पास्कू, सी. कैटाना, एन. फौर, बी. वडूवा, आई. (2009). ब्रैक्सी (ब्रेडसोट) इन लैम्ब–अ केस रिपोर्ट. लुक्रारी स्टिनटीफाइस मेडीसिना वेटेरीनारा. XLII(1): 304–306।

□□□

अध्याय 22

संक्रामक परिगलित यकृतशोथ

पर्यायवाची: काला रोग।

संक्रामक परिगलित यकृतशोथ भेड़–बकरी एवं गोपशु में होने वाला संक्रामक रोग है जिसमें बिना लक्षण प्रकट किये हुये ही पशु की एकाएक मृत्यु हो जाती है। रोग *क्लॉस्ट्रीडियम नोबाई* द्वारा उत्पन्न विष के कारण होता है। किन्तु यकृत में पहले से हुई क्षति जीवाणुओं की वृद्धि एवं विष उत्पन्न करने की प्रक्रिया को तीव्र करती है। अतः, यकृत में क्षति करने वाले रोग, जैसे यकृत फ्लूक का संक्रमण, सिस्टीसर्कस टेन्यूकोलिस लार्वा का संक्रमण आदि रोग की घटनाओं में अतिशय वृद्धि कर देते हैं।

रोग कारण: रोग *क्लॉस्ट्रीडियम नोबाई* नामक जीवाणु के संक्रमण से होता है। संरचना में जीवाणु छड़नुमा होता है। इसकी लम्बाई 5 से 10 माइक्रॉन तथा चौड़ाई 0.8 से 1.5 माइक्रॉन होती है। जीवाणु के सिरे समानान्तर एवं छोर गोल होते हैं। जीवाणु एकल, युक्ति एवं जंजीर में से किसी भी एक प्रकार में मिल सकता है। ग्राम तकनीक से रंगने पर यह बैंगनी रंग लेता है। इस प्रकार यह एक ग्राम धनात्मक जीवाणु है। जीवाणु की सतह पर संपुट नहीं पाया जाता है, किन्तु यह सिरे पर अंडाकार स्पोर बनाता है। सतह पर कशाभिका पाये जाते हैं जिनकी सहायता से यह गति करता है (हैथवे, 1990)।

रोग क्षेत्र विवरण: काला रोग एक विश्वव्यापी समस्या है जो संयुक्त राज्य अमेरिका, ग्रेट ब्रिटेन, आस्ट्रेलिया, न्यूजीलैण्ड, यूरोप सहित कई अन्य राष्ट्रों में जहाँ भेड़ एवं बकरी पालन एक बड़ा व्यवसाय है, पाया जाता है। रोग में संक्रमण दर 5 से 30 प्रतिशत तथा मृत्यु दर शत–प्रतिशत तक होती है (बगाड़ी एट अल, 1973)।

रोग को संवेदनशील पशु: मुख्य रूप से रोग भेड़ों में होता है। भेड़ों में बहुधा बिना लक्षण प्रकट किये ही मृत्यु हो जाती है। भेड़ों के अतिरिक्त रोग से गोपशु, शूकर एवं अश्व प्रजाति के पशु भी प्रभावित होते हैं (व्हाइटफील्ड एट अल, 2015; डेविस एट अल, 2017; न्योक एट अल, 2018)।

रोग प्रसरण: रोग का प्रसरण एक पशु से दूसरे पशु में रोगी पशु के स्राव एवं उत्सर्गी पदार्थों से दूषित हुये चारा, दाना एवं पानी द्वारा होता है। जीवाणु के स्पोर मृदा

में संरक्षित रहते हैं तथा बाढ़, नदियों, नहरों, संक्रमित पशु के क्रय–विक्रय एवं रोग वाहकों द्वारा एक स्थान से दूसरे स्थान तक पहुँचकर नवीन क्षेत्रों के पशुओं में रोग उत्पन्न करते हैं। मांसाहारी पशु एवं पक्षी भी रोग के प्रसरण में महत्वपूर्ण भूमिका का निर्वाहन करते हैं।

रोगजनात्मकताः जीवाणु दूषित चारा एवं पानी के साथ शरीर में प्रवेश कर जाते हैं। आहारनाल से प्रतिहारी (पोर्टल) तंत्र द्वारा होते हुये जीवाणु यकृत में शांत अवस्था में पड़े रहते हैं। पशु के यकृत में अवयस्क यकृत फ्लूक के भ्रमण, सिस्टीसर्कस टेन्यूकोलिस लार्वा के संक्रमण या अन्य किसी कारण से क्षति होने पर मृत कोशिकाओं में जीवाणु की वृद्धि के लिये आवश्यक ऑक्सीजन रहित वातावरण निर्मित हो जाता है। इस समय यकृत में शांत अवस्था में पड़े स्पोर वृद्धि कर विष उत्पन्न करते हैं जो यकृत तथा परिसंचरण तंत्र की कोशिकाओं को नष्ट करना प्रारम्भ कर देता है। जब विष अधिक मात्रा में उत्पन्न होता है, तो बिना लक्षण प्रकट किये ही जहरवाद से पशु की मृत्यु हो जाती है (शास्त्री, 1997; नवारो एवं उजल, 2016)।

रोग के लक्षणः पशुओं में रोग के लक्षण निम्नलिखित प्रकार के होते हैं–

भेड़: भेड़ों में बहुधा बिना लक्षण प्रकट किये हुये ही मृत्यु हो जाती है। कई बार देखने को मिलता है कि गोधूलि की बेला को बाड़े में छोड़ा गया स्वस्थ पशु सूर्योदय को मृत पड़ा होता है। रोग की प्रारम्भिक अवस्था में पशु झुंड के अन्य पशुओं से अलग–थलग पड़ने लगता है तथा चरने को जाते समय झुंड से पीछे रह जाता है और झुंड का साथ पकड़ने के लिये तेज–तेज चलने पर गिर पड़ता है। तीव्र ज्वर (105–106^0 फा.) होता है, जो अंत तक रहता है। मृत्यु से पूर्व ताप सामान्य से कम हो जाता है। पशु बैठ जाता है। श्वसन की गति तीव्र हो जाती है, किन्तु श्वांस उथली रहती है। लक्षण प्रकट होने के कुछ मिनटों से लेकर कुछ घंटों में संघर्ष या बिना संघर्ष किये हुये ही पशु की जीवनलीला समाप्त हो जाती है (सोंगर, 2009)।

गोपशु: गोपशु में भेड़ के समान ही लक्षण प्रकट होते हैं, किन्तु लक्षण काल अधिक से अधिक एक या दो दिनों तक चलता है। पशु सुस्त रहता है। उठना–बैठना बंद कर देता है। शरीर का ताप सामान्य से कम हो जाता है। त्वचा छूने पर ठण्डी लगती है। रोमंथिका गतिहीन, पेट एवं यकृत में दर्द की शिकायत रहती है। पशु पतला गोबर करता है। आँखों के चारों तरफ सूजन आ जाती है।

अश्व: रोगी पशु को उदर शूल की शिकायत होती है तथा जहरवाद की सी स्थितियां उत्पन्न होती हैं। पशु घबराहट एवं हड़बड़ाहट का शिकार हो कर घूमने–फिरने से कतराता है। लक्षण प्रकट होने के दो से तीन दिनों में ही पशु की मृत्यु हो जाती है।

रोग का निदानः रोग का निदान निम्न प्रकार से किया जा सकता है– (1) क्षेत्र में काला रोग एवं फैसिओलता के विषय में पूर्व एवं पूर्ण जानकारी प्राप्त कर तथा क्षेत्र की भौगोलिक एवं वातावरणीय परिस्थितियों का रोग के होने एवं प्रसार की सुग्राहिता के विषय में मूल्यांकन कर, (2) लक्षणों के आधार पर, (3) *शव परीक्षण द्वाराः* मृत पशु के नासा द्वारों से रक्तमिश्रित, झागदार स्राव बहता है तथा शव शीघ्र ही सड़ने लगता है। शरीर के अधोगत भागों की त्वचा का रंग सूखने पर काला हो जाता है। इस कारण से ही इस रोग को काला रोग भी कहते हैं। यकृत आकार में बड़ा होकर काला या भूरा दिखायी देता है तथा सतह पर जगह–जगह मृत कोशिकाओं के चकत्ते दिखायी देते हैं। यकृत को काटने पर अवयस्क यकृत फ्लूक के भ्रमण से हुई क्षति के निशान एवं अवयस्क फ्लूक भी दृष्टित होते हैं। शरीर के विभिन्न अंगों में रक्तबहाव के निशान एवं रक्त भराव मिलता है तथा (4) समान लक्षणों वाले अन्य रोगों, जैसे लंगड़िया, आंत्र आविषरक्तता, एंथ्रेक्स एवं दुर्दम शोफ आदि से विभेदीकृत पहचान कर।

रोग का उपचारः भेड़ों में एकाएक मृत्यु होने के कारण उपचार के लिये समय ही नहीं मिलता है किन्तु गोपशु में रोगकाल दो से तीन दिन होने के कारण उपचार के प्रयास किये जा सकते हैं। अभी तक इस रोग का कोई भी प्रभावी उपचार उपलब्ध नहीं है किन्तु पेनिसिलिन एवं वृहद स्पैक्ट्रम वाली जीवाणुनाशक औषधियों का उपयोग किया जा सकता है।

रोग निवारणः रोग की रोकथाम निम्नलिखित प्रकार से की जा सकती है– (1) क्षेत्र में यकृत फ्लूक जनित रोग पर नियंत्रण पाकर, तथा (2) सुग्राही पशुओं के टीकाकरण द्वारा।

संदर्भ

न्योक, ए. सी. नवारो, एम. ए. विंगेसर, जे. उजल, एफ. ए. (2018). इन्फैक्शियस नेक्रोटिक हिपेटाइटिस काज्ड बाई *क्लॉस्ट्रीडियम नोबाई* टाइप बी इन ए हार्स. केस रिपोर्ट एंड रिव्यू ऑफ दि लिटरेचर. जनरल वेटेरेनरी डायग्नोस्टिक इन्वेस्टीगेशन. 30(2): 294–299।

डेविस, जे. एल. उजल, एफ. ए. व्हाइटहेड, ए. ई. (2017). नेक्रोटाइजिंग हिपेटाइटिस एसोसिएटेड विद *क्लॉस्ट्रीडियम नोबाई* इन ए पोनी इन वेस्टर्न कनाडा. दि कनेडियन वेटेरेनरी जनरल. 58(3): 285–288।

विलियम्स, बी. एम. (1976). इन्फैक्शियस नेक्रोटिक हिपेटाइटिस ऑफ शीपः एन एपीडिमियोलाजिकल सर्वे ऑन वेल्स फार्म. ब्रिटिश वेटेरेनरी जनरल. 132(2): 221–225।

व्हाइटफील्ड, एल. के. साइफर, ई. गोर्डन, एस. जे. जी. पावेल, एफ. लिंग, जे. कोलेट, एम. जी. उजल, एफ. ए. (2015). नेक्रोटिक हिपेटाइटिस एसोसिएटिड विद *क्लॉस्ट्रीडियम नोबाई* इन्फैक्शन (ब्लैक डिज़ीज) इन अ हार्स इन न्यूजीलैड. न्यूजीलैड वेटेरेनरी जनरल. 63(3): 177–179।

हैथवे, सी. एल. (1990). टॉक्सीजिनिक क्लॉस्ट्रीडिया. क्लीनिकल माइक्रोबायोलाजी रिव्यू. 3(1): 66–68।

सोंगर, जे. जी. (2009). *क्लॉस्ट्रीडियम नोबाई* (मायोनेक्रोसिस, ब्लैकडिसीज, एंड बैसिलरी हीमाग्लोबिनूरिया) एंड *क्लॉस्ट्रीडियम सेप्टीकम* (ब्रैक्सी) इन्फैक्शन. फूड एनीमल प्रैक्टिस. पाँचवा संस्करण।

बगाड़ी, एच. ओ. सीवेल, एम. एम. एच. (1973). एन एपीडिमियोलाजिकल सर्वे आफ इन्फैक्शियस नेक्रोटिक हिपेटाइटिस (ब्लैक डिज़ीज) ऑफ शीप इन सादर्न स्काटलैंड. रिसर्च इन वेटेरेनरी साइंस. 15: 49–53।

नवारो, एम. उजल, एफ. ए. (2016). इन्फैक्शियस नेक्रोटिक हिपेटाइटिस इन बुक क्लॉस्ट्रीडियल डिज़ीज आफ एनीमल, पेज 275–279।

शास्त्री, जी. ए. (1997). वेटेरेनरी पैथोलॉजी, छठा संस्करण, वी. बी. एस. प्रकाशक, नई दिल्ली।

❑❑❑

अध्याय 23

टिटेनस

पर्यायवाची: हनुस्तंभ, जबड़ा–जकड़ रोग, धनुषटंकार रोग, धनुस्तंभ रोग।

टिटेनस एक भयानक रोग है जो *क्लॉस्ट्रीडियम टेटेनाइ* जीवाणु के विष से होता है। यह रोग घोड़ा, गधा, खच्चर, गोपशु, भेड़, बकरी, कुत्ता, सूअर, मनुष्य तथा पक्षियों सहित लगभग सभी पालतू एवं जंगली पशुओं में होता है। अश्व प्रजाति रोग को सर्वाधिक सुग्राही होती है। रोग में पशु अति संवेदनशील हो जाता है तथा मोटर तंत्रिका तंतु में अधिक उत्तेजना के कारण मांसपेशियों में अकड़न होने लगती है। आँख की गुलाबी झिल्ली बाहर आ जाती है। जबड़ा बन्द हो जाता है। शरीर तख्त के समान कड़ा हो जाता है। शरीर का आकार धनुष के समान हो जाता है, अतः इसे धनुस्तंभ रोग भी कहते हैं। रोग में श्वसन क्रिया की मांसपेशियों में अकड़न के फलस्वरूप दम घुटने से पशु की मृत्यु हो जाती है (रैडोस्टिट्स एट अल, 2003)।

रोग कारण: रोग *क्लॉस्ट्रीडियम टेटेनाइ* नामक जीवाणु से होता है। जीवाणु प्रायः मिट्टी में पाये जाते हैं। घोड़े की लीद से दूषित मिट्टी में इनकी संख्या सर्वाधिक होती है। संरचना में ये दण्डाणु होते हैं। इनकी लम्बाई 2 से 5 माइक्रॉन तथा चौड़ाई 0.5 माइक्रॉन होती है। ग्राम तकनीक से रंगने पर जीवाणु नीले रंग के दिखायी देते हैं। मिट्टी में जीवाणु स्पोर (आंतरिक स्पोर) बनाते हैं। जीवणुओं में स्पोर एक सिरे पर बनता है, जिससे इनकी संरचना ढ़ोल बजाने वाली छड़ या टेनिस के रैकेट जैसी हो जाती है। यद्यपि जीवाणु रासायनिक पदार्थों से आसानी से नष्ट हो जाते हैं, किन्तु बीजाणु को नष्ट करना अति दुष्कर होता है। स्पोर उबलते हुए पानी में 100^0 सेंग्रे. तापक्रम को 30 से 60 मिनट तक सह जाते हैं, लेकिन 115^0 सेंग्रे. तापमान पर लगभग 20 मिनट में मर जाते हैं। आयोडीन का टिंक्चर स्पोर को 10 मिनट में नष्ट कर देता है, अतः इस रोग में यह एक उपयुक्त पूतिरोधी (एंटीसेप्टिक) है। प्रयोगशाला में जीवाणु मीडिया पर केवल ऑक्सीजन की अनुपस्थिति में ही वृद्धि करते हैं, किन्तु एस्कॉर्बिक अम्ल से समृद्ध मीडिया पर जीवाणु ऑक्सीजन की उपस्थिति में भी वृद्धि करने लगते हैं (मर्चेन्ट एवं पैकर, 1983)।

रोग प्रसरण: सामान्य अवस्था में जीवाणु शाकाहारी पशुओं और विशेषकर घोड़े की आँत में रहते हैं तथा गोबर या लीद के साथ बाहर आते रहते हैं। इस जीवाणु युक्त गोबर

या लीद के मिट्टी में मिलने या खाद के रूप में प्रयोग करने से टिटेनस के जीवाणु वृहद क्षेत्र में फैल जाते हैं। इसके अतिरिक्त जंग लगी हुई लोहे की वस्तुओं पर जीवाणु दस वर्षों तक जीवित रह सकते हैं। दूषित चारा पानी के साथ यह शरीर में प्रविष्ट होते रहते हैं, तथा उत्सर्गी पदार्थों के साथ शरीर से बाहर निकलते रहते हैं। इस प्रकार जीवाणु मनुष्य एवं पशु के आसपास के वातावरण में अनवरत रूप में विद्यमान रहते हैं। जब यह जीवाणु शरीर पर लगे घाव, जिसमें ऑक्सीजन रहित परिस्थतियाँ निर्मित हों, को संक्रमित करते हैं, तब रोग होता है। घोड़ों में नाल ठुकवाते समय असावधानीपूर्वक खुरों में बने गहरे घाव जो बाहर से ठीक होकर सामान्य हो जाते हैं, किन्तु भीतर ही भीतर सड़ते रहते हैं, भेड़ में ऊन उतारते समय मशीन से बने घाव, बछड़ा–बछियों, कटड़ा–कटियों, मेमनों आदि में नाभि में संक्रमण द्वारा, बधियाकरण करते समय बने घाव, गोपशु एवं भैंस में प्रसव के समय योनि मार्ग में बने घाव, पूँछ काटते समय बने घाव आदि में जब जीवाणु का संक्रमण होता है तब रोग होने की सम्भावनायें अधिक होती हैं।

रोग को संवेदनशील पशुः अश्व प्रजाति के पशु रोग के लिए सर्वाधिक सुग्राही होते हैं। गोपशु में रोग अपेक्षाकृत कम होता है। भेड़, बकरी, श्वान, शूकर आदि में भी टिटेनस होता है। पक्षियों में प्रायः टिटेनस नहीं होता है। मनुष्य में भी यह रोग होता है।

रोगजनात्मकताः टिटेनस के जीवाणु घाव के माध्यम से शरीर में प्रवष्टि होते हैं, किन्तु शरीर पर लगा प्रत्येक घाव रोग नहीं करता है। केवल वह घाव जो गहरे होते हैं, बाहर से ठीक होकर बन्द हो जाते हैं, किन्तु भीतर ही भीतर सड़ते रहते हैं, रोग करते हैं। ऐसे घाव में ऑक्सीजन की मात्रा धीरे–धीरे कम होती जाती है और अंत में ऑक्सीजन रहित वातावरण सृजित होता है। घाव का यह ऑक्सीजन रहित वातावरण टिटेनस के रोगकारक जीवाणुओं की वृद्धि के लिये आदर्श होता है। ऐसे घाव में यदि रोगकारक जीवाणुओं का संक्रमण रहता है, या होता है, तो ही टिटेनस रोग होता है। टिटेनस रोग की विशिष्टता यह है कि रोगकारक जीवाणु तो केवल आनॉक्सीकृत घाव में ही रहते हैं, किन्तु घाव में इनकी वृद्धि के समय उत्पन्न विष लक्षण प्रकट करता है। रोगकारक जीवाणु की मुत्यु के समय कोशिकीय विघटन पर यह विष घाव में स्वतंत्र हो जाता है। विष दो प्रकार का होता है–*टिटेनोलाइसिन* एवं *टिटेनोस्पाजमिन* / टिटेनोस्पाजमिन, तंत्रिका तंतु पर कार्य कर रोग के लक्षण प्रकट करता है। घाव में उत्पन्न यह विष रक्त के माध्यम से रक्त मस्तिष्क रोध को पार कर मस्तिष्क में न जाकर आसपास की मोटर तंत्रिकाओं से ऐंटीरियर हॉर्न कोशिकाओं द्वारा होता हुआ मेरूरज्जु और अंततः केन्द्रीय तंत्रिका तंत्र में पहुँच जाता है। इसलिये पहले–पहल घाव के आसपास की मांसपेशियों में ऐंठन होती है, किन्तु जैसे–जैसे विष मेरूरज्जु एवम् मस्तिष्क की तरफ बढ़ता है, सम्पूर्ण शरीर की मांसपेशियों में ऐठंन / संकुचन होने लगता है। विष तंत्रिका में मिलने वाले पदार्थ *"प्रोटागान – सेरीब्रोसाइड + ओलिगोसैकेराइड (एन–एसिटिलग्लूकोसेमीन + गैलेक्टोस)"* से जुड़कर संदमनी अंतर्ग्रथन (इन्हिविटरी साइनेप्स) में संदमनी संचारी (इन्हिबिटरी ट्रांसमीटर–ग्लाइसिन, गामा एमीनो ब्यूटिरिक अम्ल) के कार्य

को रोकता है जिससे तंत्रिकाओं से मस्तिष्क को न पहुँचने वाले संकेत भी मस्तिष्क में बेरोक–टोक पहुँचने लगते हैं, तथा स्वस्थ पशु के सामान्य संकेत अधिक प्रभावशाली होकर जाते हैं। फलतः रोगी पशु बाहय संकेतों को अति संवेदनशील हो जाता है तथा छोटे–छोटे अनावश्यक संकेतो से उत्तेजित होने लगता है। जब तक विष अपना प्रभाव दिखाता रहता है, तब तक तंत्रिकायें बार–बार लगातार उत्तेजित होकर मांसपेशियों में ऐंठन उत्पन्न करती रहती हैं जिससे सम्पूर्ण शरीर अकड़ जाता है। रोग की तीव्र अवस्था में दो से तीन दिन तथा साधारण अवस्था में 5 से 10 दिन में श्वसन की मांसपेशियों में ऐंठन होने से दम घुटने से पशु की मृत्यु हो जाती है (कार्लटन एवं मैक्गोविन, 1995; रुड एट अल, 1997; शास्त्री, 1997)।

रोग के लक्षणः पशुओं में रोग के लक्षण निम्नलिखित प्रकार के होते हैं–

गोपशु : घाव के *क्लॉस्ट्रीडियम टेटेनाइ* जीवाणु से संक्रमित हो जाने के प्रायः एक से तीन सप्ताह पश्चात् ही रोग के लक्षण प्रकट होते हैं। कुछ एक मामलों में यह समायावधि कई माह तक की भी देखी गयी है। लक्षणों की तीव्रता जीवाणु द्वारा उत्पन्न विष की मात्रा पर निर्भर करती है। रोग के प्रारम्भ में पशु की संवेदनशीलता में एकाएक वृद्धि हो जाती है। पशु शोरगुल, ठंडी हवा, या छूने मात्र से उत्तेजित होने लगता है। मांसपेशियों में अकड़न होती है, जिसकी तीव्रता विष की मात्रा के साथ धीरे–धीरे बढ़ती जाती है। निचले जबड़े की मांसपेशियों में अकड़न होने से जबड़े का चलना धीरे–धीरे कम होने लगता है। पशु के जुगाली करने की गति मन्द पड़ जाती है। रोग की पराकाष्ठा में चर्वणी (मैसेटर) मांसपेशियों में अकड़न इतनी अधिक हो जाती है कि जबड़ा चलना बिल्कुल ही बन्द हो जाता है, जिससे मुँह कसकर बन्द हो जाता है। इस अवस्था को *"हनुस्तंभ, सेट जबड़ा, बंद मुँह"* कहते हैं। मुँह की मांसपेशियाँ पीछे की तरफ खिंचती हैं, जिससे अवारी फट जाती है और नथुने फैल जाते हैं। पशु चारा–खाना चाहता है, किन्तु चारे को पकड़ने, चबाने एवम् निगलने में तकलीफ होती है। मुँह से लार गिरती है। चेहरे की मांसपेशियों में तनाव के कारण मुँह अधिक उत्सुक एवं सचेत दिखायी देता है। आँख की मांसपेशियों में अन्दर/भीतर की ओर खिंचाव होने से सामान्य अवस्था में बाहर से दृष्टिगोचर नहीं होने वाली गुलाबी रंग की आँख की झिल्ली जिसे तृतीय पलक भी कहते हैं, स्वतः आँख के ऊपर अर्धचन्द्राकार रूप में (आधी गोलाई तक) फैल जाती है। यदि यह स्वयं नहीं भी होता है, तो पशु के आगे एकाएक आवाज होने पर, चौंकाने पर, या सुई चुभाने से यह झिल्ली बाहर निकल आती है। कान सीधे खड़े हो जाते हैं तथा पशु पूँछ उठाये रखता है। सिर, गर्दन, एवं पैरों की मांसपेशियाँ अकड़ने से पशु गर्दन सीधी रखता है तथा पैर फैल जाते हैं। इससे पशु का चलना, घूमना या पीछे की तरफ चलना कठिन हो जाता है। अंत में पशु गिर जाता है। अगले पैर आगे की तरफ तथा पिछले पैर पीछे की तरफ तने हुए रहते हैं जिससे शरीर कमानी (धनुष) की तरह दिखायी देता है। इस अवस्था को *ओपिस्थोटोनस* अवस्था कहते है। आहारनाल एवं उत्सर्जन तंत्र की मांसपेशियाँ अकड़ने से पशु मल–मूत्र नहीं त्याग पाता

है। वायु न घूमने से पेट फूल जाता है। रोग के प्रारम्भ में पशु का ताप सामान्य होता है, किन्तु बाद में मांसपेशियों की गतिविधियों में उपापचय की ऊर्जा के प्रयुक्त होने से तापक्रम 105^0 फा. तक पहुँच जाता है। श्वसन तंत्र की मांसपेशियों के अकड़ने से पशु को श्वांस लेने में असुविधा होती है, और अंततः दम घुटने से पशु की मृत्यु हो जाती है (बीकाने एवं कुलकर्णी, 1998; उपाध्याय एट अल, 2013)।

अश्वः अश्व इस रोग के लिये सर्वाधिक सुग्राही होते हैं। इन पशुओं के पैरों में नाल ठुकवाई जाती है। इस कार्य को करने वाले लुहार/भड़भूजे की नाल लगाते समय असावधानी या दुकान के आसपास जंग लगी कील के पैर में चुभने से बने घाव तथा लीद में रोगकारक जीवाणुओं की उपलब्धता इस प्रजाति में रोग होने की सम्भावना में गुणक वृद्धि करते हैं। घोड़ों में भी रोग के लक्षण गोपशु के समान ही होते हैं। इनमें आँख की गुलाबी झिल्ली का आँख की आधी गोलाई तक फैलना, जबड़े का कसकर बन्द होना, काठ के घोड़े जैसा दिखना (चित्र 14), धनुष जैसा हो जाना, मलमूत्र का रूक जाना, श्वांस लेने में परेशानी की अनुभूति, अति उत्तेजना आदि प्रमुख हैं (रिचमैन एट अल, 2008; सिंह एट अल, 2010)।

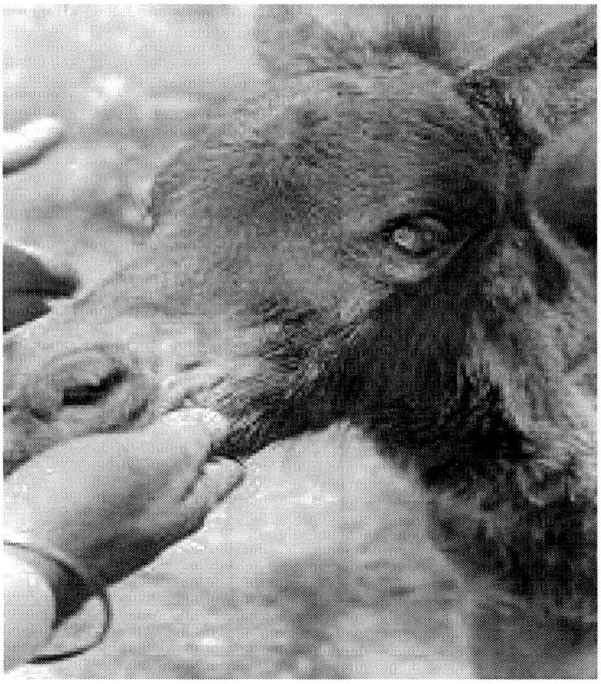

चित्र 14. घोड़े में टिटेनस

कुत्ताः कुत्तों में अवारी फट जाती है। शरीर अकड़ जाता है। मुँह बन्द हो जाता है। कान खड़े रहते हैं। कुत्ता मूर्तिवत सा दिखता है।

मनुष्यः मनुष्यों में टिटेनस रोग में चर्वणी मांसपेशियों में अकड़न होने से जबड़ा बन्द हो जाता है। रोग के प्रारम्भ में सिरदर्द, बेचैनी, अति उत्तेजना आदि दिखाई देते हैं। तत्पश्चात् मांसपेशियों में अकड़न प्रारम्भ होने के साथ ही खाना चबाने में परेशानी, गर्दन अकड़ना, अवारी फटना (सारडोलिक मुस्कान), चेहरे पर तनाव आदि लक्षण प्रकट होते हैं। अंततः गर्दन, पेट, पीठ, पैर की मांसपेशियाँ अकड़ने से रोगी का शरीर धनुष की तरह हो जाता है जिसमें केवल सिर का पिछला हिस्सा तथा ऐड़ियाँ ही जमीन के संपर्क में रह जाती हैं तथा शेष शरीर कमानी के आकार का होकर जमीन के सम्पर्क में नहीं रहता है। अतः इसे धनुषटंकार रोग भी कहते हैं। मांसपेशियों में अकड़न से वह छूने पर तख्त जैसी कड़ी लगती है। क्योंकि इस रोग में संवेदनाओं को प्रवाहित करने वाली तंत्रिकायें एवं कार्टिकल के कार्य विष के प्रभाव से अछूते रहते हैं, अतः मनुष्य होश में रहता है, तथा टिटेनिक अभिग्रहण (टिटेनिक सीजर) से उसे अत्यधिक पीड़ा की अनुभूति होती है। इसी कारण से मनुष्य रोग में बराबर पीड़ा से चीखता–चिल्लाता रहता है। इस पीड़ा की लहर की समयावधि कुछ सेकेण्ड से लेकर मिनटों तक हो सकती है तथा यह हल्की सी आवाज या छूने मात्र से ही प्रारम्भ हो जाती है। मूत्राशय की दर्द की लहर से मनुष्य मूत्र नहीं त्याग पाता है। लक्षण एक से चार सप्ताह तक रहते हैं। यदि रोगी इस समय को निकाल जाता है तो उसके बचने की सम्भावना बढ़ जाती है (शू एवं ग्रोलू, 2001; कोल एट अल, 2013; नारंग एट अल, 2014; थिपेट एवं लोन, 2015)।

रोग का निदानः रोग को निम्नलिखित तरीकों से पहचाना जा सकता है– (1) पशु के लोहे से लगने वाले घाव के विषय में जानकारी प्राप्त कर, (2) लक्षणों के आधार पर, (3) जीवाणुओं को पृथक्कृत कर या घाव के जीवाणुओं को रंग कर, तथा (4) अन्य रोग, जैसे प्रमस्तिष्कमेरुतानिकाशोथ (सेरीब्रोस्पाइनल मेनिनजाइटिस), स्तन्यस्राव अपतानिका (लैक्टेशन टिटेनी), रेबीज, अल्पकैल्सियम अपतानिका (हाइपोकैल्सियम टिटेनी), स्ट्रिक्नीन आविषालुता आदि से विभेदीकृत पहचान कर।

रोग का उपचारः टिटेनस का उपचार निम्न प्रकार से किया जा जाता है– (1) *टिटेनस कारक विष को तटस्थीकृत/बेअसर करः* टिटेनस कारक विष जब तंत्रिका तंतुओं से जुड़ जाता है, तो इसे किसी भी प्रकार से उनसे अलग नहीं किया जा सकता है, और न ही बेअसर। अतः प्रति आविष को उपचार के स्थान पर बचाव के लिये अधिक उपयुक्त माना गया है। फिर भी लक्षण प्रकट होने के प्रारम्भ में प्रति आविष को बचे हुए विष को बेअसर करने के लिये उपयोग में लाया जाता है। बचाव के लिये टिटेनस प्रति आविष की निम्न मात्रा दी जाती है–

अश्व एवं गोपशु	1500 से 3000 इंटरनेशनल यूनिट
भेड़ एवं बकरी	500 से 1500 इंटरनेशनल यूनिट
कुत्ता	250 से 500 इंटरनेशनल यूनिट

उपचार के लिये प्रति आविष की मात्रा को 100 गुना कर देते हैं। इस प्रकार अश्व में प्रति आविष की 3 लाख इंटरनेशनल यूनिट का 12 घंटे के अंतराल पर तीन इन्जेक्शन लगाते हैं। इनमें से पहला इन्जेक्शन शिरा में तथा बचे हुए दो इन्जेक्शन त्वचा के नीचे या मांसपेशियों में लगाते हैं, (2) *जीवाणुओं को नष्ट करना:* टिटेनस के उपचार के लिये पेनिसिलिन एक आदर्श जीवाणुनाशक औषधि है। इस औषधि के विभिन्न प्रकार को उच्च मात्रा में प्रयुक्त किया जाता है। पेनिसिलिन जी को 10,000 आई.यू. / पौंड शारीरिक भार की दर से शिराओं में प्रविष्ट कराने से जीवाणुओं को नष्ट किया जा सकता है। इसके अतिरिक्त प्रोकेन पेनिसिलिन एवम् पेनीसिलिन एल.ए. को भी उपचार में उपयोगी पाया गया है, (3) *घाव का उपचार:* शरीर पर विद्यमान छुपे हुये घाव को खोजकर उसकी सफाई करते हैं। घाव को हाइड्रोजन परऑक्साइड या लाल दवा से धोते हैं तथा पेनिसिलिन के मरहम को लगाते हैं। क्योंकि घाव पर हाइड्रोजन परऑक्साइड एवं पेनिसिलिन का इस्तेमाल विष को शरीर में प्रवेश की प्रक्रिया को तीव्र कर देता है, अतः रोगी को प्रति आविष का इन्जेक्शन लगाने के बाद ही घाव का उपचार करना अधिक बुद्धिमतापूर्ण होता है, (4) *मासंपेशियों की ऐंठन / अकड़न को शिथिल करना:* मांसपेशियों को शिथिल करने वाली औषधियाँ, जैसे डी–ट्यूबोक्यूरैरिन, सक्सिनिल कोलीन, क्लोरप्रोमैजीन एवं ऐसीटिल प्रोमैजीन को अपतानिका (टिटेनी) को कम करने के लिये प्रयुक्त किया जाता है। क्लोरप्रोमैजीन का 0.4 मिग्रा. प्रति किलो पशुभार की दर से शिरा में प्रत्येक 12 घंटे के अन्तराल पर या 1.0 मिग्रा. / प्रति किलो पशुभार की दर से मांस पेशियों में दिन में दो बार, लगभग 10 दिनों तक या तब तक जब तक पशु ठीक न हो जाये, इन्जेक्शन लगाते हैं। इसके अतिरिक्त ऐसीटिल प्रोमैजीन का उपयोग भी 0.05 मिग्रा. / प्रति किलो पशुभार की दर से शिरा में, दिन में दो बार, 10 दिन तक किया जा सकता है, (5) *दम घुटने से बचाव:* पशु को दम घुटने से बचाने के लिये श्वासप्रणाली छेदन (ट्रेकियोटामी) भी किया जा सकता है, तथा (6) *पशु की भलीभांति देखभाल:* रोगी की देखभाल के समय निम्न बातें ध्यान में रखनी चाहिये– (1) रोगी पशु को रोशनी की बजाय जहाँ तक सम्भव हो, छाया या अंधेरे में रखना चाहिये, (2) पशु के नीचे बोरी, भूसा या अन्य मुलायम बिछावन बिछाने चाहिये, (3) पशु में मल (गोबर, लीद) के उत्सर्जन के लिये गुदवस्ति (एनेमा) तथा मूत्र निकास के लिये कैथीटर को प्रयोग में लिया जा सकता है, (4) यदि पशु चारा खाने में स्वयं असमर्थ हो तो ट्यूब के द्वारा भी भोजन दिया जा सकता है, तथा (5) तरल पदार्थ सामान्य लवण घोल, रिंजर लैक्टेट घोल आदि भी दिये जा सकते हैं।

रोग निवारण: रोग की रोकथाम निम्नलिखित प्रकार से की जा सकती है– (1) टिटेनस के कई मामले तो बधियाकरण करते समय, ऊन उतारते समय, पूँछ एवं सींग काटते समय या कोई अन्य शल्यक्रिया करते समय औजारों के समुचित रख–रखाव एवं निर्जीवाणुकरण द्वारा तथा त्वचा पर टिंक्चर आयोडीन का प्रयोग करके रोके जा सकते हैं, (2) पशु में टिटेनस होने से रोकने के लिये उपरोक्त शल्य चिकित्सा से पहले टिटेनस प्रति आविष का

निर्देशित मात्रा में प्रयोग किया जा सकता है, (3) शरीर के घावों की समय पर समुचित मरहम पट्टी (ड्रेसिंग) करें, (4) नवजात बछड़ों में नार काटते समय नाभि पर टिंक्चर आयोडीन की ड्रेसिंग करें, (5) पशुओं के बाड़े के चारों तरफ कंटीले लोहे के तारों का घेरा न बनायें, (6) बाड़े में लोहे की कील एवं खूँटों का प्रयोग न करें, (7) पशु को लोहे की जंजीर से न बाँधें, (8) *प्रतिवर्ष टिटेनस का टीकाकरण करवायेः* इसके लिये टिटेनस टॉक्सॉइड (टीटी) के एक पखवाड़े के अंतराल पर दो इन्जेक्शन लगाये जाते हैं। जानवर को इसके एक साल बाद दुबारा टीकाकरण करते हैं। इससे पशु में जीवन पर्यन्त तक टिटेनस से बचे रहने की क्षमता आ जाती है, तथा (9) घोड़ों में कई बार नाल लगायी जाती है तथा यह प्रजाति टिटेनस के लिये अति संवेदनशील भी है, अतः इनमें टिटेनस से बचाव पर विशिष्ट ध्यान दिया जाना चाहिये। घोड़े के बच्चे को खीस के माध्यम से टिटेनस के लड़ने के लिये क्षमता प्रदान करने के लिये घोड़ी में ब्याने के एक से दो माह पूर्व 15 दिनों के अन्तराल पर टिटेनस आविषाभ (टिटेनस टॉक्सॉइड) के दो इन्जेक्शन लगाये जाते हैं।

संदर्भ

रुड, जे. आई. मैक्लैन, बी. ए. सोनगर, जे. जी. टिटबाल, आर. डब्ल्यू. (1997). दि क्लॉस्ट्रीडिया, मालीकुलर बायोलॉजी एंड पैथोजिनेसिस, प्रथम संस्करण, एकेडिगिक प्रेस, लंदन।

रैडोस्टिट्स, ओ. एम. गे, सी. सी. ब्लड, डी. सी. हिचक्लिफ, के. डब्ल्यू. (2003). वेटेरेनरी मेडीसिन'ए टेक्सट बुक ऑफ दि कैटल, पिग, गोट एंड हार्स, नवम् संस्करण, ई एल बी एस, बेलेर टिंडल, लंदन।

कार्लटन, डब्ल्यू. मैक्गेविन, एम. डी. (1995). थामसन्स स्पेशल वेटेरेनरी पैथोलॉजी, द्वितीय संस्करण, मोस्वी, लंदन।

शास्त्री, जी. ए. (1997). वेटेरेनरी पैथोलॉजी, छठा संस्करण, वी. बी. एस. प्रकाशक, नई दिल्ली।

नारंग, एम. खुराना, एम. गोम्बर, एस. चौधरी, एन. (2014). एपीडिमियोलॉजिकल ट्रेंड ऑफ टिटेनस फ्राम ईस्ट देहली, इंडियाः अ हास्पिटल वेस्ड स्टडी. जनरल ऑफ इन्फैक्शन एंड पब्लिक हेल्थ. 7(2): 121–124।

सिंह, बी. आर. चौहान, एम. सिंधु, आर. के. गुलाटी, बी. आर. खुराना, एस. के. सिंह, बी. यादव, एच. एस. यादव, आर. पी. (2010). डिसीज प्रीवैलेंट इन इक्विड इन इंडियाः अ सर्वे ऑफ वेटेरेनरी प्रैक्टीशनर. एशियन जनरल ऑफ एनीमल एंड वेटेरेनरी एडवांसेज. 5(2): 143–153।

उपाध्याय, एस. आर. हुसैन, के. सिंह, आर. (2013). बोवाइन नियोनेटल टिटेनसः अ केस रिपोर्ट. बुफैलो बुलेटिन. 32(1): 18–20।

बीकाने, ए. यू. कुलकर्नी, डी. डी. (1998). टिटेनस इन अ क्रास ब्रेड काफ एंड इट्स क्लीनिकल मैनेजमेंट. इंडियन वेटेरेनरी जनरल. 75: 243–244।

कोल, ए. के. राय, आर. कोल, डी. सी. (2013). टिटेनसः स्टिल अ पब्लिक हेल्थ प्राब्लम इन इंडिया – ऑब्जरवेसन इन एन इन्फैक्शियस डिज़ीज हास्पिटल इन कोलकाता. डब्ल्यू. एच ओ साउथ ईस्ट एशिया जनरल ऑफ पब्लिक हेल्थ. 2(3–4): 184–186।

रिचमैन, पी. लिस्बोया, जे. ए. एन. अराउजो, आर. जी. (2008). टिटेनस इन इक्विडः अ रिव्यू ऑफ 76 केस. जनरल ऑफ इक्वाइन वेटेरेनरी साइंस. 28(9): 518–523।

थिवेट, सी. एल. लोन, एच. टी. (2015). इरैडीकेशन ऑफ टिटेनस. ब्रिटिश मेडीकल बुलेटिन. 116(1): 69–77।

शू, एस. एस. ग्रोलू, जी. (2001). टिटेनस इन दि इमरजेंसी डिपार्टमेंटः अ करेंट रिव्यू. दि जनरल ऑफ इमरजेंसी मेडीसिन. 20(4): 357–365।

मर्चेन्ट, आई. ए. एवं पैकर, आर. ए. (1983). वेटेरेनरी बैक्टीरियोलॉजी एंड वायरोलाजी. सी. बी. एस. प्रकाशक, नई दिल्ली।

❑❑❑

अध्याय 24

ऐक्टिनोबेसिलसता

पर्यायवाचीः काष्ठ जिह्वा रोग, ऐक्टिनोबेसिलोसिस।

ऐक्टिनोबेसिलसता गोपशु, भैंस, भेड़ एवं बकरी में होने वाला एक संक्रामक रोग है, जो उपचार के अभाव में लम्बे समय तक चलता है। गोपशु एवं भैंस में रोग की अवस्था में जिह्वा सूजकर कठोर हो जाती है, तथा मुँह, गर्दन एवं श्वसन मार्ग में सूजन होती है। साथ ही साथ अधो ऊर्ध्वहनु, कर्णपूर्व एवं प्रत्यक ग्रसनी लसीका गांठें भी सूज कर कठोर हो जाती हैं। रोग में जिह्वा के सूजकर लकड़ी के समान दिखने के कारण ही इस रोग को काष्ठ जिह्वा रोग भी कहते हैं। भेड़ एवं बकरी में प्रायः ओष्ठ, निचले जबड़े, चेहरे, नाक एवं गले की त्वचा पर गांठदार फोड़े बनते हैं, जिनके फूटने पर शहद की तरह गाढ़ा हरे–पीले रंग का पस (मवाद) बहता है (मोनलक्स एवं डेविस, 1956)।

रोग कारणः ऐक्टिनोबेसिलसता रोग *ऐक्टिनोबेसिलस लिग्नीरेसाई* नामक जीवाणु से होता है, जो संरचना में गोल, अंडाकार या छड़नुमा होता है। यह जीवाणु आकार में 0.4 माइक्रॉन से 15 माइक्रॉन तक का होता है। ग्राम तकनीक से रंगने पर जीवाणु गुलाबी रंग का दिखायी देता है। यह एक गतिहीन जीवाणु है, जो केवल ऑक्सीजन की उपस्थिति में ही वृद्धि करता है। वृद्धि के समय जीवाणु सल्फर के कण उत्पन्न करता है, जो इस जीवाणु की विशिष्टता है। यह एक अति संवदेनशील जीवाणु है, जो सामान्य वातावरण में चारा या भूसे पर 5 दिन से अधिक जीवित नहीं रहता है।

रोग क्षेत्र विवरणः यह एक विश्वव्यापी रोग है, जो पशुगत स्तर पर होता है। जो पशु सख्त एवं कंटीले चारे का सेवन करते हैं, उनमें रोग होने की सम्भावना अधिक होती है। मृदा में ताँबे की कम मात्रा वाले क्षेत्रों में रोग अधिक होता है। भारतवर्ष में जब गेहूँ, जौं या धान की फसल पककर तैयार होती है, तब इनमें नुकीले तीकुर होते हैं। ऐसी फसल को खेतों में, या मड़ाई करते समय जब पशु खाता है तो यह तीकुर उसकी जिह्वा में घुसकर घाव बना देते हैं। इस घावों में प्रविष्ट होकर जीवाणु रोग उत्पन्न कर देता है। अतः इस काल में पशु में रोग होने की घटनायें बढ़ जाती हैं। इसके अतिरिक्त ग्रीष्म ऋतु में जब हरे चारे की कमी हो जाती है, तब पशु कंटीले वृक्षों की पत्तियाँ खाता है। इन वृक्षों की पत्तियाँ खाते समय मुँह या जिह्वा में काँटे घुसने की सम्भावना सर्वाधिक होती है, अतः इस ऋतु में भी पशु में रोग होने की घटनायें बढ़ जाती हैं।

रोग को संवेदनशील पशु: रोग प्रायः गोपशु, भैंस एवं भेड़ में होता है। दो से पांच वर्ष के पशु रोग को अधिक सुग्राही होते हैं। उपरोक्त पशुओं के अतिरिक्त चूहों, शूकरों एवं मनुष्यों में भी प्राकृतिक रूप में रोग का संक्रमण देखा गया है। प्रयोगशाला में नर गिनी पिग को संक्रमित करने पर वह *"स्ट्राउस रियेक्शन"* प्रदर्शित करता है।

रोग प्रसरण: रोग के जीवाणु सामान्यतः पशु के मुँह में रहते हैं। जब भी किसी कठोर, नुकीले चारे, जैसे गेहूँ, जौ, धान के तीकुर, रसायन आदि से या रोग, जैसे खुरपका–मुँहपका, दाँत निकलते समय मुँह या जिह्वा में घाव बनते हैं, जीवाणु घाव में प्रविष्ट हो रोग उत्पन्न कर देते हैं। पशु के घाव से जीवाणु चरते समय घास, चारा या दाना में भी पहुँच जाते हैं। यदि ऐसे संक्रमित चारे को कोई भी पशु जिसके मुँह में छाले या घाव हो, खाता है, तो उसे भी संक्रमण हो जाता है।

रोगजनात्मकता: जीवाणु का संक्रमण होने पर जिह्वा, मुँह एवं ओष्ठ पर छोटी–छोटी गांठें बनती हैं। इन गांठों के अन्दर जीवाणु रहते हैं, जो कोशिकाओं को मृत कर मवाद का निर्माण करते हैं। यह मवाद शीरे की तरह गाढ़ा, हरे एवं पीले रंग का होता है। गांठों के फूटने पर मवाद रिसने लगता है। मुँह में गांठें बनने पर आसपास की लसीका गांठें भी सूज जाती हैं (सिल्वा एट अल, 2017)।

रोग के लक्षण: रोगी पशुओं में निम्नलिखित लक्षण प्रकट होते हैं–

गोपशु एवं भैंस: रोगी पशु की जिह्वा सूजकर कठोर हो जाती है, जिससे उसे चारा पकड़ने एवं चबाने में पीड़ा होती है। इस कारण से पशु रोग के प्रारम्भ के 48 घंटों में चारा नहीं खा पाता है। जिह्वा की सूजन से पशु को मुँह में अटपटा लगता है, जिससे वह बार–बार मुँह में जिह्वा को घुमाता रहता है। मुँह से लार गिरती है। जिह्वा को पकड़ने पर पशु दर्द से कराहता है। जिह्वा के किनारों पर गांठें या घाव दिखते हैं। कुछ एक गांठें या घाव जिह्वा के अग्र भाग की ऊपरी सतह पर भी मिलते हैं। कुछ काल बाद जब सूजन समाप्त होती है, तब जिह्वा कठोर होकर गतिहीन हो जाती है, जिससे पशु भोजन पकड़ने में असमर्थ हो जाता है।

जिह्वा के साथ ही आसपास की अधो–उर्ध्वहनु (सबमैक्सलरी), कर्णपूर्व (पैरोटिड) एवं प्रत्यक ग्रसनी (रिट्राफैरिंगजियल) लसीका ग्रंथियाँ भी सूज जाती हैं। प्रत्यक ग्रसनी लसीका ग्रन्थि के सूजने से पशु को चारा निगलने में तकलीफ होती है, साथ ही साथ श्वांस लेते समय खर्राटों की आवाज भी आने लगती है। कुछ एक मामलों में बाह्य नासिका द्वार तथा पलकों पर भी लाल रंग की गांठें बनती हैं, जो आसानी से फूट जाती हैं। गोपशुओं में कभी–कभी इस रोग में जिह्वा सामान्य ही रहती है, किन्तु मुँह, सिर, गर्दन के नीचे की त्वचा, छाती एवं पिछले पैर के सामने की त्वचा एवं जांघ पर गांठें या घाव बनते हैं, जिससे पीले रंग का गाढ़ा मवाद निकलता है (चित्र 15–16)।

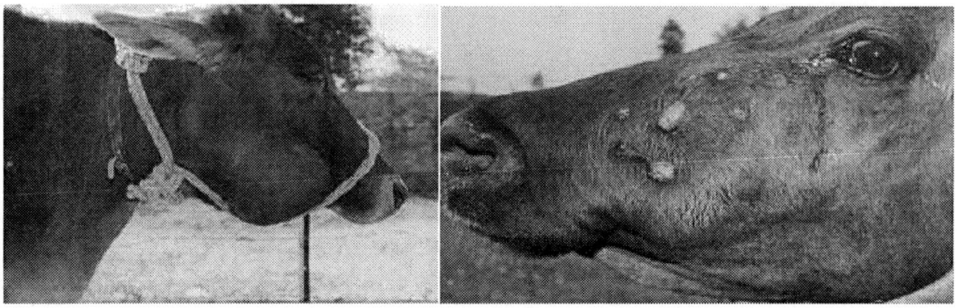

चित्र 15–16. ऐक्टिनोबेसिलसता

भेड़ः भेड़ में प्रायः जिह्वा प्रभावित नहीं होती है। इसके स्थान पर निचले जबड़े, चेहरे, नाक तथा गले के नीचे की त्वचा पर 6 से 8 सेंटीमीटर तक की गांठें पड़ती हैं। यह गांठें सतही या गहरी दोनों ही प्रकार की हो सकती हैं, तथा इनके फूटने पर छोटे–छोटे छिद्रों से शीरे के समान गाढ़ा, पीला–हरा दानेदार मवाद रिसता है (रैडोस्टिट्स एट अल, 2003)।

रोग का निदानः रोग का निदान निम्नलिखित प्रकार से किया जा सकता है– (1) पशु के चारे या कुछ समय पहले हुये रोगों की जानकारी प्राप्त कर, (2) लक्षणों के आधार, (3) मुँह एवं गले की त्वचा के घावों से निकलने वाले मवाद की प्रयोगशाला में रंगकर तथा सूक्ष्मदर्शी से जांच कर, तथा (4) क्षय रोग, ऐक्टिनोमाइसीजता, एवं अन्य समान लक्षणों वाले रोगों से विभेदीकृत पहचान कर।

रोग का उपचारः रोग को प्रारम्भिक अवस्था में पहचान कर, उपचार करने पर पूर्ण निदान किया जा सकता है। रोगी पशु आयोडीन के रसायनों से उपचार करने पर आश्चर्यजनक परिणाम देता है। रोगी पशु में पोटैशियम आयोडाइड की 6 से 10 ग्राम मात्रा प्रतिदिन लगातार सात से दस दिनों तक गुड़ के साथ मुँह द्वारा देने पर पशु शीघ्र ही अच्छा हो जाता है। यद्यपि यह सस्ता इलाज है, किन्तु इसमें समय अधिक लगता है। इसके स्थान पर सोडियम आयोडाइड का 1 ग्राम/प्रति 12 किग्रा. पशुभार की दर से 10 प्रतिशत घोल बनाकर गोपशु एवं भेड़ की रक्त शिराओं में धीरे–धीरे इन्जेक्शन भी लगाया जा सकता है। इन्जेक्शन लगाने के 24 से 48 घण्टे में ही रोग के लक्षणों की तीव्रता कम होने लगती है। यदि घाव केवल मांस के ऊतकों में ही है, तो उपुर्यक्त उपचार ही काफी है। किन्तु हड्डियों के प्रभावित होने पर एक पखवाड़े के अंतराल पर दो बार उपचार करना पड़ता है। गांठों को खोलकर या घाव की लुगोल आयोडीन से सफाई भी कर सकते हैं।

आयोडीन के अतिरिक्त जीवाणुनाशक औषधियों, जैसे सल्फैनिलामाइड, सल्फापाइरीडीन, सल्फाथियोजाल के प्रयोग का भी प्रचलन है। सल्फा औषधियों को 1 ग्राम/प्रति 6 किलोग्राम पशुभार की दर से 4 से 5 दिनों तक दिया जाता है। सल्फा के अतिरिक्त स्ट्रैप्टोमाइसिन को 5 ग्राम/प्रतिदिन की दर से 3 दिनों तक तथा आइसोनियाजिड को

10 मिग्रा./किग्रा. पशुभार की दर से मुँह द्वारा या मांसपेशियों में 3 से 4 सप्ताह तक दिया जा सकता है (मिल्न एट अल, 2001)।

रोग निवारणः रोग की रोकथाम निम्नलिखित प्रकार से की जा सकती है– (1) रोगी पशु का शीघ्र उपचार कर, (2) रोगी पशुओं को स्वस्थ पशुओं से पृथक रख कर, (3) रोगी पशु के मुँह, नाक एवं गांठों से निकले मवाद से आसपास के वातावरण एवं चारे को दूषित होने से बचाकर, तथा (4) पशु को नुकीला चारा न खिला कर।

संदर्भ

रैडोस्टिट्स, ओ. एम. गे, सी. सी. ब्लड, डी. सी. हिचक्लिफ, के. डब्ल्यू. (2003). वेटेरेनरी मेडीसन–ए टेक्सट बुक ऑफ दि डिज़ीज आफ कैटल, पिग, गोट एंड हार्स, नवम् संस्करण, ई एल बी एसत्र बेलेर टिंडल, लंदन।

मोनलक्स, ए. डब्ल्यू. डेविस, सी. एल. (1956). ऐक्टिनोमाइकोसिस एंड एक्टिनोबेसिलोसिस. ईयर बुक ऑफ एग्रीकल्चर. 265–268, https://naldc.nal.vsda.gov

सिल्वा, वाई. ए. मेंडोन्का, डब्ल्यू. एस. परेरा, ए. एम. कार्डोसो जूनियर, एफ. सी. फीटोसा जूनियर, एफ एस. टेनोरियो, टी. जी. एस. (2017). बोवाइन एक्टिनोबेसिलोसिसः रिब्यू. पबवेट. 11(6): 575–580।

मिल्न, एम. एच. बारेट, डी. सी. मीलर, डी. जे. ओनील, आर. फिटपैट्रिक, जे. एल. (2001). क्लीनिकल रिकगनीशन एंड ट्रीटमेंट ऑफ कुटेनियस एक्टिनोबेसिलोसिस. वेटेरेनरी रिकार्ड. 148: 273–274।

❑❑❑

अध्याय 25

ऐक्टिनोमाइसीजता

पर्यायवाची: पिंडीय जबड़ा रोग, ऐक्टिनोमाइकोसिस।

ऐक्टिनोमाइसीजता एक धीमी गति से होने वाला जीवाणु जनित रोग है, जो प्रायः गोपशु एवं शूकरों को प्रभावित करता है। इस रोग में अस्थिमज्जाशोथ के कारण सिर, ऊपरी एवम् निचले जबड़े की हड्डियों में गांठें पड़ जाती हैं। कुछ एक मामलों में आहारनाल के प्रभावित होने पर प्रवाहिका, अफरा एवं विकृत क्षुधा के भी लक्षण प्रकट होते हैं (रैडोस्टिट्स एट अल, 2003)।

रोग कारण: ऐक्टिनोमाइकोसिस रोग *ऐक्टिनोमाइसीज बोविस* नामक जीवाणु से होता है। इस जीवाणु को "रे *फंगस*" भी कहते हैं। आकार में यह जीवाणु 1 से 2 मिमी. का होता है। ग्राम तकनीक से रंगने पर जीवाणु नीला रंग लेता है। जीवाणु सामान्यतः पशु के मुँह में रहता है, किन्तु जब किसी कठोर नुकीले चारे, रसायन, कांटों या तेज दांत से मुँह में घाव बनते हैं, तब घाव के माध्यम से जीवाणु जबड़े एवं सिर की अस्थियों में पहुँचकर अस्थिमज्जाशोथ (आस्टियोमाइलाइटिस) करता है। आहारनाल में चारे के साथ नुकीली कील या अन्य वस्तु के पहुँचने से संक्रमण होता है (वेलोर एट अल, 2014)।

रोग को संवेदनशील पशु: रोग प्रमुख रूप से गोपशुओं में होता है। कभी–कभी शूकरों एवं अश्वों में भी होता है। दो से पांच वर्ष के गोपशु रोग को अधिक सुग्राही होते हैं।

रोगजनात्मकता: जीवाणु का संक्रमण होने पर सिर एवं जबड़े की अस्थियों में दानेदार गांठें पड़ जाती हैं। धीरे–धीरे गांठों का आकार बढ़ता जाता है, तथा हड्डियों में गलन एवं सड़न प्रारम्भ हो जाती है। हड्डियों के गलने से बना मवाद छोटी–छोटी सुरंगों के माध्यम से गांठों के मुख पर बने छिद्रों से बाहर रिसने लगता है। मवाद शहद की तरह गाढ़ा, दानेदार एवं दुर्गंधयुक्त होता है। जबड़ों के प्रभावित होने से पशु ठीक प्रकार से चारे को पकड़, चबा एवं निगल नहीं पाता है। आहारनाल के घावों में संक्रमण होने से पशु की पाचन क्रिया सामान्य नहीं रह पाती है। इस प्रकार रोगग्रसित पशु भूखा रहने से कमजोर होने लगता है।

रोग के लक्षण: पशुओं में अधोलिखित प्रकार के रोग के लक्षण प्रकट होते हैं–

गोपशुः संक्रमण के 6 से 18 माह बाद जबड़ों में कठोर सूजन होती है। सूजन पूरे जबड़े या किसी भाग विशेष पर गांठ के रूप में हो सकती है (चित्र 17)। जबड़े की बाह्य सतह की ओर बढ़ने पर सूजन आसानी से दृष्टिगोचर होने लगती है, जबकि अन्य दिशाओं में होने वाली सूजन को रोग की प्रारम्भिक अवस्था में पहचानना मुश्किल होता है। प्रारम्भ में इस अस्थि वृद्धि में पीड़ा नहीं होती है। धीरे–धीरे अस्थि के अन्दर गलन प्रारम्भ हो जाती है, जिससे अस्थि उभार को छूने पर पशु को दर्द होता है। इस अस्थि उभार में कई पतली–पतली सुरंगें बन जाती हैं जो गांठ के अग्रिम सिरे पर छोटे–छोटे छिद्रों के द्वारा खुलती हैं। इन छिद्रों से हड्डी के गलने से बना मवाद सुरंगों से होता हुआ बाहर आकर रिसने लगता है। हड्डियों की गलन से बना मवाद शहद के समान गाढ़ा, दानेदार एवम् पीले रंग का होता है। जबड़े की हड्डी के सड़ने से पशु के दांत ढीले पड़कर हिलने लगते हैं, या कुछ एक टूटकर गिर जाते हैं जिससे पशु को चारा चबाने, जुगाली करने एवं चारे को निगलने में पीड़ा होने लगती है। पशु के मुँह से दुर्गंध आती है। चारा ठीक प्रकार से न खाने से पशु भूखा रहने लगता है, तथा कमजोर हो जाता है। ऊपरी जबड़े में सूजन होने पर पशु को श्वांस लेने में तकलीफ होती है। *रोग में लसीका ग्रंथियों पर किसी भी प्रकार का प्रभाव नहीं पड़ता है तथा वह सामान्य ही रहती है।* धीरे–धीरे संक्रमण आहारनाल के अग्रभाग की मांसपेशियों से होता हुआ जालिका (रेटीकुलम) तक बढ़ता जाता है। इससे पशु को दस्त, अफरा की शिकायत रहने लगती है, तथा पशु अखाद्य पदार्थों को खाने लगता है (मोनिरुद्दीन एट अल, 2010)।

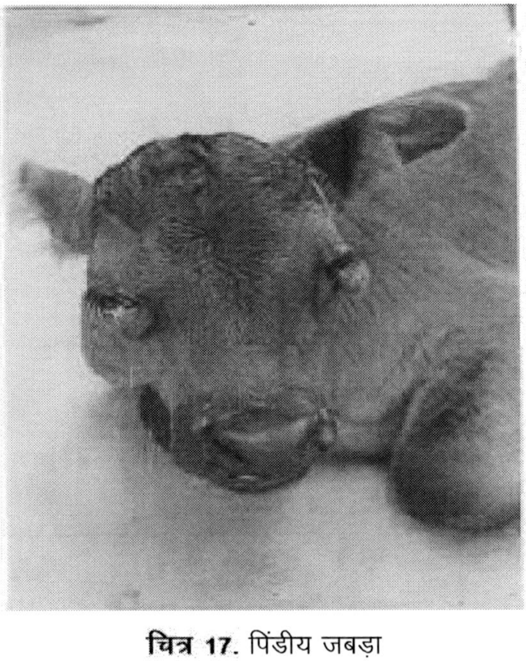

चित्र 17. पिंडीय जबड़ा

अश्व : घोड़ों में नालव्रणी स्कंध (फिस्टुलस विदर) या मूर्धाशोथ (पाल इविल) रोग होता है जिसमें पुट्ठे पर गांठें बनती हैं।

शूकर: शूकरों में त्वचा, विशेषकर थनों के ऊपर की त्वचा पर गांठें पड़ती हैं।

रोग का निदान: रोग का निदान निम्नलिखित प्रकार से किया जा सकता है– (1) लक्षणों के आधार पर, (2) घाव से निकलने वाले मवाद को प्रयोगशाला में रंगकर सूक्ष्मदर्शी से अध्ययन द्वारा, तथा (3) ऐक्टिनोबेसिलसता से विभेदीकृत पहचान कर।

रोग का उपचार: रोग को प्रारम्भिक अवस्था में पहचान कर, उपचार करने पर पूर्ण निदान किया जा सकता है। रोगी पशु आयोडीन के रसायनों से उपचार करने पर आश्चर्यजनक परिणाम देता है। रोगी पशु में पोटैशियम आयोडाइड की 6 से 10 ग्राम मात्रा प्रतिदिन लगातार सात से दस दिनों तक गुड़ के साथ मुँह द्वारा देने पर पशु शीघ्र ही अच्छा हो जाता है। यद्यपि यह सस्ता इलाज है, किन्तु इसमें समय अधिक लगता है। इसके स्थान पर सोडियम आयोडाइड के का 1 ग्राम/प्रति 12 किग्रा. पशुभार की दर से 10 प्रतिशत घोल बनाकर गोपशु एवं भेड़ की रक्त शिराओं में धीरे–धीरे इन्जेक्शन भी लगाया जा सकता है। इन्जेक्शन लगाने के 24 से 48 घण्टे में ही रोग के लक्षणों की तीव्रता कम होने लगती है। यदि घाव केवल मांस के ऊतकों में ही है, तो उपर्युक्त उपचार ही काफी है। किन्तु हड्डियों के प्रभावित होने पर एक पखवाड़े के अंतराल पर दो बार उपचार करना पड़ता है। गांठों को खोलकर या घाव की लूगोल आयोडीन से सफाई भी कर सकते हैं।

यदि सूजन छोटी होती है, तो शल्य चिकित्सा द्वारा भी निदान किया जा सकता है। बाद में जब सुरंगों के द्वारा पस बाहर बहने लगता है, तब रोग के केन्द्र को निर्धारित करना अत्यन्त जटिल हो जाता है, जिससे पूर्ण उपचार के उपरान्त भी पशु सामान्य नहीं हो पाता है। उपरोक्त परिस्थितियों में सुरंगों को साफ कर उसमें टिंक्चर आयोडीन का गाज भर देते हैं (वाट एट अल, 1973; नाइल, 2017; कुमार एवं कुमारी, 2017)।

रोग निवारण: रोग की रोकथाम निम्नलिखित प्रकार से की जा सकती है– (1) रोगी पशु का शीघ्र उपचार कर, (2) ऐसे पशुओं को स्वस्थ पशुओं से पृथक रख कर, (3) रोगी पशु के मुँह, नाक एवं गांठों से निकले मवाद से आसपास के वातावरण एवं चारे को दूषित होने से बचाकर, तथा (4) पशु को नुकीला चारा न खिलाकर।

संदर्भ

रैडोस्टिट्स, ओ. एम. गे, सी. सी. ब्लड, डी. सी. हिचक्लिफ, के डब्ल्यू. (2003). वेटेरेनरी मेडीसिन–ए टेक्सट बुक ऑफ दि डिज़ीज ऑफ कैटल, पिग, गोट एंड हार्स, नवम् संस्करण, ई एल बी एस, बेलेर टिंडल, लंदन।

वेलोर, एफ. सेनचल, ए. डुपेक्स, सी. कर्सेंटी, जे. लुस्टिग, एस. ब्रीटोन, पी. ग्लीजल, ए. वाउसेल, एल. लाउरेंट, एफ. ब्राउन, ई. चिडियक, सी. अडेर, एफ. फेरी, टी. (2014). एक्टिनोमाइकोसिसः ईटियोलाजी, क्लीनिकल फीचर, डायग्नोसिस, ट्रीटमेंट एंड मैनेजमेंट. इन्फैक्ट ड्रग रेसिस्ट. 7: 183–197।

कुमार, आर. कुमारी. ए. (2017). क्लीनिकल मैनेजमेंट ऑफ एक्टिनोमाइकोसिस इन बोवाइन. जनरल ऑफ फर्मेकोगुनोसी एंड फाइटोकैमिस्ट्री. 509–510।

मोनिरुद्दीन, ए. बी. एम. बेगम, एफ. नाहर, के. (2010). एक्टिनोमाइकोसिसः एन अपडेट. मेडीसिन टुडे. 22(1): 43–47।

हटसन, एल, आर. (1939). एक्टिनोमाइकोसिस इन ए शीप. कनेडियन जनरल ऑफ कम्प्रेटिव मेडीसिन. 3(4): 112–113।

नाइल, डब्ल्यू. बी. (2017). एक्टिनोमाइकोसिस एंड दि–आयोडाइड ट्रीटमेंट. बुलेटिन, 3(25): http: lib.dr.lastate.edu/bulletin/vol3/iss 25/8/

वाट, टी. सी. ओलसन, एस. एम. रोड, सी. एस. (1973). ट्रीटमेंट ऑफ बोवाइन एक्टिनोमाइकोसिस विद आइसोनियाजिड. कनेडियन वेटेरेनरी जनरल. 14(9): 223–224।

❑❑❑

अध्याय 26

गलघोंटू

पर्यायवाची: रक्तस्रावी पूयरक्तता, पूतिजीवरक्तीय पास्चुरेलता।

गलघोंटू पशुओं में तीव्र गति से फैलने वाला एक जीवाणु जनित संक्रामक रोग है। भारतवर्ष में यह रोग मुख्यतः भैसों एवं गोवंश के पशुओं में पाया जाता है। इसके अतिरिक्त यह रोग कभी–कभी ऊँट, भेड़, बकरी एवं शूकर में भी पाया जाता है। रोग प्रायः वर्षा ऋतु में होता है और एक बार रोग के लक्षण प्रकट हो जाने पर लगभग 80 से 90 प्रतिशत पशुओं की मृत्यु हो जाती है। तीव्र ज्वर, गले के निचले भाग में सूजन, न्यूमोनिया, श्वांस लेने पर घड़घड़ाहट की आवाज, मुँह से लार गिरना आदि इस रोग के प्रमुख लक्षण हैं (ओ. आई. ई., 2012)।

रोग कारण: गलघोंटू का कारण *पास्चुरेला मल्टोसिडा* प्रकार 1 या बी नामक जीवाणु है। जीवाणु पशु के श्वसन नाल में शान्त अवस्था में पड़े रहते हैं। वर्षा ऋतु में जब कार्य की अधिकता या भोजन की उचित मात्रा न मिलने पर या किसी अन्य कारणवश पशु की रोग निरोधक क्षमता कम हो जाती है, तब श्वसन तंत्र में विद्यमान सुसुप्त जीवाणु पशु पर हमला कर उसे रोग की चपेट में ले लेते हैं। 5 प्रतिशत रक्त से युक्त केसीन/सुक्रोस/यीस्ट (सीएसवाई) ऐगार पर पृथक्कृत करते समय पास्चुरैला चिकनी, चमकदार, भूरे रंग की, 1 मिमी. आकार की कॉलोनी बनाता है। जीवाणु आकार में गोल, दण्डाणु या दोनों के बीच की अवस्था में दिखाई देता है। ग्राम तकनीक से रंगने पर जीवाणु गुलाबी रंग लेता है। कभी–कभी इसके दोनों सिरों पर गहरे रंग के बिन्दु भी दिखायी दे सकते हैं (मर्चेंट एवं पैकर, 1983)।

पशु की नस्ल एवं उम्र: गलघोंटू प्रायः गाय एवं भैंसों में पाया जाता है। इसके अतिरिक्त यह रोग कभी–कभी ऊँट, भेड़–बकरी, शूकर एवं अश्व प्रजाति के पशुओं में भी पाया जाता है। कुत्तों में यह रोग लगभग नहीं के बराबर होता है। गायों की तुलना में यह रोग भैंसों में दो से तीन गुना अधिक पाया जाता है। इसमें भी 6 माह से 2 वर्ष की आयु के पशु रोग की चपेट में सबसे अधिक आते हैं।

मौसम/वातावरण: रोग एशिया के उन भागों में जहाँ गर्मी अधिक होती है और वातावरण में प्रायः नमी रहती है, मुख्य रूप से पाया जाता है। भारतवर्ष में यह रोग वर्षा ऋतु में (जुलाई से सितम्बर) होता है (मुस्तफा एट अल, 2017)।

रोग प्रसरणः रोग के जीवाणु रोगी पशु के मल, मूत्र, लार आदि में भारी संख्या में उपस्थित रहते हैं, तथा पशु के चारे एवं पानी को दूषित करते रहते हैं। जब स्वस्थ पशु रोगी पशु के सम्पर्क में आता है, या रोग के जीवाणु से दूषित चारा या पानी खाता–पीता है, तो जीवाणु शरीर के अंदर प्रवेश कर रोग उत्पन्न करते हैं। कभी–कभी कुछ पशुओं में रक्त को चूसने वाली मक्खियों के काटने या अन्य बाह्य परजीवियों से भी रोग फैलता है (शिवचंद्रा एट अल, 2011)।

रोग के लक्षणः पशु के शरीर के भीतर रोग के जीवाणु प्रवेश करने के एक से तीन दिन के पश्चात् रोग के लक्षण प्रकट होने लगते हैं। रोगी पशु चारा खाना बन्द कर देता है। सुस्त हो जाता है। मुँह से लार गिरती है (चित्र 18–19)। रोग की शुरुआत में पशु को तीव्र ज्वर के साथ–साथ ठंड लगती है। शरीर में कंपकंपी सी महसूस होती है। पशु के गले के नीचे गर्म, कठोर एवं पीड़ादायक सूजन दिखायी देती है। इस सूजन को उँगली से दबाने पर गड्ढ़ा नहीं बनता है। फेफड़ों में संक्रमण के कारण पशु की नाक से गाढ़ा स्राव बहने लगता है और श्वांस लेने में भारी तकलीफ का सामना करना पड़ता है। पशु के मुँह से लार गिरने लगती है। श्वांस लेने पर घड़घड़ाहट की आवाज सुनाई देती है। आँख की म्यूकोसा गहरे लाल रंग की हो जाती है। अंत में पशु निढाल होकर लेट जाता है। श्वसन क्रिया में भारी तकलीफ के कारण लक्षण प्रकट होने के कुछ काल पश्चात् ही उपचार के अभाव में पशु की मृत्यु हो जाती है। एक बार लक्षण प्रकट हो जाने पर उपचार के पश्चात् भी 80 से 90 प्रतिशत पशुओं की मृत्यु हो जाती है (दत्ता एट अल, 1990; विटले एट अल, 1992; अल्क्सि, 1992; रैडोस्टिट्स एट अल, 2003; वर्मा एट अल, 2004)।

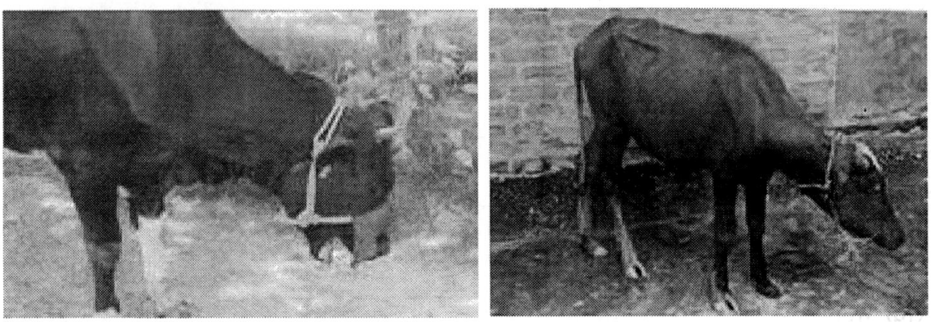

चित्र 18–19. गलघोंटू से ग्रसित पशु

रोग का निदानः पशु के रोग ग्रसित होने की पहचान निम्न आधार पर की जाती है– (1) पशुपालक द्वारा प्रदत्त जानकारी के आधार पर, (2) लक्षणों के आधार पर, (3) पशु के खून तथा अन्य स्राव की प्रयोगशाला में जाँच के आधार पर, (4) पशु के स्राव में संक्रमणकारी जीवाणु की उपलब्धता के आधार पर, (5) रोग से ग्रसित पशु की शव–विच्छेदन जाँच के द्वारा, (6) सीरम को समूहन (ऐग्लुटीनेशन), अप्रत्यक्ष रक्ताणु समूहन (इन्डायरेक्ट

हीमऐग्लुटीनेशन), ऐगार प्रतिरक्षा विसरण परीक्षण (ऐगार जेल इम्यूनोडिफ्यूजन), प्रति प्रतिरक्षा वैद्युतकणसंचलन (काउंटर इम्यूनोइलैक्ट्रोफोरेसिस) आदि से परीक्षण कर, तथा (7) मालीकुलर तकनीक यथा पॉलिमरेज श्रृंखलाबद्ध अभिक्रिया (पी.सी.आर.) से जीवाणु के डी.एन.ए. का परीक्षण कर (प्रियादी एवं नतालिया, 2000)।

रोग का उपचारः गलघोंटू रोग का उपचार केवल उसी परिस्थिति में सम्भव है जब पशु को रोग की प्रारम्भिक अवस्था में ही चिकित्सा के लिए लाया गया हो। एक बार श्वसन तंत्र के लक्षण प्रकट होने एवं श्वांस लेने पर घड़घड़ाहट की आवाज शुरू हो जाने पर रोग का उपचार असम्भव हो जाता है और प्रायः ऐसे पशु की मृत्यु हो जाती है। गलघोंटू के उपचार हेतु सल्फा औषधि, जैसे सल्फाडाइमीडीन, सल्फा मीथाजीन आदि की निश्चित मात्रा पशु के प्रति किलोग्राम शारीरिक भार के अनुसार अंतःशिरा में इन्जेक्शन के रूप में पांच दिनों तक दिये जाने पर पशु को लाभ होता है। इसके अतिरिक्त ऑक्सीटेट्रासाइक्लीन की निश्चित मात्रा पशु के प्रतिकिलोग्राम शारीरिक भार के अनुसार अंतःशिरा या मांसपेशियों में निर्धारित अवधि तक देने पर रोग से उबरने में सहायता मिलती है। सल्फा एवम् ऑक्सीटेट्रासाइक्लीन के अतिरिक्त ट्राइमीथोप्रिम, इनरोफ्लाक्सासिन एवं टायलोसिन भी रोग के उपचार में उपयोगी पाई गयी हैं। उपचार में सहायक औषधि के रूप में कॉर्टिकोस्टेरॉइड एवं दर्द निवारकों का प्रयोग किया जा सकता है। कॉर्टिकोस्टेरॉइड की सहायता से श्वसन तंत्र की सूजन कम होती है एवं पशु स्तब्धता (शॉक) से बच जाता है।

रोग निवारणः रोग की रोकथाम निम्नलिखित प्रकार से की जा सकती है (ओ.आई.ई. 2012) – (1) *टीकाकरणः* पशु को रोग से बचाने के लिये टीकाकरण एक प्रभावी विधि है। प्रतिवर्ष वर्षा ऋतु के शुरू होने के पूर्व, मई एवं जून के महीने में छः माह से अधिक उम्र के समस्त पशुओं में गलघोंटू का टीकाकरण करवायें। गलघोंटू का टीका तीन प्रकार का होता है– एच.एस. बैक्ट्रीन, ऐलम प्रेसीपिटेटिड वैक्सीन (एपीवी) एवम् ऑयल एडज्यूवेंट वैक्सीन (ओपीवी)। तीनों प्रकार के टीकों में एच.एस. ऑयल एडज्यूवेंट का प्रयोग बहुतायत में किया जाता है। सामान्यतः इस टीके की तीन मिली. मात्रा को 5 मिली. वाली डिस्पोजेबिल सिरिंज एवम् 14 से 15 गाज वाली सुई की सहायता से 4 से 6 माह की आयु के बछड़े/कटड़े की मांसपेशियों में लगा देते हैं। प्रथम टीके के 3 से 6 माह पश्चात् दूसरा टीका लगाया जाता है। इसके बाद प्रतिवर्ष टीकाकरण करते हैं। इससे पशु में 6 से 9 माह तक गलघोंटू रोग से लड़ने के लिए प्रतिरोधक क्षमता बनी रहती है। किन्तु उन स्थानों पर जहाँ बार–बार पशु तक टीका लगाने के लिये पहुँचना सम्भव न हो, 4 माह से अधिक आयु के सभी पशुओं में प्रतिवर्ष वर्षा ऋतु प्रारम्भ होने से पूर्व, एवम् 1 वर्ष से कम आयु के बछड़ों में प्रथम टीकाकरण के 6 माह बाद एक और एच.एस. ऑयल एडज्यूवेंट वैक्सीन (ओपीवी) से टीकाकरण करते हैं। यदि किसी स्थान पर रोग प्रकट हो रहा हो तो वहाँ के पशुओं में एक टीका एच.एस. एलम प्रेसीपिटेटिड वैक्सीन तथा उसके बाद एक टीका एच. एस. ऑयल एडज्यूवेंट वैक्सीन (ओपीवी) का लगाते हैं। एच.एस. एलम प्रेसीपिटेटिड वैक्सीन केवल 3 से 4 माह तक रोग से बचाव करती है।

गलघोंटू एवं लंगड़ी रोग तथा गलघोंटू, लंगड़ी रोग एवं एफ.एम.डी. का संयुक्त टीका भी बाजार में उपलब्ध है। इन टीकों का विवरण अधोलिखित प्रकार से है–

गलघोंटू के टीके

क्र.स.	टीके का नाम	निर्माता कम्पनी	पशु	मात्रा (मिली.)	मार्ग
1.	एच.एस. वैक्सीन	भारतीय एग्रो इंडस्ट्री फाउंडेशन	गोपशु, भैंस	2.5	त्वचा के नीचे
2.	एच.एस. वैक्सीन	इंटरवेट	गोपशु, भैंस, भेड़, बकरी	2.0	त्वचा के नीचे
3.	एच.एस. वैक्सीन	बायोमेड	गोपशु, भैंस, भेड़, बकरी	2.5	एलम प्रेसीपिटेटिड (त्वचा के नीचे) ऑयल एडज्यूवेन्ट (मांसपेशियों में)
4.	एच.एस. वैक्सीन	विरलियन्ट	गोपशु, भैंस, भेड़, बकरी	2.0	त्वचा के नीचे
5.	रक्छा एच.एस.	इंडियन इम्यूनोलॉजिकल	गोपशु, भैंस	2.0	त्वचा के नीचे
6.	रक्छा बाइ ओवेक (एचएस+ एफ.एम.डी.)	इंडियन इम्यूनोलॉजिकल	गोपशु, भैंस भेड़ एवं बकरी	3.0 1.0	त्वचा के नीचे या मांसपेशियों में
7.	रक्छा एच.एस.+ बी.क्यू	इंडियन इम्यूनोलॉजिकल	गोपशु, भैंस	3.0	त्वचा के नीचे
8.	एच.एस.+बी क्यू. कम्बाइंड वैक्सीन	इंटरवेट	गोपशु, भैंस भेड़ एवं बकरी	4.0 2.0	त्वचा के नीचे
9.	एच.एस. + बी.क्यू वैक्सीन	विरलियन्ट	गोपशु एवं भैंस	4.0	त्वचा के नीचे
10.	एच.एस. बी.क्यू कम्बाइंड वैक्सीन	भारतीय एग्रो इंडस्ट्री फांउडेशन	गोपशु, भैंस	5.0	त्वचा के नीचे
11.	रक्छा ट्राइओवेक (एच.एस+बी.क्यू+ एफ.एम.डी.)	इंडियन इम्यूनोलाजिकल लिमिटेड	भेड़, बकरी गोपशु, भैंस	1.0 3.0	त्वचा के नीचे

नोट : उपर्युक्त टीकों की निर्धारित मात्रा को उपर्युक्त विधि से लगाते हैं। पहला टीका वर्षा ऋतु से पहले 6 माह की आयु पर एवम् अनुवर्धक (बूस्टर) प्रतिवर्ष करते हैं।

(2) रोग के प्रकोप के समय स्वस्थ पशुओं को रोगग्रसित पशु से अलग रखें एवं रोगी पशु के संपर्क में आने वाले समस्त पशुओं का टीकाकरण करवायें। टीकाकरण के दो से तीन सप्ताह के पश्चात् ही पशु के शरीर में रोग के लिए प्रतिरोधक क्षमता उत्पन्न होती है। इसलिए रोग प्रकोप के क्षेत्र में टीकाकरण करने के पश्चात् भी कुछ एक पशुओं की मृत्यु हो जाती है, (3) गलघोंटू रोग से मरने वाले पशु के शव को जलायें या जमीन में गाड़ दें। खुले स्थान पर पशु के मृत शरीर को छोड़ देने पर सम्पर्क में आने वाले पशुओं के संक्रमण एवं चारे के दूषित होने की संभावनाएं बनी रहती हैं, (4) पशुघर की स्वच्छता पर विशिष्ट ध्यान दें, (5) गलघोंटू से मृत होने वाले पशु की खाल/चमड़ी नहीं उतारनी चाहिये, (6) निकटतम पशुचिकित्सालय पर अतिशीघ्र सम्पर्क करें एवं पशुचिकित्सक की सलाह का पूर्णतः पालन करें, (7) रोगग्रसित क्षेत्र में पशु को ज्वर होते ही पशु चिकित्सक को उपचार हेतु बुलवायें।

संदर्भ

विटले, एल. ओ. महेश्वरन, एस. के. विस, डी. जे. ऐम, टी. आर. कानन, एम. एस. (1992). *पास्चुरेला हीमोलिटिका* ए–1 एंड बोवाइन रैस्पाइरेटरी डिज़ीजः पैथोजिनेसिस. जनरल वेटेरेनरी इन्टरनल मेडीसिन. 6: 11–22।

वर्ल्ड आर्गेनाइजेशन फार एनीमल हेल्थ (2012). ओ आई ई मैनुअल आफ स्टैंडर्ड फार डायग्नोस्टिक टेस्ट एंड वैक्सीन. ओ. आई. ई., पेरिस, फ्रांस।

रैडोस्टिट्स, ओ. एम. गे, सी. सी. ब्लड, डी. सी. चिक्लिफ, के. डब्ल्यू. (2003). वेटेरेनरी मेडीसिन–ए टेक्सट बुक ऑफ दि डिज़ीज ऑफ कैटल, पिग, गोट एंड हार्स, नवम् संस्करण, ई एल बी एस, बेलेर टिंडल, लंदन।

मर्चेंट आई. ए. पैकर, आर. ए. (1983). वेटेरेनरी बैक्टीरियोलॉजी एंड वायरोलॉजी, सी. बी. एस. प्रकाशक, नई दिल्ली।

शिवचंद्रा, एस. बी. विश्वास, के. एन. कुमार, ए. ए. (2011). अ रिव्यू ऑफ हीमोरेजिक सेप्टीसीमिया इन कैटल एंड बुफैलो. एनीमल हेल्थ रिसर्च रिव्यू. 12(1): 67–82।

अल्विस, एम सी. एल. डी. (1992). हीमोरेजिक सेप्टीसीमिया–अ जनरल रिव्यू. ब्रिटिश वेटेरेनरी जनरल. 148(2): 99–112।

मुस्तफा, ए. एम. अली, एस. एन. बेनिट, एम. डी. हिडमैन, टी. एच. रॉबर्टसन, आई. डी. एडवर्ड, जे. (2017). अ केस कंट्रोल स्टडी ऑफ हीमोरेजिक सेप्टीसीमिया इन बुफैलो एंड कैटल इन कराची, पाकिस्तान इन 2012. ट्रांसबाउन्ड्री एंड इमर्जिंग डिसीज. 64: 520–527।

प्रियादी, ए. नतालिया, एल. (2000). पैथोजिनेसिस ऑफ हीमोरेजिक सेप्टीसीमिया (एच एस) इन कैटल एंड बुफैलोः क्लीनिकल साइन, पैथोलॉजिकल चैंज, रिआइसोलेसन एंड डिटेक्शन आफ *पास्चुरेला मल्टोसिडा* यूजिंग कल्चर मीडियम एंड पॉलिमरेज चेन रिएक्शन. इंडोनेशियन जनरल ऑफ एनीमल एंड वेटेरेनरी साइंस. 5(1): 65–71।

दत्ता, जे. राठौर, बी. एस. मलिक, एस. जी. सिंह, आर. शर्मा, जी. सी. (1990). एपीडिमियोलॉजिकल स्टडीज ऑन अकरेंस ऑफ हीमोरेजिक सेप्टीसीमिया इन इंडिया. इंडियन वेटेरेनरी जनरल. 67(10)।

वर्मा, एस. सी. महाजन, एन. के. मलिक, जी. दहिया, जे. पी. (2004). इन एपीडिमियोलॉजिकल स्टडी ऑन हीमोरेजिक सैप्टीसीमिया इन हरियाणा. इंडियन जनरल एनीमल रिसर्च. 38(1): 14—19।

अध्याय 27

लिस्टीरियता

पर्यायवाची: लिस्टीरियोसिस, घुमड़िया रोग, संरक्षित चारा–साइलेज रोग एवं तानिका–मस्तिष्कशोथ रोग (मैनिंगो एनसिफेलाइटिस)।

लिस्टीरियता जानवरों तथा मनुष्यों में होने वाला एक भयानक रोग है जो *लिस्टीरिया मोनोसाइटोजनीज* के संक्रमण से होता है। रोग से गाय, भैंस, भेड़, अश्व, शूकर, पक्षी एवं वन्यजीवों सहित कई पशु प्रभावित होते हैं। भेड़ रोग के लिये सर्वाधिक सुग्राही होती है। रोग में तानिका सहित सम्पूर्ण मस्तिष्क में सूजन आ जाने से पशु में स्नायु तंत्र से सम्बन्धित लक्षण, जैसे सिर पटकना, गर्दन मुड़ जाना, गोल घेरे में घूमना, आँखें घूम जाना, शरीर की मांसपेशियों में तारतम्यता का अभाव, पक्षाघात आदि प्रकट होते हैं। मादा पशुओं में गर्भ की अंतिम तिमाही में गर्भपात एवम् थनैला रोग के लक्षण भी प्रकट होते हैं। उचित समय पर उपचार न होने से रोगी पशु दम तोड़ देता है। रोग के, पशु से मनुष्य में भी प्रसरित होने की सम्भावनाओं के चलते रोग का महत्व और भी बढ़ जाता है (इरडोगन, 1998)।

रोग कारण: *लिस्टीरिया मोनोसाइटोजनीज* एक दण्डाणु है, जिसके सिरे गोल, लम्बाई 0.5 से 2.0 माइक्रॉन एवं चौड़ाई 0.4 से 0.5 माइक्रॉन होती है। संरचना में यह एकल छड़नुमा, दो की संख्या में समानान्तर या अंग्रेजी के "वी" अक्षर की तरह या तीन से चार की संख्या में जंजीर के रूप में व्यवस्थित रहते हैं। ग्राम तकनीक से रंगने पर जीवाणु बैंगनी रंग लेते हैं। इस प्रकार जीवाणु ग्राम धनात्मक होते हैं। 4.5 से लेकर 9.6 तक का पी.एच.जीवाणु की वृद्धि के अनुकूल होता है। यद्यपि जीवाणु 4^0 सेंग्रे. से लेकर 45^0 सेंग्रे. तक के तापक्रम पर जीवित रहते हैं, किन्तु 37^0 सेंग्रे. पर इनकी वृद्धि सर्वाधिक होती है। तापक्रम अधिक होने पर यह आसानी से नष्ट हो जाते हैं। जीवाणु 60 सेंग्रे. पर 10 मिनट में तथा उबालने पर 3 मिनट में नष्ट हो जाते हैं। 0.5 प्रतिशत फॉर्मेलिन एवम् 5 प्रतिशत फिनोल जीवाणु को शीघ्रतापूर्वक नष्ट कर देती है (मर्चेंट एवं पैकर, 1983)।

भली प्रकार से न बनाये गये संरक्षित चारे–साइलेज में, जिसमें ऑक्सीजन के क्षेत्र बन गये हों तथा अम्ल की मात्रा गड़बड़ाने से पी.एच. सामान्य न रह गया हो, जीवाणु वृद्धि कर लम्बे समय तक जीवित रहते हैं। भेड़ के मल पदार्थ में जीवाणु 3 माह, गोपशु के गोबर में 16 माह, आर्द्र मृदा में 11 माह, सूखे चारे में 206 दिन तथा शुष्क मृदा में दो वर्षों तक

जीवित रह सकते हैं। -20^0 सेंग्रे. के तापक्रम पर जीवाणु 2 वर्षों तक जीवित रह जाते हैं। शरीर के अंदर पहुँचकर जीवाणु विष उत्पन्न करते हैं, जिससे ज़हरबाद हो जाता है। विष के प्रभाव के चलते ही रोगी में स्नायु तंत्र, गर्भपात, थनैला एवं आविषरक्तता के लक्षण प्रकट होते हैं।

रोग क्षेत्र विवरणः यह एक विश्वव्यापी रोग है जो विश्व के विभिन्न भागों में स्थित देशों में पाया जाता है। रोग प्रायः शीत क्षेत्र के राष्ट्रों में मिलता है जहाँ चारे को विभिन्न विधियों से संरक्षित कर पशुओं को खिलाया जाता है। उष्ण क्षेत्रों के राष्ट्रों में रोग कम ही देखने को मिलता है। भारतवर्ष में भी रोग होने के कुछ एक मामले प्रकाश में आये हैं (इरडोगन, 1998)।

रोग को संवेदनशील पशुः लिस्टीरियता प्रमुख रूप से रोमंथी पशुओं में होने वाला रोग है। रोमंथी पशुओं में भी भेड़ रोग को सर्वाधिक सुग्राही होती है। भेड़ के अतिरिक्त गोपशु, भैंस, बकरी, अश्व, शूकर, श्वान, बिल्ली, खरगोश, पक्षियों तथा मत्स्य में भी रोग होता है। जंगली पशु एवं पक्षियों में भी रोग होता है। जानवरों से रोग मनुष्यों में भी हो सकता है। यद्यपि रोग किसी भी आयु के पशु में हो सकता है, किन्तु रोग की घातकता कम उम्र के जानवरों में अपेक्षाकृत अधिक होती है (यादव एट अल, 2011)।

रोग प्रसरणः रोग के जीवाणु प्रचुर मात्रा में वातावरण, मृदा, जल एवं स्वस्थ पशु के मल–मूत्र तथा संरक्षित चारा में विद्यमान रहते हैं। रोग का प्रसरण जीवाणु से दूषित चारा, दाना, पानी एवं मिट्टी के द्वारा होता है। वयस्कों में गलत प्रकार से संरक्षित किये गये चारे को खिलाने से बहुतायत में रोग होने के कारण इसे *"साइलेज रोग"* भी कहते हैं। बाढ़ से प्रभावित क्षेत्रों में, जहाँ चारे की उपलब्धता एकाएक कम हो जाती है, रोग अधिक तीव्रता से होता है। बछड़ों, कटड़ों, मेमनों एवं अन्य कम आयु के पशुओं में रोगी मादा पशु का दूध, जिसमें रोगकारक जीवाणु उत्सर्जित होते हैं, पीने से रोग होता है। रोग के वाहक पशु एवं चूहों के द्वारा स्वस्थ पशुओं में रोग का प्रसरण होता है। गर्भपात हुए मादा पशु के गर्भस्राव, अपरा एवं योनिस्राव से भी रोग का प्रसरण होता है (आमेन एवं फायर्सबट, 2016)।

रोग का मानव स्वास्थ्य पर प्रभावः संक्रमित, रुग्ण या रोगवाहक पशु के सम्पर्क मात्र, उपचार एवं उत्पादों का सेवन करने से मनुष्यों में रोग होता है। कृषिकार्य के लिये प्रयुक्त पशु, डेरी फार्म आदि पर रोगी पशु के सम्पर्क में आने से पशुपालकों एवं चिकित्साकर्मी में रोग होने की संभावनायें बनी रहती हैं। गर्भपात के समय संक्रमित भ्रूण, अपरा एवं योनिस्राव के द्वारा भी मनुष्यों में रोग प्रसरित होता है। पशु का बिना उबाले दूध पीने या दूध से बने उत्पादों का सेवन करने से भी रोग होता है। रोगी पशु का कच्चा या अधपका मांस खाने से भी मनुष्यों में रोग होता है। लिस्टीरियता से प्रभावित होने पर रोगी व्यक्ति को पहले तो ज्वर होता है तथा बाद में स्नायु सम्बन्धी लक्षण प्रकट होते हैं। रोगी को दिखना कम हो जाता है। गला सूज जाता है। मांसपेशियाँ शिथिल पड़ने लगती हैं तथा पक्षाघात का अंदेशा रहता है (होल्जर एट अल, 2012; धामा एट अल, 2015)।

आर्थिक महत्वः नवजातों में मृत्यु, मानसिक असंतुलन, गर्भपात, रोग का उपचार, उत्पादन, उत्पादों की गुणवत्ता एवं विश्वसनीयता में कमी, थनैला रोग आदि के चलते रोग का नकारात्मक आर्थिक महत्व दृष्टित होता है।

रोगजनात्मकताः जीवाणु दूषित चारा पानी के साथ जानवर के आहारनाल में प्रविष्ट हो या तो बिना लक्षण प्रकट किये हुये लगातार गोबर के साथ शरीर के बाहर निकलते रहते हैं या लक्षण प्रकट कर पूतिजीवरक्तता (सेप्टीसीमिया), मस्तिष्कशोथ या गर्भपात में से किसी एक प्रकार का रोग करते हैं। पशुओं में किस प्रकार का रोग होगा, यह निर्धारित करना अत्यन्त कठिन होता है। पर सम्भवतः पशु प्रजाति, आयु, शारीरिक पुष्टता, प्रतिरोधक क्षमता, क्षेत्र एवं वातावरण की परिस्थितियाँ, मौसम, बाढ़, चारा आदि सहित अन्य कई अदृश्य एवं अनविद्य कारकों की रोग का प्रकार निर्धारित करने में महत्वपूर्ण भूमिका होती है। आहारनाल से जीवाणु परिसंचरणतंत्र में पहुँचकर पूतिजीवरक्तता या विष–उत्पन्न कर जहरबाद के लक्षण प्रकट करता है। त्रिधारा (ट्राइजेमिनल) एवं अन्य तंत्रिकाओं से मस्तिष्क में पहुँचकर जीवाणु अति सूक्ष्म मवाद युक्त फुन्सियाँ बनाता है। इसके चलते स्नायु विकार के लक्षण प्रकट होते हैं। मादा पशु के गर्भाशय के संक्रमित होने पर भ्रूण की मृत्यु, गर्भपात, जेर का न गिरना आदि लक्षण प्रकट होते हैं। कुछ एक मामलों में जीवाणु अयन व थनों में पहुँचकर थनैला रोग करते हैं। दूध से उत्सर्जित होकर जीवाणु नवजातों में संक्रमण फैलाते हैं (लो एवं डोनाची, 1997; रामास्वामी एट अल, 2007)।

रोग के लक्षणः रोग निम्न में से किसी एक रूप में प्रकट होता है– (1) पूतिजीवरक्तता (सेप्टीसीमिया), (2) मस्तिष्क शोथ, (3) गर्भपात, तथा (4) थनैला।

पूतिजीवरक्तता (सेप्टीसीमिया): रोग का यह रूप प्रायः कम ही देखने को मिलता है, तथा सामान्यतया एकल आमाशय वाले पशुओं, जैसे–अश्व, शूकर, श्वान में दृष्टित होता है। रोमंथी पशुओं में इस प्रकार का रोग कम आयु के बछड़ों तथा मेमनों में पाया जाता है। संक्रमण होने के कुछ काल बाद ही लक्षण प्रकट होने लगते हैं। रोगी पशु को ज्वर होता है तथा वह सुस्त एवं कमजोर दिखता है। नवजात दूध एवम् वयस्क दाना, चारा खाना छोड़ देते हैं। रोगी को दस्त होते हैं। आँखों की पुतली सफेद हो जाती है। पशु को श्वांस लेने में कठिनाई होती है। शरीर अकड़ने लगता है। लक्षण प्रकट होने के 10 से 12 घंटों में ही रोगी की मृत्यु हो जाती है।

मस्तिष्क शोथ: ज्यादातर प्रभावित पशुओं में रोग का यह रूप प्रकट होता है। किसी भी प्रजाति, लिंग या उम्र के पशु में रोग के प्रारम्भ में मन्द ज्वर होता है, जिससे पशु सुस्त हो जाता है। पास जाने पर पशु दूर भागने का प्रयास करता है। भागने का प्रयास करने पर पैरों में तारतम्यता के अभाव के चलते पशु कुछ ही दूरी पर दौड़कर गिर पड़ता है। जैसे–जैसे समय गुजरता है, मस्तिष्क के परिवर्तनों के फलस्वरूप रोगी पशु लकड़ी के पुतले की तरह खड़ा रहता है या दीवार, पेड़ आदि पर जोर–जोर से सिर टकराता है। जानवर

की गर्दन एक तरफ मुड़ जाती है। पशु दायें या बायें किसी भी एक दिशा में छोटे से गोल में घूमना प्रारम्भ कर देता है। रोगी स्वयं गर्दन को सामान्य अवस्था में नहीं ला पाता है। यदि बलपूर्वक गर्दन को सामान्य कर दिया जाये तो वह पुनः एक तरफ मुड़ जाती है। कुछ पशुओं में आधे चेहरे पर तथा अन्य में सम्पूर्ण चेहरे पर लकवा मार जाता है। चेहरे की मांसपेशियों में पक्षाघात के कारण रोगी जानवर के कान नीचे की तरफ गिर जाते हैं। पशु को चारा पकड़ने में कष्ट होता है। नाक से स्राव बहता है। रोगी पशु की आँखों की गति अनियंत्रित होने लगती है, जिससे पशु को दिखायी देना कम हो जाता है। आँखों से मवादयुक्त गीड़ निकलते हैं। जबड़े की मांसपेशियों के प्रभावित होने पर मुँह खुला रहता है तथा लगातार लार गिरती है। चारा खाने का प्रयास करने पर निवाला बार–बार मुँह से निकलकर बाहर गिर पड़ता है। कुछ काल बाद जानवर निढ़ाल होकर एक करवट से पड़ जाता है। श्वसन तंत्र की मांसपेशियों के कार्य न करने से दम घुटने के कारण पशु की मृत्यु हो जाती है। वयस्क पशुओं में लक्षण काल 1 से 2 सप्ताह तथा भेड़ एवं बछड़ों में 2 से 3 दिनों का होता है (हिसबूनर एट अल, 1997)।

गर्भपातः गर्भित मादा पशु के रोगग्रसित होने पर गर्भपात होने का खतरा बढ़ जाता है। गोपशु में गर्भपात यदा–कदा ही होता है, जबकि भेड़ एवं बकरी में यह सामान्य बात है। गोपशु में गर्भ की अन्तिम तिमाही तथा भेड़ एवं बकरी में 12 राप्ताह बाद गर्भपात होता है। सुअरियों में गर्भपात एक असामान्य घटना होती है। गर्भपात के बाद जेर अन्दर ही रह जाती है। मृत भ्रूण के आमाशय में रोग के जीवाणु विद्यमान रहते हैं (रामास्वामी एट अल, 2007)।

थनैला रोगः जीवाणु के संक्रमण से मादा पशु में थनैला रोग भी होता है जिसका उपचार काफी कठिन है।

रोग का निदानः रोग का निदान निम्नलिखित प्रकार से किया जा सकता है– (1) रोग एवं रोगी के विषय में पूर्व की जानकारी प्राप्त कर लक्षणों के आधार पर, (2) रोगी पशु से जीवाणु को पृथक्कृत कर अध्ययन द्वारा, (3) मस्तिष्कशोथ की रेबीज, कीटोनता, शीशा की विषाक्तता तथा गर्भपात की ब्रुसैलोसिस से विभेदित पहचान कर, (4) *रक्त परीक्षण द्वाराः* रक्त में मोनोसाइट की बढ़ी हुई संख्या देखकर, तथा (5) *सीरम परीक्षण द्वाराः* समूहन (ऐग्लुटीनेशन), एन्जाइम सहलग्नी प्रतिरक्षा शोषी आमापन परीक्षण (एलीसा), पूरक योजन परीक्षण (कॉम्प्लीमेंट स्थिरीकरण परीक्षण), प्रतिदीप्ति प्रतिपिंड (फलोरीसेंट एंटीबॉडी) तकनीक द्वारा परीक्षण कर।

रोग का उपचारः रोग के उपचार में क्लोरटेट्रासाइक्लीन, सल्फोनामाइड आदि जीवाणुरोधी औषधियों को प्रयुक्त किया जाता है। इसके अतिरिक्त शरीर में जल एवं आयनों के असंतुलन को दूर करने के लिये इलेक्ट्रोलाइट युक्त द्रव्य को भी प्रयुक्त करते हैं (गोड़ा एट अल, 2017)।

रोग निवारणः रोग की रोकथाम निम्नलिखित प्रकार से की जा सकती है–

पशुः (1) रोगी पशु के बाड़े की बिछावन, मिट्टी आदि को बदलकर जला दें। बाड़े की स्वच्छता पर विशेष ध्यान दें, (2) पशु को सड़ी–गली सब्जियाँ, फल, चारा एवं असुरक्षित संरक्षित चारे को खिलाने से बचें, (3) पशुबाड़े को पूतिरोधी घोल से धोयें, (4) गर्भपात हुये पशु से उचित सावधानी रखें। दस्ताने पहनकर ही अपरा (जेर) निकालें तथा उसे मृत भ्रूण के साथ या तो जला दें या जमीन के अंदर दबा दें, तथा (5) *टीकाकरणः* भारतवर्ष में रोग का कोई भी टीका सार्वजनिक रूप से उपलब्ध नहीं है। विदेशों में रोग के लिये टीके के विकास पर ध्यान दिया जा रहा है (रैडोस्टिट्स एट अल, 2003)।

मनुष्यः (1) दूध को पूर्ण रूपेण उबालकर तथा मांस पका कर खाना चाहिये, (2) गर्भपात हुये पशु से जेर निकालते समय पूर्ण सावधानी बरतें, (3) शव–विच्छेदन दस्ताने पहन कर ही करें, तथा (4) व्यक्तिगत स्वच्छता बनाये रखें।

संदर्भ

रैडोस्टिट्स, ओ. एम. गे, सी. सी. ब्लड, डी. सी. हिचक्लिफ, के. डब्ल्यू. (2003). वेटेरेनरी मेडीसिन–ए टेक्सट बुक ऑफ दि डिज़ीज ऑफ कैटल, पिग, गोट एंड हार्स, नवम् संस्करण, ई एल बी एस, बेलेर टिंडल, लंदन।

मर्चेंट, आई. ए. पैकर, आर. ए. (1983). वेटेरेनरी बैक्टीरियोलॉजी एंड वायरोलॉजी, सी. बी. एस. प्रकाशक, नई दिल्ली।

लो, जे. सी. डोनाची, डब्ल्यू. (1997). अ रिव्यू ऑफ *लिस्टीरिया मोनोसाइटोजनीज* एंड लिस्टीरियोसिस. दि वेटेरेनरी जनरल. 153(1): 9–29।

रामास्वामी, वी. क्रीसेंस, वी. एम. रेजिथा, जे. एस. लक्ष्मी, एम. यू. दारसना, के. एस. प्रसाद, एस. पी. विजला, एच. एम. (2007). लिस्टीरिया–रिव्यू ऑफ एपीडिमियोलॉजी एंड पैथोजिनेसिस. जनरल माइक्रोबायोल. इम्यूनोल. इन्फैक्ट. 40: 4–13।

हिसब्रूनर, जी. निकोलेट, जे. टोनटिस, ए. मार्टिग, जे. (1997). सेरीब्रल लिस्टीरियोसिस इन कैटलः लिटरेचर रिव्यू एंड रेट्रोस्पैक्टिव एनालिसिस ऑफ इन्डीविज्युल केस. टीरारज्ट प्रैक्स. 25(4): 336–343।

आमेन, बाई. फायर्सबट, ए. (2016). लिस्टीरियोसिस इन लार्ज रुमीनेंटः अ रिव्यू. एकेडेमिक जनरल ऑफ एनीमल डिज़ीज. 5(1): 16–21।

इरडोगन, एच. एम. (1998). एन एपीडिमियोलाजिकल स्टडी ऑफ लिस्टीरियोसिस इन डेयरी कैटल. पी. एच. डी. थीसिस, यूनिवर्सिटी ऑफ ब्रिस्टल।

धामा, कें. कार्तिक, के. तिवारी, आर. शब्बीर, एम. जैड. बारबुद्धे, एस. मलिक, एस. वी. एस. (2015). लिस्टीरियोसिस इन एनीमल, इट्स पब्लिक हेल्थ सिग्नीफिकेंस (फूड बोर्न जुनोसिस) एंड

एडवांसेज इन डायग्नोसिस एंड कंट्रोलः अ कम्प्रेहेन्सिव रिव्यू. जनरल वेटेरेनरी कवार्टर्ली. 35(4): 211–235।

होल्जर, के. पाउलोट, आर. डेनिस, एस. (2012). एनीमल मॉडल ऑफ लिस्टीरियोसिसः अ कम्प्रेटिव रिव्यू ऑफ दि करेंट स्टेट ऑफ दि आर्ट एंड लेसन लर्न. वेटेरेनरी रिसर्च 43: 18।

यादव, एम. एम. राय, ए. भंडारी, बी. जानी, आर. जी. (2011). प्रीवैलेंस ऑफ *लिस्टीरिया* स्पीशीज इनक्लुडिंग *लि. मोनोसाइटोजनीज* फ्राम एपरेंटली हेल्दी एनीमल एट बरोड़ा जू, गुजरात स्टेट, इंडिया. जनरल ऑफ थ्रीटेंड टैक्सा. 3(7): 1929–1935।

गोड़ा, टी. के. जी. एम. सी. एल. बी. एस. वान डेमे, आई. (2017). अकरेंस एंड एंटीबायोटिक ससप्टीबिलिटी ऑफ *लिस्टीरिया स्पीशीज* एंड *स्टैफिलोकॉकस औरियस* इन कैटल स्लाटरहाउस ऑफ केरल, साउथ इंडिया. फूडबार्न पैथोजिनिक डिज़ीज. 14(10): 573–579।

❑❑❑

अध्याय 28

साल्मोनेलता

पर्यायवाचीः आंत्रीय ज्वर, पराटायफॉइड ज्वर, टायफॉइड ज्वर (मनुष्यों में)।

साल्मोनेलता पालतू एवं वन्य पशु, पक्षियों, सरीसृप तथा मनुष्यों में होने वाला गम्भीर एवं संक्रामक रोग है, जो *साल्मोनेला* नामक जीवाणु के संक्रमण से होता है। रोग में तीव्र ज्वर, प्रवाहिका, आँतों में सूजन, जोड़ों में सूजन, पेट में मरोड़, निर्जलीकरण, आँखों का घूम जाना, शरीर का संतुलन न बना पाना, गर्भपात आदि लक्षण प्रकट होते हैं। नवजातों में उच्च मृत्यु दर, पशुओं से मनुष्यों में रोग का प्रसरण, पशु उत्पाद की मात्रा एवम् गुणवत्ता में कमी आदि के चलते अंतर्राष्ट्रीय बाजार में उत्पाद की अस्वीकृति के कारण रोग का व्यापक आर्थिक महत्व है।

रोग कारणः रोग *साल्मोनेला* जीवाणु के संक्रमण से होता है, जिसकी दो प्रजातियाँ, *साल्मोनेला इन्टेरिका* एवं *साल्मोनेला बोंगोरी* होती हैं। कायिक (ओ) एवं कशाभी (एच) प्रतिजन के आधार पर साल्मोनेला के लगभग 2600 प्रजातिगत उपभेद ज्ञात हैं। ये उपभेद (स्ट्रेन) मनुष्य, पशु–पक्षियों एवं सरीसृपों में रोग उत्पन्न करती हैं। कुछ उपभेद केवल मनुष्यों, कुछ केवल पशुओं एवं अन्य सभी में रोग पैदा करती हैं। इनमें से कुछ प्रमुख उपभेद निम्न हैं–

मनुष्यः साल्मोनेला टायफी (टायफॉइड ज्वर)
साल्मोनेला पैराटायफी (पराटायफॉइड ज्वर)

पशुः साल्मोनेला डुबलिन (गोपशु, भेड़, बकरी–पशुओं का टायफॉइड ज्वर)
साल्मोनेला एबोर्टस इक्वाई (अश्व वंश–गर्भपात)
साल्मोनेला एबोर्टस ओविस (भेड़–बकरी–गर्भपात)
साल्मोनेला कोलेरी सुइस (शूकर–आंत्रीयशोथ)

पक्षीः साल्मोनेला पुलोरम (पक्षी–पुलोरम रोग, दंडाणुज श्वेत प्रवाहिका)
साल्मोनेला गैलीनेरम (पक्षी–पक्षियों का टायफॉइड)

जीवाणु छड़ के आकार का होता है जिसकी लम्बाई 1.0 से 4.0 माइक्रॉन एवं चौड़ाई 0.5 से 0.8 माइक्रॉन होती है। ग्राम तकनीक से रंगने पर यह गुलाबी रंग लेता है। जीवाणु

वातावरण की विपरीत परिस्थितियों में भी आसानी से नष्ट नहीं होता है। बर्फ में जीवाणु कई माह तक जीवित रहता है। मिट्टी, गोबर, मूत्र, दूध, मक्खन, पनीर, सब्जी, फल एवं अन्य खाद्य पदार्थों में जीवाणु लम्बे समय तक जीवित रहता है। साल्मोनेला 45^0 सेंग्रे. तापक्रम, ऑक्सीजन की कमी, तथा 4 से 8 पी.एच. होने पर भी नष्ट नहीं होता है। इससे उच्च तापक्रम पर जीवाणु नष्ट हो जाता है। 56^0 सेंग्रे. पर जीवाणु एक घंटे तथा 100^0 सेंग्रे. पर तुरन्त मर जाता है। चूना, फिनोल एवं अन्य संक्रमणहारी दवाओं से जीवाणु आसानी से नष्ट हो जाता है। पानी के क्लोरीकरण द्वारा भी जीवाणु नष्ट किया जा सकता है (मर्चेंट एवं पैकर, 1983; ओ.आई.ई. 2012)।

शरीर के अन्दर जीवाणु कोशिकाओं के भीतर रहने के कारण शरीर की प्रतिरक्षक प्रणाली से आसानी से बच जाता है। यहाँ पर जीवाणु विष उत्पन्न करता है जो आँतों सहित शरीर के विभिन्न भागों में सूजन उत्पन्न करता है।

रोग क्षेत्र विवरणः साल्मोनेलता एक विश्वव्यापी रोग है, जिसके प्रकोप क्षेत्र में सतत् विस्तार दृष्टिगत होता है। खाना बनाने के तौर–तरीकों में बदलाव के साथ ही मनुष्यों में भी रोग के अधिक मामले प्रकाश में आ रहे हैं। यह तब हो रहा है जब विश्व खाद्य संगठन (एफ.ए.ओ.) एवं विश्व स्वास्थ्य संगठन (डब्लू.एच.ओ.) के दिशा–निर्देशों को लागू करने का सभी राष्ट्र भरसक प्रयास कर रहे हैं। भारतवर्ष में साल्मोनेलता के मामले लगभग सभी राज्यों से प्रकाश में आ रहे हैं। रोग में संक्रमण दर उच्च होने के बाद भी वयस्कों में मृत्यु दर कम ही है। किन्तु रोग की चपेट में आने वाले नवजातों में उच्च मृत्यु दर पायी गयी है। जीवाणुओं में प्रतिजैविक के प्रति प्रतिरोधकता उत्पन्न होना रोग उपचार एवं नियंत्रण में प्रमुख कठिनाई उत्पन्न कर रही है (हुर एवं ली, 2012)।

रोग का प्रसरणः रोग का प्रसरण निम्नलिखित प्रकार से होता है– (1) रोगी पशु के गोबर से दूषित हुये चारा तथा पानी के सेवन से, (2) पशु–पक्षियों, चूहों एवं सरीसृप के मल से दूषित हुये पानी के स्रोत के द्वारा, (3) लक्षण विहीन रोग के वाहक पशुओं के द्वारा, (4) गन्ना मिलों, चारागाह, मण्डी, पशुमेला, नकाशा आदि स्थानों पर जहाँ बड़ी संख्या में एकत्र हो पशु अन्य पशुओं के सम्पर्क में आते हैं, (5) दूषित दुग्ध के पीने से नवजातों में, (6) दुग्ध दुहते समय बाल्टी व ग्वाले के द्वारा तथा (7) मादा पशु द्वारा नवजातों के चाटने से।

रोग को संवेदनशील पशुः रोग गोपशु, भैंस, भेड़, बकरी, शूकर, अश्व, अन्य पालतू पशुओं, वन्यजीव, मुर्गियों व अन्य पक्षियों तथा सरीसृपों सहित कई अन्य जानवरों में होता है। मनुष्य भी रोग की चपेट में आ जाता है। वयस्कों में प्रायः घातक प्रकार का रोग नहीं होता है, किन्तु नवजातों में लक्षणों की तीव्रता व परिणामस्वरूप मृत्यु दर अधिक होती है। नवजातों में आमाशय के पूर्ण रूप में कार्य प्रारम्भ करने से पहले रोग होने के अधिक मामले दिखायी देते हैं। वयस्कों में कुछ पशु रोग से उबरकर जीवाणु के वाहक बन जाते हैं। ऐसे

पशु समय–समय पर गोबर में रोग के जीवाणु को उत्सर्जित करते रहते हैं जो अन्य पशुओं में रोग का कारण बन जाते हैं। वातावरण की विपरीत परिस्थितियाँ, गर्भ, कार्य या अन्य किसी से मानसिक तनाव, पौष्टिक भोजन की कमी, पशु शरीर की प्रतिरोधकता क्षमता में बदलाव आदि लक्षण न प्रकट करने वाले पशुओं में भी रोग को घातक रूप में प्रकटीकरण करते हैं। इन सब के अतिरिक्त जानवरों का रखरखाव, पशुबाड़े की स्वच्छता, अन्य पशुओं से सम्पर्क, पशुपालकों का स्वास्थ्य, चारा–पानी के स्रोत आदि भी रोग के विभिन्न आयामों में प्रकटीकरण पर प्रभाव डालते हैं।

साल्मोनेलता का मानव स्वास्थ्य पर प्रभावः मनुष्य में *साल्मोनेलता* रोग (टायफॉइड) आहारनाल व अन्य अंगों में सूजन के रूप में प्रकट होता है। रोग का संक्रमण दूषित दूध, पानी, अंडा, पनीर, मक्खन, आइसक्रीम, सलाद, सब्जियाँ आदि के सेवन से होता है। रोग में मनुष्य को तीव्र ज्वर होता है तथा लसीका ग्रंथियाँ सूज जाती हैं। ज्वर उतरने का नाम ही नहीं लेता है, यदि उतरता भी है, तो फिर से चढ़ जाता है। जीवाणु विष–उत्पन्न करते हैं, जिससे शरीर में विषाक्तता हो जाती है। इस कारण से रोगी को उल्टियाँ लग जाती हैं। जब संक्रमण किसी अंग विशेष में होता है, तो वहाँ सूजन उत्पन्न करता है, जैसे जब संक्रमण आंत्र में होता है, तो आंत्र में सूजन, गुर्दे में होता है, तो गुर्दों में सूजन, जोड़ों में होता है, तो जोड़ों की सूजन करता है। जब संक्रमण दीर्घकाल तक चलता है, तो मनुष्य में रोग के लक्षण तो ठीक हो जाते हैं, किन्तु वह लगातार जीवाणुओं को अपने शरीर से बाहर उत्सर्जित करता रहता है, जो स्वस्थ मनुष्यों में रोग का कारण बनते हैं (फ्रे एट अल, 2000)।

रोग का आर्थिक महत्वः *साल्मोनेलता* वर्तमान समय में मनुष्यों में एक ज्वलंत समस्या के रूप में सामने आया है। क्योंकि रोग मनुष्य एवं मनुष्य को भोजन प्रदान करने वाले पशु दोनों में ही समान रूप से होता है, अतः इसकी रोकथाम के लिये सतत् एवं सुसंगठित प्रयास करने की आवश्यकता है। पशु से रोग मनुष्यों में न पहुँचे, इसके लिये रोग के लिये वाहक पशुओं को अलग रखकर उपचार, उनके उत्पादों की बाजार में बिक्री पर प्रतिबन्ध आदि व्यवस्था करनी होती है। उपर्युक्त सभी कारणों से पशुपालक को बड़े स्तर पर आर्थिक क्षति उठानी पड़ती है। साथ–ही–साथ कम उम्र के बछड़ों में रोग के घातक रूप में होने के कारण मृत्यु दर भी अधिक होती है, जिससे पशुपालकों को सीधा नुकसान उठाना पड़ता है। रोग से उबरने वाले बछड़ों में वृद्धि सामान्य से कम या देर से होती है। यह भी इस रोग के ऋणात्मक प्रभाव का एक पहलू है। गर्भित पशुओं में गर्भपात दोहरी मार मारता है। एक तो इसमें नवजात की मृत्यु हो जाती है, साथ ही साथ मादा पशु नवजात की मृत्यु के सदमे में कुछ समय तक सामान्य व्यवहार नहीं करती है। रोग से संक्रमित पशु एवं पशु उत्पाद पर व्यापार के कड़े कानूनों के चलते अंतर्राष्ट्रीय बाजार में प्रतिबन्ध का राष्ट्र की विदेशी मुद्रा अर्जित करने की परियोजनाओं पर विपरीत प्रभाव पड़ता है। इस प्रकार रोग का प्रकट या परोक्ष रूप में व्यापक एवम् विपरीत आर्थिक प्रभाव पड़ता है हुर एवं ली, 2012)।

रोगजनात्मकता: दूषित आहार एवं पानी के साथ रोगाणु स्वस्थ पशु के आहारनाल में प्रविष्ट हो जाते हैं। आहारनाल में पहुँचकर जीवाणु आंत्रीय म्यूकोसा को नुकसान पहुँचाते हैं। संक्रमण होने के बाद पशु में रोग होगा या नहीं, यह पशु की आयु, रोग के लिये विकसित प्रतिरोधक क्षमता, शारीरिक पुष्टता, कार्य का बोझ, संक्रमणकारी जीवाणु के प्रकार, घातकता, विष उत्पादन, प्रकार एवं क्षमता, सतह पर पाये जाने वाले पिली एवं कशाभिका की संख्या आदि पर निर्भर करता है। रोगजनात्मकता को निम्नलिखित तरीके से समझ सकते हैं– (1) *जीवाणुरक्तता (बैक्टीरीमिया):* संक्रमण होने के कुछ काल बाद जीवाणु पशु के रक्त प्रवाह में प्रवेश कर *जीवाणुरक्तता (बैक्टीरीमिया)* उत्पन्न करते हैं। इस अवस्था में पशु को तीव्र ज्वर (104–105^0 फा.) होता है, जो एक बार ठीक होने के बाद पुनः हो जाता है। ऐसी अवस्था में कम उम्र के कुछ पशुओं की मृत्यु तक हो जाती है। जो पशु रोग की इस प्रारम्भिक अवस्था में बच निकलते हैं, उनमें जीवाणु शरीर के विभिन्न भागों, जैसे लसीका ग्रंथियों, यकृत, प्लीहा, आंत्रीय म्यूकोसा तथा विशेष रूप से *पित्ताशय* में एकत्र हो जाते हैं। कई बार वयस्क पशुओं में बिना लक्षण प्रकट किये ही ये जीवाणु पड़े रहते हैं तथा गोबर या दूध के साथ शरीर के बाहर निकलते रहते हैं। इस प्रकार ऐसे पशु अन्य पशुओं के लिये संक्रमण का स्रोत बन जाते हैं। बिना लक्षण प्रकट कर रोग का वाहक बने पशु शरीर एवं वातावरण की परिस्थितियों के विपरीत होने पर रोग के लक्षण प्रकट करने लगते हैं, (2) *जहरबाद:* साल्मोनेला के जीवाणु शरीर में विष उत्पन्न करते हैं जो रक्त में मिलकर जहरबाद करता है। जहरबाद के प्रभाव में पशु को तीव्र ज्वर, आंत्र में सूजन एवं दस्त होते हैं, (3) *आंत्रशोथ:* आहारनाल में पहुँचकर जीवाणु आंत्रीय म्यूकोसा की कोशिकाओं के भीतर पहुँचकर प्रगुणन द्वारा अपनी संख्या में वृद्धि करते हैं। इसके साथ ही जीवाणु विष भी उत्पन्न करते हैं। साल्मोनेला जीवाणु एवं उनके द्वारा उत्पन्न विष पशु में आंत्रशोथ, सूजन व दस्त उत्पन्न करता है। आंत्र की संक्रमित कोशिकाओं में चक्रीय ऐडेनोसिन मोनोफॉस्फेट (सायकिलिक–ए.एम.पी.) तथा प्रोस्टाग्लैंडीन की मात्रा बढ़ जाती है। साथ–ही–साथ जीवाणु के आंत्रीय कोशिकाओं के पार करते समय शरीर की प्रतिक्रिया भी बढ़ जाती है। इस कारण से आंत्र में सोडियम आयन का अवशोषण कम तथा क्लोराइड आयन का स्राव बढ़ जाता है। परिणामस्वरूप पशु को दस्त लग जाते हैं, जिससे शरीर में निर्जलीकरण की स्थिति उत्पन्न हो जाती है। अधिक समय तक दस्त लगे रहने से पशु के शरीर में आयनिक असंतुलन एवं जीवन को सुचारू रूप से चलाने वाले पौष्टिक पदार्थों की कमी होने लगती है, और अन्ततोगत्वा रोगी मृत्यु का ग्रास बन जाता है तथा (4) *गर्भपात:* जब साल्मोनेला के जीवाणु गर्भित पशु के गर्भाशय या गर्भनाल में अपनी वृद्धि प्रारम्भ करते हैं, तब इनकी वृद्धि के दुष्परिणामों की गर्भपात के रूप में परिणिति होती है।

रोग के लक्षण: गोपशु में रोग मुख्य रूप से तीन प्रकार के लक्षणों में प्रकट होता है–

पूतिजीवरक्तता (सेप्टीसीमिया): रोग की यह अवस्था अधिकांशतः छोटे–बछड़ों, कटड़ों तथा अन्य नवजातों में मिलती है। इसमें पशु को तीव्र ज्वर (104–105^{0}फा.) होता है, जिससे वह कमजोर होकर सुस्त पड़ जाता है। कुछ पशुओं में मस्तिष्क सम्बन्धी लक्षण जैसे एक या दोनों आँखों का घूम जाना, शरीर का संतुलन न बना पाना आदि भी प्रकट होते हैं। नवजात को रक्त के छिछड़ों/थक्कों से युक्त मिट्टी के रंग के दस्त होते हैं। रोग की यह अवस्था एक से दो दिनों तक चलती है, जिसमें बुरी तरह प्रभावित नवजातों की मृत्यु हो जाती है, जबकि अन्य जो बच निकलते हैं, उनमें से अधिकांशतया जीवनपर्यन्त जीवाणुओं को गोबर में उत्सर्जित कर अन्य पशुओं को संक्रमण का स्रोत बन जाते हैं।

तीव्र आंत्रशोथ: रोग का यह प्रकार बहुधा सभी पशु प्रजाति के बड़े बछड़ों, कटड़ों, शूकरों एवं वयस्क पशुओं में देखने को मिलता है। इस अवस्था में भी पशु को तीव्र ज्वर (104–106^0 फा) होता है तथा वह बार–बार म्यूकस, रक्त के थक्कों या आंत्रीय झिल्ली के रेशों से युक्त, पानी की तरह गोबर करता है, जिसमें से दुर्गन्ध आती है। दस्त प्रारम्भ होने के साथ ही शरीर का ताप सामान्य हो जाता है। पशु चारा खाना बन्द कर देता है, किन्तु पानी अधिक पीता है। नाड़ी तीव्र गति से चलती है, किन्तु श्वांस तीव्र होने के साथ उथली होती जाती है। बार–बार दस्त होने से पेट में मरोड़ होती है, तथा शरीर में पानी एवं आवश्यक तत्वों की कमी होने लगती है, जिससे गर्भित पशुओं में गर्भपात एवं गम्भीर अवस्था को प्राप्त रोगियों की मृत्यु हो जाती है। जो बछड़े बचते हैं, उनके पैरों में पीड़ादायक सूजन हो जाती है।

कम तीव्र आंत्रशोथ: यह प्रमुख रूप से वयस्क गोपशु में दृष्टित होता है। इसमें पशु को रुक–रुक कर बार–बार या लगातार कम तीव्रता की प्रवाहिका की शिकायत रहती है। गोबर के साथ म्यूकस, रक्त के थक्के एवं आंत्रीय झिल्ली के रेशे भी बाहर निकलते हैं। शरीर का ताप बराबर सामान्य से ज्यादा (102^0 फा.) बना रहता है। पशु खाना कम कर देता है, जिससे उसका वजन घटने लगता है। कभी–कभी इन लक्षणों से प्रारम्भ होकर रोग तीव्र होता जाता है।

भेड़ एवं बकरी: नवजात मेमनों में *पूतिजीवरक्तता (सेप्टीसीमिया)* तथा अन्य में तीव्र प्रकार का आंत्रशोथ देखने को मिलता है। *साल्मोनेला एबोर्टस ओविस* या अन्य *साल्मोनेला* के संक्रमण से गर्भपात हो जाता है। रोगी में तीव्र ज्वर, बदबूदार दस्त, गर्भपात आदि लक्षण दृष्टित होते हैं।

रोग का निदानः रोग का निदान निम्नलिखित प्रकार से किया जा सकता है (ओ.आई.ई. 2012) –

1. रोगी पशु एवं क्षेत्र में रोग के होने के विषय में पूर्ण एवं पूर्व जानकारी प्राप्त कर लक्षणों के आधार पर।

2. रोगकारक जीवाणुओं का रक्त या गोबर से पृथक्कृत अध्ययन कर एवं मालीकुलर तकनीक, जैसे पॉलिमरेज श्रृंखलाबद्ध अभिक्रिया से निदान कर।
3. *रक्त/सीरम परीक्षण द्वारा: साल्मोनेलता* के रोग से ग्रसित पशु के सीरम में रोग के निदान के लिये एन्जाइम सहलग्नी प्रतिरक्षा शोषी आमापन परीक्षण (एलीसा), समूहन साल्मोनेलता (ऐग्लुटीनेशन) आदि परीक्षण किये जाते हैं। यह परीक्षण सीरम में रोगाणु के प्रति उत्पन्न हुई प्रतिपिंड के माध्यम से पशु के रोगग्रसित होने की पुष्टि करते हैं। इन परीक्षणों की एक बड़ी कमजोरी यह है कि रोगी पशु के सीरम में संक्रमण के दो सप्ताह बाद ही प्रतिपिंड प्रकट होती है, अतः रोग के प्रारम्भ में संक्रमित पशुओं की पहचान करना मुश्किल होता है। सीरम के द्वारा रोग निदान की विधि रोग के वाहक पशुओं को चिन्हित कर जीवाणुओं के स्रोत को अलग हटाकर रोग पर काबू पाने में काफी मददगार साबित हुई है।
4. *शव परीक्षण द्वारा:* मृत पशु में रोग प्रकार के आधार पर वर्णित निशान में से कुछ या सभी मिल सकते हैं। शव को खोलने पर पशु के आहार नाल की म्यूकस झिल्ली पर सुई के सिरे के आकार के रूधिरांक मिलते हैं, जो छोटी एवं बड़ी आँत में अधिक संख्या में दृष्टित होते हैं। इसके अतिरिक्त कुछ स्थानों पर मृत कोशिकाओं के चकत्ते भी दिखते हैं। सम्पूर्ण आहारनाल में म्यूकस की परत दृष्टित होती है। आँत में पानी जैसा तथा दुर्गन्धयुक्त भोज्य पदार्थ भरा हुआ मिलता है। आंत्रयोजनी लसीका ग्रंथियाँ सूज कर बड़ी हो जाती हैं। पित्ताशय की दीवार सामान्य से अधिक मोटी दिखती है। यकृत तथा प्लीहा का आकार भी बढ़ जाता है।
5. *कोक्सीडियमता, कोलीबेसिलता, परायक्ष्मा, कैम्पाइलोबेसिलता,* पादप एवं खनिज जनित आविषालुता आदि से विभेदीकृत पहचान कर।

रोग का उपचार: पशु में प्रवाहिका प्रारम्भ होने के तुरन्त बन्द ही जीवाणुओं के बड़े वर्ग पर विनाशकारी प्रभाव रखने वाली प्रतिजैविक तथा सल्फोनैमाइड के द्वारा उपचार प्रारम्भ कर देने से अच्छे परिणाम सामने आये हैं। किन्तु उपचार प्रारम्भ करने से पूर्व ही जीवाणु के लिये अधिकतम् प्रभावशाली प्रतिजैविक को ज्ञात करने के लिये उपलब्ध प्रतिजैविकों के साथ प्रतिजैविक औषध संवेदनशीलता परीक्षण लगा देना चाहिये जिससे परिणाम आने पर उस विशिष्ट प्रतिजैविक को रोग के उपचार में प्रयुक्त किया जा सके। इस रोग के उपचार में ट्राइमीथोप्रिम सल्फाडॉक्सिन, ट्राइमीथोप्रिम+सल्फाडायाजीन, ऐम्पीसिलीन+ऐमॉक्सीसिलीन एवम् क्लोरैम्फेनिकॉल आदि प्रतिजैविक प्रभावशाली पाये गये हैं। प्रतिजैविकों के साथ ही रोगी के आंत्र में जलन कम करने के लिये मुँह द्वारा कषाय (एस्ट्रिन्जेन्ट) एवं शामक (डयूमलसेंट) औषधियों को भी दिया जा सकता है।

पशु के शरीर में निर्जलीकरण, आयनिक असंतुलन (सोडियम, पोटैशियम एवं क्लोराइड आयनों की कमी), एवं ऊर्जा की कमी से बचाव के लिये मुँह या शिरा या दोनों के ही

माध्यम से द्रव पहुँचाते हैं। इसके लिये सोडियम बाईकार्बोनेट के 5 प्रतिशत घोल के 400 किग्रा. के पशु में 5 से 8 लीटर को डायरिया लगने पर पहले 2 घंटों में शिरा के द्वारा चढ़ा देते हैं। साथ–ही–साथ पशु को मुँह के माध्यम से इलेक्ट्रोलाइट का घोल भी पिलाते हैं। इस प्रारम्भिक उपचार के बाद पशु को सामान्य लवण घोल (0.9 प्रतिशत) तथा समपरासरणी सोडियम बाईकोर्बोनेट (1.3 प्रतिशत) की बराबर मात्रा का मिश्रण बनाकर चढ़ाते हैं, जिससे निर्जलीकरण एवं आयनी असंतुलन की समस्या न आवे।

रोग की रोकथाम: रोग की रोकथाम निम्नलिखित प्रकार से की जा सकती है– (1) गोप्रसव के स्थान की सफाई पर पूर्ण निगरानी रखनी चाहिये, (2) चारा की चन्नी को जमीन से थोड़ा ऊपर बनायें जिससे खाद्य–पदार्थ दूषित न हों। पशु को पोखर, तालाब, या गड्ढ़ों में एकत्र पानी न पिलायें, बल्कि क्लोरीन से परिष्कृत किया हुआ पानी पिलायें, (3) पशुबाड़े की दरारों को भर दें, जिससे वहाँ चूहों के रहने का स्थान नष्ट हो जायें। चारा तथा पानी को चूहों, पक्षियों के मल से दूषित होने से बचायें, (4) रोगी पशु का यथा शीघ्र उपचार करवायें, (5) पशुओं के सीरम का परीक्षण करवाते रहें। जो भी पशु साल्मोनेला के लिये वाहक हो उसे तुरन्त अन्य पशुओं से अलग कर दें, (6) पशु बाड़े की रासायनिक जीवाणुनाशक पदार्थों से सफाई करते रहना चाहिये, (7) गोबर को पशुबाड़े से दूर एकत्र करें तथा एकत्र करने के स्थान के चारों तरफ कंटीले तारों की बाड़ लगवा दें जिससे पशु गोबर तक न पहुँच पायें तथा (8) भारतवर्ष में जानवरों में इस रोग के लिये कोई भी टीका उपलब्ध नहीं है, अतः स्वच्छता पर विशिष्ट ध्यान रखकर ही रोग की रोकथाम की जा सकती है।

मनुष्यों में रोग की रोकथाम: मनुष्यों में रोग की रोकथाम निम्नलिखित प्रकार से की जा सकती है– (1) खाद्य पदार्थों को चूहे, पक्षियों एवं सरीसृप के उत्सर्गी पदार्थों से दूषित होने से बचायें, (2) दूध को उबालकर ही पियें, (3) व्यक्गित स्वच्छता रोग से सुरक्षा का एक सशक्त माध्यम है, अतः व्यक्तिगत स्वच्छता का विशेष ख्याल रखें, (4) पानी को उबालकर ही पीयें। पानी के स्रोतों के चारों तरफ कंटीले तारों की बाड़ लगायें, जिससे पशु उसे दूषित न कर सकें तथा (5) पशु उत्पाद एवं मांस को भलीभांति भारतीय विधि से पकाकर ही खायें।

संदर्भ

रैडोस्टिट्स, ओ. एम. गे, सी. सी. ब्लड, डी. सी. हिचक्लिफ, के. डब्ल्यू. (2003). वेटेरेनरी मेडीसिन–ए टेक्सट बुक ऑफ दि डिज़ीज आफ कैटल, पिग, गोट एंड हार्स, नवम् संस्करण, ई एल बी एस, बेलेर टिंडल, लंदन।

मर्चेंट, आई. ए. पैकर, आर. ए. (1983). वेटेरेनरी बैक्टीरियोलॉजी एंड वायरोलॉजी, सी बी एस प्रकाशक, नई दिल्ली।

वर्ल्ड आर्गेनाइजेशन फार एनीमल हेल्थ (2012). ओ आई ई मैनुअल ऑफ सटैंडर्ड फार डायग्नोस्टिक टेस्ट एंड वैक्सीन, ओ. आई. ई., पेरिस, फ्रांस।

मैटास, जैड (1988). साल्मोनिलोसिस कंट्रोलः दि रोल ऑफ एनीमल एंड प्रोडक्ट हाइजीन. रिर्पोट ऑफ डब्ल्यू एच ओ एक्सपर्ट कमेटी, पेज 1–83, जेनेवा, स्विट्जरलैंड।

हुर, सी. जे. ली, जे. जे. एच. (2012). एंटीमाइक्रोबियल रैसिसटेंट ऑफ साल्मोनेला आइसोलेटिड फ्राम फूड रिसर्च इंटरनेशनल. 45(2): 819–830।

फ्रे. पी. डी. सेफ्रानेक, टी. जे. रूप. एम. डी. इन. ई. एफ. रिबोट, ई. आइवेन, पी. सी. बारफोर्ड, पी. ए. एंग्लो, एफ. जे. हेनरिच, एस. एच. (2000). सेप्ट्रीओक्सोन रैसिस्टेंट साल्मोनेला इन्फैक्शन एक्वार्ड बाई ए चाइल्ड फ्राम कैटल. दि न्यू इंग्लैंड जनरल ऑफ मेडीसिन. 242: 1242–1249।

□□□

अध्याय 29

कोलीबेसिलता

पर्यायवाची: बछड़ों का उजला पीला दस्त, सफेद दस्त, नवजातों की डायरिया, शूकरों के आंत्र की सूजन।

कोलीबेसिलता गोपशु, भैंस, भेड़, बकरी, शूकर एवं घोड़ों के नवजातों में होने वाला एक जीवाणु जनित संक्रमण है, जिसमें जन्म के प्रारम्भिक काल में नवजातों को तीव्र प्रवाहिका होती है। प्रवाहिका के कारण शरीर में पानी की कमी, आयनिक असंतुलन एवं अम्लमयता के चलते पशु अल्प आयु में ही काल–कवलित हो जाता है। जो नवजात रोग से उबर जाते हैं, उनकी वृद्धि सामान्य से कम रहती है। कुछ नवजातों में प्रवाहिका न होकर *पूतिजीवरक्तता* होती है, जो और भी घातक होती है।

रोग कारण: रोग *एशरिकिआ कोली* नामक जीवाणु से होता है, जो छड़ के आकार का होता है। जीवाणु 1.0 से 4.0 माइक्रॉन लम्बा तथा 0.3 से 0.8 माइक्रॉन चौड़ा होता है। ग्राम तकनीक से रंगने पर यह गुलाबी रंग लेता है। *एशरिकिआ कोली* सामान्य रूप में सभी प्रकार के पशुओं की आंत्र में पाया जाता है, किन्तु इसके कुछ विशिष्ट सीरम प्रारूप विष उत्पन्न करते हैं, जो नवजात पशुओं में प्रवाहिका करता है। जीवाणु बाह्य वातावरण में लम्बे समय तक जीवित रहता है, किन्तु वातावरण में तापमान के परिवर्तन का इस पर व्यापक प्रभाव पड़ता है। 55^0 सेंग्रे. तापक्रम पर जीवाणु एक घंटे में मृत हो जाता है।

एशरिकिआ कोली अपनी झल्लरी (फिम्ब्री) या पिली की सहायता से आंत्र के अंकुरों की कोशिकाओं से चिपक जाता है। शूकर में के–88, बछड़ों में के–99 प्रतिजन *एशरिकिआ कोली* को आंतों से चिपकने में सहायता प्रदान करता है। *एशरिकिआ कोली* द्वारा उत्पन्न विष निम्नलिखित में से किसी एक प्रकार का होता है– (1) *तापक्रम से प्रभावित न होने वाला विष:* इस विष की प्रोटीन की विषाक्तता पर वातावरण के ताप में होने वाले परिवर्तन का कोई भी प्रभाव नहीं पड़ता है। यह विष शीघ्र ही अपना कार्य प्रारम्भ कर देता है, किन्तु इसका प्रभाव भी कम समय तक ही रहता है। यह अपना कार्य ग्वानिलेट सायक्लेज एन्जाइम की सहायता से करता है, तथा (2) *अस्थिर विष:* यह विष ऐडेनिलेट सायक्लेज एन्जाइम को सक्रिय कर चक्रीय ऐडेनोसिन मोनो फॉस्फेट की मात्रा को बढ़ा देता है। इसके परिणामस्वरूप आंत्रीय उपकला की कोशिकायें सोडियम का अवशोषण नहीं कर पाती हैं।

किन्तु कोशिका द्रव्य से क्लोराइड का स्रावण जारी रहता है। फलतः आयनिक असंतुलन के कारण शरीर में पानी की कमी होने लगती है।

रोग को संवेदनशील पशुः रोग प्रमुख रूप से गोपशु, भैंस, भेड़, बकरी, शूकर एवं घोड़ों के नवजातों में होता है। वयस्कों में रोग प्रायः नहीं होता है। जन्म के प्रथम सप्ताह में नवजात रोग को अधिक सुग्राही होते हैं। रोग 12 घंटे से लेकर 2 सप्ताह तक की आयु वाले बछड़ों में पाया जाता है। जिन बछड़ों के सीरम में रोग से लड़ने के लिये गामा ग्लोबुलिन की सांद्रता 10 मिग्रा./मिली. से कम होती है, वह रोग को अधिक संवेदनशील होते हैं। रक्त में इस सांद्रता को प्राप्त करने के लिये बछड़ों को खीस से कम से कम 150 ग्राम गामा ग्लोबुलिन अवशोषित करनी होती है। यह अवशोषण निम्न बातों पर निर्भर करता है– (1) *नवजातों की आयुः* बछड़ों की आंत्र जन्म के प्रारम्भिक 24 घंटों तक ही गामा ग्लोबुलिन का अवशोषण करती है। जबकि शूकरों में यह समयावधि 48 घंटों की होती है। नवजात बछड़ों की आंत्र में इस प्रोटीन को सोखने की गति जन्म के बाद प्रारम्भ के 6 से 12 घंटों में अधिकतम होती है, जो बाद में धीरे–धीरे कम होती जाती है। अतः नवजातों को इस समय पर अधिक से अधिक खीस पिलाना चाहिये, जिससे उनके सीरम में रोग से लड़ने की प्रतिरोधकता अधिकतम हो जाये। 48 घंटों के बाद आंत्र की झिल्ली के बदलने के साथ ही गामा ग्लोबुलिन का अवशोषण बन्द हो जाता है। साथ ही साथ प्रोटीन का विखण्डन करने वाले एन्जाइम भी सक्रिय होने लगते हैं, जो गामा ग्लोबुलिन को विखण्डित कर देते हैं, (2) *माँ के दूध में गामा ग्लोबुलिन की सांद्रताः* पशु के खीस में गामा ग्लोबुलिन की सांद्रता पशु प्रजाति, दुग्ध –उत्पादकता एवं व्यांत पर निर्भर करती है। जो पशु अधिक दूध देते हैं उनके खीस में गामा ग्लोबुलिन की सांद्रता कम दूध देने वाले पशुओं की अपेक्षा कम होती है। प्रथम एवं द्वितीय ब्यांत के खीस में तीसरे एवं बाद के व्यांत की तुलना में इस प्रोटीन की सांद्रता कम होती है। यह संभवतः आयु के साथ मादा पशु में गामा ग्लोबुलिन की मात्रा बढ़ने के कारण होता है तथा (3) *अन्य कारकः* उपरोक्त दो कारकों के अतिरिक्त मादा पशु के मातृत्व का व्यवहार–जैसे बछड़ों को चाटकर खड़ा करना, थनों की तरफ जाने को प्रोत्साहित करना, एवं खीस पीते समय बछड़े को सहूलियत प्रदान करना तथा बछड़ों की प्रारम्भिक काल की शक्ति, मादा की खीस उत्पादन की क्षमता, थनों की संरचना, बछड़ों की थनों पर पकड़, खीस पीने की समायावधि, आवृत्ति एवं मात्रा आदि।

बछड़ों को कोलीबेसिलता से बचाने के लिये कम से कम 4 लीटर खीस पिलानी चाहिये। कभी–कभी पूर्ण मात्रा में खीस पीने तथा गामा ग्लोबुलिन का अवशोषण हो जाने के बाद भी इस प्रोटीन का आंत्र में पुनः रिसाव हो जाता है, जिससे सीरम में उसकी सांद्रता कम हो जाती है, तथा नवजात रोग को सुग्राही हो जाता है (रे एवं मोरिस, 1985; बसाहुन एवं अमीना, 2017; लुप्पी, 2017)।

रोग प्रसरणः रोग का प्रसरण निम्न प्रकार से होता है– (1) रोगी पशु के गोबर से दूषित चारा व पानी पीने से स्वस्थ पशु में रोग प्रसरित होता है। इसके अतिरिक्त योनिस्राव,

अपरा एवं गर्भपात हुए बछड़ों से भी नवजातों में संक्रमण फैलता है, (2) *एशरिकिआ कोली* जनित थनैला रोग से ग्रसित मादा पशु का दूध पीने से नवजात बछड़ों में रोग होता है, (3) गोबर मिश्रित बिछावन, कम स्थान पर अधिक बछड़ों का रखना, पशुपालक तथा उनके जूतों, कपड़ों आदि के द्वारा भी रोग का प्रसरण होता है तथा (4) रोग से ग्रसित होने के बाद ठीक हुये पशु रोग के वाहक हो जाते हैं तथा स्वस्थ दिखने के बाद भी रोग के जीवाणु गोबर में गिराते रहते हैं। ऐसे वाहक पशुओं के साथ रखे गये नवजातों में रोग होने की सम्भावना अधिक होती है।

क्या होता है रोग में: रोग निम्नलिखित प्रकार का होता है–

आंत्रीय कोलीबेसिलताः एशरिकिआ कोली के एन्टरोटॉक्सिजिनिक उपभेद (स्ट्रेन) शूकर के नवजातों में के –88 तथा बछड़ों एवं मेमनों में के–99 की सहायता से आंत्र में विलाई की सतह पर प्रगुणन कर छोटी–छोटी कॉलोनी बना लेते हैं। आंत्र में ये जीवाणु एन्टरोटॉक्सिन नामक विष उत्पन्न करते हैं जो आँतों के लिये घातक होता है। विष–आंत्र की म्यूकोसा की कोशिकाओं में ऐडेनिलेट सायक्लेज को सक्रिय कर चक्रीय ऐडेनोसिन मोनोफॉस्फेट की मात्रा को बढ़ा देता है। बढ़े हुये चक्रीय ऐडेनोसिन मोनोफॉस्फेट के प्रभाव से आंत्र की दीर्घ रोमों की उपकला से आवश्यक तत्वों का स्राव बढ़ जाता है। आंत्र से अधिक मात्रा में स्रावण होने के कारण नवजातों में प्रवाहिका, पानी की कमी, आयनिक असंतुलन, पोटैशियम आयन की अधिकता एवं अम्लमयता की समस्या उत्पन्न हो जाती है। पशु की हृदय गति अनियंत्रित होने लगती है। उचित उपचार के अभाव में नवजातों की मृत्यु तक हो जाती है (मेहरा एट अल, 2016)।

पूतिजीवरक्ती कोलीबेसिलताः एशरिकिआ कोली के संक्रामक उपभेद आंत्र, नाक व मुँह की श्लेष्मल, नाभिनाल या गलतुंडिका से होते हुये शरीर में अंतःआविष कोशिकाआविष नामक विष उत्पन्न करते हैं, जिससे पूतिजीवरक्ती कोलीबेसिलता होता है। विष के प्रभाव में नवजातों का ताप व रक्तदाब सामान्य से कम होने लगता है। हृदय की गति अनियंत्रित हो जाती है। रक्त में कणिकाओं की संख्या, स्कंदन समय एवं शर्करा की मात्रा कम होने लगती है जिससे पशु में भिन्न–भिन्न प्रकार के लक्षण प्रकट होते हैं। जिन बछड़ों के शरीर में खीस के साथ प्रतिरक्षाग्लोब्युलिन की पर्याप्त मात्रा पहुँच गयी होती है, उनमें विष का अधिक प्रभाव नहीं पड़ता है (जेसी एट अल, 2016)।

शोफ रोगः माँ से अलग रखने पर शूकरों को भावनात्मक, वातावरणीय एवं भोजन के स्तर पर परिवर्तन महसूस होता है। भोजन में परिवर्तन होने से कुछ पशुओं की आँतों में भोजन अधिक समय तक रुक जाता है, जिससे आंत्रों में *एशरिकिआ कोली* के रक्तलायी उपभेद अपनी कॉलोनी बनाने लगते हैं। ये जीवाणु विष उत्पन्न करते हैं, जो आँतों की रक्त वाहिकाओं की पारगम्यता को बढ़ा देता है जिससे रक्त, वाहिकाओं से रिसकर आंत्रों में एकत्र होकर शोफ करता है।

रोग के लक्षण: लक्षणों के आधार पर रोग दो प्रकार का होता है– आंत्रीय कोलीबेसिलता एवं पूतिजीवरक्ती कोलीबेसिलता।

नवजात बछड़े: नवजात बछड़ों में आंत्रीय कोलीबेसिलता सबसे अधिक देखने को मिलती है। यद्यपि रोग की चपेट में 1 दिन से 3 सप्ताह तक की आयु वाला कोई भी नवजात आ सकता है, किन्तु रोग 3 से 5 दिन की आयु वाले बछड़ों में अधिक होता है। रोग की अवस्था में पशु निढ़ाल होकर अर्ध मूर्छित अवस्था में पड़ जाता है। शरीर का ताप सामान्य से कम होने लगता है। छूने पर त्वचा ठंडी लगती है। हृदय की गति धीमी व अनियंत्रित हो जाती है, जिससे शरीर की सतह पर शिराओं से हृदय की धड़कन का आंकलन करना कठिन हो जाता है। दृश्य श्लेष्मल हल्की पीली या सफेद दिखायी देती है। बीच–बीच में पशु को श्वांस लेने में कठिनाई होती है जिससे वह झुंझलाहट में पैरों को झटकता है। पेट फूलने लगता है, किन्तु दस्त नहीं होते हैं। पशु की आंत्र में शोफ होता है। ऐसे बछड़े लक्षण प्रकट होने के 2 से 6 घंटों में मृत हो जाते हैं, जबकि अन्य में पीले या सफेद रंग के दस्त लगते हैं। इस कारण से रोग को उजला–पीला दस्त रोग भी कहते हैं। पशु बार–बार अधिक मात्रा में पानी जैसा दुर्गन्धयुक्त गोबर करता है, जिससे उसके पीछे का धड़, पूँछ, टांगें गोबर से सनी रहती हैं। प्रभावित पशु कमजोरी, अम्लमयता एवं निर्जलीकरण के कारण दूध पीना भी बन्द कर देता है। यदि शीघ्र ही शरीर में पानी एवं आयन की कमी को पूरा न किया जाये, तो पशु की मृत्यु तक हो जाती है।

बछड़ों में पूतिजीवरक्ती कोलीबेसिलता अपेक्षाकृत कम होती है, तथा सामान्यतः 4 दिन की आयु वाले बछड़ों में दिखायी देती है। इस प्रकार की कोलीबेसिलता में नवजात एकाएक सुस्त होकर दूध पीना बन्द कर देता है। प्रारम्भ में ज्वर होता है किन्तु धीरे–धीरे ताप सामान्य होने लगता है। धड़कन अनियंत्रित हो जाती है। मुँह सूख जाता है। कभी–कभी दस्त होते हैं। उचित उपचार के अभाव में 24 से 96 घंटों के अंदर ही पशु की मृत्यु हो जाती है। जो बछड़े रोग से उबर जाते हैं, उनमें गठिया, जोड़ों का सूज जाना, लंगड़ापन, आँख का घूम जाना, कंपकंपाहट एवं न्यूमोनिया की शिकायत रहती है।

मेमना: मेमनों में कोलीबेसिलता मुख्यतः पूतिजीवरक्ती प्रकार की होती है, जिससे बहुधा लक्षण प्रकट होने से पहले ही पशु की मुत्यु हो जाती है। यद्यपि कुछ मामले आंत्रीय कोलीबेसिलता के भी देखने को मिलते हैं। मेमनों के दो आयु समूह 1 से 2 दिन तथा 3 से 8 सप्ताह, रोग को अधिक सुग्राही होते हैं। कुछ मेमनों में लक्षण प्रकट होते हैं जिनमें से प्रमुख हैं–मस्तिष्क सम्बन्धी लक्षण, पैरों की अकड़न तथा निढ़ाल होकर पड़ जाना, अति उत्तेजना एवं शरीर में कंपकंपाहट आदि। रोग अधिक समय तक चलने पर प्रभावित पशु के जोड़ों में सूजन आ जाती है।

नवजात शूकर: शूकरों में पूतिजीवरक्ती कोलीबेसिलता, कम ही देखने को मिलती है तथा प्रायः 1 से 2 दिनों के नवजात शूकरों में होती है। रोग से प्रभावित पशु की या तो

एकाएक मृत्यु हो जाती है, या वह कमजोर होकर अर्धमूर्छित अवस्था में आ जाता है। शरीर ठंडा व नीला पड़ जाता है। ऐसी अवस्था को प्राप्त नवजात को बचाना लगभग असम्भव होता है। रोग तीव्रता से फैलता है तथा कभी–कभी सम्पूर्ण समूह ही रोग की चपेट में आ जाता है (लुप्पी, 2017)।

बच्चा शूकरों का दस्तः नवजात शूकरों में आंत्रीय कोलीबेसिलता सबसे अधिक देखने को मिलती है तथा बहुधा आधे दिन से तीन दिन तक ही आयु वाले शूकरों में होती है। रोगी नवजात, दूध पीने के बाद भी धीरे–धीरे कमजोर होता जाता है। पशु पानी या पैस्ट जैसा पीले या भूरे रंग का मल त्यागता है। शूकर की पूँछ मल से सनी रहती है। प्रवाहिका एवं निर्जलीकरण से पशु एक करवट पर लेटकर पैर फेंकना प्रारम्भ कर देता है। जैसे–जैसे पशु के शरीर में पानी की मात्रा घटती जाती है वह और भी कमजोर होता जाता है। अंततः उपचार के अभाव में लक्षण प्रकट होने के 24 घंटे के भीतर ही दम तोड़ देता है।

शोफ रोग/आंत का शोफ रोग/आंत्र आविषरक्तताः यह प्रमुख रूप से 6 से 14 सप्ताह की आयु वाले वृद्धि कर रहे शूकरों में माँ से अलग करते समय होने वाला रोग है। रोग में प्रभावित पशु का पिछड़ा धड़ लटकने लगता है जिससे पशु पिछले पैरों से लड़खड़ा कर चलता है। पशु को उठने–बैठने एवं चलने–फिरने में कठिनाई होती है। कभी–कभी प्रवाहिका भी हो जाता है। कुछ पशुओं में मस्तिष्क संबंधी लक्षण, जैसे मांसपेशियों में कंपकंपाहट एवं निरुउददेश्य भटकना आदि प्रकट होते हैं, शूकर का ध्यानपूर्वक निरीक्षण करने पर पलकें शोफ के कारण सूजी हुई दृष्टित होती हैं। पशु की आवाज बदलने लगती है। कभी–कभी पशु अंधा भी हो जाता है। पशुओं में रोग के लक्षण 6 से 48 घंटों तक रहते हैं। इसके बाद प्रभावित शूकर की उपचार के अभाव में मृत्यु हो जाती है। कभी–कभी पशु ठीक हो जाता है, किन्तु कुछ हद तक पिछले पैरों का तालमेल गड़बड़ ही रहता है।

स्तन्यमोचन शूकरों की डायरियाः अपस्तन्य शूकरों का, 2 दिनों से एक सप्ताह के भीतर वजन घटने लगता है। इनमें से कुछ को प्रवाहिका होता है। ऐसे रोगी शूकरों में प्रारम्भ में शरीर का ताप कुछ हद तक बढ़ता है, किन्तु, बाद में सामान्य या सामान्य से कम होने लगता है। प्रवाहिका के कारण पशु के शरीर में पानी की कमी होने लगती है, जो धीरे–धीरे बढ़ती जाती है। पशु का शरीर चमक खोने लगता है। कान, गर्दन के नीचे तथा पेट की त्वचा पर गुलाबी रंग के चकत्ते पड़ जाते हैं। आवाज असामान्य होने लगती है, और अंत में पशु के पैरों का तालमेल गड़बड़ाने लगता है। अधिकतर सूअर लक्षण प्रकट होने के 5 दिनों के भीतर ही मर जाते हैं। जो शूकर बचते हैं, उनकी वृद्धि सामान्य की अपेक्षा कम ही रहती है (लुप्पी, 2017)।

रोग का निदानः रोग का निदान निम्नलिखित प्रकार से किया जाता है–

1. रोग के विषय में पूर्व एवं पूर्ण जानकारी प्राप्त कर।

2. लक्षणों के आधार पर।
3. क्रिप्टोस्पोरीडियमता, साल्मोनेलता, कॉक्सीडियमता, पास्चुरेलता, लिस्टीरियता, रोटा विषाणु, कोरोना विषाणु आदि से विभेदित पहचान कर।
4. रक्त या गोबर से विष द्वारा जहरबाद उत्पन्न करने वाले जीवाणुओं को पृथक्कृत कर।
5. *सीरम परीक्षण के द्वारा:* सीरम में रोग का निदान एन्जाइम सहलग्नी प्रतिरक्षा शोषी आमापन परीक्षण (एलीसा), अप्रत्यक्ष प्रतिदीप्ति प्रतिपिंड (इनडायरेक्ट फलोरीसेंट एंटीबॉडी) तकनीक, एग्लूटीनिन द्वारा किया जाता है।
6. मालीकुलर तकनीक द्वारा विष उत्पन्न करने वाले *एशरिकिआ कोली* के विशिष्ट जीन के लिये पॉलिमरेज श्रृंखलाबद्ध अभिक्रिया एवं डी.एन.ए. प्रोव तकनीक द्वारा।
7. *शव परीक्षण द्वारा:* मृत पशु की आंत्रीय म्यूकोसा सूजकर लाल हो जाती है। श्लेष्मल पर रूधिरांक मिलते हैं। कुछ नवजातों में न्यूमोनिया, पर्युद्र्याशोथ एवं तानिकाशोथ होता है। जोड़ों में फाइबर युक्त द्रव मिलता है। आंत्र में बदबूदार भूरे या पीले रंग का भोज्य पदार्थ भरा रहता है।

रोग का उपचार: रोग का उपचार निम्नलिखित प्रकार से करते हैं– (1) प्रतिजैविक औषध संवदेनशीलता परीक्षण के द्वारा ज्ञात प्रभावशाली प्रतिजैविक से रोगी पशु का उपचार प्रारम्भ करना चाहिये। प्रतिजैविक का रोग के उपचार में प्रभाव, पशु के शरीर में रोग से लड़ने के लिये विद्यमान प्रतिपिंडों की मात्रा पर निर्भर करता है। रोगी के शरीर में पर्याप्त मात्रा में प्रतिपिंड होने पर प्रतिजैविक अधिक प्रभावशाली ढंग से कार्य करती है, अन्यथा, इसका प्रभाव सीमित ही रहता है। रोग के उपचार के समय रोगी को दूध पिलाते रहना चाहिये या नहीं, इस पर विशेषज्ञ एकमत नहीं हैं। कुछ का कहना है, कि नवजातों को दूध पिलाते रहना चाहिये, जबकि अन्य का मानना है कि कुछ काल के लिये पशु को दूध पिलाने से बचना चाहिये, तथा (2) पशु के शरीर में निर्जलीकरण, आयनिक असंतुलन एवं ऊर्जा की कमी से बचाव के लिये मुँह या शिरा दोनों के माध्यम से द्रव्य पहुँचाते हैं। इसके लिये समपरासरणी सामान्य लवण घोल (0.85 प्रतिशत) सोडियम बाईकार्बोनेट (1.3 प्रतिशत) एवं समतानी डेक्स्ट्रोस (5 प्रतिशत) का उपयोग किया जा सकता है। द्रव्यों की मात्रा पशु की आयु, निर्जलीकरण की स्थिति एवं पशु की स्थिति पर निर्भर करती है। द्रव्यों को तुरन्त राहत देने के लिये शिराओं में या थोड़ी अच्छी स्थिति होने पर मुँह द्वारा दिया जा सकता है।

रोग निवारण: रोग की रोकथाम निम्न प्रकार से की जा सकती है– (1) गाय, भैंस, घोड़ी एवं शूकरी को बच्चे को प्रसव के पहले अन्य पशुओं से पृथक्कृत कर एक साफ–स्वच्छ, आरामदायक स्थान पर रखें। स्थान को आरामदायक बनाने के लिये बिछावन का प्रयोग करें। बच्चे को जन्म देने के लिये कुछ समय पूर्व गुनगुने पानी से पशु के पिछले

हिस्से एवं अयन की, यदि सम्भव हो, सफाई कर दें। जन्म के बाद नवजात के नाभिनाल को काटकर टिंक्चर आयोडीन लगायें। बछड़े को माँ पशु का खीस पिलायें। जब बछड़ा आसानी से दूध पीने लगे, तब मादा तथा नवजात को प्रसव के स्थान से हटा दें। इस स्थान की पूर्ण सफाई के बाद ही इसका प्रयोग दूसरे प्रसव के लिये करें, (2) अधिक संख्या में नवजात बछड़ों को एक साथ भीड़ में न रखें। साथ ही साथ चाटने से रोग होने को रोकने के लिये दूध पीने के समय को छोड़कर नवजातों में मुसीखे का प्रयोग करें, (3) नवजात बछड़ों को अपने से बड़े या अन्य पशु के साथ भी न रखें, क्योंकि ऐसे पशु लक्षण न प्रकट करने के बाद भी रोग के वाहक हो सकते हैं तथा संवेदनशील नवजातों में रोग का प्रसरण कर सकते हैं, (4) जिस बछड़े को प्रवाहिका प्रारम्भ हो जाये, उसको तुरन्त ही अन्य नवजातों से पृथक्कृत कर दें। ऐसे रोगी पशु के गोबर से आसपास के चारा–पानी को दूषित होने से बचायें, (5) नवजात एवं उसके रहने के स्थान की स्वच्छता पर विशिष्ट ध्यान दें, (6) नवजात में खीस पीने से रोग प्रतिरोधकता उत्पन्न होती है। अतः इस बात का विशेष ध्यान रखें कि जन्म के बाद नवजात जितनी जल्दी हो सके, माँ का दूध पीना प्रारम्भ कर दें। सूअरों में बच्चे काफी छोटे होते हैं। यदि वह माँ के थन तक स्वयं न पहुँच पा रहे हों, तो उन्हें जन्म के तुरन्त बाद एक–एक कर उठाकर दूध पिलवायें। बच्चे को इतनी मात्रा में दूध अवश्य पिलाना चाहिये कि उसके शरीर में रोग के लिये आवश्यक प्रतिरोधकता उत्पन्न हो जाये, (7) यदि नवजात को बोतल एवं निप्पल की सहायता से दूध पिलाना पड़े, तो बोतल एवं निप्पल को गर्म पानी में उबालकर ही पुनः प्रयुक्त करें, तथा (8) नवजातों की माँ के खान–पान, साफ–सफाई एवं स्वास्थ्य का भी पूर्ण ध्यान रखना चाहिये (बसाहुन एवं अमीना, 2017)।

टीकाकरण द्वारा: मादा पशु में गर्भकाल की अन्तिम तिमाही में रोगकारक *एशरिकिआ कोली* के उपभेदों का टीकाकरण कर नवजातों में प्रतिरोधकता उत्पन्न करने के विचार को प्रायोगिक स्तर पर व्यापक सफलता मिलती है। इस प्रक्रिया में पशु प्रजाति में रोग उत्पन्न करने वाले एशरिकिआ कोली उपभेदों के उन भागों को, जो इन जीवाणुओं के आंत्र में चिपककर कॉलोनी बनाने एवं रोग उत्पन्न करने में सहायता प्रदान करते हैं, के लिये मादा पशु में गर्भकाल के अन्तिम माह में टीकाकरण द्वारा प्रतिरोधकता उत्पन्न कर दी जाती है। रोग से रक्षा करने में सक्षम यह प्रतिपिंड खीस के द्वारा नवजातों की आंत्र में अवशोषित होकर पुनः स्रावित होने लगते हैं। आंत्र में इन प्रतिपिंडों की उपस्थिति में रोगकारक जीवाणु कॉलोनी नहीं बना पाते हैं जिससे पशु रोग से ग्रसित नहीं होता है। यह सभी प्रयास अभी प्रायोगिक स्तर पर ही हो रहे हैं। वृहद स्तर पर इन परिणामों को प्रयुक्त नहीं किया गया है। भारतवर्ष में इस रोग से लड़ने के लिये अभी कोई टीका उपलब्ध नहीं है।

संदर्भ

बसाहुन, जी. एम. अमीना, ए. (2017). कोलीबेसिलोसिस इन कावः अ रिव्यू ऑफ लिटरेचर. जनरल ऑफ एनीमल साइंस एंड वेटेरेनरी मेडीसिन. 2: 62–71।

रे, सी. मोरिस, जे. ए. (1985). आस्पैक्ट ऑफ कोलीबेसिलोसिस इन फार्म एनीमल. जनरल हाइजीन. 95(3): 577–593।

लुप्पी, ए. (2017). स्वाइन इंट्रिक कोलीबेसिलोसिसः डायग्नोसिस, थिरेपी एंड एंटीमाइक्रोबियल रेसिसटैंट. पोरसाइन हेल्थ मैनेजमेंट. 3: 16–34।

मेहरा, एम. सिंह, जी. दधीच, एच. (2016). अकरेंस एंड पैथोलॉजी ऑफ कोलीबेसिलोसिस इन इन्टीसटाइन ऑफ कैटल. वेटेरेनरी प्रैक्टीशनर, 17(2): 1781।

जेसी, एफ. एफ. ए. सादिक, एम.ए. अब्बा, वाई. चुंग, ई. एल. टी. अदामू, एल. बिटरस, ए. ए. हम्बली, आई. यू: लीला, एम. ए. एम. हरोन, ए. डब्ल्यू. सहारी, ए. ए. सलेह, ए गैब्रिएल, ए. (2016). क्लीनिको–पैथोलॉजिकल फाइन्डिग ऑफ सेप्टीसीमिक कोलीबेसिलोसिस इन अ काफ. जनरल ऑफ डेयरी, वेटेरेनरी एंड एनीमल रिसर्च. 4(3): 00124।

❑❑❑

अध्याय 30

सांसर्गिक गो प्लूरोन्यूमोनिया

पर्यायवाची: कंटैजियस बोवाइन प्लूरोन्यूमोनिया (सी.बी.पी.पी.), फेफड़ों का प्लेग, फेफड़ों का रोग।

सांसर्गिक गो प्लूरोन्यूमोनिया गोपशुओं में होने वाला एक भयानक संक्रामक रोग है। रोग में पशु के फेफड़े एवं *फुफ्फुसावरण* (प्लूरा झिल्ली) प्रभावित होता है। रोगी पशु को श्वांस लेने में तकलीफ होती है। साथ ही साथ खांसी, छाती में दर्द, श्वांस के साथ खर्र–खर्र की आवाज, गर्भपात आदि लक्षण प्रकट होते हैं। वर्षा एवं शीत ऋतु में रोग अधिक होता है। विगत वर्षों में भारतवर्ष में यह प्रायः पूर्वोत्तर राज्यों में ब्रह्मपुत्र घाटी के आसपास के चारागाहों में विचरण करने वाले पशुओं में पाया गया था, लेकिन अब कुछ वर्षों से यह रोग पशुओं में नहीं पाया जा रहा है। वर्षा ऋतु में जब मनुष्य एवं पशु ब्रह्मपुत्र नदी के बाढ़ की विभीषका से बचने के लिये छोटे–छोटे समूह में सुरक्षित स्थानों पर एकत्र होते हैं तब इस रोग का प्रसरण तीव्रता से होता है। मई, 2007 में भारतवर्ष को सांसर्गिक गो प्लूरोन्यूमोनिया से मुक्त राष्ट्र का दर्जा मिल गया है (लाक, 1992; चक्रवर्ती, 2017)।

रोग कारण: रोग का मुख्य कारण *माइकोप्लाज्मा माइकाडिस उपजाति माइकाडिस* एस सी टाइप नामक जीवाणु है। यह एक बहुरूपधारी जीवाणु है, जो संरचना में गोल, अंडाकार, फफूँद के धागे की तरह लम्बा या किसी अन्य रूप में भी मिल सकता है। जीवाणु में कोशिका भित्ति नहीं होती है तथा इसका आकार फिल्ट्रेट में 125 मिली माइक्रॉन से लेकर 150 मिली. माइक्रॉन, अप्राकृतिक मीडिया पर 0.2 माइक्रॉन से 0.8 माइक्रॉन तथा फफूँद जैसी संरचना में 240 माइक्रॉन तक हो सकता है। जीवाणु को रंगने के लिये जिम्सा रंग सर्वाधिक उपयुक्त होता है। ग्राम तकनीक से रंगने पर यह गुलाबी रंग (ग्राम ऋणात्मक) लेता है। ऊतकों के अंदर जीवाणु को दृष्टित करने के लिये फेफड़ों के टुकड़े को फॉर्मेलिन का प्रयोग न कर, जेन्कर द्रव्य में स्थिरीकृत करते हैं। फॉर्मेलिन से स्थिरीकृत किये हुये ऊतक में जीवाणु दृष्टित नहीं होता है (मर्चेन्ट एवं पैकर, 1983)। जीवाणु को पृथक्कृत करने के लिये विभिन्न विशिष्ट मीडियम को प्रयुक्त करते हैं। 10 प्रतिशत बोवाइन सीरम युक्त ठोस मीडियम पर यह *"फ्राइड–अंडे"* की संरचना में कॉलोनी बनाता है जिसके मध्य में तीव्र वृद्धि का क्षेत्र गाढ़े रंग में दूध की बोतल के निप्पल की तरह मीडियम में अंदर

की तरफ धंसा हुआ तथा परिधि का क्षेत्र अल्पपारदर्शी होकर सतह पर फैला हुआ होता है (चित्र 20)।

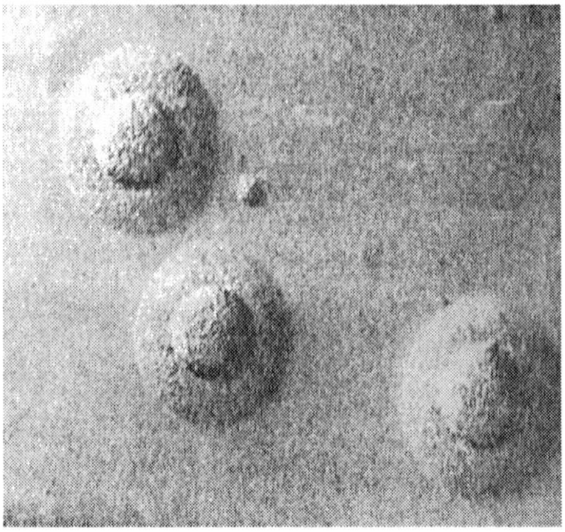

चित्र 20. *माइकोप्लाज्मा माइकाडिस उपजाति माइकाडिस* एस सी टाइप

जीवाणु वातावरण की विपरीत परिस्थतियों के लिये अति संवेदनशील होता है तथा तेज धूप, गर्मी तथा दैनिक रूप में प्रयुक्त होने वाले जीवाणुनाशक से आसानी से नष्ट हो जाता है। गर्म तापक्रम, जैसे 56^0 सेंग्रे. पर यह 30 मिनट में मृत हो जाता है। कम तापक्रम पर जीवाणु अधिक समय तक जीवित रहता है, जैसे–20^0 सेंग्रे. पर एक वर्ष तक, 0.5^0 सेग्रे. पर तीन माह तक। प्रयोगशाला में 37^0 सेंग्रे. के तापक्रम पर जीवाणु 8 से 45 दिनों तक जीवित रहता है।

रोग को संवेदनशील पशुः रोग मुख्य रूप से गोपशुओं में होता है। इसके अतिरिक्त कभी–कभी भैंस, याक, गौर (वाइसन), साइबेरियाई हिरन तथा बारहसिंगों में भी मिलता है। प्रयोगशाला में सफेद चूहों, गिनी पिग, खरगोश तथा हैमस्टर में कृत्रिम रूप में जीवाणु द्वारा रोग प्रकट किया जाता है। परन्तु इन सभी में रोग के लक्षण देखने को नहीं मिलते हैं। एक बार रोग होने के बाद ठीक हुये पशु में जीवाणु के दुबारा संक्रमण से लड़ने के लिये एक मजबूत प्रतिरोधक क्षमता उत्पन्न हो जाती है।

रोग प्रसरणः रोग का प्रसरण निम्नलिखित प्रकार से होता है– (1) स्वस्थ पशु में संक्रमण, रोगी पशु के निकट आने पर ही होता है। रोगी पशु की निःश्वांस वायु में असंख्य जीवाणु होते हैं। यह जीवाणु स्वस्थ पशु के श्वांस लेने पर उसके फेफड़े में पहुँचकर रोग उत्पन्न करते हैं। प्रायः देखा गया है कि रोगी पशु के 6 मीटर की परिधि के अन्दर होने पर ही स्वस्थ पशुओं में संक्रमण होता है। अतः वर्षा एवं शीत ऋतु में, जब पशु, बाड़े में साथ–साथ एवं एक–दूसरे के काफी अधिक निकट बांधे जाते हैं, तथा रोगी पशु वातावरण की विपरीत परिस्थतियों के दबाव में खांसता है, रोग होने की घटनायें एकाएक बढ़ जाती हैं। उन क्षेत्रों में जहाँ मनुष्य दूध की दैनिक आवश्यकताओं की पूर्ति के लिये एक या दो

दुधारू पशु पालता है तथा खूंटे पर ही चारा एवं पानी देता है, पशु के एक–दूसरे के संपर्क में न आने से रोग का प्रसरण कम होता है, (2) जब वातावरण में ताप एवं आर्द्रता की स्थितियाँ अनुकूल होती हैं तथा हवा की गति एवं तीव्रता भी उचित होती है तो निःश्वसन बूंदों में जीवाणु अधिक दूरी तक भी रोग को फैला सकते हैं, (3) शरीर के बाहर जीवाणु अधिक देर तक जीवित नहीं रहता है तथा संक्रमण के लिये जीवाणु का स्वस्थ पशु के फेफड़ों तक पहुँचना आवश्यक है, अतः रोगी पशु के स्राव से दूषित चारा–पानी या सम्पर्क में आयी वस्तुओं से रोग का प्रसरण प्राकृतिक स्थितियों में प्रायः नहीं होता है, (4) रोग में गुर्दों के क्षतिग्रस्त होने से जीवाणु मूत्र द्वारा भी शरीर से बाहर निकलते हैं। इन परिस्थितियों में मूत्र पीने या सूंघने से भी रोग प्रसरित होता है, (5) गर्भित पशु में गर्भपात के समय गर्भनाल द्वारा भी संक्रमण होता है तथा (6) रोग से स्वस्थ होने पर कुछ पशु रोग के "वाहक" बन जाते हैं। ऐसे पशुओं के फेफड़ों में जीवाणु सुरक्षित एवं संरक्षित रहते हैं। अधिक कार्य करने या वातावरण की विपरीत परिस्थितियों के वशीभूत होने पर इनकी निःश्वास वायु में जीवाणु शरीर से बाहर आकर रोग को फैलाने लगते हैं (शास्त्री, 1997)।

रोग क्षेत्र विवरणः फेफड़ों का प्लेग रोग एक विश्वव्यापी समस्या है जो बहुधा आस्ट्रेलिया, यूरोप, अफ्रीका एवं एशिया के विभिन्न देशों में पाये जाने वाले पशुधन को प्रभावित करता रहा है। भारतवर्ष में यह रोग प्रमुख रूप से पूर्वोत्तर के राज्यों, जैसे आसाम, मिजोरम, अरुणाचल प्रदेश में ब्रह्मपुत्र की घाटी व आसपास के क्षेत्रों के चारागाहों में पाया जाता रहा है। इस रोग से निपटने के लिये ऑपरेशन पशु प्लेग उन्मूलन में विशिष्ट व्यवस्था की गयी थी। इसी के अंतर्गत किए गये प्रयासों के फलस्वरूप मई, 2007 में भारतवर्ष को ओ.आई.ई. द्वारा रोग से मुक्त राष्ट्र का दर्जा दे दिया गया।

रोग का आर्थिक महत्वः रोग में पशु की कार्यक्षमता का कम होना, उपचार पर धन व्यय, स्वस्थ पशुओं में टीकाकरण पर व्यय, पशु के आवागमन पर प्रतिबन्ध, गर्भित पशुओं में गर्भपात, बछड़ों में शरीरिक पुष्टता का अभाव आदि, पशुपालक को व्यावसायिक दृष्टि से हानि पहुँचाते हैं, साथ ही साथ राष्ट्र के पशु सम्पदा से जनित विदेशी मृद्रा अर्जित करने के प्रयास को भी सीधे धक्का पहुँचाते हैं।

रोग के लक्षणः संक्रमण होने के 3 से 6 सप्ताह के अंतराल पर लक्षण प्रकट होते हैं। रोगी पशु को एकाएक तीव्र ज्वर (105^0 फा.) होता है तथा वह सुस्त हो जाता है। पशु चारा खाना व जुगाली करना बन्द कर देता है। दुधारू पशुओं का दुग्ध उत्पादन कम हो जाता है। रोगी पशु को श्वांस लेने में परेशानी होती है। चलने पर खांसी आती है, तथा छाती में दर्द होता है। इस कारण से पशु चलना–फिरना कम कर देता है तथा अगले पैरों को चौड़ा कर खड़ा रहता है। श्वांस लेने पर घर्र–घर्र की आवाज आती है। नथुने फूल जाते हैं। गर्भित पशुओं में गर्भपात, अन्य में पैरों में लंगड़ापन एवं कमजोर स्नायु तंत्र के लक्षण भी प्रकट होते हैं।

रोग के उपरान्त ठीक होने पर पशु सामान्य हो जाता है किन्तु कुछ एक में जीवाणु फेफड़ों के विविक्तांश (फर्श के संगमरमर के छोटे–छोटे टुकड़ों की संरचना) में संरक्षित रहते हैं। अधिक शारीरिक श्रम करने पर यह विविक्तांश टूटने लगते हैं, जिससे पशु में पुनः रोग के लक्षण प्रकट होने लगते हैं। रोग के घातक होने पर कुछ दिनों से कुछ सप्ताह के भीतर पशु की मृत्यु हो जाती है (सेंटनी एट अल, 1992; स्काचिआ एट अल, 2011)।

रोग का निदानः रोग का निदान निम्नलिखित प्रकार से किया जा सकता है– (1) रोग एवं पशु के विषय में पूर्व एवं पूर्ण क्षेत्रीय जानकारी प्राप्त कर लक्षणों के आधार पर, (2) *सीरम परीक्षण द्वाराः* स्लाइड समूहन (ऐग्लुटीनेशन), ऐगार जेल प्रतिरक्षी विसरण परीक्षण (डबल इम्यूनोडिफ्यूजन), अप्रत्यक्ष रक्ताणु समूहन (इनडाइरेक्ट हीमऐग्लुटिनेशन), पूरक योजन परीक्षण (कॉम्प्लीमेंट स्थिरीकरण परीक्षण), एन्जाइम सहलग्नी प्रतिरक्षा शोषी आमापन परीक्षण (एलीसा), मोनोक्लोनल ब्लाकिंग एलीसा द्वारा (थायकोर्ट एट अल, 1998), (3) एस.डी.एस. पेज, वेस्टर्न ब्लाटिंग, रैस्ट्रिक्शन ऐन्डोन्यूक्लिएस एनालिसिस द्वारा माइकोप्लाज्मा प्रजातियों के मालीकुलर गुणों का अध्ययन कर, (4) *मालीकुलर परीक्षणः* पॉलिमरेज श्रृंखलाबद्ध अभिक्रिया (पी.सी.आर.), द्वारा माइकोप्लाज्मा की अन्य प्रजातियों से विभेदीकृत पहचान कर (बशीरुद्दीन एट अल, 1994; डिडायू एट अल, 1994; दास एट अल, 2003), (5) प्रयोगशाला में मीडिया पर जीवाणु का पृथक्कृत अध्ययन कर, (6) अन्य समान लक्षण वाले रोग, जैसे न्यूमोनिया, गलघोंटू, परजीवी जनित न्यूमोनिया आदि से विभेदीकृत पहचान कर, तथा (7) *शव परीक्षण द्वाराः* फेफड़ों में विविक्तांश (संगमरमर के टुकड़ों जैसी संरचना), फुप्फुसावरण में सूजन एवं लालिमा, फेफड़ों में फाइब्रिन युक्त द्रव्य तथा न्यूमोनिया के विभिन्न परिवर्तनों को देखकर।

रोग का उपचारः रोग का उपचार केवल उन क्षेत्रों के पशुओं में, जहाँ निरन्तर रूप से रोग होता रहता है, किया जाता है, अन्यथा नवीन क्षेत्रों में रोग होने पर उपचार के स्थान पर रोग–उन्मूलन की तकनीक अधिक उपजाऊ, आकर्षक एवं लाभयुक्त होती है। रोगी के उपचार के लिये ऑक्सीट्रेट्रासाइक्लीन एवं क्लोरैम्फेनिकॉल औषधियाँ अधिक असरकारक सिद्ध हुई हैं परन्तु ओ.आई.ई. संस्था के अनुसार एंटीबायोटिक का उपयोग कम करने के लिये कहा गया है।

रोग निवारणः रोग की रोकथाम निम्नलिखित प्रकार से की जा सकती है– (1) रोग के प्रसार को साफ–सफाई एवं रोगी पशु के विचरण पर प्रभावी ढंग से प्रतिबन्ध लगाकर कम किया जा सकता है, (2) *रोग क्षेत्र में सुग्राही पशुओं के टीकाकरण द्वाराः* भारतवर्ष में रोग के लिये कोई भी प्रभावी टीका उपलब्ध नहीं है। विदेशों में जीवित टीके द्वारा 2 माह से अधिक उम्र के बछड़ों में रोग के लिये टीकाकरण किया जाता है। टीके की विशिष्टता एवं निर्माण कम्पनी के निर्देशों के अनुरूप ही टीका लगाने की प्रक्रिया को संचालित किया जाता है। कम उम्र के बछड़ों में टीकाकरण करने पर जोड़ों में सूजन एवं हृदय सम्बन्धी

परेशानी का डर बना रहता है। वयस्कों में भी कभी–कभी टीकाकरण द्वारा फेफड़ों के संक्रमित होने की सम्भावना बनी रहती है। रोग का टीका पूँछ के सिरे पर संयोजी ऊतक में उच्च दाब वाली सिरिंज से लगाते हैं। इस स्थान पर हुई शारीरिक प्रतिक्रिया एवं टीकाकृत किये हुये पशु से रोग के फैलने की सम्भावना बनी रहती है (ओ आई ई, 2003), (3) पशुबाड़े के चारों तरफ बाड़ लगाकर पशुओं के एक–दूसरे के सम्पर्क में आने पर रोक लगाकार तथा वर्षा एवं शीत ऋतु में पशुओं को एक स्थान पर इक्ट्ठा न कर अलग–अलग रखकर रोग होने से बचाया जा सकता है, (4) रोगी पशुओं का उपचार कर, तथा (5) नूतन क्षेत्रों में रोग मिलने पर रोगी तथा सम्पर्क में आये पशुओं की पहचान कर पशुपालकों को पशु का उचित मूल्य चुकाने के बाद कानून संवत ढ़ंग से नष्ट कर रोग पर काबू पाया जा सकता है।

संदर्भ

सेंटनी, एफ. जी. विसजिओ, एम. फर्नेली, जी. फ्रांसिस्को, जी. गार्डुसी, एम. एंज्लो, ए. आर. स्कैचिया, एम. गिन्नाटेल, ई. (1992). पल्मोनरी सीक्यूस्ट्रम फ्राम *माइकोप्लाज्मा माइकाडिस वार माइकाडिस* एस सी इन अ डोमेस्टिक बुफैलोः आइसोलेशन, एनाटोमोहिस्टोपैथोलॉजी एंड इम्यूनोहिस्टोकैमिस्ट्री. वेटेरेनरी इटैलियाना. 4: 4–10।

थायकोर्ट, एफ. गीगर, आर. निकोलेट, जे. पिनी, ए. प्रोजस्की, एल. रिगाला, जे. रोजर, एफ. याया, ए. (1998). वैलीडेशन ऑफ ए कम्पीटीटिव एलीसा फार कंटैजियस बोवाइन प्लूरोन्यूमोनिया. थर्ड वर्कशाप ऑन माइकोप्लाज्मा आफ रुमीनेंटः पैथोजिनीसिटी, डायग्नोस्टिक, एपीडिमियोलाजी एंड मालीकुलर जिनेटिक्स. सी ओ एस टी एक्शन 826, बुडापेस्ट, हंगरी।

बशीरुद्दीन, जे. बी. निकोलस, आर. ए. जे. सेंटनी, एफ. जी. रेड्डी, आर. ए. वुडवर्ड, एम. जे. टेलर, टी. के. (1994). यूज ऑफ दि पॉलिमरेज चेन रिएक्शन टू डिटेक्ट माइकोप्लाज्मा डी एन ए इन कैटल विद कंटैजियस बोवाइन प्लूरोन्यूमोनिया. वेटेरेनरी रिकार्ड. 134: 240–241।

शास्त्री, जी. ए. (1997). वेटेरेनरी पैथोलॉजी, छठा संस्करण, वी. बी. एस. प्रकाशक, नई दिल्ली।

मर्चेन्ट, आई. ए. पैकर, आर. ए. (1983). वेटेरेनरी बैक्टीरियोलॉजी एंड वायरोलॉजी, सी. बी. एस. प्रकाशक, नई दिल्ली।

ओ. आई. ई. (2000). मैनुअल ऑफ स्टैंडर्ड फार डायग्नोस्टिक टेस्ट एंड वैक्सीन. ओ. आई. ई., पेरिस, फ्रांस।

लाक, ई.ए.टी. (1992). कंटैजियस बोवाइन प्लूरोन्यूमोनिया अ रिव्यू. वेटेरेनरी क्वार्टरली. 14(3): 104–110।

चक्रवर्ती, ए. (2017). अ टेक्सट बुक ऑफ प्रीवेंटिव वेटेरेनरी मेडीसिन. छठा संस्करण, कल्याणी पब्लिशर, लुधियाना, भारत।

स्काचिआ, एम. जारे, जी.टी. लिली, आर. सचनी, एफ. पिनी, ए. (2011). कंटैजियस बोवाइन प्लूरोन्यूमोनियाः ह्यूमरल एंड पैथोलॉजिकल इवेन्ट इन कैटल इन्फैक्टिड बाई इंडोट्रैकियल इंटयूबेसवन आर बाई एक्सपोजर टू इंफैक्टिड एनीमल. वेटेरीनेरिया इटैलियाना. 47(4): 407–413।

दास, एस. सिंह, वी. पी. सिंह, वी. पी. (2003). स्ट्रेन डिफरेंसियेशन ऑफ माइकोप्लाज्मा माइकाडिस उपजाति माइकाडिस एस सी बाई आर ए पी डी – पी सी आर. इंडियन वेटेरेनरी जनरल. 80(8): 727–729।

डिडायू, एल. मेडी, वी. लीफर्व, पी. सी. (1994). डेवलपमेंट ऑफ अ सलेक्टिव पी सी आर एस्से फार डिटेक्शन ऑफ माइकोप्लाज्मा माइकाडिस उपजाति माइकाडिस एस सी (कंटैजियस बोवाइन प्लूरोन्यूमोनिया एजेंट). वेटेरेनरी माइक्रोबायोल. 42: 327–339।

❑❑❑

अध्याय 31

सांसर्गिक अज प्लूरोन्यूमोनिया

पर्यायवाची: कंटैजियस कैप्राइन प्लूरोन्यूमोनिया (सी.सी.पी.पी.)।

सांसर्गिक अज प्लूरोन्यूमोनिया बकरी में होने वाला एक भयानक रोग है, जो मुख्यतः *माइकोप्लाज्मा कैप्रीकोलम उपजाति कैप्रीनिमोनी* के संक्रमण से होता है। परन्तु *माइकोप्लाज्मा माइकाडिस उपजाति कैप्री* एवम् *माइकोप्लाज्मा माइकाडिस उपजाति माइकाडिस* एल.सी. टाइप आदि का भी रोग करने में महत्वपूर्ण योगदान होता है। इस रोग में सांसर्गिक गो प्लूरोन्यूमोनिया के समान ही फेफड़े प्रभावित होते हैं, जिससे रोगी को श्वांस लेने में तकलीफ, खांसी, छाती में दर्द तथा ज्वर (105–108^{0} फा.) की शिकायत रहती है। मुँह से लार एवम् नाक से स्राव गिरता है। उपचार के अभाव में शीघ्र ही पशु की मृत्यु हो जाती है (राजिन एट अल, 1998; चक्रवर्ती, 2017)।

रोग कारण: रोग का कारण *माइकोप्लाज्मा कैप्रीकोलम उपजाति कैप्रीनिमोनी* होता है। परन्तु *माइकोप्लाज्मा माइकाडिस उपजाति कैप्री* एवम् *माइकोप्लाज्मा माइकाडिस उपजाति माइकाडिस* एल.सी. टाइप आदि भी रोग करने में प्रमुख भूमिका निभाते हैं (अलूटो एट अल, 1970)।

रोग क्षेत्र विवरण: रोग उत्तरी अफ्रीका, स्पेन, भूमध्यसागर एवं एशिया के देशों में पाया जाता है। भारतवर्ष में 6 माह से कम आयु के बकरी के बच्चों में होने वाला यह एक प्रमुख रोग है जो जम्मू एवम् कश्मीर, हिमाचल, राजस्थान, उत्तर प्रदेश, पंजाब, हरियाणा, आन्ध्र प्रदेश, महाराष्ट्र सहित देश के विभिन्न भागों में पाया गया है (गुप्ता एट अल, 1984; घोष एट अल, 1989; सिंह एट अल, 1999; अग्रवाल एट अल, 2007; सिंह, 2009)।

रोग को संवेदनशील पशु: रोग बकरी में होता है। 6 माह से कम आयु के बकरी के बच्चे रोग को अधिक सुग्राही होते हैं। यद्यपि लाक्षणिक समानता में रोग गोपशु के फेफड़ों के प्लेग रोग की तरह ही होता है किन्तु रोगी बकरी के सम्पर्क में आने वाली भेड़ों एवं गोपशु में रोग नहीं होता है। रोग के लिये संक्रमण दर शत–प्रतिशत, जबकि मृत्यु दर 60 से 100 प्रतिशत तक होती है।

रोग प्रसरण: रोगी बकरी की निःश्वास वायु के द्वारा रोग स्वस्थ बकरी में फैलता है। जीवाणु शरीर के बाहर अल्पकाल तक ही जीवित रहता है, अतः झुंड में रोगवाहक बकरी के प्रविष्ट होने पर ही रोग का प्रसरण होता है।

रोग के लक्षण: संक्रमण होने के 6 से 10 दिनों में रोग के लक्षण प्रकट होते हैं। बकरी को ज्वर (105–108^0 फा.) होता है तथा वह सुस्त होकर घूमना, फिरना व चारा खाना बन्द कर देती है। रोगी बकरी झुंड से अलग होकर खड़ी होती है तथा समूह में चलने पर पिछड़ जाती है। श्वांस लेने में तकलीफ होती है। रोगी मुँह खोलकर श्वांस लेता है तथा मुँह से झाग गिरते हैं। नासिका छिद्रों से भी स्राव गिरता है। जीभ बाहर लटक जाती है और समय पर उचित उपचार के न मिलने से रोगी की मृत्यु हो जाती है (भौमिक एट अल, 1995)।

रोग का निदान: रोग का निदान निम्न प्रकार से किया जाता है– (1) रोगी पशु के विषय में पूर्व एवं पूर्ण जानकारी प्राप्त कर, (2) लक्षणों के आधार पर, (3) अन्य समान लक्षणों वाले रोग, जैसे न्यूमोनिया, पास्चुरेलता एवं परजीवी जनित न्यूमोनिया से विभेदीकृत पहचान कर, (4) रोगी पशु से जीवाणु के प्रथक्कृत अध्ययन द्वारा, (5) *शव परीक्षण द्वारा:* इस रोग में विविक्तांश नहीं पाये जाते हैं, (6) *सीरम परीक्षण द्वारा:* स्लाइड समूहन (ऐग्लुटीनेशन), ऐगार जेल प्रतिरक्षी विसरण परीक्षण (डबल इम्यूनोडिफ्यूजन), अप्रत्यक्ष रक्ताणु समूहन (इन्डायरेक्ट हीमऐग्लुटिनेशन), पूरक योजन परीक्षण (काम्प्लीमेंट स्थिरीकरण परीक्षण), एन्जाइम सहलग्नी प्रतिरक्षा शोषी आमापन परीक्षण (एलीसा), मोनोक्लोनल ब्लाकिंग एलीसा द्वारा सीरम में प्रतिपिंड की उपस्थिति को पहचान कर (सिंह एट अल, 2001), (7) *मालीकुलर परीक्षण:* पॉलिमरेज श्रृंखलाबद्ध अभिक्रिया (पी.सी.आर.) द्वारा माइकोप्लाज्मा की अन्य प्रजातियों से विभेदीकृत पहचान कर (दास एवं सिंह, 2003; वोबिट एट अल, 2004; अमोर्स एट अल, 2010), तथा (8) भारतीय पशु चिकित्सा अनुसंधान संस्थान, इज्जतनगर में जल्दी ही में एक कलर एंटीजन बनायी है जिससे अतिशीघ्र इस रोग की पहचान की जा सकती है।

रोग का उपचार: रोगी बकरी में प्रारम्भिक अवस्था में पहचान लिये गये रोग के उपचार के लिये टायलोसिन तथा ऑक्सीटेट्रासाइक्लीन को 80 प्रतिशत मामलों में लाभप्रद पाया गया है। भारतीय पशु चिक्त्सिा अनुसंधान संस्थान, इज्जतनगर ने टाइमुटिन के विभिन्न सान्द्रण पर परीक्षण किये हैं तथा रोग के उपचार में यह एक मील का पत्थर साबित हो सकती है।

रोग निवारण: रोग की रोकथाम निम्नलिखित प्रकार से की जा सकती है– (1) *टीकाकरण द्वारा:* भारतीय पशु चिकित्सा अनुसंधान संस्थान, इज्जतनगर द्वारा रोग से बचाव के लिये जीवाणु को मृत कर सैपोनिन युक्त वैक्सीन का निर्माण किया गया है। यह टीका प्रायोगिक स्तर पर अच्छा काम कर रहा है (रुरनगिरवा एट अल, 1991; राना एट अल, 1994; मनीमारन एट अल, 2006) तथा (2) रोगी पशु को प्रारम्भिक अवस्था में पहचान कर समूह से अलग कर।

संदर्भ

सिंह, आर. के. श्रीवास्तव, एन. सी. सिंह, वी. पी. सिंह, वी. पी. (1999). सीरोप्रवीलेंस ऑफ कंटैजियस कैप्राइन प्लूरोन्यूमोनिया यूजिंग एलीसा. इंडियन जनरल एनीमल साइंस. 69: 999.1001।

सिंह, ए. (2009). सीरो एपीडिमियोलॉजिकल इन्वेस्टीगेशन ऑफ सम इंपोर्टेंट इन्फेक्सियस डिज़ीज ऑफ स्माल रुमीनेंट इन जम्मू रीजन. एम वी एस सी थीसिस, शेरे कश्मीर यूनिवर्सिटी ऑफ एग्रीकल्चरल साइंस एंड टेक्नोलॉजी, जम्मू।

सिंह, वी. पी. श्रीवास्तव, एन. सी. सिंह, वी. पी. जयसुंदर (2001). एंटीबाडीज टू माइकोप्लाज्मा क्लस्टर इन गोट डिटैक्टिड बाई एलीसा. इंडियन जनरल वेटेरेनरी रिसर्च. 10(1): 51–54।

मनीमारन, के. सिंह, वी. पी. लिटु, के. दास, एस. कुमार, ए. ए. श्रीवास्तव, एस. के. (2006). डेवलपमेंट ऑफ लायोफिलाइज्ड *माइकोप्लाज्मा माइकाडिस सवस्पीशीज कैपी* वैक्सीन अगेंस्ट कैप्राइन प्लूरोन्यूमोनिया. इंडियन जनरल एनीमल साइंस. 76: 900–902।

राना, आर. श्रीवास्तव, एन. सी. सिंह, वी. पी. (1994). पैसिव माउस प्रोटेक्शन एस्सै ऑफ किल्ड माइकोप्लाज्मा वैक्सीन. इंडियन जनरल एनीमल साइंस. 69(9): 681–682।

वोबिट, एस. लोरेनजान, ए. पेराड, एल. सिलवन, एन. थायकोर्ट, एफ. (2004). अ स्पेसफिक पी सी आर फार दि आइडेंटीफिकेशन ऑफ *माइकोप्लाज्मा कैप्रीकोलम सबस्पीशीज कैप्रीन्यूमोनी*, दि कासेटिव एजेंट ऑफ कंटैजियस कैप्राइन प्लूरोन्यूमोनिया. वेट. माइक्रोबायोल. 104(1–2): 125–132।

अग्रवाल, आर. कुमार, एम. सिंह, वी. पी. (2007). कंटैजियस कैप्राइन प्लूरोन्यूमोनिया इन गोट. इंडियन वेटेरेनरी जनरल. 84: 775–776।

अलूटो, बी. बी. विटलर, आर. जी. विलियम्स, सी. ओ. फेबर, जे. ई. (1970). स्टैड्राइज्ड बैक्टीरियोलॉजिक टैक्नीक फार करैक्टराइजेशन ऑफ माइकोप्लाज्मा स्पीशीज. इंटरनेशनल जनरल ऑफ सिस्टेमेटिक बैक्टीरियोलॉजी. 20: 35–38।

अमोर्स, जे. कोरेल, जे. सी. मर्टिन, ए. जी. सांचेज, ए. कंट्रीरास, ए. फी. सी. (2010). कम्प्रीसन ऑफ कल्चर एंड पी सी आर टू डिटेक्ट *माइकोप्लाज्मा एगैलेक्सी* एंड *माइकोप्लाज्मा माइकाडिस* सबस्पीशीज *कैप्री* इन इयर सुएब टेकिन फ्राम गोट. वेटेरेनरी माइक्रोबायोलॉजी. 140: 105–108।

भौमिक, ए. वर्मा, बी. बी. ठाकुर, डी. के. (1995). पैथोजिनेसिटी स्टडीज ऑफ *माइकोप्लाज्मा माइकाडिस वार माइकाडिस* एल. सी. इन किड. इंडियन वेटेरेनरी जनरल. 72: 811–814।

दास, एस. सिंह, वी. पी. (2003). मल्टीप्लैक्स पी सी आर फार डिफरेंसियशन आफ माइकोप्लाज्मा माइकाडिस क्लस्टर फ्राम अदर माइकोप्लाज्मा. जनरल अप्लाइड एनीमल रिसर्च. 24(1): 95–100।

घोष, एस. एस. श्रीवास्तव, एन. सी. सिकंदर, ए. गुप्ता, बी. आर. (1989). सीरोप्रीवैलेंस ऑफ कैप्राइन माइकोप्लाज्मा इन त्रिपुरा. इंडियन वेटेरेनरी जनरल. 66: 577।

गुप्ता, एम. एम. वर्मा, बी. बी. चौहान, एच. वी. एस. (1984). कंटैजियस कैप्राइन प्लूरोन्यूमोनिया स्टडीज ऑन ईटिओपैथोलॉजी. इंडियन वेटेरेनरी जनरल. 61: 733–737।

चक्रवर्ती, ए. (2017). अ टेक्सट बुक ऑफ प्रीवेंटिव वेटेरेनरी मेडीसिन. छठा संस्करण, कल्याणी पब्लिशर, लुधियाना, भारत।

राजिन, एस. अगेव, डी. नोट, वाई (1998). मालीकुलर बायोलॉजी एंड पैथोजिनीसिटी ऑफ माइकोप्लाज्मा. माइक्रोबायोल. मोल. बायोल. रेव. 62: 1094–1156।

रुरनगिरवा, एफ. आर. गुइर, टी. सी. मबाई, एल. नुडुंगू, एल. वैम्बूवू (1991). प्रीलिमनरी फील्ड ट्रायल टेस्ट ऑफ लायोफिलाइज्ड कंटैजियस कैप्राइन प्लूरोन्यूमोनिया वैक्सीन. रिसर्च इन वेटेरेनरी साइंस. 50: 240–241।

❏❏❏

अध्याय 32

नाभि पकना

पर्यायवाची: नाभि रोग, नाभिशोथ (ओमफैलाइटिस), नाभि शिरा शोथ (ओमफैलोफिलीबाइटिस), यूरेकस।

जन्म लेने के तत्काल बाद तक बछड़ा–बछिया, कटड़ा,–कटिया आदि नाभिनाल की सहायता से गाय या भैंस से जुड़े रहते हैं। नाभिनाल अम्बलाइकल शिराओं, अम्बलाइकल धमनियों, यूरेकस एवं उल्व (एमनियोटिक) झिल्ली का बना होता है, जिसके द्वारा गर्भ में पशु माँ से भोजन लेता है। जन्म लेने के लगभग 30 मिनट बाद नाभि से 6 से 8 इंच की दूरी पर स्वच्छ एवं जीवाणु रहित चाकू से इस नाभिनाल को काट देते हैं, इससे नवजात पशु का माँ के साथ शारीरिक सम्पर्क टूट जाता है। किन्तु नाभिनाल का कुछ भाग नवजात की नाभि से जुड़ा रहता है। नाल काटने के कुछ समय बाद अम्बलाइकल धमनियाँ शरीर के भीतर मूत्राशय तक सिकुड़ जाती हैं। अम्बलाइकल शिरायें एवं यूरेकस बन्द होने लगते हैं, किन्तु कुछ काल तक वे शरीर के बाहर ही रहते हैं। सामान्यतः जन्म लेने के एक सप्ताह बाद नाल सूखकर बछड़े की नाभि से झड़ जाता है। कभी–कभी जन्म लेने के एक सप्ताह के भीतर नवजात पशु के गर्भनाल में सूजन आ जाती है, जिसे नाभि पकना कहते हैं। रोग 2 से 5 दिनों के नवजात पशुओं में अधिक होता है, तथा सभी प्रजाति के पशुओं के नवजातों में पाया जाता है (ओर्टेगा एट अल, 2007; अबदुल्ला एट अल, 2015)।

रोग कारण: रोग नाभिनाल में विभिन्न प्रकार के जीवाणुओं के संक्रमण से होता है। बछड़ों में इस रोग के प्रमुख कारण *एशरिकिआ कोली, स्टैफिलोकॉकस, कोरीनेबैक्टीरियम पायोजनीज, फ्यूजोबैक्टीरियम नेक्रोफोरस* एवम् *साल्मोनेला* प्रजाति के जीवाणु हैं। यह जीवाणु अलग–अलग या समूह में मिलकर रोग करते हैं। यद्यपि नाभिनाल में जीवाणुओं का संक्रमण गर्भ में विकास के दौरान या जन्म के बाद किसी भी समय हो सकता है, किन्तु बछड़ों में रोग का कारण प्रायः जन्म के बाद हुआ संक्रमण ही पाया गया है।

नाभि पकना कुछ तथ्य: (1) गर्भकाल के पूर्ण होने पर पैदा हुये नवजातों में समय से पूर्व जन्म लेने वाले नवजात की तुलना में रोग कम होता है, (2) जिन मादा पशुओं में गर्भ के समय गर्भाशय या नाभिनाल में संक्रमण होता है, उनके नवजात में रोग होने की सम्भावना अधिक होती है, (3) गंदे चाकू या हँसिये से काटे गये नाभिनाल में रोग के

जीवाणुओं के संक्रमण की सम्भावनायें अधिक होती हैं, (4) जिन नवजातों में काटने के बाद नाभिनाल पर पूतिरोधी (एंटीसेप्टिक) का प्रयोग नहीं किया जाता है, उनमें नाभिनाल को काटने के बाद टिंक्चर आयोडीन या अन्य पूतिरोधियों का प्रयोग किये गये नवजातों की तुलना में रोग अधिक होता है, तथा (5) स्वच्छ एवं साफ स्थानों पर माँ से अलग रखे गये नवजातों में रोग प्रायः कम होता है, क्योंकि इस स्थिति में मादा पशु या बाड़े के अन्य पशु द्वारा नवजात की नाभि को जीभ से चाटे जाने की संभावना कम होती है, जो कि इस रोग में नाभि के संक्रमण का एक प्रमुख कारण है।

रोग के लक्षणः रोग तीन प्रकार का होता है, *प्रथम*, जिसमें नाभिनाल के बाह्य आवरण पर सूजन आ जाती है, *द्वितीय*, जिसमें आवरण के साथ–साथ शिरा भी सूज जाती है एवं *तृतीय*, जिसमें आवरण के साथ धमनी में भी सूजन आ जाती है। प्रथम अवस्था में नाल सूजकर आकार में काफी बड़ा हो जाता है, तथा कभी–कभी इसमें से एक छिद्र के द्वारा पस (मवाद) बाहर की तरफ को बहता है। नवजात सुस्त पड़ जाता है। रोगी को हल्का ज्वर रहता है, तथा वह माँ का दूध भी नहीं पीता है। कुछ एक नवजात में हर्निया भी हो जाता है। द्वितीय अवस्था, जिसमें अम्बलाइकल शिरा भी सूज जाती है, अधिक घातक होती है। इस अवस्था में नाभि से लेकर यकृत तक शिरा के मार्ग में मवाद युक्त गाँठें बनती हैं। साथ ही साथ यकृत में भी बड़ा सा फोड़ा बन जाता है, जो आकार में यकृत के आधे भाग के बराबर तक बढ़ जाता है। नाभि से मवाद बहता है। ऐसा पशु एक से तीन माह तक किसी भी आयु का हो सकता है। प्रभावित पशु दूध पीना छोड़ देता है। हल्का सा ज्वर रहता है। पशु निढ़ाल होकर पड़ा रहता है। उपचार का विशिष्ट असर दृष्टित नहीं होता है। तृतीय अवस्था, जिसमें अम्बलाइकल धमनी में भी सूजन आ जाती है, प्रायः कम पायी जाती है। इस अवस्था में नाभि से लेकर इन्टरनल इलियक धमनी तक अम्बलाइकल धमनी के रास्ते पर फोड़े बनते हैं। लक्षण लगभग द्वितीय अवस्था जैसे ही दिखायी पड़ते हैं। नाभि रोग में संक्रमण या तो नाभि तक ही सीमित रहता है, या फिर रोगकारक जीवाणु तथा उनके द्वारा उत्पन्न विष शरीर के अन्य भागों, जैसे जोड़ों, अस्थियों, चक्षु, हृदय, यकृत आदि तक फैल जाता है (रैडोस्टिट्स एट अल, 2003)।

संक्रमणकारी जीवाणु के जोड़ों में पहुँचने पर जोड़ों में सूजन आ जाती है, जो प्रारम्भ में गर्म एवं पीड़ादायक होती है। बछड़ों में प्रायः घुटने एवं पुट्ठे के जोड़ अधिक प्रभावित होते हैं। जोड़ों में पीड़ा के कारण पशु को खड़े रहने में कष्ट होता है। पशु अधिकांश समय जमीन पर लेटा रहता है। अधिक दिनों तक उपचार न होने पर जोड़ों में जकड़न आ जाती है।

इस रोग में जब तक नाभि में संक्रमण रहता है, पशु को शल्य क्रिया एवं उपचार द्वारा बचाया जा सकता है, किन्तु जब संक्रमण शरीर के अन्य भागों तक पहुँच जाता है, तो पशु की मृत्यु का कारण बनने लगता है। अतः एक बार ध्यान में आ जाने के बाद पशु का शीघ्र अति शीघ्र उपचार प्रारम्भ कर देना चाहिये (ओर्टेगा एट अल, 2007)।

रोग का निदानः रोग का निदान निम्नलिखित प्रकार से किया जा सकता है– (1) रोगी पशु के जन्मकाल के विषय में पूर्ण जानकारी एवं समकालिक घटनाओं का विश्लेषण कर, (2) लक्षणों के आधार पर, (3) रोगकारक जीवाणुओं को पृथक कर अध्ययन द्वारा, तथा (4) पराध्वनि (अल्ट्रासोनोग्राफी) द्वारा।

रोग का उपचारः उपचार करते समय यह सुनिश्चित कर लेना चाहिये, कि नाभि रोग के साथ–साथ बछड़े–बछिया में हर्निया तो नहीं हुआ है। यदि हर्निया हुआ हो, तो शल्य क्रिया द्वारा प्रथमतया तो हर्नियल वलय को बन्द कर लेना चाहिये। तत्पश्चात् सावधानीपूर्वक फोड़े को चाकू से खोलकर मवाद बाहर निकाल दें। अब नाल को लाल दवा (पोटैशियम परमैंगनेट) से धोकर टिंक्चर आयोडीन लगा देना चाहिये। प्रतिजैविक औषध संवेदनशीलता परीक्षण कराकर 5 से 7 दिनों तक लगातार उपयुक्त जीवाणुनाशक औषधि का प्रयोग करें। यदि आगे या पिछले पैरों के जोड़ों में भी संक्रमण हो गया हो तो कपड़े को गर्म कर सिंकाई करें। जोड़ों में दर्द एवं सूजन के लिये स्ट्रेप्टोपेनिसिलिन एवं डेक्सामेथासोन का जोड़ों के अन्दर इन्जेक्शन लगाया जा सकता है (गंगानायक एट अल, 2011; अब्बास एट अल, 2014; सरकार एट अल, 2014)।

रोग निवारणः रोग का निवारण निम्नलिखित प्रकार से किया जा सकता है– (1) पशु प्रसूति ग्रह को पूर्ण रूप से स्वच्छ रख, (2) नवजात नाभिनाल को काटने के बाद टिंक्चर आयोडीन में डुबाकर, (3) नवजात को एक सप्ताह तक अन्य पशुओं से अलग रखकर, तथा (4) गर्भनाल का प्रतिदिन निरीक्षण कर।

संदर्भ

रैडोस्टिट्स ओ. एम. गे, सी. सी. ब्लड, डी. सी. अिचक्लिफ, के डब्ल्यू. (2003). वेटेरेनरी मेडीसिन–ए टेक्सट बुक आफ दि डिज़ीज आफ कैटल, पिग, गोट एंड हार्स, नवम् संस्करण, ई एल बी एस, बेलेर टिंडल, लंदन।

गंगा नायक, एस. आनंदा, के. जे. कवितारानी, कोर्टेस, ए. एम. शम्बूलिंगप्पा, बी. ई. पटेल, एस. आर. (2011). नेवल इल इन न्यू बार्न काल्व एंड इट्स सक्सिसफुल ट्रीटमेंट, वेटेरेनरी वर्ल्ड. 4(7): 326–327।

अब्बास, एस. अहमद, एस. एस. खान, एम. एस. अहमद, एन. सना, एच. एफ. (2014). पैरेंट्रल कम्बाइंड विद टॉपिकल ट्रीटमेंट ऑफ नेवल इल इन काउ काफ. पाकिस्तान जनरल ऑफ जूलोजी. 46(5): 1464–1468.

ओर्टेगा, जे. डाफ्ट, बी. असिस, आर. ए. किंडे, एच. अंथेनिल, एल. ओदानी, जे. उजल, एफ. ए. (2007). इन्फैक्शन ऑफ इंटरनल अम्बलाइकल रैमनेंट इन फोल बाई *क्लॉस्ट्रीडियम सोरडेली.* वेटेरेनरी पैथोलॉजी. 44: 269–275।

सरकार, एन. यू. समादर, के. हक, एम. एम. रहमान, एम. एम. (2014). सर्जीकल अफैक्शन ऑफ कैटल इन दि मिल्क–शैड एरिया ऑफ बाँग्लादेश. दि बाँग्लादेश वेटेरेनेरियन. 31(1): 38–45।

अब्दुल्ला, एफ. एफ. जे. सादिक, एम. ए. मोहम्मद, के. टिजानी, ए. अब्बा, बाई. चुंग, ई. एल. टी. अदामू, एल. उस्मान, ए. बाई. लीला, ए. एम. हरोन, ए. डब्ल्यू. सहारी, ए. ए. (2015). ए क्लीनिकल केस ऑफ नेवल इल एंड ज्वाइंट इल इन अ काफ–मेडीकल मैनेजमेंट. इंटरनेशनल जनरल ऑफ लाइवस्टॉक रिसर्च. 5(5): 103–108।

□□□

अध्याय 33

खुरपकना (फुटरॉट)

पर्यायवाचीः खुरविगलन, पादविगलन।

खुर पकना भेड़ एवं बकरी में होने वाला एक भयानक रोग है जो *डाइक्लोबैक्टर नोडोसस* नामक जीवाणु के संक्रमण से होता है। इस रोग में खुरों के बीच घाव बनते हैं, जिससे पशु लंगड़ा हो जाता है। कभी–कभी खुर का पूरा खोल ही उतर जाता है। भेड़ एवं बकरी के अतिरिक्त रोग गोपशु एवं हिरन में भी होता है। रोग प्रायः गर्म व आर्द्रतापूर्ण स्थानों पर अधिक होता है। उन पशुओं में जिनके खुर दलदल, कीचड़, मिट्टी पानी में अधिक समय तक भीगे रहते हैं, रोग अधिक होता है।

रोग कारणः खुरपकना एक बहुकारकीय रोग है। रोग प्रायः उन भेड़ों में अधिक होता है जिनके खुर मिट्टी, गोबर, मूत्र एवं गंदे पानी से भीगे रहते हैं। जब पशु के खुर अधिक समय तक नम रहते हैं तब खुर, खुरों के बीच तथा आसपास की चमड़ी हल्की चटक जाती है। इन स्थानों से *फ्यूजोबैक्टीरियम (स्फीरोफोरस) नेक्रोफोरस* नामक जीवाणु खुरों के अन्दर प्रविष्ट हो जाता है। यह जीवाणु पशु के गोबर में होता है, तथा सामान्यतः पशु के आसपास के वातावरण में विद्यमान रहता है। खुरों के अन्दर पहुँचा हुआ *फ्यूजोबैक्टीरियम नेक्रोफोरस* जीवाणु संक्रमित ऊतक को मृत कर खुर के अन्दर के वातावरण को एक अन्य जीवाणु *डाइक्लोबैक्टर नोडोसस* के फलने–फूलने के अनुकूल कर देता है। *डाइक्लोबैक्टर* का खुरों में संक्रमण पशु में "खुरपकना" रोग पैदा करता है। यद्यपि यह बहुकारकीय रोग है, किन्तु जीवाणुनाशक औषधियों को प्रयोग कर या *डाइक्लोबैक्टर नोडोसस* जीवाणु के प्रति पशु में प्रतिरोधक क्षमता उत्पन्न कर रोग को होने से रोका जा सकता है। अतः अब यह धारणा प्रचलित है, कि खुरपकना रोग का कारण *डाइक्लोबैक्टर (बैक्टीरॉइडीज) नोडोसस* जीवाणु ही है। *डाइक्लोबैक्टर नोडोसस* छड़नुमा जीवाणु है। ग्राम विधि से रंगने पर यह गुलाबी रंग लेता है, अतः यह एक ग्राम ऋणात्मक जीवाणु है। इस जीवाणु में स्पोर नहीं बनते हैं तथा यह अत्यन्त नाजुक होता है। जीवाणु केवल पूर्णरूप से अनॉक्सीकृत परिस्थितियों में ही जीवित रहता है तथा वातावरण की सर्वाधिक अनुकूलित परिस्थतियों में भी यह केवल तीन से चार दिन तक ही जीवित रहता है। वायुमण्डल की ऑक्सीजन के प्रति जीवाणु अत्यन्त संवेदनशील होता है तथा ऑक्सीजन की उपस्थिति में इसकी अल्पकाल में ही मृत्यु हो जाती है। अतः इस रोग को होने से भली प्रकार से रोका जा सकता है। भारत से इसका पूर्ण उन्मूलन सम्भव है। यह जीवाणु कभी भी स्वस्थ खुर को संक्रमित नहीं करता है, तथा

केवल उन खुरों को ही संक्रमित करता है जिनमें ऊतकों के मृत हो जाने से ऑक्सीजन रहित परिस्थितियाँ उत्पन्न हो गयी हों। इस जीवाणु को जीवित अवस्था में रहने का एकमात्र स्थान संक्रमित खुर है, इसके अतिरिक्त यह अन्य किसी भी स्थान से जीवित या मृत अवस्था में प्राप्त नहीं किया जा सकता है। भेड़ के संक्रमित खुर में *डाइक्लोबैक्टर नोडोसस* शुष्क वातावरण में भी 2 से 3 वर्ष तक जीवित रह सकते हैं। यह जीवाणु ताप के प्रति अत्यन्त संवेदनशील होता है, तथा 60^0 सेंग्रे. के तापक्रम पर केवल 10 मिनट में ही मृत हो जाता है (बेनिट, 2011; कुमार एट अल, 2015)।

रोग को संवेदनशील पशु: यह मुख्य रूप से भेड़ एवं बकरियों का रोग है। इसके अतिरिक्त गोपशु एवं हिरन में भी होता है। रोग किसी भी आयु के नर या मादा पशु में हो सकता है। रोगी पशु से स्वस्थ पशु में प्रसरण केवल नम मौसम में जब तापक्रम 10^0 सेंग्रे. से कम हो, होता है।

रोग क्षेत्र विवरण: भारतवर्ष में भेड़ पालन एक प्रमुख पशु उद्योग है। यह रोग वैसे तो सम्पूर्ण भारतवर्ष में होता है किन्तु इसका प्रकोप पर्वतीय राज्यों में अधिक होता है, जहाँ के मौसम में नमी अधिक होती है। जम्मू–कश्मीर, हिमाचल प्रदेश, उत्तराखण्ड, उत्तर पर्वतीय राज्यों में जहाँ भेड़–बकरी अधिक संख्या में है, यह एक प्रमुख संक्रामक रोग है। मैदानी भागों में रोग प्रायः बरसात के मौसम में अधिक होता है। जब वातावरण गर्म एवं आर्द्र होता है, पशुबाड़े में गोबर एवं मूत्र निकासी की व्यवस्था अच्छी नहीं होती है, एवं चरने के लिये पशु को अधिक समय तक कीचड़, दलदल, गंदे पानी में रहना या गुजरना पड़ता है, तब रोग अधिक होता है। रोगी पशु से रोग समूह के अन्य स्वस्थ पशु में प्रसरित होता है। खुरपकना रोग के होने वाले प्रमुख मौसम बसंत, नम सर्दी, बरसात हैं, क्योंकि इस समय चारागाह में नमी अधिक होती है (गीमेर एट अल, 1999; हुसैन एट अल, 2009; फारुख एट अल, 2010; अग्वेर एट अल, 2011; टाकू एट अल, 2011; श्रीनिवासलु एट अल, 2013)।

रोग का आर्थिक महत्व: इस रोग का आर्थिक महत्व अत्यधिक है, क्योंकि यह पर्वतीय समाज में गुज्जर, बक्करवाल, गड़रिया एवं आर्थिक रूप से पिछड़े हुए लोगों की आजीविका के प्रमुख साधन भेड़ एवं बकरी को प्रभावित करता है। रोगग्रसित पशु की बढ़त कम हो जाती है तथा उसकी उत्पादन क्षमता एवम् उत्पाद, जैसे दूध, ऊन की गुणवत्ता पर विपरीत प्रभाव पड़ता है। पशु के उपचार पर खर्च बढ़ जाता है। इस प्रकार यह रोग वैश्विक भेड़ व्यवसाय को प्रतिवर्ष लगभग 300 मिलीयन डालर का नुकसान करता है (जिंग एट अल, 2017)।

रोगजनात्मकता: जब पशु के खुर अधिक समय तक पानी में रहते हैं तब बाह्य त्वचा की स्ट्रैटम कार्नियम की कोशिकायें जलसंचयी एवं अतिकिरैटोटी हो जाती हैं। अब यह कोशिकायें *फ्यूजोबैक्टीरियम् नेक्रोफोरस* के संक्रमण के लिये अत्यन्त संवेदनशील होती हैं। पशु के गोबर से वातावरण में प्रसरित *फ्यूजोबैक्टीरियम् नेक्रोफोरस* इन कोशिकाओं पर आक्रमण कर देता है। जीवाणु खुर के अन्दर के ऊतक को मृत कर ऑक्सीजन रहित

वातावरण उत्पन्न करता है। यह वातावरण *डाइक्लोबैक्टर नोडोसस* के जीवन के अनुकूल होता है। जब यह जीवाणु खुर पर आक्रमण करता है तब यह किरैटिनोलिटिक प्रोटिएस नामक एन्जाइम का निर्माण करता है। इस एन्जाइम पर तापक्रम का अधिक प्रभाव नहीं पड़ता है। यह खुरों के बीच की त्वचा एवं खुरों के जर्म स्तर के विध्वंस में प्रमुख भूमिका निभाता है, जिससे पशु में "खुरपकना" रोग होता है।

रोग के लक्षण: वातावरण में तापक्रम एवं आर्द्रता की अनुकूल परिस्थितियों में संक्रमण होने के 10 से 14 दिनों के अन्दर ही पशु में रोग के लक्षण प्रकट होने लगते हैं। पशु लंगड़ाकर चलता है, जो इस रोग का प्राथमिक लक्षण है। भेड़ के समूह में कितनी भेड़ें लंगड़ाकर चलती हैं, तथा भेड़ों में लंगड़ापन किस स्तर का है, इस आधार पर ही खुरपकना रोग की भयावहता का अनुमान लगाया जाता है। रोग से ग्रसित सभी पशु लंगड़ाकर नहीं चलते हैं। जो पशु रोग के "वाहक" हो जाते हैं, या जिनमें *मन्द प्रकार* का रोग होता है, उनकी चाल सामान्य ही रहती है। रोगी पशु चारा खाना बन्द कर देता है, तथा सुस्त होकर एक स्थान पर पड़ा रहता है। शरीर कमजोर हो जाता है। दुग्ध, मांस एवं ऊन की उत्पादन क्षमता एवं गुणवत्ता घट जाती है। भेड़ों की प्रजनन क्षमता भी कम हो जाती है। रोगग्रसित मेढ़े मैथुन नहीं कर पाते हैं। खुर तथा खुरों के बीच घाव बन जाता है। कभी–कभी तो खुर का पूरा आवरण ही उतर जाता है। खुर के ऊपर मृत कोशिकाओं की एक सतह बन जाती है। प्रभावित स्थान से एक पदार्थ (सीरम एक्सूडेट) निकलता है। जब यह सीरम, मृत ऊतक में मिश्रित होता है, तब एक विशिष्ट प्रकार की गंध आती है। *घातक प्रकार* के खुर पकना रोग में रोगग्रसित पशुओं की संख्या काफी अधिक होती है, तथा बहुतायत में रोगी पशु में लक्षण तीव्र होते हैं, जबकि कम तीव्र प्रकार के खुरपकना रोग में रोगग्रसित पशुओं की संख्या तो अधिक होती है, किन्तु कम संख्या में पशुओं में लक्षण प्रकट होते हैं, तथा लक्षणों की तीव्रता भी कम होती है। *चिरकारी प्रकार* के खुरपकना रोग में खुरों के बीच के स्थान पर कई संख्या में किणमय (वैरूकोज) प्रोजेक्शन बनते हैं। यद्यपि खुरपकना रोग में सूजन नहीं होती है तथा न ही कोरोनट के पास की त्वचा टूटती है, किन्तु जीवाणु द्वारा उत्पन्न किरैटोलिटिक प्रोटिएस एन्जाइम में खुर के हार्न का पूरी तरह से सफाया हो जाने के कारण खुर की संवेदनशील पटलिका खुल जाती है जिससे पशु को काफी ज्यादा तकलीफ होती है। उचित देखभाल के अभाव में मक्खियाँ इस घाव पर बैठती हैं जिससे घाव में कीड़े भी पड़ जाते हैं, तथा पशु का पैर सूज जाता है (चित्र 21)।

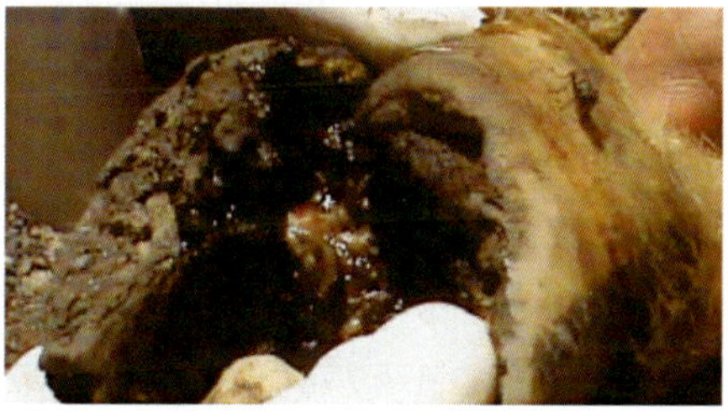

चित्र 21: खुर में सड़न

रोग का निदानः खुरपकना रोग को निम्न प्रकार से पहचान सकते हैं– (1) गर्म एवं आर्द्र वातावरण में पशु के चरने का खुलासा एवं रोग प्रकट होने का मौसम से अनुमान लगाकर, (2) लक्षणों के आधार पर, (3) रोगी पशु के सीरम द्वारा, (4) रोगग्रसित पशु के खुरों से *डाइक्लोबैक्टर (बैक्टीरॉइडीज) नोडोसस* को पृथक्कृत कर, तथा (5) खुरपकना रोग को खुर के फोड़े, पैर के फोड़े तथा खुरपका–मुँहपका रोग से विभेदित पहचान कर। खुरपका–मुँहपका रोग में पशु के खुरों के बीच तथा मुँह में छाले पड़ते हैं, जबकि खुरपकना में सिर्फ खुरों के बीच घाव होने से खुर वाला भाग गल जाता है। खुर या पैर के फोड़े में केवल एक पैर प्रभावित होता है, जबकि खुरपकना में रोग के निशान एक से अधिक पैर में बनते हैं। खुर तथा पैर के फोड़े में मवाद पड़ता है, जबकि खुरपकना में मवाद नहीं होता है।

रोग का उपचारः रोग से ग्रसित पशु को झुंड की अन्य भेड़ों से अलग कर स्वच्छ एवं सूखे स्थान पर रखना चाहिये, तथा रोगी पशु को प्रतिजैविक (जीवाणुनाशक) औषधियों का इन्जेक्शन लगाना चाहिये। "खुरपकना" रोग के उपचार के लिये प्रोकेन पेनिसिलिन एवं डाईहाइड्रोजस्ट्रैप्टोमाइसिन युक्ति, ऑक्सीटेट्रासाइक्लीन, लिन्कोमाइसिन हाइड्रोक्लोराइड एवम् इराइथ्रोमाइसिन आदि जीवाणुनाशक औषधियां प्रयोग में लायी जाती हैं। रोगी पशु के खुरों से मृत भाग हटाकर, धोकर साफ कर एंटीबायोटिक युक्त मलहम का लेप लगाया जाता है। इससे घाव पर मक्खियाँ नहीं बैठती हैं तथा घाव में कीड़े भी नहीं पड़ते हैं। रोगी भेड़ के झुंड की बाकी सभी भेड़ों के खुरों को भी स्वच्छ कर फॉर्मेलिन या जिंक सल्फेट के घोल से धोते हैं (लावेन, 2012; केलर एट अल, 2012; अंसारी एट अल, 2014)।

रोग निवारणः रोग की रोकथाम के लिये निम्न उपाय करने चाहिये– (1) भेड़ों को नमी वाले चारागाह में चरने से रोकना चाहिये, (2) भेड़ों के खुरों को साफ–स्वच्छ रखने के लिये दो से तीन सप्ताह के अन्तराल पर भेड़ों के खुरों को धोना चाहिये। इसके लिये 'फुटराइट' को प्रयोग में ला सकते हैं। यह दाने, लिक्वड एवं जेल फार्म में उपलब्ध हैं, (3) खुरों को स्वच्छ रखने के लिये भेड़ों को बाड़े के प्रवेश द्वार पर 5 प्रतिशत फॉर्मेलिन या 10 प्रतिशत जिंक सल्फेट के घोल पर से प्रति सप्ताह गुजरना चाहिये, जिससे बाड़े से बाहर आते या बाड़े के अन्दर जाते समय पशु के खुर स्वच्छ रहें, तथा (4) भेड़ों को केवल खुरपकना रोग से मुक्त झुंड से ही खरीदना चाहिये। नयी खरीद की भेड़ों को कुछ समय के लिए बाड़े की अन्य भेड़ों से अलग रखना चाहिये।

रोग का टीकाकारणः खुरपकना रोग के लिए भारतवर्ष में कोई भी टीका उपलब्ध नहीं है। विदेशों में इस रोग के लिये टीकाकरण किया जाता है। इसमें प्रथम वर्ष में छः सप्ताह के अंतराल पर कान के नीचे की ढीली त्वचा में टीका लगाया जाता है। इसके छः माह पश्चात् बूस्टर लगाते हैं। द्वितीय वर्ष में फिर छः सप्ताह के अन्तराल पर टीका लगाते

हैं। यह टीका भी अधिक सफल नहीं है तथा इससे कुछ सप्ताह के लिए ही प्रतिरोधक क्षमता उत्पन्न होती है। अतः टीकाकरण को उस समय पर प्रारम्भ करते हैं, जब वातावरण की परिस्थितियाँ रोग के जीवाणु के लिये अनुकूलित होने वाली हों। क्योंकि इस रोग का कारक सामान्य वातावरण में अधिक समय तक जीवित नहीं रहता है एवं मौसम में परिवर्तन के साथ इसका प्रसरण भी स्वतः रुक जाता है, अतः इस रोग का जो कि भेड़ एवं बकरी का एक प्रमुख रोग है, उन्मूलन सम्भव है (कौशर, 2014)।

संदर्भ

बेनिट, जी. एन. (2011). *डाइक्लोबैक्टर नोडोसस* एंड *फ्यूजोबैक्टीरियम नेक्रोफोरम* इन रुमीनेंट विद लेमनेस एंड फुटरॉट. पी एच डी थीसिस, लिंकन यूनिवर्सिटी।

अंसारी, एम.एम. डार, के.एच. तांत्रे, एच.ए. बट, एम.एम. डार, एस.एच. नायकू, एम.डी. (2014). एफीकेसी ऑफ डिफरेंट थिरेपुटिक रिजीम फार अक्यूट फुटरॉट इन अडल्ट शीप. जनरल ऑफ एडवांस वेटेरेनरी एंड एनीमल रिसर्च. 1(3): 114–118।

कुमार, एन.वी. कार्तिक, ए. विजयलक्ष्मी, एस. श्रीनिवासुलु, डी. (2015). फाइलोजिनेटिक एनालिसिस ऑफ *डाइक्लोबैक्टर नोडोसस* सीरोग्रुप स्पेसिफिक फिम ए जीन फ्राम ओवाइन फुटरॉट इन आंध्र प्रदेश. वेटेरेनरी वर्ल्ड. 8(5): 567–571।

श्रीनिवासलु, डी. विजयलक्ष्मी, एस. रानीप्रमिला, डी. कार्तिक, ए. वानी, एस.ए. हुसैन, आई. (2013). प्रीवेलेंस ऑफ ओवाइन फुटरॉट इन दि ट्रापिकल क्लाइमेट ऑफ सदर्न इंडिया एंड आइसेलेशन एंड करैक्टराइजेसन ऑफ *डाइक्लोबैक्टर नोडोसस.* रेव. साई. ऑफ. इन्ट एपीज. 32(3): 869–877।

फारुख, एस. वानी, एस.ए. हुसैन, आई. बट, एम.ए. (2010). प्रीवेलेंस ऑफ ओवाइन फुटरॉट इन कश्मीर, इंडिया एंड मालीकुलर करैक्टराइजेशन ऑफ *डाइक्लोबैक्टर नोडोसस.* इंडियन जनरल ऑफ एनीमल साइंस. 80(9): 826–830।

जिंग, डी. स्टिनबैक, एस. कुलगेट, सी. रेडीगर, एम. रेगुला, जी.एस. ऐपली, एम. ग्रोनेंग, जी.एम. डुर, एस. (2017). एपीडिमयोलॉजिकल एंड इकोनोमिक इवैलुएशन ऑफ अल्टरनेटिव ऑन फार्म मैनेजमेंट सिनेरियो फार ओवाइन फुटरॉट इन स्विट्जरलैंड. फ्रंटीयर इन वेटेरेनरी साइंस. 4: 70।

केलर, जे. वानी, एस.ए. हुसैन, आई. बेग, एस.ए. मक्दूमी, एम. कावली, जैड. ए. ग्रीन, एल.ई. (2012). ए क्लीनिकल ट्रायल कम्पेरिंग पैरेन्टल ऑक्सीटेट्रासाइक्लीन एंड इनरोफ्लाक्सासिन ऑन टाइम टू रिकवरी इन शीप लेम विद अक्यूट आर क्रोनिक फुटरॉट इन कश्मीर, इंडिया. बी.एम.सी. वेटेरेनरी रिसर्च, 8: 12।

गीमेर, एस.सी. इगरटन, जे. आर. धुग्याल, ओ.पी. (1999). ट्रांसमिशन ऑफ विरूलेंट फुटरॉट बिटवीन शीप एंड गोट. आस्ट्रेलियन वेटेरेनरी जनरल. 77(7): 450–453।

अग्वेर, जी.एम.एन. सीमोस, एस.वी.डी. सिल्वा, टी.आर. असिस, ए.सी.ओ. मेडीरोस, जे.एम.ए. गरीनो, एफ. कोरिया, एफ.आर. (2011). फुटरॉट एंड अदर फुट डिज़ीज ऑफ गोट एंड शीप इन दि सेमीएरिड रीजन ऑफ नार्थ–ईस्टर्न ब्राजील. पेस्क्यिूसा वेटेरीनेरिया ब्राजीलेरिया. 31(10)।

लावेन, आर. (2012). यूज ऑफ पैरेन्ट्रल लांग एक्टिंग एंड टॉपिकल ऑक्सीटेट्रासाइक्लीन, विद आउट हूप ट्रिमिंग फार ट्रीटमेंट ऑफ फुटरॉट इन गोट. न्यूजीलैंड वेटेरेनरी जनरल. 60(3): 213–214।

हुसैन, आई. वानी, एस.ए. कुरैशी, एस.डी. फारूख, एस. (2009). सीरोलॉजिकल डायवर्सिटी एंड विरूलेंस डिटरमीनेसन ऑफ *डाइक्लोबैक्टर नोडोसस* फ्राम फुटरॉट इन इंडिया. मालीकुलर एंड सेलुलर प्रोव. 23(2): 112–114.

बेनिट, जी.एन. (2011). *डाइक्लोबैक्टर नोडोसस* एंड *फ्यूजोबैक्टीरियम नेक्रोफोरस* इन रुमीनेंट विद लैमनेस एंड फुटरॉट. पी एच.डी. थीसिस, लिंकन यूनिपर्सिटी, न्यूजीलैंड।

टाकू, ए.के. बेग, एम.एम. कुमार, बी. कुमार, एस. बट, एम.ए. (2011). साइमलटेनियस डिटेक्शन एंड विरुलेंस करैक्टराइजेशन ऑफ *डाइक्लोबैक्टर नोडोसस* फ्राम ओवाइन फुटरॉट बाई मल्टीप्लेक्स पी.सी.आर. जनरल ऑफ एनीमल एंड वेटेरेनरी एडवांसेज. 10(24): 3192–3195।

कौशर, एन. (2014). इवैलुएशन ऑफ ह्यूमेरल इम्यून रेस्पांस ऑफ ए सीरोग्रुप बी स्पेसिफिक होल सेल वैक्सीन. एम.वी.एस.सी. थीसिस. शेरे–कश्मीर यूनिवर्सिटी ऑफ एग्रीकल्चर एंड टेक्नोलॉजी–जम्मू, इंडिया।

□□□

अध्याय 34

लेप्टोस्पाइरता

पर्यायवाची: लेप्टोस्पाइरोसिस, वेल रोग, संक्रामक पीलिया, कैनाइन टाइफस।

लेप्टोस्पाइरता, गोपशु, भैंस, भेड़, बकरी, घोड़ा, गधा, कुत्ता एवं अन्य पालतू पशु, वन्य–जीव तथा मनुष्यों में होने वाला एक संक्रामक रोग है, जो लेप्टोस्पाइरा नामक सूक्ष्म जीवाणु से होता है। रोग से प्रभावित पशु में तीव्र ज्वर, रक्ताल्पता, पीलिया, गुर्दों की खराबी, गर्भपात आदि लक्षण प्रकट होते हैं। नवजात पशु रोग को अधिक सुग्राही होते हैं तथा उनमें मृत्यु दर भी अधिक होती है। रोग का प्रसरण संक्रमित पशु के मूत्र द्वारा होता है। पशुओं से रोग मनुष्यों में भी फैल जाता है, अतः पशु व्यवसाय से जुडे हुये लोगों में रोग होने की सम्भावना हमेश। बनी रहती है। भारतवर्ष में रोग के होने के कई मामले प्रकाश में आये हैं। संन् 2005 में महाराष्ट्र, 2006 में राजस्थान राज्य में अतिवृष्टि एवम् जलभराव के चलते मनुष्य एवम् पशुओं में रोग एक महामारी के रूप में प्रकट हुआ था (नेशनल सेंटर फार डिज़ीज कंट्रोल, 2015)।

रोग कारण: रोग *लेप्टोस्पाइरा इन्टीरोजन* नामक जीवाणु से होता है, जिसके लगभग 23 सीरोग्रुप एवं 212 सीरोवार है। इनमें से प्रमुख हैं–*लेप्टोस्पाइरा इक्टेहेमोरेजिका, लेप्टोस्पाइरा पोमाना, लेप्टोस्पाइरा हार्डजो, लेप्टोस्पाइरा केनीकोला, लेप्टोस्पाइरा ग्रिप्पोटाइफोसा, लेप्टोस्पाइरा ब्रेटीस्लावा*। लेप्टोस्पाइरा 8 से 12 माइक्रॉन लम्बा तथा 0.1 से 0.2 माइक्रॉन चौड़ा होता है। ग्राम तकनीक से रंगने पर जीवाणु बैंगनी रंग लेता है। किन्तु इसको रंगना व साधारण सूक्ष्मदर्शी से देखना कठिन कार्य है, अतः इसका अध्ययन अदीप्त क्षेत्रीय सूक्ष्मदर्शी (डार्क फील्ड माइक्रोस्कोप) से करते हैं। जीवाणु लहरदार धागे के समान दिखता है जिसके दोनों सिरे हुक की तरह मुड़े हुये होते हैं। ये लगातार लट्टू की तरह अपने लम्बवत् अक्ष पर तथा आगे–पीछे बढ़कर घूमता व रूप बदलता रहता है।

लेप्टोस्पाइरा पानी में कई माह तक जीवित रहता है। जीवाणु के जीवित रहने में पानी के तटस्थ पी.एच. (7.00) की महत्वपूर्ण भूमिका होती है। पानी के पी.एच. में थोड़ा सा भी अम्लीय (पी.एच. 6.00) या क्षारीय (पी.एच.8.00) दिशा में हुआ परिवर्तन लेप्टोस्पाइरा की गतिविधियों को कम कर देता है। ठहरे हुये पानी में जीवाणु बहते हुये पानी की अपेक्षा अधिक समय तक जीवित रहता है। बहते हुये पानी में भी लेप्टोस्पाइरा लगभग 15 दिनों

तक जीवित रहता है। गीली मिट्टी या दलदल में जीवाणु लगभग 180 दिनों तक जीवित रह सकता है, किन्तु मिट्टी के सूखने पर लगभग तीस मिनट में मर जाता है। जीवाणु की गतिविधियों पर वातावरण के तापक्रम में बदलाव का व्यापक प्रभाव देखा गया है। उच्च (36^0 सेंग्रे. से अधिक) व निम्न (8^0 सेंग्रे. से कम) तापक्रम पर ये आसानी से मर जाता है। 56^0 सेंग्रे. के तापक्रम पर जीवाणु लगभग 30 मिनट में नष्ट हो जाता है।

लेप्टोस्पाइरा की जैविक आवश्यकताओं को देखते हुये यह बात स्पष्ट रूप से उभरकर सामने आती है, कि सुग्राही पशुओं की उपस्थिति में रोग, पानी से भरे या दलदली स्थानों पर, वर्षा या शीत ऋतु में, नमीयुक्त चारे के द्वारा अन्य स्थान, काल व भोज्य पदार्थों की अपेक्षा शीघ्रता से फैलता है। अतः पशुओं के रख–रखाव पर समयानुसार आवश्यक परिवर्तन कर रोग की संभावनाओं को कम किया जा सकता है (रैडोस्टिट्स एट अल, 2003)।

किसी की उपप्रजाति (सीरोग्रुप) या प्रकार (सीरोवार) का लेप्टोस्पाइरा किसी भी स्तनधारी में रोग उत्पन्न कर सकता है। किन्तु कुछ स्तनधारी ऐसे होते हैं, जिनमें रहने के लिये लेप्टोस्पाइरा की विशिष्ट उपप्रजाति या प्रकार अभ्यस्थ एवं अनुकूलित होती है, इन पशु प्रजातियों को लेप्टोस्पाइरा की प्रजाति विशेष के लिये पालक (मेन्टीनेन्स होस्ट) पशु प्रजाति कहते हैं। इस पालक प्रजाति के अतिरिक्त अन्य सभी पोषी आपाती (इन्सीडेंटल) होस्ट होते हैं। मेन्टीनेन्स होस्ट तथा इन्सीडेंटल होस्ट के बीच विभेद को निम्नलिखित तालिका के माध्यम से आसानी से समझा जा सकता है–

क्र.स.	विशिष्ट	मेन्टीनेन्स होस्ट (पालक पशु प्रजाति)	आपाती (इन्सीडेंटल) होस्ट (अन्य पशु प्रजातियाँ)
1.	रोग को सुग्राहिता	अपेक्षाकृत अधिक	कम
2.	रोग की घातकता एवं शरीर में विकृतियाँ उत्पन्न करने की क्षमता	कम	अधिक
3.	रोग का प्रकार	चिरकारी, धीरे–धीरे प्रकट होना	अति तीव्रता से प्रकट होना
4.	रोग का स्वरूप	स्थानिक (साधारण रूप में संवेदनशील पशु में रोगाणु का रहना)	महामारी, एक साथ समूह में रोग का प्रकट होना
5.	नुकसान की क्षमता	जननांगों एवं गुर्दों में जीवाणुओं के रहने से पशु के उत्पादन एवं पुर्न–उत्पादन क्षमता पर विपरीत प्रभाव	प्रभावित पशु में उच्च मृत्यु दर
6.	रोग का निदान	पालक प्रजाति होने के कारण शरीर के प्रतिरोधक तंत्र का कम	सीरम परीक्षण द्वारा आसानी से निदान

		मात्रा में सक्रिय होने से प्रतिपिंड का कम मात्रा में उत्पादन, तथा सीरम के द्वारा रोग के निदान में कठिनाई।	
7.	टीकाकरण द्वारा निवारण	शरीर के प्रतिरोधक क्षमता के अधिक सक्रिय न होने से टीकाकरण द्वारा रोग निवारण के लिये आवश्यक मात्रा में प्रतिपिंड का न बनना, निवारण कठिन	तेजी से प्रतिपिंड का बनना एवं टीकाकरण द्वारा आसानी से निवारण
8.	वाहक अवस्था	अधिक समय तक	कम समय तक

लेप्टोस्पाइरा की उपप्रजाति विशिष्ट अपने पालक पशु प्रजाति के प्रति तेजी से आकर्षित होती है, किन्तु उसमें रोग, नुकसान व विकृति भी कम ही करती है। पालक प्रजाति के शरीर की प्रतिरोधक प्रणाली भी इस लेप्टोस्पाइरा की उपजाति के विरुद्ध शीघ्रता से सक्रिय नहीं होती है ,अतः इन पशुओं में रोग का निवारण टीकाकरण द्वारा मुश्किल ही होता है।

पशुओं में पायी जाने वाली लेप्टोस्पाइरा की प्रमुख उपप्रजातियाँ एवं उनके मेन्टीनेन्स एव इन्सीडेंटल होस्ट निम्न हैं–

	लेप्टोस्पाइरा उपप्रजाति	मेन्टीनेन्स होस्ट	इन्सीडेंटल होस्ट
1.	*लेप्टोस्पाइरा हार्डजो*	गोपशु	भेड़, मनुष्य
2.	*लेप्टोस्पाइरा पोमाना*	शूकर, शुंक, ओपोसम, रेकन	भेड़, गोपशु
3.	*लेप्टोस्पाइरा इक्टेरोहेमोरेजिका*	चूहे	गोपशु, शूकर
4.	*लेप्टोस्पाइरा ग्रिप्टोटाइफोसा*	रेकन, गिलहरी, ओपोसम	गोपशु, भेड़
5.	*लेप्टोस्पाइरा ब्रेटीस्लावा*	शूकर, अश्व	–

रोग को संवेदनशील पशुः लेप्टोस्पाइरता से गोपशु, भैंस, भेड़, बकरी, शूकर, गधा, कुत्ता आदि पालतू पशु प्रभावित होते हैं। यद्यपि रोग की सुग्राहिता पर आयु का विशेष प्रभाव नहीं पड़ता है, किन्तु रोग की मारक क्षमता कम आयु के पशुओं में अधिक होती है। वयस्कों में जीवाणु गर्भपात, थनैला रोग, पीलिया, रक्ताल्पता, नपुंसकता, गुर्दों में खराबी, उत्पादन क्षमता में कमी एवं अंधापन (घोड़ों) उत्पन्न करता है। पालतू पशुओं के अतिरिक्त लेप्टोस्पाइरा जंगली सूअर, सियार, लोमड़ी, हिरन, रेकन, शुंक, गिलहरी आदि में भी पाया जाता है।

इसके अतिरिक्त रोग जानवरों से मनुष्यों में भी होता है। पशुपालक, पशुचिकित्सक, बूचड़खाने पर कार्यरत कर्मी, कसाई, मृत पशु की खाल उतारने वाले लोग एवं कृषकों में

पशुओं के अधिक सम्पर्क में रहने के कारण रोग होने की संभावनायें अधिक होती हैं (हिमानी एट अल, 2013)।

रोग की वाहक अवस्था: रोग से ठीक हुये पशुओं में लेप्टोस्पाइरा गुर्दों में बने रहते हैं, तथा मूत्र के साथ शरीर से कुछ–कुछ समय के अंतराल पर बाहर निकलते रहते हैं। इस प्रकार स्वस्थ दिखने वाले पशु रोग के वाहक बन जाते हैं। ऐसे पशु स्वस्थ पशुओं के लिये रोग का स्रोत बन जाते हैं। रोग के वाहक बने रहने की अवधि पशु प्रजाति के अनुसार निम्न होती है– बच्चा शूकर–1 वर्ष, वयस्क मादा शूकर–2 माह, गोपशु–36 (10 से 118) दिन, भेड़–9 माह, बकरी–1 माह, तथा अश्व–4 माह।

यद्यपि मूत्र में जीवाणु स्वस्थ होने के बाद उपर्युक्त समय तक ही देखे जाते हैं किन्तु गुर्दों में जीवाणु अधिक समय तक बने रहते हैं। लेप्टोस्पाइरा जनित गर्भपात का शिकार हुई मादा पशु के जनन मार्ग में जीवाणु गर्भपात के 8 दिन तथा गर्भाशय में 3 माह बाद तक मौजूद रहते हैं। इस प्रकार गर्भपात के बाद जनन मार्ग का स्राव भी रोग के प्रसरण में सहायता प्रदान करता है।

रोग प्रसरण: रोग का प्रसरण निम्न प्रकार से होता है– (1) रोगी पशु के मूत्र के सीधे सम्पर्क में आने से या मूत्र से दूषित हुये पानी, चारा, भोजन आदि के उपयोग से स्वस्थ पशु में रोग का प्रसरण होता है। अन्य किसी भी खाद्य की वस्तु की अपेक्षा पानी में लेप्टोस्पाइरा अधिक समय तक जीवित रहते हैं, अतः संक्रमित पानी से रोग के प्रसरण की काल अवधि अधिक हो जाती है। यदि पानी में ठहराव है, तो वह और अधिक समय तक रोग का स्रोत बना रहता है। मनुष्यों तथा पशुओं में फसल के लिये खेत को तैयार (कंधार) करते समय बीच में ही खेत का पानी पी लेने से या धान की रोपाई करते समय जीवाणु के सम्पर्क में आने की सम्भावना सर्वाधिक रहती है। जिन खेतों में चूहे रहते हैं, और यदि उनमें रोग होता है, तो खेतों में पानी का कार्य करना रोग होने की सम्भावना में वृद्धि कर देता है। इसके अतिरिक्त पोखरों में पानी पीने से पशु तथा तरणताल में नहाने एवम् तालाब में मछली मारते समय, सिंघाड़ा तोड़ते समय, कमलनाल निकालते समय, या कमल गट्टे तोड़ते समय मनुष्य में रोग के संक्रमण होने की सम्भावना बनी रहती है, (2) घर में शर्करा या गुड़ के बर्तन को खुला रखने, इन बर्तनों तक चूहों की पहुँच, संक्रमित चूहों के मूत्र से शर्करा का दूषित होना और अंततः शर्बत का सेवन, इस प्रकार से मनुष्यों में रोग की सम्भावना काफी अधिक हो जाती है, (3) मूत्र के अतिरिक्त गर्भपात हुये नवजात तथा मादा की योनि का स्राव भी लेप्टोस्पाइरा के संक्रमण का स्रोत होते हैं, तथा रोग का प्रसरण करते हैं, (4) संक्रमित सांड़ के वीर्य में भी लेप्टोस्पाइरा मौजूद रहते हैं। ऐसे सांड से मैथुन द्वारा या वीर्य का कृत्रिम गर्भाधन में उपयोग करने से मादा में संक्रमण होता है, (5) जंगली पशुओं, जैसे जंगली शूकर, सियार, लोमड़ी, हिरन, रेकन, शुंक आदि के द्वारा भी पालतू पशुओं में रोग फैलता है, (6) पानी की सप्लाई की पाइपलाइन टूटने, पाइपलाइन के मार्ग में पानी भरने, मिट्टी, कुत्तों व अन्य पशुओं के मूत्र से पाइपलाइन के पानी में संक्रमण आ जाने से

पानी का उपयोग करने वालों में रोग का संक्रमण होता है, (7) पशुओं के द्वारा पशुपालकों, पशुचिकित्सकों एवं बूचड़खाने में कार्यरत मनुष्यों तथा मनुष्यों से पशुओं में रोग का प्रसरण होता है, तथा (8) पशुओं में मूत्र पीने की गलत आदत पड़ने से भी रोग होने की सम्भावना बढ़ जाती है।

संक्रमण का माध्यमः (1) दूषित पानी के सम्पर्क में आने पर त्वचा के घाव, नाक की म्यूकोसा एवं नेत्र श्लेष्मला द्वारा, (2) दूषित चारा खाने तथा दूषित पानी एवं दूध पीने से, तथा (3) रोगी मादा पशु के जननांगों को चाटने से एवं मैथुन द्वारा।

रोगजनात्मकताः लेप्टोस्पाइरा, स्वस्थ पशु की त्वचा एवं म्यूकस झिल्ली में पड़ी दरारों, एवं घाव के माध्यम से या आँख व नाक की स्वस्थ म्यूकस झिल्ली से होकर शरीर में प्रवेश करते हैं, तथा लसीका वाहिकाओं से परिसंचरित होते हुये यकृत में एकत्र हो जाते हैं। यकृत में जीवाणु लगभग एक सप्ताह तक वृद्धि कर अपनी संख्या को बढ़ाते हैं। तत्पश्चात लेप्टोस्पाइरा पशु के रक्त में मिश्रित होकर, परिसंचरण तंत्र के माध्यम से सम्पूर्ण शरीर में फैलकर पूतिजीवरक्तता उत्पन्न करते हैं, जिससे पशु को तीव्र ज्वर होता है। पूतिजीवरक्तता की प्रारम्भिक अवस्था में कुछ लेप्टोस्पाइरा, हीमोलाइसिन नामक विष उत्पन्न करते हैं। ये विष रक्त की लाल रूधिर कणिकाओं को नष्ट करने लगता है (हीमोलिसिस), जिससे रक्त कणिकाओं के अन्दर से निकलकर हीमोग्लोबिन परिसंचरण तंत्र में स्वतंत्र हो जाता है और हीमोग्लोबिनरक्तता (हीमोग्लोबिनीमिया) उत्पन्न होती है। रक्त में स्वतंत्र हुये हीमोग्लोबिन को यकृत पित्त में बदलना शुरू कर देता है। जब रक्त में हीमोग्लोबिन की मात्रा काफी अधिक हो जाती है, तो हीमोग्लोबिन मूत्र के साथ शरीर से बाहर निकलने लगता है (हीमोग्लोबिन्यूरिया) जिससे मूत्र का रंग कॉफी जैसा दिखता है। हीमोग्लोबिनमेह बहुधा कम उम्र के पशुओं में ही देखने को मिलता है। वयस्कों में प्रायः हीमोग्लोबिनमेह नहीं होता है। अत्यधिक मात्रा में पित्त के बनने पर पित्ताशय से निकलकर पित्त भी रक्त में मिश्रित होने लगता है। इस कारण से रोगी में पीलिया के लक्षण प्रकट होते हैं। हीमोलाइसिन के अतिरिक्त लेप्टोस्पाइरा कोशिका आविष भी उत्पन्न करता है, जो शरीर की कोशिकाओं को नुकसान पहुँचाता है। इस विष के प्रभाव से महीन केशिकाएं टूटने लगती हैं जिससे म्यूकोसा पर रूधिरांक दृष्टित होते हैं। रोग में लाल रूधिर कणिकाओं के टूटने एवं रक्त स्राव होने से खून की ऑक्सीजन के संवाहन की क्षमता कम हो जाती है। पशु के शरीर में ऑक्सीजन की कमी होने से श्वांस लेने में कठिनाई होती है। नाड़ी स्पन्दन तीव्र हो जाता है। जैसे–जैसे समय बीतता जाता है, लक्षणों की तीव्रता कम होने लगती है। जो पशु इस अवस्था में भी जीवित रहते हैं, उनमें लेप्टोस्पाइरा धीरे–धीरे रक्त से निकलकर यकृत, गुर्दों, फेफड़ों, गर्भाशय, वृषण, दुग्ध ग्रंथियों एवं मस्तिष्क में एकत्र होने लगते हैं।

लेप्टोस्पाइरा द्वारा उत्पन्न कोशिका आविष यकृत की कोशिकाओं को भी नष्ट करता है, जिससे यकृत में जगह–जगह पर मृत कोशिकाओं के समूह दृष्टित होते हैं। यकृत ही

विष को नष्ट भी करता है। अतः यकृत की कार्यप्रणाली के प्रभावित होने पर पीलिया के लक्षण प्रकट होते हैं।

विष का प्रभाव गुर्दों पर भी स्पष्टतया दृष्टित होता है। गुर्दों में परिसंचरण तंत्र प्रणाली के प्रभावित होने तथा गुर्दे की कोशिकाओं के क्षतिग्रस्त होने से रक्त से मूत्र के छनने की प्रक्रिया पर असर पड़ता है जिससे रोगी के रक्त में मूत्र की मात्रा बढ़ने लगती है। इस अवस्था को यूरीमिया कहते हैं। यदि गुर्दों में क्षति ज्यादा होती है, तो मूत्र के न छनने से पशु कोमा में चला जाता है, तथा उसकी मृत्यु तक हो जाती है।

गुर्दों के मृदुतक में लेप्टोस्पाइरा वृद्धि करते हैं, और रोगी के ठीक हो जाने के उपरान्त भी मूत्र के साथ समय–समय पर बाहर निकलकर अन्य पशुओं को संक्रमण फैलाते रहते हैं। इस प्रकार स्वस्थ हो जाने के उपरान्त भी ये पशु अन्य पशुओं में रोग का स्रोत बने रहते हैं।

दुग्ध ग्रंथियों में जीवाणु के द्वारा उत्पन्न विष महीन केशिका को नष्ट करता है, जिससे दूध के साथ रक्त या रक्त के थक्के बाहर निकलते हैं। इस कारण से दूध का रंग पीला या लाल दिखता है। जीवाणु द्वारा उत्पन्न कोशिका आविष दुग्ध ग्रंथियों की कोशिकाओं को भी क्षति पहुँचता है, जिससे दुधारू पशुओं में थनैला रोग होता है।

गर्भाशय में पहुँचे हुये जीवाणु अपरा एवं गर्भस्थ शिशु पर आक्रमण कर गर्भपात कर देते हैं। गर्भपात प्रायः 4 माह या इससे अधिक उम्र के बछड़ों में होता है। गर्भस्थ शिशु की मृत्यु लेप्टोस्पाइरा जनित विष के सीधे प्रभाव से या गर्भनाल की क्षति के द्वारा या दोनों में से किसी भी एक या दोनों प्रभावों के चलते होती है।

भेड़े एवं बकरी के मस्तिष्क में लेप्टोस्पाइरा के एकत्र होने से मस्तिष्कशोथ की घटना सामान्य रूप से देखने को मिलती है। लेप्टोस्पाइरा जनित विष फेफड़ों की कार्यप्रणाली को भी प्रभावित करता है।

रोग के लक्षणः संक्रमण होने के 3 से 6 दिन के पश्चात् रोग के लक्षण प्रकट होना प्रारम्भ हो जाते हैं, जो कमोबेश एक ही प्रकार के होते हैं। पशुओं में रोग के लक्षण निम्न होते हैं–

गोपशु एवं भैंसः गोपशुओं में रोग तीव्र, मध्यम या धीमे में से किसी भी प्रकार का हो सकता है। इनमें *लेप्टोस्पाइरा पोमाना, लेप्टोस्पाइरा हार्डजो* एवं *लेप्टोस्पाइरा स्वाजीजक* प्रमुख रूप से रोग पैदा करते हैं। तीव्र प्रकार का रोग प्रायः एक माह से कम उम्र के बछड़ों में होता है तथा इसमें लक्षण एकाएक एवम् शीघ्रता से प्रकट होते हैं। रोग में पशु को तीव्र ज्वर (105–107^0 फा.) होता है, तथा वह दूध पीना छोड़ देता है। दृष्टित श्लेष्माकला पर छोटे–छोटे खून के धब्बे दिखायी देते हैं। रोगी सुस्त पड़ जाता है। लाल रूधिर कणिकाओं के नष्ट होने से रक्ताल्पता एवम् पीलिया होता है, जिससे म्यूकोसा पीली पड़ने लगती है।

रक्ताल्पता के परिणामस्वरूप नाड़ी के स्पंदन की गति तीव्र हो जाती है, तथा पशु को श्वांस लेने में परेशानी होती है। मूत्र में हीमोग्लोबिन आना प्रारम्भ हो जाता है, जिससे मूत्र का रंग गहरा लाल या कॉफी के रंग का हो जाता है। 2 से 6 दिनों में रोगी बछड़े की मृत्यु हो जाती है। गर्भित मादा पशु में गर्भपात हो जाता है। पशु या तो पूर्ण रूप से दूध देना बन्द कर देता है, अन्यथा दूध के साथ रक्त के थक्के या लाल रंग का दूध निकलता है। कुछ पशुओं में लंगड़ाहट होती है। वयस्कों में मृत्यु दर कम ही रहती है। मध्यम प्रकार के रोग में लक्षण तो कमोबेश यही होते हैं, किन्तु लक्षणों की तीव्रता कम ही रहती है। रोगी में पीलिया नहीं होता है। धीमे प्रकार के लेप्टोस्पाइरता में लक्षण काफी हल्के रूप में प्रकट होते हैं। गर्भित पशुओं में गर्भ की अंतिम तिमाही में गर्भपात होने के अतिरिक्त अन्य कोई भी लक्षण विशिष्ट नहीं होता है। लेप्टोस्पाइरा के रोगी पशुओं में तानिकाशोथ, नेत्रश्लेष्मलाशोथ, मांसपेशियों में अकड़न, शरीर के विभिन्न भागों के तालमेल का अभाव आदि लक्षण प्रकट होते हैं (रैडोस्टिट्स एट अल, 2003)।

भेड़ एवं बकरी: भेड़ एवं बकरी में लेटोस्पाइरता कम ही देखने को मिलता है। इनमें *लेप्टोस्पाइरा पोमाना* एवं *लेप्टोस्पाइरा हार्डजो* रोग उत्पन्न करते हैं। दुर्बल मेमने रोग की चपेट में अधिक आते हैं। अधिकांश में पूतिजीवरक्तता के कारण मृत्यु हो जाती है। जो बचते हैं उनमें ज्वर, श्वांस लेने में तकलीफ, हीमोग्लोबिनमेह, पीलिया आदि के लक्षण प्रकट होते है। वयस्कों में रोग होने पर गर्भपात होना एक प्रमुख लक्षण माना जाता है। इसके अतिरिक्त दूध में कमी, वजन घटते रहना, रक्ताल्पता आदि अन्य लक्षण भी पाये जाते हैं।

शूकर: शूकरों में *लेप्टोस्पइारा पोमाना, लेप्टोस्पाइरा केनीकोला, लेप्टोस्पाइरा इक्टेरोहेमोरेजिका, लेप्टोस्पाइरा टैरासोबाई, लेप्टोस्पाइरा हार्डजो* प्रमुख रूप से रोग करते हैं। शूकरों में रोग के लक्षण बहुधा धीमे–धीमे प्रकट होते हैं। रोग से, गर्भित मादाओं में बच्चों को जन्म देने के एक पखवाड़े से एक माह पहले ही गर्भपात हो जाता है। कभी–कभी छोटे शूकरों में तीव्र प्रकार का भी रोग होता है। कुछ में सेप्टीसीमिक प्रकार का रोग भी होता है, जिसमें मृत्यु दर काफी अधिक होती है।

अश्व: अश्व में मध्यम प्रकार का रोग होता है जिससे रोग के लक्षण कम तीव्र व कम समय के लिये ही प्रकट होते हैं। रोगी घोड़े में पीलिया, गर्भपात, आँखों से अश्रु बहना, लालिमा छा जाना तथा अन्धापन आदि लक्षण प्रकट होते हैं। घोड़ों के बच्चों में गुर्दे की सूजन, मूत्र का न छनना, आंत्र में सूजन एवं फेफड़ों में फोड़ा बनने आदि से मृत्यु होती है।

कुत्ता: कुत्तों में ज्वर, पीलिया, गुर्दे में सूजन, मूत्र का न छनना, मसूड़ों में घाव, टॉन्सिल में घाव, प्रवाहिका, हीमोग्लोबिनमेह, भूख की कमी, सुस्ती आदि लक्षण उत्पन्न होते हैं। रोगी पशु का वजन कम हो जाता है।

मनुष्य: मनुष्यों में रोग के लक्षण बुखार आना, ठंड लगना, सिरदर्द, कमजोरी, उल्टी आना आदि होते हैं। रोगी की आँखों में लालिमा छा जाती है। गुर्दे खराब हो जाते हैं तथा

पीलिया के लक्षण प्रकट होते हैं। प्रभावित व्यक्ति की मांसपेशियों में दर्द रहता है, तथा त्वचा पर खारिश प्रकट होती है। रोगी व्यक्ति में खून की कमी हो जाती है। एक बार ठीक हो जाने पर रोग कुछ काल बाद पुनः हो जाता है। कुछ व्यक्तियों में रोगाणु बिना कोई लक्षण प्रकट किये ही पड़े रहते हैं, तथा मूत्र में रुक–रुक कर निकलकर अन्य में संक्रमण का स्रोत बन जाते हैं।

रोग का निदानः रोग का निदान निम्नलिखित प्रकार से किया जा सकता है (श्रीवास्तव एवं हरबोला, 1990)– (1) क्षेत्र में रोग के प्रकोप की पूर्व जानकारी प्राप्त कर लक्षणों के आधार पर, (2) रोगी पशु के मूत्र, रक्त एवं दुग्ध (यदि सम्भव हो) से लेप्टोस्पाइरा को प्रयोगशाला के पशुओं में पृथक्कृत कर कल्चर एवं मालीकुलर परीक्षण द्वारा, (3) प्रभावित पशु के मूत्र में अदीप्त क्षेत्रीय सूक्ष्मदर्शी में लेप्टोस्पाइरा को देखकर, (4) *रक्त परीक्षण द्वाराः* रोगी पशु के रक्त में यूरिया, श्वेताणु, बिलिरुबिन की बढ़ी हुई मात्रा तथ लाल रूधिर कणिकाओं, पी.सी.वी. एवं हीमोग्लोबिन की कम हुई मात्रा से भी रोग के होने के विषय में कुछ अनुमान लगाया जा सकता है, (5) *सीरम परीक्षण द्वारा:* पशु से 6 से 10 दिनों के अंतराल पर सीरम निकलकर माइक्रोस्कोपिक समूहन (ऐग्लुटीनेशन) परीक्षण *(1: 100 के टाइटर को रोग के लिये धनात्मक मानते हैं),* एन्जाइम सहलग्नी प्रतिरक्षा शोषी आमापन परीक्षण (एलीसा), प्रतिदीप्ति प्रतिपिंड (फलोरीसेंट एंटीबॉडी) तकनीक परीक्षण द्वारा, (6) *मृत पशु में रोग की निशानदेही द्वाराः* गोपशु का शव विच्छेदन करने पर शरीर की म्यूकस एवं सीरस मेमब्रेन पर रक्तस्राव के छोटे–छोटे निशान (रुधिरांक) दिखायी देते हैं। आमाशय में कभी–कभी अल्सर भी मिलते हैं। यकृत में मृत कोशिकाओं के समूह मिलते हैं। गुर्दों की कोशिकाओं में क्षति होने से भूरे–सफेद धब्बे दृष्टित होते हैं। सूक्ष्मदर्शी से देखने पर गुर्दे की कोशिकाओं में सूजन एवं उनमें लेप्टोस्पाइरा दिखायी देते हैं। साथ ही साथ गुर्दे में रक्त परिसंचरण तंत्र की खामियाँ भी दिखायी देती हैं। गर्भाशय एवं गर्भस्थ शिशु में भी रोग के निशान मिलते हैं। गर्भनाल पर रक्तस्राव, मृत कोशिकाओं के समूह एवं कोशिकाओं में शोफ के निशान मिलते हैं। भेड़ एवं बकरी में मस्तिष्क तानिका पर रक्तस्राव के निशान दिखते हैं। घोड़ों की आँखों में नेत्रश्लेष्मलाशोथ एवं स्वच्छपटलशोथ मिलती है। कुत्तों में मसूड़ों, मुँह एवं आहारनाल में रक्तस्राव एवं अल्सर के निशान भी मिलते हैं। फेफड़ों में शोफ एवं वातस्फीति की निशानदेही होती है, तथा (7) पूतिजीवरक्तता एवं गर्भपात करने वाले अन्य रोगों से विभेदित पहचान कर (श्रीवास्तव एवं हरबोला, 1990)।

रोग का उपचारः रोग के उपचार के लिये जीवाणुनाशक औषधियाँ, जैसे स्ट्रेप्टोमाइसिन एवम् टेट्रासाइक्लीन को प्रयुक्त किया जाता है। रोग में स्ट्रेप्टोमाइसिन की 12 मिग्रा. मात्रा को प्रति किलो पशु भार, दिन में दो बार, एक सप्ताह तक लगातार देने पर उत्साहवर्धक परिणाम मिलते हैं। ऑक्सीटेट्रासाइक्लीन को भी निश्चित मात्रा में एक निश्चित अवधि के लिये चिकित्सक के परामर्श पर प्रयुक्त किया जाता है। इसके अतिरिक्त गुर्दों, यकृत एवम् रक्त के कार्य को सुचारू रखने के लिये सहायक औषधियों का प्रयोग किया जाता है।

रोग निवारणः रोग की रोकथाम निम्न प्रकार से की जा सकती है– (1) पशुबाड़े की स्वच्छता पर विशेष ध्यान देना चाहिये। बाड़े के आसपास चूहे के बिलों को बन्द कर देना चाहिये, (2) सीरम या मूत्र परीक्षण में धनात्मक पाये गये पशु को अन्य पशुओं से अलग रखना चाहिये। रोग वाले बाड़े के स्वस्थ पशुओं का भी प्रतिजैविक से उपचार करना चाहिये, जिससे उनमें से किसी में भी यदि रोग के जीवाणु छिपे हुये हों, तो वह नष्ट हो जायें, और पशु रोग का वाहक न बन पाये, (3) चारा, दाना–पानी को संक्रमित होने से बचाना चाहिये। पशु को पोखरों में पानी न पीने दें। कृषिकार्य करते समय पशु के मुँह पर मुसीखा लगायें, जिससे वह न तो दूषित चारा ही खा सके और न ही पानी पी सके। त्वचा में घाव लगे पशु को कार्य के लिये प्रयुक्त न करें। पीने के पानी के स्रोत के चारों तरफ तारबन्दी कर, ऊपर से लकड़ी या टिन के तख्ते से ढंक दें। पशुओं को नल का पानी पिलायें तो बेहतर होगा, (4) कुत्तों में लेप्टोस्पाइरता का टीकाकरण करवायें, (5) जिन पशुओं में गर्भपात हो उन्हें अलग कर लें। गर्भपात हुये भ्रूण एवं गर्भनाल को जलाकर या जमीन में गहरा गाड़कर नष्ट कर दें, तथा (6) भारतवर्ष में पशुओं में होने वाले लेप्टोस्पाइरता के लिये टीके उपलब्ध नहीं हैं, अन्यथा विदेशों में बछड़ों में लेप्टोस्पाइरता के लिये 3 माह तथा उसके बाद प्रतिवर्ष टीकाकरण करवाया जाता है।

मनुष्यों में: मनुष्यों में रोग की रोकथाम के लिये निम्नलिखित उपाय करने चाहिये– (1) रोग से बचाव के लिये व्यक्तिगत सुरक्षा एवं स्वच्छता पर विशेष ध्यान देने की जरूरत होती है। बूचड़खाने में कार्यरत कर्मी एवं पशु–चिकित्सक में रोग होने की सम्भावनायें अधिक होती हैं, अतः उनको रबड़ के दस्ताने पहन कर ही अपना कार्य करना चाहिये, (2) कृषि कार्य करते समय घुटनों तक ऊंचे जूते पहनकर ही कार्य करें, जिससे शरीर पानी के सीधे सम्पर्क में न आने पाये, (3) तरणताल के पानी में संक्रमणहारी दवायें मिलाकर स्वच्छ कर लेना चाहिये, तथा (4) दूध हमेशा उबालकर ही पीना चाहिये।

संदर्भ

रैडोस्टिट्स, ओ. एम. गे, सी. सी. ब्लड, डी. सी. हिचक्लिफ, के. डब्ल्यू. (2003). वेटेरेनरी मेडीसिन–ए टेक्सट बुक ऑफ दि डिज़ीज ऑफ कैटल, पिग, गोट एंड हार्स. नवम् संस्करण, ई एल बी एस, बेलेर टिंडल, लंदन।

श्रीवास्तव, एस. के. हरबोला, पी. सी. (1990). अ मैनुअल ऑन प्रोसीजर फॉर आइसोलेशन एंड आइडेंटीफिकेशन ऑफ लेप्टोस्पाइरा एंड डायग्नोसिस ऑफ लेप्टोस्पाइरोसिस. इंडियन वेटेरेनरी रिसर्च इंस्टीट्यूट, बरेली, इंडिया।

नेशनल सेंटर फार डिज़ीज कंट्रोल (2015). प्रोग्राम फार प्रीवेंसन एंड कंट्रोल ऑफ लेप्टोस्पाइरोसिस. नेशनल गाइडलाइंसः डायग्नोसिस, केस मैनेजमेंट, प्रीवेंसन एंड कंट्रोल ऑफ लेप्टोस्पाइरोसिस. देहली, इंडिया।

हिमानी, डी. सुमन, एम. के. माने, बी. जी. (2013). एपीडिमियोलाजी ऑफ लेप्टोस्पाइरोसिसः एन इंडियन पर्सपैक्टिव. जनरल फूड बार्न एंड जूनोटिक डिज़ीज. 1(1): 6–13।

संबासिवा, आर. आर. गुप्ता, एन. भल्ला, पी. अग्रवाल, एस. के. (2003). लेप्टोस्पाइरोसिस इन इंडिया एंड दि रेस्ट ऑफ दि वर्ल्ड. दि ब्राजीलियन जनरल ऑफ इन्फैक्शियस डिज़ीज. 7(3): 178–193।

❐❐❐

अध्याय 35

बछड़ों का स्थानिक न्यूमोनिया

बछड़ों में स्थानिक न्यूमोनिया प्रायः 2 से 4 सप्ताह की आयु में होने वाला एक संक्रामक रोग है। यह रोग *पैराइन्फ्लुएंजा–3, गो श्वसन संकोशिका विषाणु, गो विषाणुज प्रवाहिका विषाणु* तथा *माइकोप्लाज्मा, पास्चुरेला, कोरीनेबैक्टीरियम* या *क्लेमिडिया* जीवाणु में से किसी एक या एक से अधिक विषाणु एवं जीवाणु के एक साथ संक्रमण होने से होता है। रोग में पशु को एकाएक तीव्र ज्वर होता है। श्वांस फूलने लगती है। नासाद्वार से गाढ़ा स्राव निकलता है। आँखों से आँसू बहते हैं। पशु निढ़ाल होकर पड़ जाता है। रोग में संक्रमण दर शत–प्रतिशत तथा मृत्यु दर काफी कम होती है। शीत एवं वर्षा ऋतु में रोग अधिक होता है।

रोग कारणः रोग का प्रमुख कारण *पैराइन्फ्लुएंजा–3* (पी.आई.–3), *गो श्वसन संकोशिका विषाणु (बोवाइन रैसपाइरेटरी सिन्साइटियल वायरस–* बी.आर.एस.वी.) एवं *गो विषाणुज प्रवाहिका (बोवाइन वायरल डायरिया वायरस–*बी.वी.डी.वी.) प्रकार के विषाणु तथा *माइकोप्लाज्मा, पास्चुरेला, कोरीनेबैक्टीरियम* प्रकार के जीवाणु एवं *क्लेमिडिया* हैं। रोग बहुधा पी.आई.–3 विषाणु के संक्रमण से होता है जो कम तीव्र प्रकार की न्यूमोनिया करता है, जबकि बी.आर.एस.वी. विषाणु कम मिलने के बाद भी अधिक घातक प्रकार की न्यूमोनिया करता है। उपरोक्त विषाणुओं के अतिरिक्त कभी–कभी एडीनो, राइनो, रियो एवं इन्टीरो प्रकार के विषाणु भी उपरोक्त रोग में पाये जाते हैं।

जब पशु के फेफड़ों की कोशिकायें विषाणु संक्रमण से फेफड़ों को स्वच्छ करने में विफल हो जाती हैं तब फेफड़े द्वितीयक जीवाणुओं के संक्रमण के लिये अधिक संवदेनशील हो जाते हैं। इस समय *माइकोप्लाज्मा, पास्चुरेला,* एवं *कोरीनेबैक्टीरियम* प्रकार के जीवाणु *तथा क्लेमिडिया* द्वितीयक आक्रमणकारी के रूप में संक्रमण कर न्यूमोनिया करते हैं। जीवाणुओं में माइकोप्लाज्मा रोग में अन्य की तुलना में अधिक संख्या में पाया जाता है (रैडोस्टिट्स एट अल, 2003)।

रोग को संवेदनशील पशुः रोग मुख्य रूप से बछड़ों, बछियों में होता है। जिन बछड़ों की आयु 2 से 4 सप्ताह के बीच होती है, उनमें रोग अधिक होता है। इसका मुख्य कारण है, कि इस काल में बछड़ों के सीरम में इम्यूनोग्लोबुलिन जी–1 (IgG_1) एवं इम्यूनोग्लोबुलिन जी–2 (IgG_2) तथा नासिका स्राव में इम्यूनोग्लोबुलिन ए (IgA) की सांद्रता

अत्यधिक कम होती है, जिससे वह रोगकारक विषाणु एवं जीवाणु का आसानी से शिकार बन जाते हैं। तत्पश्चात् जैसे–जैसे बछड़ों की उम्र बढ़ती जाती है, उनके रक्त में इम्यूनोग्लोबुलिन जी–2 (IgG_2) की सांद्रता बढ़ती जाती है, और जब वह 2 से 4 माह के हो जाते हैं, उनमें रोग होने की संभावना उत्तरोतर कम होती जाती है। एक बार रोग के चंगुल में फंसा बछड़ा, ठीक होने के पश्चात् उस रोगकारक जीवाणु या विषाणु के लिये प्रतिरोधक क्षमता विकसित कर लेता है, जिससे वह उस प्रकार के रोगाणु के दुबारा संक्रमण से बचा रहता है। रोग क्षेत्र में पैदा हुये बछड़ों की तुलना में रोग क्षेत्र में बाहर से लाये गये बछड़े रोग के लिये अधिक सुग्राही होते हैं, क्योंकि रोग क्षेत्र में पैदा हुये बछड़ों में माँ के खीस एवं दूध के द्वारा रोग से बचाव के लिये प्रतिरोधक क्षमता पहुँच जाती है, जो उनकी रोगाणु से रक्षा करती है। साथ ही साथ रोग क्षेत्र के बछड़ों में इस प्रतिरोधकता के आनुवांशिक स्तर तक पहुँच जाने के कारण उनमें रोग होने की संभावनायें उत्तरोत्तर कम होती जाती हैं। बछड़ों में, जिनको 6 माह से अधिक आयु वाले बछड़ों के साथ एक ही बाड़े में रखा जाता है, रोग होने की संभावना अधिक रहती है, क्योंकि ऐसे मामलों में वयस्क बछड़ों की निःश्वास वायु में विद्यमान रोगाणु नवजात बछड़ों में पहुँचकर रोग उत्पन्न कर देते हैं (बर्निंग एट अल, 1992)।

रोग प्रसरणः श्वसन तंत्र वाह्य वातावरण के साथ अन्य तंत्रों की तुलना में अत्यधिक निकटता से जुड़ा हुआ होता है। अतः वातावरण में होने वाला प्रत्येक परिवर्तन इस तंत्र से सम्बन्धित रोग पर व्यापक एवं अधिक प्रभाव डालता है। यह रोग बछड़ों में सर्दी एवं बरसात के दिनों में अधिक होता है। इसका मुख्य कारण है, कि सर्दी में हम बछड़ों को झुंडों में एक ही बाड़े में रख देते हैं, तथा दरवाजे को सर्दी से बचाने के लिये बन्द कर देते हैं। बछड़ों के बाड़े में दूषित वायु को बाहर निकलने के लिये रोशनदानों की भी अच्छी व्यवस्था नहीं होती है। इस पशुबाड़े में निःश्वसन वायु के द्वारा प्रत्येक बछड़े का एक–दूसरे से निकट का सम्बन्ध स्थापित हो जाता है। ऐसी परिस्थितियों में एक पशु के रोगी होने पर अन्य में रोग फैलने की सम्भावना बढ़ जाती है। वर्षा ऋतु का गर्म तथा आर्द्र वातावरण इन रोगाणुओं के प्रगुणन के लिये आदर्श परिस्थितियाँ उत्पन्न कर देता है, साथ ही साथ पशु की प्रतिरोधक क्षमता भी वातावरण की विपरीत परिस्थितियों में कम हो जाती है, अतः श्वसन तंत्र में पहुँचे हुये या पहले से विद्यमान रोगाणु अनुकूल परिस्थितियों के मिलने पर रोग उत्पन्न कर देते हैं। उपरोक्त सभी कारकों के साथ पशु की उचित देखभाल, खीस एवं दूध पीने की व्यवस्था, रख–रखाव, पशु बाड़े की स्वच्छता आदि का भी न्यूमोनिया होने तथा न्यूमोनिया के बाद हुये पशु के विकास पर गहरा प्रभाव पड़ता है। आदर्श परिस्थितियों में संक्रमण दर शत–प्रतिशत तथा मृत्यु दर 5 से 8 प्रतिशत तक होती है (बर्निंग एट अल, 1992)।

रोग का आर्थिक महत्वः जीवन के प्रारम्भिक काल में होने वाली बीमारियों का जीवनपर्यन्त तक चलने वाला प्रभाव दृष्टित होता है। एक बार रोग से ग्रसित हुये बछड़े

में स्वस्थ बछड़े की तुलना में भार वृद्धि, उत्पादन एवं पुनर्उत्पादन दर, कार्य क्षमता सभी में कमी पायी जाती है। इसके अतिरिक्त रोग से मरने वाले पशुओं की संख्या भी इस आयु में अन्य किसी भी रोग से मरने वाले पशुओं की संख्या से अधिक है। इस तरह रोग का पशुपालक पर व्यापक एवम् नकारात्मक आर्थिक प्रभाव पड़ता है।

रोगजनात्मकता: रोग का प्रमुख कारण *पैराइन्फ्लुएंजा*–3 (पी.आई–3), *गो श्वसन संकोशिका* एवम् *गो विषाणुज प्रवाहिका* विषाणु तथा *माइकोप्लाज्मा बोविस, माइकोप्लाज्मा डिस्पर, पास्चुरेला, यूरियाप्लाज्मा* जीवाणु एवं *क्लेमिडिया* हैं। इसके अतिरिक्त एडीनो, राइनो, रियो एवं इन्टीरो विषाणुओं की भी रोग में प्रमुख भूमिका है। रोगकारक विषाणु अंतरालीय प्रकार की न्यूमोनिया उत्पन्न करते हैं। विशुद्ध रूप में *पैराइन्फ्लुएंजा*–3 विषाणु के संक्रमण पर श्वसन तंत्र में *श्वसनिका शोथ (ब्रोंकियोलाइटिस), श्वसनी (ब्रोंकियल)* एवं *श्वसनिका (ब्रोंकियोलर)* अतिविकसन *(हाइपर प्लेशिया), ऐल्वियोलर एपिथीलियलाइजेशन* एवं *महाकोशिका बहुकेन्द्रकी समावास (जाइन्ट सेल सिन्साइटियल फारमेशन)* दृष्टित होता है। इसके साथ ही विषाणु *ऐल्वियोलर मैक्रोफाज* की कार्यकुशलता एवं फेफड़ों को स्वच्छ करने की कार्यविधि पर भी प्रभाव डालता है, जिससे फेफड़ों की नलिकाओं में श्लेष्म (म्यूकस) एकत्र होने लगता है। इससे पशु को खांसी तथा श्वांस लेने में परेशानी होती है। संक्रमण के दो सप्ताह बाद तक यदि किसी जीवाणु का संक्रमण नहीं होता है तो पशु स्वस्थ हो जाता है। *गो श्वसन संकोशिका विषाणु* के शुद्ध संक्रमण पर बछड़ों को *नासाशोथ (राइनाइटिस), शवसनीशोथ (ब्रोंकाइटिस),* क्रम प्रसारी *एवं* निःस्रावी *श्वसनिकाशोथ (ब्रोंक्रियोलाइटिस)* की शिकायत रहती है। *उपकला* में *महाकोशिका बहुकेन्द्रकी समावास* भी दृष्टित होता है। उपरोक्त परिवर्तनों के चलते फेफड़ों को स्वच्छ करने की कार्यविधि प्रभावित होती है।

इस प्रकार विषाणु स्वयं भी न्यूमोनिया करते हैं तथा साथ ही साथ पशु को जीवाणु जनित न्यूमोनिया के लिये भी उपयुक्त पात्र बना देते हैं। यदि ऐसे पशु में जीवाणुओं का संक्रमण नहीं होता है तो वह स्वतः ही ठीक हो जाता है। किन्तु यदि उपरोक्त समय में जीवाणु किसी प्रकार से रोगी पशु के श्वसन तंत्र में प्रवेश करते हैं, या वहाँ पहले से ही विद्यमान होते हैं, तो वह जीवाणु जनित न्यूमोनिया करते हैं, जो अधिक घातक होती है। इस जीवाणु जनित न्यूमोनिया पर जीवाणुनाशक औषधियों से नियंत्रण पाया जा सकता है।

रोग के लक्षण: बछड़ों में न्यूमोनिया के लक्षण चाहे वह विषाणु जनित हो या जीवाणु जनित, प्रायः एक जैसे ही होते हैं। लक्षणों की तीव्रता एवं घातकता में विविधता हो सकती है। संक्रमण होने के 5 से 8 दिनों में पशु में लक्षण प्रकट होना प्रारम्भ हो जाते हैं। बछड़ों को एकाएक तीव्र ज्वर (104–106^0 फा.) होता है। प्रभावित जानवर सुस्त हो जाता है तथा दूध पीना बन्द कर देता है। हृदय व श्वसन गति तीव्र हो जाती है। श्वांस लेने पर खड़–खड़ की आवाज आती है। नासिका छिद्रों से प्रारम्भ में पानी जैसा तथा बाद में हल्का गाढ़ा श्लेष्म

(म्यूकस) मिश्रित स्राव बहता है। आँखों से आँसू गिरते हैं। नाक से श्वांस लेने में परेशानी होने के कारण बछड़े मुँह खोलकर श्वांस लेते हैं। फेफड़ों के ऊपर स्टेथोस्कोप रखने पर सामान्य से अलग चड़–चड़ की आवाज सुनाई देती है। कुछ एक बछड़े लक्षणों के तीव्र होने के साथ ही दम तोड़ देते हैं, जबकि कम तीव्र प्रकार का संक्रमण 5 से 6 दिनों तक चलता है, उसके बाद पशु ठीक होने लगता है।

कभी–कभी ठीक होने के बाद पशु को फिर से न्यूमोनिया हो जाता है। वस्तुतः यह जीवाणुओं के आक्रमण से होता है। पशु में लक्षण आक्रमणकारी जीवाणु के प्रकार पर निर्भर करते हैं। दुबारा हुये इस जीवाणु जनित न्यूमोनिया को प्रतिजैविक देकर आसानी से काबू में किया जा सकता है। जबकि विषाणु जनित न्यूमोनिया पर एंटीबायोटिक का कोई भी असर नहीं पड़ता है।

रोग का निदानः न्यूमोनिया का निदान निम्नलिखित प्रकार से किया जा सकता है– (1) मौसम एवं क्षेत्र में बछड़ों के रख–रखाव के तरीकों की जानकारी प्राप्त कर, (2) लक्षणों के आधार पर, (3) पशु का सम्पूर्ण परीक्षण कर, (4) मृत पशुओं के फेफड़ों में हुये परिवर्तनों को देखकर, तथा (5) श्वसन तंत्र के अन्य रोगों, जैसे परजीवी जनित न्यूमोनिया, ड्रेन्चिंग न्यूमोनिया आदि से विभेदीकृत पहचान कर।

रोग का उपचारः विषाणु जनित न्यूमोनिया पर प्रतिजैविक का कोई भी प्रभाव नहीं पड़ता है। किन्तु द्वितीयक जीवाणुओं के आक्रमण को रोकने के लिये प्रारम्भ में या विषाणु जनित न्यूमोनिया के ठीक हो जाने के बाद दुबारा ज्वर आने पर प्रतिजैविक से पशु का कम से कम तीन दिनों तक या रोग ठीक होने तक उपचार कर रोग से मुक्ति पाई जा सकती है।

रोग निवारणः रोग की रोकथाम निम्नलिखित प्रकार से की जा सकती है– (1) बछड़ों के रख–रखाव पर विशेष ध्यान रखें। सर्दी एवं वर्षा ऋतु में ठंड एवं वातावरण की विपरीत परिस्थितियों में समयानुसार बचाव की व्यवस्था करें, (2) नवजात बछड़ों को वयस्क बछड़ों के साथ न रखें, (3) बाड़े में साफ–सफाई पर उचित ध्यान दें, (4) बाड़े में बछड़ों को ज्यादा संख्या के झुंड में न रखें, तथा (5) इस रोग के लिये कोई भी टीका उपलब्ध नहीं है। अतः रोग से सावधानी ही एकमात्र अस्त्र है।

संदर्भ

बर्निंग, एफ. सी. कैनिन, जे. बी. (1992). इन्वायरोमेंटल एंड मैनेजमेंटल रिस्क फैक्टर एसोसियेटिड विद मार्बेडिटी एंड मॉर्टेलिटी इन पैरीनैटल एंड प्रीवीनिंग काब्सः ए रिब्यू फ्राम एन एपीडिमियोलॉजिकल पर्सपैक्टिव. वेटेरेनरी बुलेटिन. 62: 399–413।

रैडोस्टिट्स, ओ. एम. गे, सी. सी. ब्लड, डी. सी. हिचक्लिफ, के. डब्ल्यू. (2003). वेटेरेनरी मेडीसिन–ए टेक्सट बुक ऑफ दि डिज़ीज ऑफ कैटल, पिग, गोट एंड हार्स. नवम् संस्करण, ई एल बी एस, बेलेर टिंडल, लंदन।

❑❑❑

अध्याय 36

थनैला रोग

पर्यायवाची: स्तनशोथ।

थनैला रोग दुधारू पशुओं में जीवाणु, विषाणु, शैवाल तथा कवक द्वारा होने वाला एक संक्रामक रोग है। रोग में पशु का अयन व थन सूज कर गर्म एवं कठोर हो जाता है। दूध का रंग बदल जाता है, तथा उसमें छिछड़े आते हैं। दूध की गुणवत्ता तथा उपयोगिता भी समाप्त हो जाती है। अंततः उपचार के अभाव में दूध बनाने वाली ग्रंथियों में तंतुमयता होने से थन बेकार हो जाता है। ऐसे पशु के दूध का सेवन करने से मनुष्य में अनेक रोगों के होने की सम्भावना होती है।

थनैला रोग प्रमुख रूप से दूध देने वाली गाय, भैंस तथा बकरी का रोग है। यद्यपि इस रोग में पशु की मृत्यु बहुत कम या न के बराबर होती है, किन्तु पशु की दुग्ध उत्पादन क्षमता आंशिक या पूर्ण रूप से समाप्त हो जाती है। रोग के कारण राष्ट्र को प्रतिवर्ष लगभग 6000 करोड़ रुपये की हानि उठानी पड़ रही है (श्रीवास्तव एट अल, 2015)।

रोग कारण: यह एक ऐसा रोग है जो थन तथा अयन में कई प्रकार के जीवाणु, विषाणु, शैवाल, कवक तथा माइकोप्लाज्मा के संक्रमण से होता है। इनमें से जीवाणु जनित थनैला रोग सबसे अधिक होता है। सुविधा की दृष्टि से थनैला रोग को कारक के आधार पर निम्न प्रकार से बांट सकते हैं–

जीवाणु जनित थनैला रोग: गोपशु तथा भैंसों में यह रोग प्रमुख रूप से *स्टैफिलोकॉकस औरियस* एवं स्ट्रेप्टोकॉकस *एगलैक्सी* नामक जीवाणु से होता है। भारतवर्ष में *स्टैफिलोकॉकस औरियस* जनित थनैला रोग सर्वाधिक होता है। उपरोक्त जीवाणुद्वय के अतिरिक्त अन्य कई जीवाणु, जैसे *स्ट्रेप्टोकॉकस यूवेरिस, कोरीनेबैक्टीरियम पायोजनीज, एशरिकिआ कोली, माइकोबैक्टीरियम ट्यूबरक्यूलोसिस* आदि भी इस रोग के प्रमुख कारक हैं। जीवाणु जनित थनैला रोग का निम्नलिखित शीर्षकों में अध्ययन कर सकते हैं–

अ) *प्रमुख जीवाणु कारक :*

1. *संक्रामक थनैला रोग:* यह *स्टैफिलोकॉकस औरियस* तथा *स्ट्रेप्टोकॉकस एगलैक्सी* जीवाणु में से किसी एक के संक्रमण से होता है। *स्ट्रेप्टोकॉकस एगलैक्सी* के संक्रमण में दूध, दुहने के प्रारम्भ में पानी जैसा होता है, तथा उसमें छिछड़े आते हैं।

2. *वातावरण जनित थनैला रोगः* यह *स्ट्रेप्टोकॉकस यूबेरिस, स्ट्रेप्टोकॉकस डिस्गैलेक्सी* तथा *एशरिकिआ कोली* में से किसी एक के संक्रमण से होता है। इनमें से *एशरिकिआ कोली* इस रोग का प्रमुख कारक है। क्योंकि यह जीवाणु पशु के अयन में निकटवर्ती संक्रमित चतुर्थक की अपेक्षा वातावरण से सीधे प्रवेश करते हैं, अतः इसे वातावरण जनित थनैला रोग कहते हैं। इनमें से *स्ट्रेप्टोकॉकस यूबेरिस* थन में कोथ (गैंग्रीन) भी करता है।
3. *ग्रीष्मकालीन थनैला रोगः* शुष्क पशुओं में थनैला रोग *कोरीनेबैक्टीरियम पायोजनीज* के संक्रमण से होता है। रोग हमेशा अति तीव्र प्रकार का होता है। इसमें पशु के अयन में मवाद पड़ जाता है। तीव्र ज्वर (105–106^{0} फा.) होता है। रोगी पशु सुस्त हो जाता है। चारा खाना बन्द कर देता है। पशु की हृदय तथा श्वसन गति तेज हो जाती है। दूध गाढ़ा तथा पीले रंग का हो जाता है। दुहते समय आरम्भ में छिछड़े आते हैं, उसके बाद में सड़ांध की बू के साथ मवाद युक्त दूध आता है। क्योंकि इस प्रकार के थनैला रोगियों की संख्या यूरोप तथा स्कैंडीनेविया की शुष्क गायों में ग्रीष्म ऋतु में एकाएक बढ़ जाती है, अतः इसे ग्रीष्मकालीन थनैला रोग कहते हैं।
4. *यक्ष्मा जनित थनैला रोगः* अन्य सभी जीवाणुओं जनित थनैला रोग के विपरीत इस प्रकार के थनैला रोग में रोगकारक जीवाणु *माइकोबैक्टीरियम ट्यूबरक्यूलोसिस* रक्त के साथ अयन में पहुँचते हैं, तथा थनैला रोग करते हैं। इसमें पशु के अयन तथा अयन के ऊपर की लसीका ग्रन्थि में छोटी–छोटी गाँठें पड़ जाती हैं। दूध पानी की तरह पतला हो जाता है।
5. *सूडोमोनास जनित थनैला रोगः* इसमें पशु का दूध हल्का हरा या नीले रंग का हो जाता है।

ब) *कम प्रमुख जीवाणु कारकः* उपरोक्त जीवाणुओं के अतिरिक्त *पास्चुरेला मल्टोसिडा,* ब्रूसैला, क्लैबिसेल्ला, ऐरोबैक्टर, *फ्यूजोबैक्टीरियम नेक्रोफोरस, ऐक्टिनोबेसिलस लिग्नीरेसाई, बेसीलस, ऐक्टिनोमाइसीज बोविस* तथा नोकार्डिया आदि जीवाणु भी थनैला रोग करते हैं। नोकार्डिया के संक्रमण से होने वाले थनैला रोग में भी पशु के अयन में गांठें पड़ती हैं।

थनों में रहने वाले सामान्य जीवाणु : पशु के अयन तथा थनों में स्टैफिलोकॉकस हाइकस, स्टैफिलोकॉकस एपीडर्मिडिस, कोएगुलेज ऋणात्मक स्टैफिलोकॉकस तथा *कोरीनेबैक्टीरियम बोविस* नामक जीवाणु सामान्य रूप में मौजूद रहते हैं, किन्तु यह जीवाणु थनैला रोग नहीं करते हैं।

विषाणु जनित थनैला रोगः पशुओं में *चेचक रोग* में अयन तथा थनों पर दाने पड़ते हैं और थनैला रोग भी हो सकता है। इस प्रकार के थनैला रोग में प्रारम्भ में दूध सामान्य रहता है किन्तु धीरे–धीरे यह पतला होकर पानी जैसा हो जाता है।

कवक जनित थनैला रोगः जीवाणु या विषाणु जनित रोग के बाद जब पशु की प्रतिरोधक क्षमता काफी कम हो जाती है तब *ऐस्पर्जिलस, कैंडिडा, क्रिप्टोकोकस नियोफारमैन्स* या *क्लैडोस्पोरियम* नामक कवक थनैला रोग कर सकते हैं। इस प्रकार के थनैला रोग में पशु के अयन में छोटी–छोटी गांठें पड़ जाती हैं। दूध की मात्रा काफी कम हो जाती है।

माइकोप्लाज्मा जनित थनैला रोगः इस प्रकार के थनैला रोग में पशु के अयन में मवाद युक्त गांठें बनती हैं।

शैवाल जनित थनैला रोगः प्रोटोथिका नामक शैवाल भी पशु में थनैला रोग करता है।

उपरोक्त कारकों के अतिरिक्त पशुओं के रख–रखाव में लापरवाही भी इस रोग के लिये जिम्मेदार है। पशु के बाँधने व दूध दुहने के स्थान पर गन्दगी, गंदे हाथों से दूध निकालना, पशु के थनों पर घाव होना आदि भी इस रोग के होने की सम्भावना में वृद्धि कर देते हैं। दूध पीते समय बछड़े भी कभी–कभी अयन पर सिर मार देते हैं या थनों को काट लेते हैं। इस परिस्थिति में भी घाव में रोगकारक जीवाणुओं के संक्रमण की सम्भावना बढ़ जाती है। दुधारू पशु में दूध दुहने के समय अयन में एक ऋणात्मक दाब बन जाता है। जब ऐसा पशु गन्दे स्थल या पानी में बैठता है, तब गंदा पानी थनों के माध्यम से अयन में प्रविष्ट हो जाता है, और रोग की सम्भावना में वृद्धि कर देता है। कभी–कभी पशु में गर्भाशयपेशीशोथ हो जाने या जेर धारण के कारण संक्रमणकारी जीवाणु अयन के ऊपर की लसीका ग्रन्थि के माध्यम से अयन में पहुँच जाते हैं, और थनैला रोग करते हैं। पशु के बाँधने के स्थल पर ईंट या फर्श टूटने पर अयन व थनों में चोट लगने की सम्भावना बढ़ जाती है (खान एवं खान, 2006; जैकी एट अल, 2013; सोम एट अल, 2015)।

रोग को संवेदनशील पशुः थनैला रोग मुख्य रूप से गाय, भैंस, भेड़, बकरी एवं घोड़ी में होता है। भैंसों की तुलना में गायों में रोग अधिक होता है। इसका प्रमुख कारण भैंस के थनों में दूध के मार्ग की एपीथिलियम का अपेक्षाकृत अधिक मोटा होना, एपीथिलियम की स्ट्रेटम् ग्रेनुलोसम में अधिक मात्रा में केरेटोकाचाभ (केरेटोहायलिन) कणों का होना, केरेटिन सतह का अधिक मोटा होना तथा केरेटिन में कम संख्या व कम गहराई की टूटन होना होता है। केरेटिन दूध के मार्ग में न केवल जीवाणुओं की प्रविष्ट का प्रतिरोध करता है, बल्कि इसमें पाये जाने वाले वसीय अम्ल, जैसे यूवीक्वीटिन, थनैला रोगकारक जीवाणु *स्टैफिलोकॉकस औरियस* एवं *स्ट्रेप्टोकॉकस एगलैक्सी* आदि को नष्ट कर देते हैं, या उनकी वृद्धि को रोक देते हैं जिससे भैंसों में यह रोग अपेक्षाकृत कम होता है। गायों में भी थनैला रोग विदेशी या संकर नस्ल की गायों में अधिक होता है। जो पशु अधिक दूध देते हैं, वे रोग की चपेट में अधिक आते हैं। पहले ब्यांत की अपेक्षा बाद के ब्यांत में रोग होने की सम्भावना क्रमशः अधिक होती है।

एक ही पशु में आगे के थनों की तुलना में पीछे के थनों में रोग अधिक होता है। इसका प्रमुख कारण पिछले थनों का मूत्र एवं गोबर के निकास द्वार के अधिक नजदीक होना होता

है जिससे इनके संक्रमित होने की सम्भावना बढ़ जाती है। इसके साथ ही जब पशु उठता या बैठता है, तो पिछले थन जमीन पर पहले आते हैं, जबकि आगे के थन थोड़ा ऊपर रहते हैं (सिंह एवं शंकर, 2002)।

रोग का आर्थिक महत्वः थनैला रोग से पशु की मृत्यु लगभग न के बराबर या बहुत कम होती है, लेकिन पशु की दुग्ध उत्पादन क्षमता आंशिक या पूर्ण रूपेण समाप्त हो जाती है। इससे पशुपालक तथा राष्ट्र को अपूर्णीय क्षति होती है। एक अध्ययन रिपोर्ट में अनुमान लगाया गया है कि सन् 2001 में पशुओं में थनैला रोग के कारण राष्ट्र को लगभग 6000 करोड़ रुपये से ज्यादा की हानि उठानी पड़ी है। इन आंकड़ों से इस रोग के आर्थिक महत्व का अनुमान लगाया जा सकता है, कि इस रोग पर काबू पाना राष्ट्र हित में कितना आवश्यक है (जिंगर एट अल, 2017; दास एट अल, 2018)।

मानव स्वास्थ्य पर प्रभावः रोगी पशु के दुग्ध में विद्यमान जीवाणु, जैसे स्ट्रेप्टोकॉकस, स्टैफिलोकॉकस, माइकोबैक्टीरियम, कोरीनेबैक्टीरियम दुग्धपान करने वाले बच्चों तथा वयस्कों के गले में खराश एवं खराबी उत्पन्न करते हैं। *स्टैफिलोकॉकस औरियस* जीवाणु द्वारा उत्पन्न आंत्र–आविष एवं अविषालु स्तब्धता संलक्षण विष दुग्ध पदार्थों से बने व्यंजन, जैसे आइसक्रीम, मिल्कशेक आदि के खाने पर घातक खाद्य विषाक्तता करते हैं। इसके अतिरिक्त दुग्ध में आने वाले माइकोबैक्टीरियम मनुष्य में क्षय रोग करते हैं। ब्रूसैला जनित थनैला रोग से ग्रसित पशु का दुग्ध सेवन करने से मनुष्य में तरंगित ज्वर या माल्टा ज्वर हो जाता है जिसमें मनुष्य को एकाएक तीव्र ज्वर होता है। यदि पशु को थनैला रोग का कारक *क्रिप्टोकोकस नियोफारमैन्स* है तो ऐसे पशु का दूध पीने से मनुष्य में स्मृति तथा तंत्रिका सम्बन्धी रोग की सम्भावना बढ़ जाती है।

रोग के लक्षणः लक्षणों के प्रकटीकरण के आधार पर थनैला रोग निम्नलिखित प्रकार का होता है– (1) तीव्र विषाक्त थनैला रोग, (2) तीव्र थनैला रोग, तथा (3) चिरकारी थनैला रोग।

अति तीव्र गति से प्रकटीकृत होने वाला थनैला रोगः इस प्रकार के थनैला रोग में पशु के प्रभावित अयन तथा थन में (गादी तथा थन) एकाएक गर्म पीड़ादायक (दर्दकारक) सूजन हो जाती है। पशु को हल्का ज्वर भी होता है जिससे वह सुस्त होकर चारा–दाना खाना कम कर देता है। पशु दूध देना बन्द कर देता है। दूध निकालने या बछड़े द्वारा दूध पीने का प्रयास करने पर पशु लात (पैर) मारता है। यद्यपि पशु दूध नहीं देता है, किन्तु प्रभावित थन से पीला या हल्के लाल रंग का पानी निकलता है या जो भी थोड़ा–बहुत दूध आता है, वह दही जैसा फटा हुआ होता है या उसमें सफेद छिछड़ें एवं थन की एपिथिलियल कोशिकायें दिखायी देती हैं। संक्रमण एक, दो, तीन या सभी थनों में हो सकता है। प्रायः प्रसव होने के कुछ दिन के भीतर इसके होने की सम्भावना अधिक होती है। इस प्रकार का थनैला रोग मुख्यतः *एशरिकिआ कोली* नामक जीवाणु के संक्रमण से

होता है। कभी–कभी अन्य जीवाणु भी रोग करते हैं। इस प्रकार के थनैला रोग का सही समय पर उचित उपचार होने से थन ठीक हो जाते हैं। किन्तु अधिक समय हो जाने पर, और उचित उपचार न होने से थन हमेशा के लिये बेकार भी हो जाते हैं (चित्र 22)।

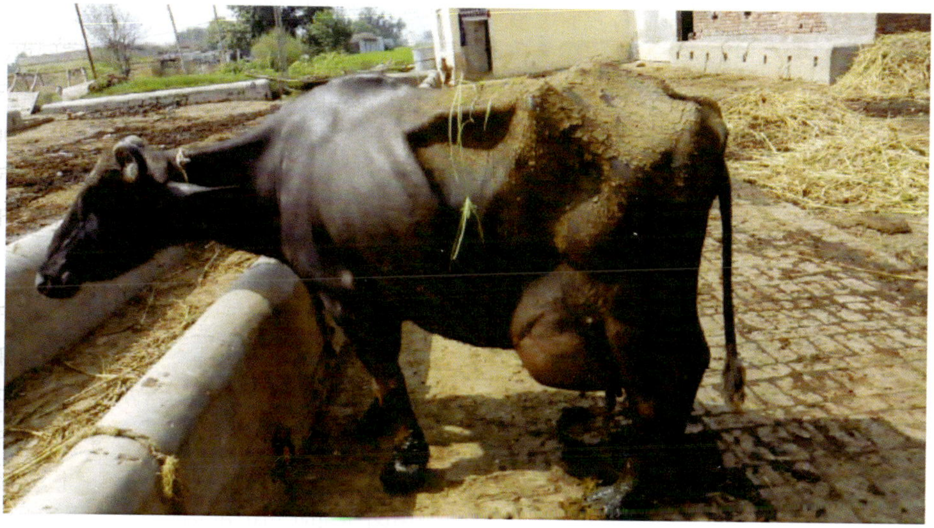

चित्र 22: थनैला रोग

तीव्र गति से प्रकटीकृत होने वाला थनैला रोग: इस प्रकार के थनैला रोग में लक्षण धीरे–धीरे प्रकट होते हैं तथा केवल अयन एवं थन तक ही सीमित रहते हैं। पशु को ज्वर या अन्य किसी प्रकार का शारीरिक कष्ट नहीं होता। अयन तथा थन सूजकर गर्म हो जाते हैं किन्तु पीड़ा नहीं होती है। दूध हल्का पीला, भूरा या लाल रंग का हो सकता है। दूध में छिछड़े दिखायी देते हैं।

तीव्र गति से होने वाले गैंग्रीनयुक्त थनैला रोग में प्रभावित अयन तथा थन प्रारम्भ में सूजकर गर्म हो जाते हैं। पशु दूध देना बन्द कर देता है। तत्पश्चात् अयन व थन ठंडा पड़ने लगते हैं। थन से पानी की तरह लाल रंग का स्राव निकलता है। अयन तथा थन गैंग्रीन होने के कारण नीले पड़ जाते हैं, और अंततः कटकर गिर जाते हैं।

चिरकारी थनैला रोग: यह रोग की अन्तिम अवस्था है तथा इसमें लक्षण धीरे–धीरे प्रकट होते हैं। किसी भी थनैला रोग को चिरकारी थनैला रोग तब कहते हैं, जब– (1) अयन तंतुमयता के कारण कठोर हो जाता है। छूने पर ठंडा लगता है। अयन या थन को दबाने पर पीड़ा (दर्द) नहीं होती है, (2) स्तनाग्र नाल में तंतुरज्जु बन जाती है, (3) दूध के स्थान पर पीले रंग का गाढ़ा मवाद युक्त दुर्गन्धित स्राव निकलता है, (4) रोग उपचार से ठीक न हो रहा हो, तथा (5) पशु को शीघ्रतापूर्वक चार से पांच बार थनैला रोग हुआ हो (रैडोस्टिट्स एट अल, 2003; लुंडबर्ग, 2015; चक्रवर्ती, 2017)।

रोग का निदानः रोग का निदान निम्नलिखित प्रकार से किया जा सकता है– (अ) लक्षणों के आधार पर, (ब) दुग्ध के रंग, गुणवत्ता और उपयोगिता में परिवर्तन के आधार पर, तथा (स) *दुग्ध परीक्षण द्वाराः* कम तीव्रता के थनैला रोग में पशु के दुग्ध में परिवर्तन सामान्यता कम होते हैं। ऐसे दूध की पहचान के लिये निम्न परीक्षण किये जाते हैंः (1) *कैलिफोर्निया थनैला परीक्षणः* इस परीक्षण में परखनली या पैट्रीडिश में संदेहास्पद दूध तथा कैलिफोर्निया थनैला अभिकर्मक की बराबर की मात्रा (5 मिली.) डालकर मिश्रित करते हैं। यदि दूध में छिछड़े पड़ जाते हैं तो दुग्ध देने वाला पशु, थनैला रोग से ग्रसित होता है, (2) *विटसिडे परीक्षणः* इस परीक्षण में रोग के लिये संदेहास्पद पशु के दूध की 5 बूंदें लेते हैं तथा उसमें 4 प्रतिशत सोडियम हाइड्रॉक्साइड के घोल की एक बूंद डालते हैं। इसके बाद बने हुये छिछड़ों को आकार के आधार पर +1 से +4 तक के पैमाने पर जांचते हैं, (3) *सोडियम लाउरेल सल्फेट परीक्षणः* इस परीक्षण में पशु के प्रत्येक थन से 3 मिली. दुग्ध निकालकर प्लास्टिक पैडल के अलग–अलग अभिकर्मक कप में रख देते हैं। तत्पश्चात् प्रत्येक कप में सोडियम लाउरेल सल्फेट की 3–3 मिली. मात्रा डालते हैं। अब प्लेट को घुमा–घुमा कर दोनों पदार्थों को मिश्रित करते हैं। 10 मिनट के भीतर जेल के बनने के आधार पर थनैला को 0, कम ,1,2, या 3 नम्बर पर चिन्हित करते हैं। सोडियम लाउरेल सल्फेट अभिकर्मक बनाने के लिये सोडियम लाउरेल सल्फेट के 3 ग्राम को 100 मिली. आसवक जल में घोलते हैं। इस मिश्रण को साफ करने के लिये इसे 50^0 सेंग्रे. पर गर्म करते हैं। मिश्रण के पी.एच. को 8 पर समायोजित करते हैं। इसमें 1:10000 के आधार पर ब्रोमोक्रीसॉल को डालते हैं, (4) *ब्रोमोथाइमोल ब्लू परीक्षण (बी.टी.बी.):* यह परीक्षण दुग्ध के पी.एच.पर आधारित है। बी.टी.बी. डाई रिएजेन्ट बाजार में उपलब्ध है। प्रयोगशाला में इसका 1.6 प्रतिशत एल्कोहलिक मिश्रण बना लेते हैं। इस परीक्षण में दूध की एक बूंद को बी.टी.बी. पेपर स्ट्रिप पर रखते हैं। यदि स्ट्रिप का रंग हरा या नीला हो जाता है तो पशु थनैला रोग से ग्रसित है, (5) *अन्य परीक्षणः* उपर्युक्त परीक्षणों के अतिरिक्त दूध की विद्युत संचालन क्षमता, जैविक कोशिकाओं की गणना, होटिस, एन.ए. गेज आदि परीक्षणों द्वारा पशु में थनैला रोग का निदान किया जाता है।

रोग का उपचारः रोग का उपचार निम्नलिखित प्रकार से किया जा सकता है– (1) रोगी पशु को स्वस्थ पशुओं से अलग रखें, (2) पहले स्वस्थ थनों से दूध निकाले तत्पश्चात् रोगग्रस्त थनों से दूध निकालें, (3) रोगग्रसित थन से जहाँ तक सम्भव हो, सफेद, पीला या लालिमायुक्त स्राव को पूर्ण रूप से बाहर निकाल दें। इसके लिये प्रभावित थन से प्रत्येक 2 या 3 घंटों में दूध निकालें। यदि दूध पूर्ण रूप से बाहर नहीं निकल रहा हो तो ऑक्सीटोसिन इन्जेक्शन (40–50IU) का प्रयोग करें। इस प्रकार थन से विषैले पदार्थ एवं मृत कोशिकायें अयन से बाहर निकल जाती हैं, (4) थन को पूर्ण रूप से साफ कर लेने के पश्चात् उसमें प्रातःकाल तथा सायंकाल को प्रतिजैविक (ऐंटिबायोटिक) ट्यूब चढ़ायें। आजकल कई प्रतिजैविक ट्यूब बाजार में उपलब्ध हैं। इनमें से एम्पीसिलीन, ऐमॉक्सीसिलीन

नोवोबायोसिन, एरिथ्रोबायोसिन, टाइलोसिन, नाइट्रोफ्यूरान, पिनीथामेट ट्यूब की एंटीबायोटिक अयन में भलीभांति प्रसरित होती है। प्रतिजैविक ट्यूब में से कौन सी ट्यूब का प्रयोग करें, इसके लिये दूध में विद्यमान रोगकारक जीवाणु का प्रतिजैविक औषध संवेदनशीलता परीक्षण अवश्य करायें। तत्पश्चात् उस प्रतिजैविक ट्यूब का ही प्रयोग करें जिसके लिये रोग कारक जीवाणु सर्वाधिक संवदेनशील हों तथा जो अयन में भलीभांति प्रसरित हो जाये। थनों के लिये प्रतिजैविक ट्यूब अपेक्षाकृत कम तीव्रता से प्रकट होने वाले थनैला रोग में अधिक प्रभावशाली सिद्ध हुई हैं, क्योंकि तीव्र गति से होने वाले थनैला रोग में अयन व थन की पैरंकाइमा कोशिकाओं में सूजन होने से इनकी नलिकाओं में अवरोध उत्पन्न हो जाता है जिससे अयन में औषधि या तो ठीक प्रकार से पहुँच नहीं पाती है, और यदि पहुँचती भी है, तो प्रसरित नहीं हो पाती है, (5) जिस प्रतिजैविक की ट्यूब थन में चढ़ाई जाती है, उसी का रक्त शिराओं में या मांसपेशियों में इन्जेक्शन लगाया जाता है। तीव्र आविषज थनैला में प्रतिजैविक का इन्जेक्शन मांसपेशियों की जगह शिराओं में लगाया जाता है। इस रोग के उपचार के लिये प्रतिजैविक के चयन में निम्न बातें ध्यान में रखनी चाहिये– (i) प्रतिजैविक के लिये रोगकारक जीवाणु की संवेदनशीलता, (ii) इन्जेक्शन लगाने के बाद अयन की कोशिकाओं में प्रतिजैविक की पूर्ण उपलब्धता तथा प्रसरण, (iii) वसा ऊतकों में अधिक घुलनशीलता, (iv) प्रतिजैविक की अर्ध आयु का अधिक होना, (v) रक्त की प्लाज्मा प्रोटीन से कम जुड़ाव, तथा (vi) रक्त में कम आयनीकरण, इस कसौटी पर खरी उतरने वाली प्रतिजैविक रोग के उपचार की गुणवत्ता तथा विश्वसनीयता को कई गुना बढ़ा देती है। प्रभावी उपचार के लिये लगभग 5 दिनों तक प्रतिजैविक का प्रयोग करें, (6) अति घातक आविषज थनैला रोग में कार्टिकोस्टेरॉयड जैसे डेक्सामेथासोन का एक इन्जेक्शन लगाया जा सकता है। यह इन्जेक्शन पशु की प्रतिरोधकता को कम कर देता है, जिससे उसको जीवाणुओं द्वारा उत्पन्न विष का शॉक नहीं लगता है। कार्टिकोस्टेरॉयड, अयन तथा थन की सूजन कम करते हैं, तथा साथ ही साथ तंतुमयता को भी कम करते हैं जिससे अयन के भीतर औषधि का प्रसरण ठीक तरीके से हो जाता है, और जीवाणुओं द्वारा उत्पन्न विष भी सरलतापूर्वक बाहर निकाला जा सकता है, (7) प्रतिहिस्टामिन औषधियों का प्रयोग, (8) तीव्र थनैला में, जब अयन गर्म होता है, उस अवस्था में ठंडी सिंकाई करें, तथा चिरकारी थनैला में जब अयन ठंडा व कठोर होता है गर्म सिंकाई करें। गर्म सिंकाई के लिये मैग्नीशियम सल्फेट का प्रयोग किया जाता है, (9) रोगी पशु में शिराओं द्वारा संतुलित इलेक्ट्रोलाइट घोल को चढ़ायें। इस घोल की लगभग 20 लीटर मात्रा को प्रथम 1 से 2 घंटों के भीतर चढ़ायें, तथा बाद के 12 घंटों में लगभग 60 लीटर मात्रा को चढ़ायें। यदि पशु उठ न रहा हो, तो घोल को पहले 3 से 5 लीटर के साथ 150 से 250 ग्राम सोडियम बाईकार्बोनेट को भी चढ़ायें। इस घोल के साथ–साथ 50 प्रतिशत ग्लूकोज का भी 500 मिली. घोल चढ़ायें। यह सभी घोल पशु के शरीर के अन्दर आयनिक असंतुलन को दूर करते हैं, तथा पशु के शरीर में होने वाली पानी की कमी को पूरा करते हैं। इसके साथ–साथ जीवाणु द्वारा उत्पन्न विष की सांद्रता को भी कम करते हैं, और पशु को उपापचय जनित

अम्लमयता से भी बचाते हैं, तथा (10) चिरकारी थनैला रोग के ज्यादातर मामलों में उपचार फलदायक नहीं होता है। ऐसी परिस्थितियों में सम्बन्धित थन के अयन में सिल्वर नाइट्रेट के 3 प्रतिशत घोल की 30 से 60 मिली. मात्रा या कॉपर सल्फेट के 5 प्रतिशत घोल की 20 मिली. मात्रा का, एक्रिप्लेविन (1:500) घोल की 100 से 300 मिली. मात्रा या एक्रिप्लेविन (1:200) घोल की 300 से 500 मिली. मात्रा को ऊपर/अन्दर तक चढ़ाया जाता है जिससे वह अयन सदा के लिये पूर्ण रूप से शुष्क हो जाये और अन्य अयन को हानि न हों।

रोग की रोकथामः थनैला रोग के बहुआयामी पक्षों के व्यापक अध्ययन द्वारा इस निष्कर्ष पर आसानी से पहुँचा जा सकता है कि इस रोग का समूल उन्मूलन दुष्कर है, किन्तु रोग के आर्थिक पक्ष को देखते हुये इसकी व्यापक स्तर पर रोकथाम की कोशिश की जानी चाहिये। थनैला रोग की उचित रोकथाम के लिये निम्न बातों को ध्यान में रखना चाहिये– (1) समय–समय पर समूहगत, पशुगत तथा थनगत स्तर पर दुधारू पशुओं की थनैला रोग के लिये जांच की जानी चाहिये। थोड़ी सी भी आशंका होने पर शीघ्रतापूर्वक ही उपचार प्रारम्भ कर देना चाहिये, अन्यथा उपचार में देर होने से अयन पूर्ण रूप से सामान्य नहीं हो पाता है, और पशु की दुग्ध उत्पादन क्षमता पर प्रतिकूल प्रभाव पड़ता है, (2) क्योंकि यह रोग मुख्यतः पशुबाड़े में गन्दगी के कारण फैलता है, इसलिये बाड़े की स्वच्छता पर सर्वाधिक ध्यान देना चाहिये। दुधारू पशुओं के अयन व थन को दूध दुहने के पहले तथा बाद में पूतिरोधी घोल में धोना चाहिये। इसके लिये आयोडीन का 0.5 प्रतिशत घोल में 25 प्रतिशत की दर से ग्लिसरीन मिलाकर बना मिश्रण सर्वाधिक उपयुक्त होता है। दूध दुहते समय थनों को धोने के बाद उन्हें पूर्ण रूप से सुखा लें। दोहनकर्ता को भी अपने हाथ दूध दुहने से पहले साफ कर लेने चाहिये, (3) थनैला रोग से ग्रसित पशु का दूध सबसे बाद में निकालना चाहिये। ऐसे पशु के स्वस्थ थन का दूध पहले और रोगग्रसित थन का दूध अन्त में निकालना चाहिये। रोगी थन का दूध न तो बछड़ों/कटड़ों को पिलाना चाहिये और न ही मनुष्य के उपयोग में लेना चाहिये, (4) कम से कम तीन से पांच दिन तक लगातार पशु का उपचार करना चाहिये। यदि उपचार की समयावधि कम कर दी जाये तो जीवाणु औषधि के लिये असंवेदनशील हो जाते हैं जिससे थनैला रोग के पुनः और घातक रूप में होने की सम्भावना बढ़ जाती है, (5) दूध दुहने के तुरन्त बाद पशु के अयन में ऋणात्मक दाब होता है, जो धीरे–धीरे स्वतः ही कम हो जाता है, अतः पशु को दुहने के बाद तुरन्त खुला न छोड़ दें, (6) थनों को चोट या घाव होने से बचायें और यदि हो जायें तो शीघ्र ही उपचार करें, (7) जिन दुधारू पशुओं को जल्दी–जल्दी थनैला रोग हो रहा हो, उनको पशु समूह से अलग कर दें, तथा उनके थनों को पूर्ण रूप से सुखा दें, जिससे अन्य पशु में रोग फैलने की सम्भावना कम हो जाये, (8) शुष्क हो रही या शुष्क गाय के थनों के स्वास्थ्य की उचित देखाभाल अति आवश्यक होती है क्योंकि उनके अयन से जीवाणुओं को बाहर निकालने की क्रियाविधि (दूध दुहना) उपलब्ध नहीं रह जाती है। पशु को शुष्क करने के लिये 10 ग्राम सोडियम साइट्रेट को 5 दिनों तक रोजाना पशु को खिलाना होता है। अब जो गाय दूध देना बन्द कर रही हो, उसके थनों से अन्तिम बार पूर्ण रूप से दूध निकाल

कर थनों में बहुत सारे जीवाणुओं को नष्ट करने वाली और लम्बे समय तक विद्यमान रहने वाली प्रतिजैविक की ट्यूब चढ़ा देनी चाहिये, (9) पहली ब्यांत के लिये तैयार पशु के अयन तथा थनों की देखभाल पर भी उचित ध्यान देना चाहिये, (10) आम आदमी को श्रव्य, दृश्य या दृश्य–श्रव्य माध्यमों के द्वारा पशुओं में होने वाले थनैला रोग तथा मानव स्वास्थ्य पर उसका प्रभाव के विषय में जानकारी देकर रोग के प्रति जागरूकता उत्पन्न कर सहभागिता प्राप्त करने का प्रयास करना चाहिये, (11) *रोग का टीकाकरणः* थनैला रोग से बचाव के लिये पशुओं को थनैला रोग करने वाली प्रमुख कारको को उनकी वरीयता के आधार पर चिन्हित कर टीका बनाने का प्रयास किया गया है। संयुक्त राज्य अमरीका ने *एशरिकिआ कोली* से बचाव के लिये 15–TC (heat killed E.coli 15 mutant) वैक्सीन बनायी है जिसने टीकाकरण की हुई गायों में कोलीफार्म से होने वाले थनैला रोग की संख्या को 72 प्रतिशत तक कम (घटा) कर दिया है। इसी राज्य में *स्टैफिलोकॉकस औरियस* के संक्रमण से बचाव के लिये भी टीका बनाने का प्रयास किया जा रहा है, तथा (12) पशुओं के खान–पान पर विशेष ध्यान रखें।

संदर्भ

रैडोस्टिट्स, ओ. एम. गे, सी. सी. ब्लड, डी. सी. हिचक्लिफ, के. डब्ल्यू. (2003). वेटेरेनरी मेडीसिन–ए टेक्सट बुक ऑफ दि डिज़ीज ऑफ कैटल, पिग, गोट एंड हार्स. नवम् संस्करण, ई एल बी एस, बेलेर टिंडल, लंदन।

सिंह, आर. शंकर, एच. (2002). अकरेंस ऑफ मैस्टाइटिस इन आर्गेनाइज्ड फार्म. इंडियन जनरल कम्प्रे. माइक्रोबायोल. इम्यूनोल. इन्फैक्ट डिज़ीज. 23(1): 55–71।

श्रीवास्तव, ए. के. कुमरेसन, ए. मनीमारन, ए. प्रसाद, एस. (2015). मैस्टाइटिस इन डेयरी एनीमलः एन अपडेट. सतीश सीरियल पब्लिशिंग हाउस, देहली, इंडिया।

सोम, बी. आर. मित्रा, एम. बी. एस. डी. (2015). ईटियोलाजी एंड एपीडिमियोलॉजी ऑफ बोवाइन मैस्टाइटिस इन डेयरी एनीमलः एन अपडेट. श्रीवास्तव, ए. के. कुमरेसन, ए. मनीमारन, ए. प्रसाद, एस. सतीश सीरियल पब्लिशिंग हाउस, देहली, इंडिया।

चक्रवर्ती, ए. (2017). अ टेक्सट बुक ऑफ प्रीवेंटिव वेटेरेनरी मेडीसिन. छठा संस्करण, कल्याणी पब्लिशर, लुधियाना, भारत।

लुडबर्ग, ए. (2015). मैस्टाइटिवस इन डेयरी काउ. पी एच.डी. थीसिस, स्वीडिश यूनिवर्सिटी ऑफ एग्रीकल्चरल साइंस. उप्सला।

जैकी, जे.के.ई. एरिफ, एन.ई. गोम्मा, ए. हरीरी, एम.डी.ई. गलाल, एच.एम. ओमर, एस.ए. समीर, ए. (2013). इमर्जिंग ऑफ कोएगुलेज निगेटिव स्टैफिलोकॉकस एज ए काज ऑफ मैस्टाइटिस इन डेयरी एनीमलः इन इन्वायरोमेंट हजार्डः इंटरनेशनल जनरल ऑफ वेटेरेनरी साइंस एंड मेडीसिन. 1(2): 74:78।

खान, एम. जैड. खान, ए. (2006). बेसिक फैक्ट ऑफ मैस्टाइटिस इन डेयरी एनीमलः अ रिव्यू. पाकिस्तान वेटेरेनरी जनरल. 26(4): 204–208।

जिंगर, एस.सी. सिंह, एम. राय, ए.के. (2017). इकोनोमिक लॉस डयू टू क्लीनिकल मैस्टाइटिस इन क्रास ब्रेड काउ. जनरल ऑफ डेयरी एंड वेटेरेनरी साइंस. 3(2): 1–6.

दास, डी. पंडा, एस.के. जेना, बी. साहू, ए.के. (2018). इकोनोमिक इम्पैक्ट ऑफ सबक्लीनिकल एंड क्लीनिकल मैस्टाइटिस इन ओडिशा. इंटरनेशनल जनरल ऑफ करेंट माइक्रोबायोलॉजी एंड अप्लाइड साइंस. 7(3): 3651–3654।

❑❑❑

तृतीय सोपान (परजीवी जनित रोग)

अध्याय 37

यकृत फ्लूक (यकृत विगलन, फैसिओलता)

गोपशु, भेड़, बकरी, भैंस, अन्य पालतू पशु, वन्यजीवों तथा मनुष्यों में यकृत विलगन रोग फैसिओला परजीवी द्वारा होता है। परजीवी यकृत को क्षति पहुँचाता है तथा पित्ताशय या पित्त वाहिनियों में प्रवास करता है। यकृत के अन्दर रहने के कारण इसको यकृत फ्लूक कहते हैं। पशुओं में अवयस्क फ्लूक तीव्र फैसिओलता तथा वयस्क फ्लूक चिरकारी (क्रोनिक) फैसिओलता रोग उत्पन्न करता है।

रोग कारणः रोग का कारण फैसिओला वंश का परजीवी है, जो निम्न प्रकार का होता है–

परजीवी की प्रजाति	शरीर में निवासस्थान	संवेदनशील पशुधन
फैसिओला हिपैटिका	पित्ताशय, पित्तवाहिनी	गोपशु, भैंस, भेड़, बकरी, जंगली पशु एवं पक्षी
फैसिओला जाइगेन्टिका	पित्ताशय, पित्तवाहिनी	गोपशु, भैंस, भेड़, बकरी, जंगली पशु एवं पक्षी
फैसिओला जैक्सोनी	पित्ताशय, पित्तवाहिनी	हाथी

यकृत फ्लूक मनुष्य तथा पशु के यकृत की पित्त वाहिनियों में पाया जाने वाला द्विपोषदीय परजीवी है। आमजन की भाषा में लोग इसे "जिगर की जोंक" कहते हैं। परजीवी कोमल, पत्तीनुमा तथा धूसर भूरा होता है। यह 25–65 मिमी. लम्बा तथा 12–13 मिमी. चौड़ा होता है। शरीर के वाह्य सतह पर टेगूमेन्ट का मोटा आवरण होता है। आवरण से छोटी–छोटी कंटिकायें निकली रहती हैं। अग्र छोर पर छोटा सा शीर्ष पिन्डक होता है। पिन्डक के शिखर पर एक प्यालेनुमा मांसल चूषक से घिरा हुआ मुख होता है। शरीर के अग्र छोर से कुछ ही पीछे अधरतल पर मध्य रेखा में, एक बड़ा अधर चूषक होता है। इन चूषकों की सहायता से परजीवी गति करता है तथा पशु की पित्तवाहिनियों से चिपका रहता है।

यकृत फ्लूक के पाचन तंत्र में मुखद्वार, छोटी मांसल ग्रसनी, ग्रासनली तथा एक जोड़ी शाखान्वित उंडुक/अंधांत्र होते हैं। परजीवी द्विलिंगी होता है। शरीर के मध्यभाग में दो अत्यन्त शाखान्वित वृषण तथा इनके आगे एक छोटा सा शाखन्वित अंडाशय होता है।

अधर चूषक के ठीक आगे जननछिद्र होता है। शरीर के पार्श्व में अनेक छोटी–छोटी पीतक ग्रंथियाँ होती हैं। फैसिओला परजीवी की दो प्रमुख प्रजातियाँ हैं–

फैसिओला हिपैटिका: पहाड़ी क्षेत्रों में पाई जाती है। शरीर 30 मिमी. लम्बा तथा 13 मिमी. चौड़ा होता है। स्कंध पूर्ण विकसित होते हैं। अधांत्र पार्श्व में शाखान्वित होती है।

फैसिओला जाइगेन्टिका: मैदानी क्षेत्रों में पाई जाती है। शरीर 65 मिमी. लम्बा तथा 12 मिमी. चौड़ा होता है। स्कंध नहीं होते हैं। अधांत्र पार्श्व एवम् मध्य दोनों दिशा में शाखान्वित होती हैं (सोलस्वी, 1982)।

परजीवी का जीवनचक्र: फैसिओला का जीवनचक्र जटिल एवं द्विपोषदीय होता है। वयस्क परजीवी प्राथमिक पोषद तथा लार्वा अवस्थाएं द्वितीयक पोषद घोंघा (शंबुक) या वातावरण में स्वतंत्र अवस्था में पाई जाती है।

वयस्क परजीवी प्राथमिक पोषद के पित्ताशय एवं पित्तवाहिनियों में बड़ी संख्या में अंडे देता है। अंडे पित्त द्वारा पोषद के आहारनाल से होते हुये गोबर के साथ शरीर से बाहर निकल जाते हैं। वातावरण की परिस्थितियाँ अनुकूल होने पर 10–12 दिनों में अंडों से *मिरासिडियम लार्वा* निकलता है। मिरासिडियम लार्वा पानी के अन्दर तैरता रहता है। जब लिम्निया वंश का शंबुक इनके समीप आता है, तब मिरासिडियम शंबुक के शरीर में प्रविष्ट हो जाता है। शंबुक के अंदर मिरासिडियम लार्वा, *स्पोरोसिस्ट* तथा *रीडिया* अवस्था से गुजर कर अंततः *सर्केरिया* लार्वा बनाता है। सर्केरिया लार्वा शंबुक से बाहर निकलकर पानी के अंदर पौधों की पत्तियों की सतह पर चिपक जाता है। अब यह सर्केरिया परिपुटन कर *परकोष्ठित सर्केरिया* (मेटासर्केरिया) में विकसित हो जाता है। परिकोष्ठित सर्केरिया लार्वा रोग की संक्रामी अवस्था होती है।

पशु के पानी पीने या पोखर से समीप घास चरते समय बड़ी संख्या में परिकोष्ठित सर्केरिया प्राथमिक पोषद की आंत में पहुँच जाते हैं। यहाँ पर लार्वा पुटी से बाहर आकर संक्रमण के कुछ काल में ही आहारनाल की दीवार को भेदकर पर्युदर्या गुहा मार्ग से होते हुये यकृत पर आक्रमण कर देते हैं। यकृत में कुछ सप्ताह भ्रमण कर अवयस्क फ्लूक पित्तवाहिनियों में घुसकर वयस्क फ्लूक में विकसित हो जाते हैं (चित्र 23)।

पशु के शरीर के अन्दर वयस्क यकृत फ्लूक लगभग एक वर्ष तक जीवित रहता है। कभी–कभी यह जीवनकाल अधिक भी हो सकता है। मृत्यु के पश्चात् फ्लूक पित्तवाहिनी से होता हुआ छोटी आँत में आ जाता है। इस प्रकार गुदा द्वार से होता हुआ यह पशु के शरीर से बाहर निकल जाता है (गर्ग एट अल, 2009)।

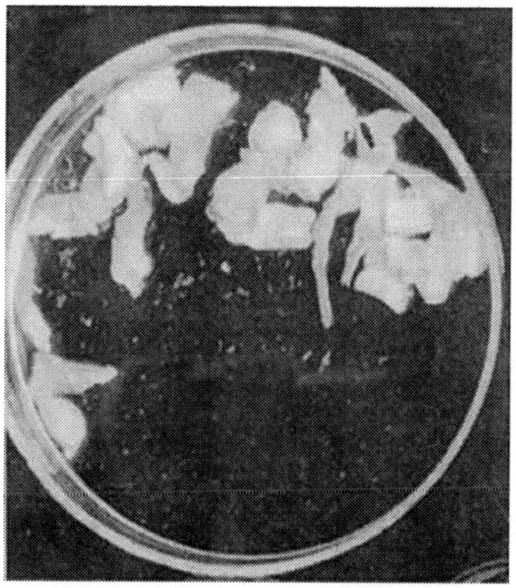

चित्र 23. फैसिओला परजीवी

रोगजनात्मकता एवम् लक्षणः रोग की गम्भीरता इस बात पर निर्भर करती है कि दूषित चारे, पानी के साथ कितनी संख्या में परिकोष्ठित सर्केरिया (मेटासर्केरिया) पशु के आँत में पहुँचते हैं। इसके अतिरिक्त पशु की आयु, रोग प्रतिरोधकता, जाति, प्रजाति आदि भी रोग एवम् लक्षणों के प्रकटीकरण पर प्रभाव डालते हैं। लक्षणों की गम्भीरता तथा प्रकटीकरण के आधार पर रोग दो प्रकार का होता है– (1) तीव्र (अक्यूट) फैसिओलता (2) चिरकारी (क्रॉनिक) फैसिओलता।

तीव्र (अक्यूट) फैसिओलता: रोग का यह स्वरूप कम ही देखने को मिलता है और प्रायः भेड़ों में पाया जाता है। कम उम्र की भेड़ों द्वारा चारे के साथ अधिक संख्या (लगभग 10,000) में मेटासर्केरिया खा लेने से यह रोग होता है। मेटासर्केरिया से बने अवयस्क फ्लूक जब इतनी संख्या में यकृत पर आक्रमण कर उसके मृदुतक (पैरेंकाइमा) में भ्रमण करते हैं तब यकृत में अत्यधिक क्षति होती है। ऐसे में बड़ी संख्या में पशु रोग के लक्षण प्रकट होने से पहले ही काल–कवलित हो जाते हैं। कुछ पशु जिनकी मृत्यु नहीं होती है, उनमें लक्षण प्रकट होते हैं। ऐसे पशु कमजोर पड़ जाते हैं, और सुस्त रहने लगते हैं। पशु को क्षुधा (भूख) नहीं लगती है तथा उनकी आँख एवम् अन्य स्थानों की दृश्य श्लेष्माकला पीली पड़ जाती हैं। शरीर पर यकृत के क्षेत्र में हाथ से दबाव डालने पर तीव्र पीड़ा होती है। पशु निढाल होकर पड़ जाता है और मृत्यु होने पर उसके मल द्वार तथा नथुनों (नासारंध्रों) से झाग मिश्रित रक्त बहता है।

मृत पशु का शव विच्छेदन करने पर यकृत आकार में बड़ा हुआ तथा जर्जर दिखता है। यकृत का बाह्य आवरण (कैप्स्यूल) फट जाता है। अन्दर अवयस्क तथा अल्पवयस्क फ्लूक के भ्रमण से बने सुरंगनुमा रास्ते के कारण यकृत मधुमक्खी के छत्ते की तरह दिखता

है। किसी भी एक रास्ते का अध्ययन करने पर उसके अग्रिम छोर पर अवयस्क फ्लूक, मध्य में रक्त के थक्के तथा अंत में भूरे रंग की मृत यकृत कोशिकायें दिखायी देती हैं। भ्रमण के रास्ते पर रक्तस्राव से मृतक में अरक्तता मिलती है। यकृत को काटकर दबाने पर उसमें से काफी संख्या में एक ही अवस्था के अवयस्क फ्लूक बाहर निकल पड़ते हैं। अवयस्क फ्लूक यकृत के ऊतक को खाकर जीवित रहते हैं। यकृत के पैरेंकाइमा के मृत क्षेत्र में ऑक्सीजन की मात्रा काफी कम या न के बराबर रह जाती है जिससे वहाँ की परिस्थितियाँ काला रोग के कारक जीवाणु *क्लॉस्ट्रीडियम नोबाई* के प्रगुणन के अनुकूल हो जाती हैं। जिन पशुओं के यकृत में शान्त अवस्था में इस जीवाणु के स्पोर पड़े होते हैं, वह सक्रिय होकर पशु में काला रोग भी कर देते हैं।

चिरकारी (क्रॉनिक) फैसिओलता: रोग का यह स्वरूप धीरे–धीरे विकसित होता है और बहुधा गोपशु, भैंस, भेड़ व अन्य पालतू पशु एवं वन्यजीवों में दृष्टिगोचर होता है। पशु रोग की प्रारम्भिक अवस्था में अधिक मात्रा में पित्त के बनने, फलस्वरूप वसा के बेहतर उपचय के कारण मोटा होना प्रारम्भ कर देता है। किन्तु जैसे–जैसे रोग बढ़ता जाता है, पित्तवाहिनियों में अवरोध के कारण पशु की भूख कम होने लगती है। पशु सुस्त पड़ जाता है और कमजोर दिखने लगता है। उसकी आँखों की श्लेष्मा कला पीली पड़ जाती है। प्रारम्भ में पशु का गोबर सख्त होता है किन्तु बाद में पानी जैसे दुर्गन्धयुक्त पतले दस्त आते हैं। पशु को बार–बार अफरा की शिकायत रहती है तथा उसके निचले जबड़े के बीच की त्वचा में शोफ होता है। दुधारू पशुओं की दुग्ध तथा भेड़ों की ऊन उत्पादन क्षमता एवम् उत्पाद की गुणवत्ता पर प्रतिकूल प्रभाव पड़ता है। पशु की त्वचा शुष्क व कांतिहीन हो जाती है। चिरकारी फैसिओलता को निम्न चार मुख्य भागों में विभक्त कर समझा जा सकता है– (1) *यकृत के मृदूतक का विनाश एवं तंतुमयता:* यकृत के अन्दर भ्रमणशील फ्लूक मृदूतक (पैरेंकाइमा) को क्षतिग्रस्त करते हैं। क्षतिग्रस्त यकृत में कोलेजन तंतुमयता द्वारा पुनर्निर्माण होता है। इस प्रक्रिया में बना तंतुमय संयोजी ऊतक जब सिकुड़ता है तब यकृत की संरचना को विकृत कर असामान्य बना देता है, (2) *अरक्तता:* पशु के पित्ताशय या पित्तवाहिनियों में प्रवास करने वाले वयस्क यकृत फ्लूक पशु का रक्त चूसते हैं, जिससे पशु में रक्त तथा संचित लौह तत्व की मात्रा धीरे–धीरे कम होने लगती है। आधुनिक अनुसंधानों से एक नवीन जानकारी सामने आयी है कि यकृत फ्लूक एक पदार्थ, जो कि सम्भवतः प्रोटीन है, को स्रावित करता है, जिससे पशु में अरक्तता होने लगती है। इस समय रक्त में एलब्युमिन की मात्रा भी काफी कम हो जाती है। रक्त में एलब्युमिन की कमी सम्भवतः यकृत में विनाश प्रक्रिया के कारण कम मात्रा में उत्पादन, फ्लूक के रक्त चूसने के साथ आंत्र में अधिक स्राव, पित्त वाहिकाओं से अधिक मात्रा में क्षरण के कारण होती है। अमीनो अम्ल का परजीवी के विरुद्ध प्रतिपिंड के निर्माण में प्रयुक्त हो जाना भी एलब्युमिन के संश्लेषण में कमी होने का एक और कारण हो सकता है। क्योंकि प्रतिपिंड ग्लोब्यूलिन प्रोटीन की बनी हुई है, अतः पशु के रक्त में ग्लोब्यूलिन की मात्रा बढ़ जाती है, (3) *हाइपर प्लास्टिक कोलनजाइटिस:*

यह प्रक्रिया पित्त नली में वयस्क फ्लूक के कारण होती है। वयस्क फ्लूक की काँटेदार सतह तथा चूषक से पित्त नली की उपकला क्षतिग्रस्त होती रहती है जिससे यहाँ पर जलन (इनफ्लमेशन) होती है, और रक्त से निकलकर इओसिनोफिल तथा एक केन्द्रीय कोशिकायें पित्त नली की श्लेष्मल (म्यूकोसा) में एकत्र होने लगती हैं। क्षतिग्रस्त उपकला का फाइब्रोसिस द्वारा पुर्ननिर्माण होता है। वयस्क फ्लूक के दिये हुये अंडे फाइब्रोसिस की गति को और अधिक तीव्र कर देते हैं। इस प्रकार तंतुमयता द्वारा पुर्नगठित हुई पित्त नली से प्लाज्मा प्रोटीन, विशेषकर एलब्युमिन का क्षरण होता रहता है। धीरे–धीरे तंतुओं पर कैल्सियम एकत्र होने लगता है और अंततः सम्पूर्ण नली एक मिट्टी के पाइप की तरह बन जाती है। इसी कारण से इसको '*दृढ़–ऋजु यकृत–पाइपस्टेम* लिवर' भी कहते हैं, तथा (4) *पित्त नली का अवरुद्ध होनाः* संख्या में अधिक होने पर वयस्क फ्लूक पित्त नली से पित्त के प्रवाह को अवरुद्ध कर देते हैं जिससे पशु में पीलिया के लक्षण प्रकट होने लगते हैं। कम मात्रा में पित्त के आंत्र में जाने से भोजन की वसा का ठीक प्रकार से पाचन, अवशोषण एवम् स्वांगीकरण नहीं हो पाता है, अतः पशु दुर्बल होने लगता है। पित्त रंगा (बाइलीरुबिन) की कमी तथा वसा की मौजूदगी के कारण गोबर का रंग बदल जाता है (शर्मा एट अल, 1989)।

रोग का निदानः रोग का निदान निम्नलिखित प्रकार से किया जा सकता है– (1) लक्षणों के आधार पर, (2) *गोबर में अंडों की पहचान द्वाराः* तीव्र (अक्यूट) फैसिओलता में पशु के गोबर में अंडे दिखायी नहीं देते हैं, क्योंकि रोग की यह अवस्था अवयस्क फ्लूक के यकृत में भ्रमण से पैदा होती है, जबकि अंडे वयस्क फ्लूक देते हैं। यकृत फ्लूक के अंडों को उभयचूषक (एम्फीस्टोम) के अंडों से अच्छी तरह विभेदीकरण करना चाहिये, क्योंकि दोनों के अंडे कमोबेश एक जैसे ही दिखते हैं। उभयचूषक (एम्फीस्टोम) के अंडों के तुलना में फैसिओला के अंडे अपेक्षाकृत छोटे होते हैं। इनके अन्दर भ्रूण का पिंड स्पष्ट नहीं होता है तथा पित्त में रहने के कारण इनका रंग भी हल्का पीला होता है, (3) *सीरम में ग्लूटामेट डिहाइड्रोजेनेस तथा गामा ग्लूटामाइल ट्रांसपेप्टीडेज इन्जाइम परीक्षण द्वाराः* तीव्र (अक्यूट) फैसिओलता में जब यकृत में अधिक मात्रा में टूट–फूट होती है तो सीरम में भी इन एन्जाइम की मात्रा बढ़ जाती है, तथा (4) *सीरम परीक्षण द्वाराः* तीव्र (अक्यूट) फैसिओलता में, जब वयस्क फ्लूक बनने से पहले ही पशु की एकाएक मृत्यु हो जाती है, सीरम द्वारा रोग के निदान की आवश्यकता होती है। रोग के निदान के लिये कुछ सीरम पर आधारित परीक्षणों, जैसे एन्जाइम सहलग्नी प्रतिरक्षा शोषी आमापन परीक्षण (एलीसा), निष्क्रिय रक्ताणु समूहन (पैसिव हीमऐग्लुटिनेशन) आदि को विकसित किया गया है (सक्सेना एट अल, 2006)।

रोग का उपचारः रोग के उपचार में इस प्रकार की औषधियाँ प्रयोग में लायी जानी चाहिये कि जो यकृत के मृदुतक में फ्लूक की अवयस्क तथा पित्तवाहिनी में वयस्क अवस्था दोनों को समान रूप से नष्ट कर सकें। इसके अतिरिक्त औषधि का यकृत की क्रियाविधि तथा यकृत में होने वाली क्रियाओं का औषधि के कार्य करने की क्षमता तथा

कुशलता पर प्रतिकूल प्रभाव न पड़े। वर्तमान समय में इस तरह की कोई औषधि उपलब्ध नहीं है जिसमें इन सभी मानकों का एक साथ समावेश हो। यकृत फ्लूक के उपचार में निम्न औषधियाँ प्रयोग में लायी जाती हैं– (1) *ट्राइक्लाबेंडाजाल (फैसीनेक्स वोलस, इन्डेक्स सस्पेंशन):* यह औषधि अवयस्क, अल्पवयस्क एवं वयस्क तीनों ही प्रकार के यकृत फ्लूक को समान रूप से नष्ट करती है। *भेड़ में इसे 10 मिलीग्राम प्रति किलो पशु भार की दर से तथा गोपशु में 12 मिलीग्राम प्रति किलोग्राम पशु भार की दर* से दिया जाता है। यदि दुधारू पशुओं में इसे दिया जाये तो उनके दूध को मनुष्य के दैनिक उपयोग में नहीं लेना चाहिये (सान्याल एवं गुप्ता, 1996), (2) *ऑक्सीक्लोजानाइड (डिस्टोडिन फ्लूक वोलस एवं गोली, टोलजान एफ. वोलस एवं गोली, हैक्सानाइड सस्पेंशन, जैनिल सस्पेंशन, ऑक्सीक्लोजानाइड सस्पेंशन):* इस औषधि को भेड़ एवं बकरियों के लिये उपयुक्त माना जाता है, यद्यपि गाय एवं भैंसों में भी इसका प्रयोग किया जाता है। *भेड़ में इस औषधि को 15 से 20 मिग्रा. प्रति किलोग्राम पशु भार की दर से तथा गोपशु में 10–15 मिलीग्राम प्रति किलोग्राम पशु भार की दर से दिया जाता है।* शरीर के अन्दर यह औषधि केवल वयस्क यकृत फ्लूक को ही नष्ट करती है, किन्तु भेड़ में जब इसे सामान्य से तीन गुना की दर (45 मिलीग्राम प्रति किलोग्राम पशुभार की दर) पर दिया जाता है तब यह अवयस्क फ्लूक को भी नष्ट कर देती है। यदि रोमंथी पशुओं में इसे 25 मिलीग्राम प्रति किलोग्राम पशु भार की दर से दिया जाता है तब उनका गोबर पतला हो जाता है और पशु बार–बार गोबर करता है। यद्यपि पशु की मृत्यु तो नहीं होती है किन्तु वह निष्क्रिय होकर चारा खाना बन्द कर देता है (श्रीमाली एट अल, 2016), (3) *रैफाक्सानाइड (एम्फानाइड पाउडर, रिफाक्सिन वोलस, रैनाइड डिसपर्सिविल पाउडर):* रैफाक्सानाइड भेड़ में चार सप्ताह एवं गोपशु में आठ सप्ताह से बड़े सभी यकृत फ्लूक को नष्ट कर देती है। इस तरह यह औषधि वयस्क तथा अवयस्क (4 सप्ताह से ऊपर के) दोनों ही प्रकार के यकृत फ्लूक पर प्रभाव डालती है। पशुओं में इसे 7.5 मिलीग्राम प्रति किलोग्राम पशु भार की दर से प्रयुक्त किया जाता है। दुधारू पशुओं में इस औषधि का प्रयोग नहीं किया जाता है। इसके साथ ही इस औषधि के प्रयोग करने के कम से कम 28 दिनों बाद तक पशु मांस भी नहीं खाया जा सकता है, (4) *क्लोसेन्टल:* भेड़ में इसे 7.5 मिलीग्राम प्रति किलो पशु भार की दर से दिया जाता है। यह वयस्क तथा अल्पवयस्क (6 सप्ताह से ऊपर), दोनों ही तरह के यकृत फ्लूक के उपचार में प्रयुक्त होती है (श्रीमाली एट अल, 2016), (5) *नाइट्रोक्सीनिल (ट्रोडेक्स इन्जेक्शन):* इस औषधि का 10 मिलीग्राम प्रति किलो पशु भार के दर से त्वचा के नीचे इन्जेक्शन लगाया जाता है। यह औषधि वयस्क तथा अवयस्क (6 सप्ताह से बड़े) दोनों ही प्रकार के यकृत फ्लूक को नष्ट करती है। इसका प्रयोग गर्भित पशुओं में भी किया जा सकता है। क्योंकि यह औषधि पशु के मूत्र एवं गोबर से धीरे–धीरे ही बाहर निकलती है, अतः दुधारू या मांस के लिये प्रयोग में लाये जाने वाले पशुओं में इसका प्रयोग नहीं करना चाहिये, (6) *डाइएम्फीनिथाइड:* यह यकृत फ्लूक की एक सप्ताह से लेकर अन्य सभी

अवयस्क अवस्थाओं पर बेहद प्रभावी औषधि है। इसे भेड़ में 100 मिलीग्राम प्रति किलो पशुभार की दर से दिया जाता है। यदि 8 सप्ताह से ज्यादा के यकृत फ्लूक को नष्ट करना हो तो इसकी मात्रा को बढ़ाना पड़ता है, (7) *हेक्साक्लोरएथेन (हेक्साथेन, फैसियोलैक्स):* इसे गाय, भैंस, भेड़ एवं बकरी में काफी उपयुक्त माना जाता है। *गोपशु में इस औषधि को 10 ग्राम प्रति 50 किलो पशु भार की दर से* (कुल 15 से 100 ग्राम प्रति पशु) तथा *भेड़ में 2 ग्राम प्रति 10 किलोग्राम पशु भार की दर से* (8 से 15 ग्राम प्रति पशु) से दिया जाता है। हाथी के वयस्क नर में इस औषधि की 56 ग्राम मात्रा, मादा तथा अर्धवयस्क नर में 42 ग्राम मात्रा तथा बच्चों में 14.28 ग्राम मात्रा प्रतिदिन लगातार 4 दिन तक दी जाती है। यदि पशु दुर्बल तथा कमजोर होता है तो औषधि की कुल मात्रा निकाल कर उसे 2 से 3 खुराक में बांटकर 48 घंटे के अन्तराल पर पशु को पिला दी जाती है। यह औषधि भी केवल वयस्क यकृत फ्लूक को नष्ट करती है, (8) *हेक्साक्लोरोफीन (फ्लूकाफीन पाउडर तथा गोली, पायाफिन गोली, फ्लूफीन गोली):* इस औषधि को गोपशु एवं भैंसों में 10–20 मिलीग्राम प्रति किलो पशु भार की दर से तथा भेड़ एवं बकरी में 15 से 20 मिलीग्राम प्रति किलो पशु भार की दर से प्रयुक्त किया जाता है। यह औषधि भी केवल वयस्क (12 सप्ताह से ऊपर के) यकृत फ्लूक को नष्ट करती है। दुर्बल पशु में औषधि को दो 3 खुराक में बांटकर सप्ताह भर के अन्तराल पर दे सकते हैं। यकृत फ्लूक से बचाव के लिये पशुओं में इस औषधि को वर्ष भर में चार बार (वर्षा ऋतु प्रारम्भ होने से पहले, बीच तथा अंत में) दिया जा सकता है, (9) *कार्बन टेट्राक्लोराइड (एथीकेयर):* यह इस रोग के उपचार में प्रयुक्त होने वाली सबसे पुरानी औषधि है। *गोपशु में इस औषधि की 5 मिली मात्रा, भेड़ एवं बकरी में 1 से 3 मिली. तथा कुत्तों में 1–5 मिली. मात्रा* को चावल के माड़ या लस्सी के साथ मिलाकर एक माह के अन्तराल पर दो बार पिला दिया जाता है। इससे पशु को काफी लाभ होता है। यह औषधि केवल वयस्क यकृत फ्लूक को समाप्त करती है, अतः पहली बार जब इसको पिलाते हैं तो वयस्क फ्लूक मर जाते हैं किन्तु यकृत के अन्दर अवयस्क फ्लूक बचे रहते हैं। एक माह के अन्तराल में जब वह वयस्क होकर पित्ताशय एवम् पित्तवाहिनी में पहुँचते हैं, तो दूसरी बार दी गयी औषधि उनको भी नष्ट कर देती है। गोपशु में यह औषधि यकृत पर दुष्प्रभाव डालती है, अतः गोपशु में इसको प्रायः प्रयुक्त नहीं करते हैं। शूकर, घोड़ों तथा बिल्लियों में भी इस औषधि को प्रयोग नहीं किया जाता है, (10) *क्लोरसूलानः* यह औषधि 2 सप्ताह से ज्यादा बड़े सभी यकृत फ्लूक के उपचार में काफी प्रभावी है। भेड़ एवं बकरी में इसे 20 मिलीग्राम प्रति किलो पशु भार की दर पर दिया जाता है, (11) *क्लाइओक्सानाइडः* वयस्क व अल्पवयस्क सभी प्रकार के यकृत फ्लूक के उपचार में लाभदायक है। इस औषधि को भेड़ में वयस्क यकृत फ्लूक के उपचार के लिये 15 मिलीग्राम प्रति किलो पशुभार की दर से, 6 सप्ताह के यकृत फ्लूक के लिये 40 मिलीग्राम प्रति किलो पशुभार की दर से तथा 4 सप्ताह के यकृत फ्लूक के लिये 135 मिलीग्राम प्रति किलो पशुभार की दर से दिया जा सकता है। किन्तु जैसे–जैसे इस औषधि की मात्रा 15 मिलीग्राम प्रति किलो पशुभार की दर से अधिक बढ़ाई जाती है, इसके दुष्प्रभाव भी बढ़ते जाते हैं।

जब इसे 40 या 135 मिलीग्राम प्रति किलो पशुभार की दर से देते हैं तो इसके दुष्प्रभाव से कुछ भेड़ों की मृत्यु तक हो जाती है, (12) *निकलोफोलनः* इस औषधि को भेड़, गोपशु तथा शूकर में वयस्क यकृत फ्लूक के उपचार के लिये प्रयुक्त किया जाता है। अवयस्क फ्लूक के उपचार के लिये क्लाइओक्सानाइड की तरह ही इस औषधि की मात्रा को बढ़ाना पड़ता है। मात्रा बढ़ने के साथ–साथ ही पशु पर इसके दुष्प्रभाव भी सामने आने लगते हैं, तथा (13) *बिथियोनालः* भेड़, बकरी एवं गोपशु में 60 मिलीग्राम प्रति किलो पशु भार की दर से प्रयुक्त की जाती है।

रोग निवारणः रोग की रोकथाम निम्नलिखित प्रकार की जा सकती है– (1) पशुओं को समय–समय पर विभिन्न प्रकार के अंतःपरजीवी के संक्रमण को रोकने के लिये औषधि देते रहना चाहिये। यकृत फ्लूक के पारिस्थितिकी विस्तार का अध्ययन करने पर संक्रमण के दो ग्रीष्म तथा शीत चक्र देखे गये हैं–

ग्रीष्म चक्रः वयस्क फ्लूक द्वारा बसंत एवं ग्रीष्म ऋतु के प्रारम्भ में दिये हुये अंडों से मिरासिडियम लार्वा निकलकर घोंघों को संक्रमित करने लगते हैं। संक्रमित घोंघों में जीवनचक्र की शेष अवस्थाओं से गुजरते हुये ये लार्वा अंततः सर्केरिया में परिवर्तित हो जाते हैं। घोंघों से ग्रीष्म ऋतु के मध्य तक निकलकर सर्केरिया पानी के किनारे की घास की पत्तियों पर चिपक जाते हैं तथा परिपुटन कर परिकोष्ठित सर्केरिया (मेटासर्केरिया) का निर्माण करते हैं। जब भी कोई पशु ऐसी घास खाता है, या पानी पीता है, तो मेटासर्केरिया पशु की आँत में चले जाते हैं और शीत ऋतु (अक्टूबर या बाद) में रोग के लक्षण प्रकट करते हैं। अतः पशुओं को शीत ऋतु के प्रारम्भ में औषधि दी जानी चाहिये।

गर्मी के मौसम में पोखर में पानी की मात्रा भी कम हो जाती है, जिससे प्रति लीटर पानी में मेटासर्केरिया की संख्या वर्ष के अन्य समय की अपेक्षा अधिक होती है। साथ ही साथ पशु भी अधिक मात्रा में तथा बार–बार पानी पीता है, और अन्य स्थानों पर घास की अनुपलब्धता के कारण पोखर के आसपास की हरी घास खाने को बाध्य होता है। ग्रीष्म ऋतु में पोखर पर पानी के लिये अधिक बार जाने से भी ग्रीष्म ऋतु में संक्रमण की सम्भावना अधिक हो जाती है।

ग्रीष्म चक्रः वयस्क फ्लूक द्वारा बसन्त ऋतु में दिये गये अंडे →मिरासिडियम→घोंघों में संक्रमण →ग्रीष्म ऋतु के मध्य तक मेटासर्केरिया पानी या घास के पत्ते पर →पशु को ग्रीष्म ऋतु में संक्रमित होना **(उपचार)** →शीत ऋतु के प्रारम्भ में रोग के लक्षण

शीतचक्रः इस चक्र में मिरासिडियम लार्वा घोंघों को ग्रीष्म ऋतु के अंत या शरद ऋतु के प्रारम्भ में संक्रमित करते हैं। संक्रमित घोंघों में परजीवी का कोई भी विकास नहीं होता है। जब शरद ऋतु में परिस्थितियाँ जीवन के अनुकूल होती हैं, तो सर्केरिया लार्वा घोंघों से बाहर निकलकर मेटासर्केरिया में परिवर्तित हो जाते हैं। मेटासर्केरिया पशु को संक्रमित कर ग्रीष्म ऋतु के प्रारम्भ में रोग उत्पन्न करते हैं, अतः इस समय भी पशु को दवा दी जानी चाहिये।

शीत चक्र: ग्रीष्म ऋतु के अंत में दिये गये अंडे → मिरासिडियम →घोंघो में संक्रमण (घोंघों में सम्पूर्ण शीत ऋतु काल में परजीवी लार्वा सुसुप्तावस्था में पड़ा रहता है) →बसन्त ऋतु में मेटासर्केरिया बन कर पशु को संक्रमित करते **(उपचार)** →ग्रीष्म ऋतु में पशु में रोग के लक्षण

(2) पशु को पोखर, तालाब, गड्ढ़ों आदि का दूषित पानी या इन स्थलों के आसपास की घास न खिलायें। पशुओं को नल या कुएं का स्वच्छ पानी ही पिलायें, (3) पशु को ऐसे स्थलों पर न चरने दें जहाँ घोंघे अधिक हों। घोंघों के रहने के स्थान से पानी को निकाल कर साफ कर दें। इनके आसपास की घास को काटकर सुखाकर जला दें। यदि सम्भव हो सके तो पोखर या अन्य पानी के सार्वजनिक स्रोतों के चारों तरफ लोहे के तारों की बाड़ लगवा दें, (4) घोंघों को मारने के लिये औषधि का प्रयोग करें। घोंघों के मारने के लिये नीला थोथा (कॉपर सल्फेट) के 5 प्रतिशत घोल को 22.5 किलोग्राम प्रति हेक्टेयर की दर से या कॉपर पेन्टाक्लोरफीनेट को 11.2 किलोग्राम प्रति हेक्टेयर की दर से प्रयुक्त करें। इसके अतिरिक्त नाइट्रोजन युक्त उर्वरक कैल्सियम सायनामाइड और एन–ट्राइलमारफोलीन (फ्रेश्कान) का भी इस कार्य के लिये उपयोग किया जा सकता है। बत्तख तथा मेढ़क घोंघों को खाते हैं। अतः बत्तख पालन द्वारा न सिर्फ पोखर द्वारा प्रसरित संक्रमण को ही कम किया जा सकता है, बल्कि आय के एक अन्य साधन को भी बढ़ाया जा सकता है, (5) पशु के गोबर की सही प्रकार से खाद बनायें जिससे गोबर में विद्यमान यकृत फ्लूक के अंडे नष्ट हो जायें, (6) पशु की रोग प्रतिरोधकता को बढ़ाने के लिये पौष्टिक आहार दें, तथा (7) पशुपालकों को सावधान करने के लिये रोग क्षेत्र में रोग के होने की सम्भावना की भविष्यवाणी कर लोगों को रोग के प्रति सचेत कर दें।

संदर्भ

सोलस्वी, ई. जे. एल. (1982). हेलमिन्थस, आर्थोपोड्स एंड प्रोटोजोआ ऑफ डोमेस्टीकेटिड एनीमल. सप्तम संस्करण, बेलेर टिंडल, लंदन।

शर्मा, आर. एल. धर, डी. एन. रैना, ओ. के. (1989). स्टडीज ऑन दि प्रीवैलेंस एंड लैबोरेटरी ट्रांसमिशन ऑफ फैसिओलियासिस इन एनीमल इन कश्मीर वैली. ब्रिटिश वेटेरेनरी जनरल. 145(1): 57–61।

गर्ग, आर. यादव, सी. एल. कुमार, आर. आर. बनर्जी, पी. एस. वत्स, एस. गोदारा, आर. (2009). दि एपीडिमियोलाजी ऑफ फैसिओलोसिस इन रुमीनेंट इन डिफरेंट जिओक्लाइमेटिक रीजन ऑफ नार्थ इंडिया, ट्रॉपिकल एनीमल हेल्थ प्रोडक्शन, 41(8): 1695–1700।

सक्सेना, एम. के. राम, एच. बनर्जी, पी. एस. यादव, सी. एल. गर्ग, आर. (2006). इम्यूनोडायग्नोसिस ऑफ फैसिओलोसिस बाई डाट–एलीसा, जनरल ऑफ वेटेरेनरी पैरासिटोलॉजी. 20(1): 77–79।

सान्याल, पी. के. गुप्ता, एस. सी. (1996). एफीकेसी एंड फर्मेकोकाइनेटिक ऑफ ट्राइक्लाबेंडाजाल इन बुफैलो विद इनड्यूज्ड फैसिओलोसिस. वेटेरेनरी पैरासिटोलाजी. 63: 75–82।

श्रीमाली, आर. जी. पटेल, एम. डी. पटेल, आर. एम. (2016). कम्प्रेटिव एफीकेसी आफ एंथलमेंटिक एंड दिअर इफैक्ट ऑन हीमेटोबायोकैमिकल चेंज इन फैसिओलोसिस ऑफ गोट ऑफ साउथ गुजरात, वेटेरेनरी वर्ल्ड. 9(5): 524–529।

□□□

अध्याय 38

ऐम्फीस्टोममता

यह रोग उभयचूषक (ऐम्फीस्टोम) समूह के परजीवी द्वारा होता है जो गोपशु, भैंस, भेड़, बकरी, अश्व, शूकर आदि के आमाशय (रोमंथिका, जालिका) या आंत में पाये जाते हैं। रोग में पशु को पतले दुर्गंधयुक्त दस्त होते हैं, जो कई दिनों तक चलते हैं। पशु दुर्बल होता जाता है और शरीर में पानी की कमी होने लगती है। उपचार व उचित देखभाल के अभाव में पशु की मृत्यु हो जाती है।

रोग कारण: रोग उभयचूषक (ऐम्फीस्टोम) समूह के अवयस्क परजीवी द्वारा होता है, जो निम्न हैं–

परजीवी की प्रजाति	शरीर में निवास स्थान	संवेदनशील पशु
पाराएम्फीस्टोमम एपीक्लीटम	रोमंथिका, जालिका	गोपशु, भैंस, भेड़, बकरी
कोटाइलोफोरान कोटाइलोफोरम	रोमंथिका, जालिका	गोपशु, भैस, भेड़, बकरी
गैस्ट्रोथाइलैक्स क्रूमैनीफर	रोमंथिका, जालिका	गोपशु, भैस, भेड़, बकरी
जाइगेन्टोकोटाइल एक्सप्लेनेटम	पित्ताशय, पित्तवाहिनी	रोमंथी पशु
गैस्ट्रोडिस्कस एजिप्टीकस	आंत	अश्व, शूकर, वार्थहाग
सूडोडिस्कस कोलिनसाई	बड़ी आंत	अश्व
गैस्ट्रोडिस्कोइडीज होमनिस	अंधांत्र, बड़ी आंत	शूकर, मानव

उभय चूषक मोटे और गोल होते हैं, अतः इनको "शंकुवत (*कोनिकल) फ्लूक*" कहते हैं। आमजन की भाषा में लोग इसे "*पेट की जोंक*" भी कहते हैं। परजीवी के दोनों सिरों पर चूषक होते हैं, अतः इन्हें उभय चूषक कहते हैं। शरीर की बाह्य सतह पर टेगूमेन्ट का आवरण होता है। आवरण पर कंटिकाएं नहीं होती हैं (चित्र 24, 25, 26 व 27)।

उभयचूषक के पाचन तंत्र में अग्र छोर पर मुखद्वार होता है, जो ग्रसनी न होने के कारण सीधे ग्रासनली में खुलता है। ग्रासनली अंधांत्र में खुलती है। परजीवी द्विलिंगी होता है। शरीर के मध्य में दो पिण्डयुक्त वृषण होते हैं। वृषण के पीछे एक छोटा अंडाशय होता है।

अंडाशय से आगे की तरफ कुंडलीकृत गर्भाशय होता है जो परजीवी के शरीर के अग्रिम तिहाई भाग की अभ्युदर सतह पर स्थित जननछिद्र में खुलता है। शरीर के पार्श्व में अनेक पीतक ग्रंथियाँ होती हैं। *कोटाइलोफोरान कोटाइलोफोरम* में जननछिद्र को घेरे हुये एक जनन चूषक भी होता है (सोल्सवी, 1982)।

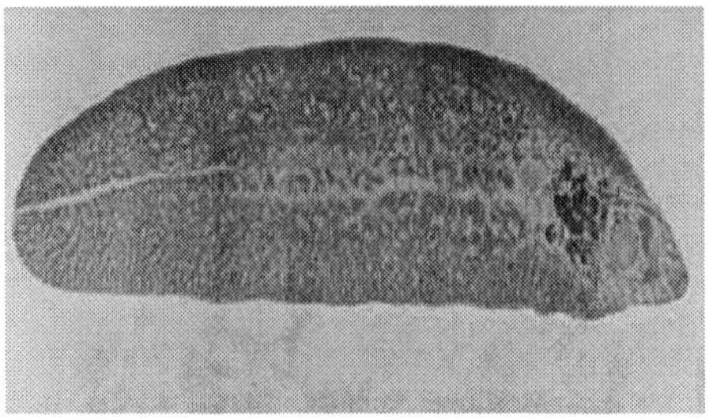

चित्र 24. *पाराएम्फीस्टोमम एपीक्लीटम*

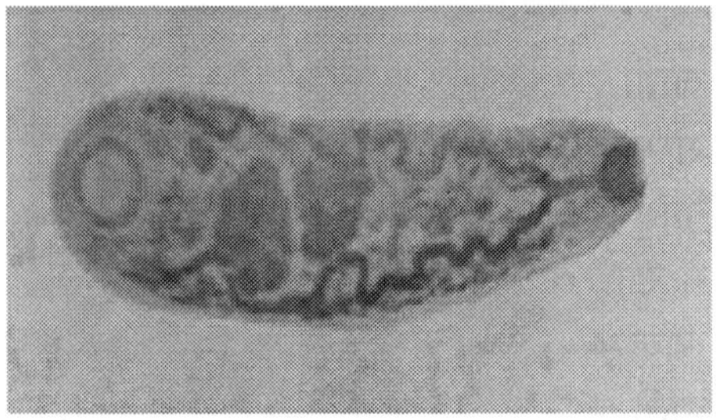

चित्र 25. *कोटाइलोफोरान कोटइलोफोरम*

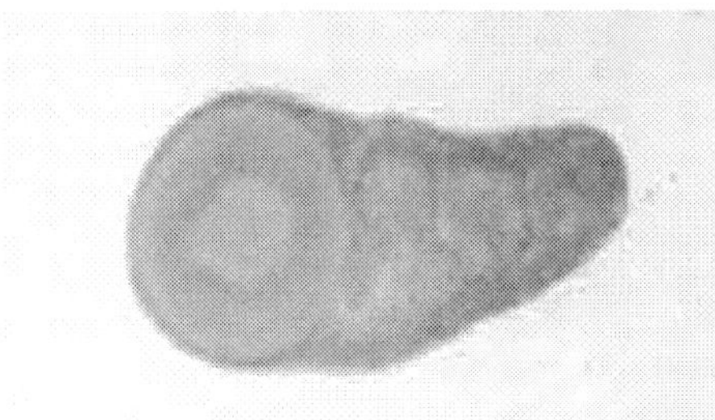

चित्र 26. *जाइगेन्टोकोटाइल एक्सप्लेनेटम*

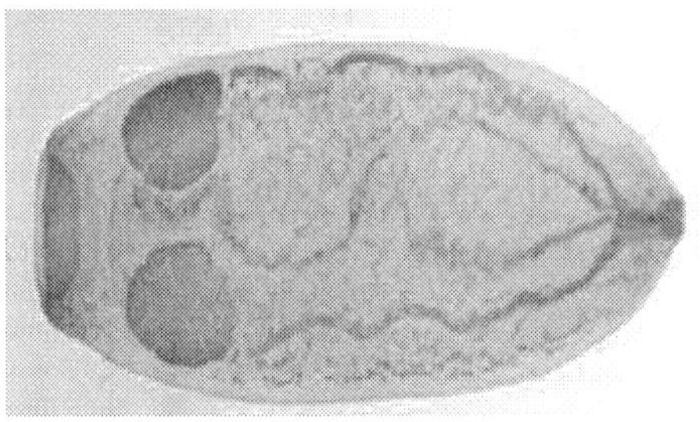

चित्र 27. *गैस्ट्रोडिस्कस एजिप्टीकस*

परजीवी का जीवनचक्रः उभयचूषक का जीवनचक्र यकृत फ्लूक के जीवनचक्र की तरह ही होता है, परन्तु घोंघों की प्रजातियाँ अलग–अलग होती हैं। रोगग्रसित पशु गोबर के साथ असंख्य अंडे छोड़कर, चारा–पानी को दूषित कर देते हैं। इन अंडों से तापक्रम, आर्द्रता सहित पारिस्थितिकी की अनूकूल परिस्थितियों में *मिरासिडियम लार्वा* निकलता है। यह लार्वा पानी में तैरकर घोंघों की तलाश करता है और उचित घोंघे की तलाश पूर्ण होने पर उसके शरीर में प्रवेश कर *स्पोरोसिस्ट* अवस्था में बदल जाता है। *स्पोरोसिस्ट* में *रीडिया लार्वा* बनता है जो बाद में *सर्केरिया लार्वा* का निर्माण करता है। इस परजीवी के सर्केरिया को *सर्केरिया पिगमेनटाटा* कहते हैं। स्पोरोसिस्ट से लेकर सर्केरिया तक की अवस्था का विकास घोंघे के अन्दर ही होता है। उचित समय पर सर्केरिया घोंघों से निकलकर पानी या पानी की सतह पर पड़ी घास की पत्तियों पर चिपक जाते हैं, फिर ये *परिपुटन द्वारा परिकोष्ठित सर्केरिया (मेटासर्केरिया)* में बदल जाते हैं।

पानी पीने या घास खाने पर *मेटासर्केरिया* पशु के शरीर में पहुँच जाते हैं। पशु की आँतों में यह *अवयस्क फ्लूक* बनाते हैं। जब बड़ी संख्या में अवयस्क फ्लूक आँत से रोमंथिका

(रूमन) एवं जालिका (रेटीकुलम) की तरफ जाते हैं तब रोग के लक्षण प्रकट होते हैं। जब फ्लूक रोमंथिका एवं जालिका (रेटीकुलम) में पहुँचते हैं तो परिपक्व हो जाते हैं। 80 से 90 दिन में इनके अंडे पशु के गोबर के साथ बाहर निकलने लगते हैं (पांडे, 1935; पंडा एवं मिश्रा, 1980; सबाह एवं जुएल, 2006; ओजडन एट अल, 2010; हयूसन एट अल, 2017)।

रोग को संवेदनशील पशुः भारतवर्ष में रोग गोपशु, भैंस, भेड़ और बकरी में पाया जाता है। गोपशु की तुलना में भैंसों में रोग अधिक होता है। भैंसों में अधिक रोग का कारण सम्भवतः भैंसों के गोबर का पतला और पानी में अपेक्षाकृत अधिक घुलनशील होना, पोखर का पानी पीना, रहना एवं लोटना तथा पोखर के समीप की हरी भरी घास का ज्यादा मात्रा में खा लेना होता है। गोपशु हमेशा पानी के अन्दर जाने से बचते हैं तथा इनके गोबर पर म्यूकस की एक पतली परत होती है, जिससे पानी में गोबर की घुलनशीलता काफी कम होती है। इस कारण से गोपशु में रोग अपेक्षाकृत कम होता है। भेड़ एवं बकरी में रोग अत्यधिक कम होता है, क्योंकि इनका गोबर छोटी–छोटी सख्त गोलियों (मेगनी) के रूप में होता है जो पानी में आसानी से नहीं घुलती है। इनके अतिरिक्त ये पशु पानी के अन्दर भी नहीं जाते हैं। इन सब के साथ एक बात जो और महत्वपूर्ण होती है वह यह है कि बकरी जमीन से ऊपर उठे हुये पत्ते ही खाती है, जबकि मेटासर्केरिया पानी के अन्दर या सतह के पास पायी जाने वाली वनस्पति पर चिपके होते हैं, जिससे बकरी के शरीर के अन्दर मेटासर्केरिया पहुँचने की सम्भावना अत्यधिक कम हो जाती है। ज्यादातर मामलों में गोपशु, भेड़, बकरी या अन्य पालतू व जंगली रोमंथी में इस परजीवी का संक्रमण भैंसों द्वारा ही फैलता है। रोग क्षेत्र में संक्रमण एवम् मृत्यु दर उच्च होती है। रोग प्रकोप में लगभग 90 प्रतिशत तक पशु मर जाते हैं। छोटे पशुओं में मृत्यु दर वयस्कों की अपेक्षा अधिक होती है। रोग का प्रकोप प्रायः ग्रीष्म ऋतु के अन्तिम चरण तथा शीत ऋतु के प्रारम्भिक चरण में अधिक होता है, क्योंकि इस काल अवधि में चारे पर परजीवी के मेटासर्केरिया सबसे अधिक होते हैं (महतो एवं राय, 1992; मालवीय एट अल, 1994; डोरची एट अल, 1998; सिंह एट अल, 2002; अग्रवाल एट अल, 2002)।

रोग के लक्षणः *पाराएम्फीस्टोमम् एपीक्लीटम, कोटाइलोफोरान कोटाइलोफोरम, गैस्ट्रोथाइलैक्स क्रूमैनीफर* प्रजाति के वयस्क परजीवी रोमंथी पशुओं के रोमंथिका (रूमन) तथा जालिका (रेटीकुलम) में पाये जाते हैं। साधारणतया यह परजीवी हानिरहित होते हैं, किन्तु जब इनकी संख्या काफी अधिक हो जाती है, तब यह रोमंथिका और जालिका (रेटीकुलम) में अंकुरकों (पैपिला) को नष्ट कर देते हैं (चित्र 28)।

पशुओं में रोग उपरोक्त प्रजाति के अवयस्क फ्लूक द्वारा होता है। जब अवयस्क परजीवी बड़ी संख्या में छोटी आँत से आमाशय की तरफ जाते हैं तो पशु को पीड़ा होती है। साथ–साथ पतले, दुर्गंधयुक्त दस्त होते हैं जो कई दिनों तक चलते हैं। भूख नहीं लगती है। प्यास अधिक लगने के कारण पशु बार–बार पानी पीता है। पशु धीरे–धीरे कमजोर होने

लगता है। अंततः उपचार के अभाव में 10 से 12 दिनों में पशु की मृत्यु हो जाती है। छोटी उम्र के पशुओं में मृत्यु दर अधिक होती है। अवयस्क परजीवी आमाशय की तरफ जाते समय आंत्र की श्लेष्मल को मजबूती से पकड़ते हैं जिससे उसकी कोशिकायें मृत हो जाती हैं और कई स्थानों पर यह उखड़ जाती हैं। इन स्थानों से रक्त बहता है जो गोबर के साथ बाहर निकलता है। जब संक्रमण बहुत अधिक होता है, तब अवयस्क फ्लूक आंत्र की मांसपेशियों में घुस जाते हैं, जिससे आंत्र से अत्यधिक मात्रा में म्यूकस व रक्त बहता है और पशु के शरीर में रक्त की कमी (रक्ताल्पता) हो जाती है। पशु के रक्त में प्रोटीन की मात्रा भी कम होने लगती है। इससे पशु के निचले जबड़े में शोफ होने लगता है। कभी–कभी शरीर के अधोभाग तथा पैरों की त्वचा में भी शोफ होता है (सिंह एट अल, 1984; रैडोस्टिट्स एट अल, 2003)।

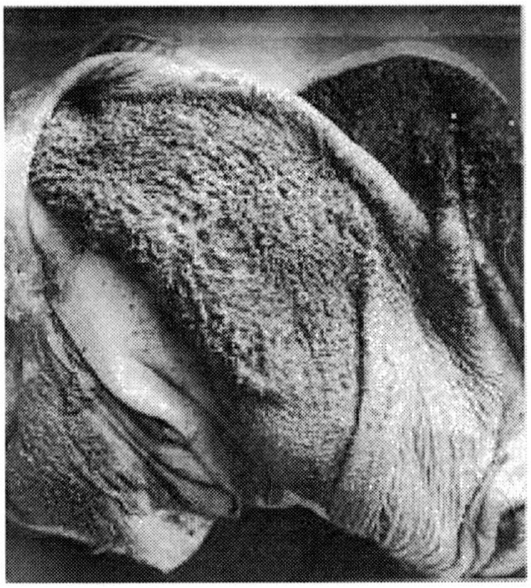

चित्र 28. भैंस के रोमंथिका में उभयचूषक

जाइगेन्टोकोटाइल एक्सप्लेनेटम प्रजाति के परजीवी रोमंधी पशुओं के पित्ताशय और पित्तवाहिनी से चिपके हुये पाये जाते हैं। चिपकने के स्थान पर यह चुभन पैदा करते हैं, जिससे इस स्थान पर बिन्दु के रूप में रक्तस्राव के निशान बन जाते हैं। *गैस्ट्रोडिस्कस एजिप्टीकस* एवम् *सूडोडिस्कस कोलिनसाई* प्रजाति के परजीवी अश्व तथा शूकर एवम् मनुष्य की छोटी एवम् बड़ी आँत में पाये जाते हैं। इन परजीवियों के अवयस्क फ्लूक अश्व के पेट में तीव्र पीड़ा उत्पन्न करते हैं (होरेक, 1971; चीमा एट अल, 1997; सनाब्रिया एट अल, 2008; खान एट अल, 2008; शिवाजोती एवं रेड्डी, 2014)।

रोग का निदानः रोग का निदान निम्नलिखित प्रकार से किया जा सकता है– (1) लक्षणों के आधार पर, (2) पशु के चारा–पानी के उत्पादन स्थल के विषय में जानकारी प्राप्त कर, (3) *गोबर की जांच द्वाराः* रोग अवयस्क परजीवी उत्पन्न करते हैं, अतः पशु के गोबर के साथ बाहर निकले हुऐ कुछ अवयस्क परजीवी को पहचान कर रोग का निदान किया

जा सकता है, (4) वयस्क परजीवी के संक्रमण का निदान गोबर में अंडों की पहचान कर किया जाता है, तथा (5) सीरम परीक्षण द्वारा (चौहान एट अल, 2015)।

रोग का उपचारः रोग का उपचार निम्नलिखित प्रकार से किया जाता है–

अवयस्क पेट की जोकः

1. *ऑक्सीक्लोजानाइड (डिस्टोडिन फ्लूक वोलस एवं गोली, टोलजान एफ. वोलस एवं गोली, हैक्सानाइड सस्पेंशन, जैनिल सस्पेंशन, ऑक्सीक्लोजानाइड सस्पेंशन):* इस औषधि को भेड़ एवं बकरियों के लिये उपयुक्त माना जाता है, गाय एवं भैंसों में भी इसका प्रयोग किया जाता है। *भेड़ में इस औषधि को 15 से 20 मिग्रा. प्रति किलोग्राम पशु भार की दर से तथा गोपशु में 10–15 मिलीग्राम प्रति किलोग्राम पशु भार की दर से दिया जाता है।* यदि रोमंथी पशुओं में इसे 25 मिलीग्राम प्रति किलोग्राम पशु भार की दर से दिया जाता है तब उनका गोबर पतला हो जाता है और पशु बार–बार गोबर करता है। यद्यपि पशु की मृत्यु तो नहीं होती है किन्तु वह निष्क्रियता (डिप्रेशन) का शिकार हो जाता है और चारा खाना बन्द कर देता है।
2. *हेक्साक्लोरोफीन (फ्लूकाफीन पाउडर तथा गोली, पायाफिन गोली, फ्लूफीन गोली):* इस औषधि को गोपशु एवं भैंसों में 10–20 मिलीग्राम प्रति किलो पशु भार की दर से तथा भेड़ एवं बकरी में 15 से 20 मिलीग्राम प्रति किलो पशु भार की दर से प्रयुक्त किया जाता है। दुर्बल पशु में औषधि को दो–तीन खुराक में बांटकर सप्ताह भर के अन्तराल पर दे सकते हैं।

वयस्क पेट की जोंकः

1. *बिथियोनालः* भेड़, बकरी एवं गोपशु में 60 मिलीग्राम प्रति किलो पशु भार की दर से प्रयुक्त की जाती है।
2. *कार्बन टेट्राक्लोराइड (एथीकेयर):* यह रोग के उपचार में प्रयुक्त होने वाली सबसे पुरानी औषधि है। *गोपशु में इस औषधि की 5 मिली. मात्रा, भेड़ एवं बकरी में 1 से 3 मिली.* मात्रा को चावल के माड़ या लस्सी के साथ मिलाकर एक माह के अन्तराल पर दो बार पिला दिया जाता है। इससे पशु को काफी लाभ होता है। गोपशु में यह औषधि यकृत पर दुष्प्रभाव डालती है, अतः इसको प्रायः प्रयुक्त नहीं करते हैं। शूकर तथा घोड़ों में भी इस औषधि का प्रयोग नहीं किया जाता है।
3. *हेक्साक्लोरएथेन (हेक्साथेन, फैसियोलैक्स):* इसे गाय, भैंस, भेड़ एवं बकरी में काफी उपयुक्त माना जाता है। *गोपशु में इस औषधि को 10 ग्राम प्रति 50 किलो पशु भार की दर से* (कुल 15 से 100 ग्राम प्रति पशु) तथा *भेड़ में 2 ग्राम प्रति 10 किलोग्राम पशु भार की दर से* (8 से 15 ग्राम प्रति पशु) से दिया जाता है। यदि पशु दुर्बल तथा कमजोर होता है तो औषधि की कुल मात्रा निकाल कर उसे 2 से 3 खुराक में बांटकर 48 घंटे के अन्तराल पर पशु को पिला दिया जाता है।

रोग निवारण: रोग की रोकथाम निम्नलिखित प्रकार से की जाती है– (1) पशु को समय–समय पर विभिन्न अंतःपरजीवी के संक्रमण को रोकने के लिये औषधि दें, (2) पशु को पोखर, तालाब, गड्ढ़ों आदि का दूषित पानी या इन स्थलों के आसपास की घास न खिलायें। पशुओं को नल या कुएं का स्वच्छ पानी ही पिलायें, (3) पशु को ऐसे स्थलों पर न चरने दें जहाँ घोंघे अधिक हों। घोंघों के रहने के स्थान से पानी को निकाल कर साफ कर दें। इनके आसपास की घास को काटकर सुखाकर जला दें। यदि सम्भव हो सके तो पोखर या अन्य पानी के सार्वजनिक स्रोतो के चारों तरफ लोहे के तारों की बाड़ लगवा दें, (4) घोंघों को मारने के लिये औषधि का प्रयोग करें। घोंघों के मारने के लिये नीला थोथा (कॉपर सल्फेट) के 5 प्रतिशत घोल को 22.5 किलोग्राम प्रति हेक्टेयर या कॉपर पेन्टाक्लोरफीनेट को 11.2 किलोग्राम प्रति हेक्टेयर की दर से प्रयुक्त करें। इसके अतिरिक्त नाइट्रोजन युक्त उर्वरक कैल्सियम सायनामाइड और एन–ट्राइलमारफोलीन (फ्रेश्कान) का भी इस कार्य के लिये उपयोग किया जा सकता है। बत्तख तथा मेढक घोंघों को खाते हैं, अतः बत्तख पालन द्वारा न सिर्फ पोखर द्वारा प्रसरित संक्रमण को ही कम किया जा सकता है, बल्कि आय के एक अन्य साधन को भी बढ़ाया जा सकता है, (5) पशु के गोबर की सही प्रकार से खाद बनायें जिससे गोबर में विद्यमान पेट की जोंक के अंडे नष्ट हो जायें, (6) पशु की रोग प्रतिरोधकता को बढ़ाने के लिये पौष्टिक आहार दें, तथा (7) पशुपालकों में रोग के प्रति जागरूकता पैदा करें (नाथ, 1971; चक्रवर्ती, 2017)।

संदर्भ

सोलस्वी, ई. जे. एल. (1982). हेलमिन्थस, आर्थोपोड्स एंड प्रोटोजोआ ऑफ डोमेस्टीकेटिड एनीमल. सप्तम संस्करण बेलेर टिंडल, लंदन।

सिंह, आर. राम, एच. प्रसाद, ए. शंकर, एच. अरोरा, बी. (2002). एपीजूटिओलॉजिकल स्टडीज ऑन पाराऐम्फीस्टोम इन्फैक्शन इन दि बरेली डिस्ट्रिक, उत्तर प्रदेश, इंडिया. रिविस्टा डि पैरासिटोलाजिया. XIX (LXIII): 39–44।

अग्रवाल, आर. सिंह, आर. कुमार, एम. उपाध्याय, ए.के. (2002). एपीडिमियोलॉजिकल फीचर्स ऑफ पैरासिटिक डिज़ीज इन सम पार्ट ऑफ छत्तीसगढ़ स्टेट, इंडियन जनरल ऑफ वेटेरेनरी मेडीसिन. 22(1): 47–49।

चीमा, ए. के. खान, एम. क्यू. चिश्ती, एम. ए. (1997). प्रीवैलेंस एंड पैथोलॉजी ऑफ एम्फीस्टोमोसिस इन बुफैलो एंड कैटल इन पाकिस्तान. पाकिस्तान वेटेरेनरी जनरल. 17(1): 13–17।

होरेक, आई. जी. (1971). पाराऐम्फीस्टोमापेसिस ऑफ डोमेस्टिक रुमीनेंट. एडवांसेज इन पैरासिटोलॉजी: 9: 33–72।

महतो, एस. एन. राय, के. (1992). प्रीवैलेंस ऑफ पाराऐम्फीस्टोमोसिस इन कैटल इन कोसी जोन ऑफ नेपाल. वेटेरेनरी रिव्यू काठमांडू. 7(2): 63–64।

डोरची, पी. बर्गेड, जे. पी. डुरांटो, सी. प्रीवोट, एफ. टीसर, पी. (1998). प्रीवैलेंस ऑफ बोवाइन पाराऐम्फीस्टोमोसिसः रिजल्ट ऑफ फील्ड सर्वे इन फ्रांस. रिव्यू डि मेडीसिन वेटेरेनरी. 149(11): 1029–1032।

पंडा, बी. के. मिश्रा, एस. पी. (1980). ओबसरवेसन ऑन दि ईटिओलाजी, क्लीनिकल पैथोलॉजी एंड कीमोथिरेपी ऑफ इम्मैचोर पाराऐम्फीस्टोमोसिस इन बुफैलो काव. इंडियन जनरल ऑफ एनीमल हेल्थ. 19: 131–135।

पांडे, पी. जी. (1935). अक्यूट ऐम्फीस्टोमोसिस इन कैटल इन आसाम. अ प्रीलिमनरी रिपोर्ट. इंडियन जनरल वेटेरेनरी साइंस एंड एनीमल हसबैंड्री. 5: 364–365।

ह्यूसन, के. एम. ओलीवर, एन. ए. एम. रॉबिन्सन, एम. डब्ल्यू. (2017). पाराऐम्फीस्टोमोसिस ऑफ रुमीनेंटः एन इमर्जिंग पैरासिटिक डिज़ीज इन यूरोप. ट्रेंड इन पैरासिटोलॉजी. 33(11): 836–844।

सनाब्रिया, आर. ई. एफ. रोमेरो, जे. आर. (2008). रिव्यू एंड अपडेट ऑफ पाराऐम्फीस्टोमोसिस. हैल्मिंथोलाजिया. 45(2): 64–68।

खान, यू. जे. तनवीर, ए. मकबूल, ए. मसूद, एस. (2008). एपीडिमियोलॉजिकल स्टडीज ऑफ पाराऐम्फीस्टोमोसिस इन कैटल. वेटेरेनस्की आर्चिव. 78(3): 243–251।

शिवाजोती, एस. रेड्डी, बी. एस. (2014). इम्मैच्योर पाराऐम्फीस्टोमोसिस इन ए शीप हर्ड. इंटरनेशनल जनरल ऑफ बायोलॉजिकल रिसर्च. 2(2): 140–142।

ओजडल, एन. गुल, ए. इल्हान, एफ. डेगर, एस. (2010). प्रीवैलेंस ऑफ पाराऐम्फीस्टोमोसिस इन्फैक्शन इन कैटल एंड शीप इन वैन प्रोविन्स, टर्की. हैल्मिंथोलाजिया. 47(1): 20–24।

सबाह, एच. एस. जुएल, पी. डी. (2006). एपीडिमियोलॉजिकल ऑबजरवेसन ऑफ पाराएम्फीस्टोमोसिस इन रुमीनेंट इन इन्डेमिक रीजन आफ पंजाब एंड एडज्वाइनिंग स्टेट (इंडिया). प्रोसिडिंग ऑफ इलेविन्थ इंटरनेशनल सिंपोजियम ऑन वेटेरेनरी एपीडिमियोलॉजी एंड इकोनामिक्स।

नाथ, डी. (1971). ऑब्जरवेसन ऑन दि ट्रीटमेंट ऑफ ऐम्फीस्टोमोसिस इन शीप. इंडियन वेटेरेनरी जनरल. 48(6): 653–655।

सिंह, आर. पी. सहाय, बी. एन. झा, जी. जे. (1984). हिस्टोपैथोलॉजी ऑफ दि डयूडोनम एंड रुमेन ऑफ गोट डयूरिग एक्सपेरीमेंटल इन्फैक्शन विद पाराऐम्फीस्टोमम सर्वी. वेटेरेनरी पैरासिटोलॉजी. 15(1): 39–46।

चक्रवर्ती, ए. (2017). अ टेक्सट बुक ऑफ प्रीवेंटिव वेटेरेनरी मेडीसिवन. छठा संस्करण, कल्याणी पब्लिशर, लुधियाना, भारत।

चौहान, वी.डी. पटेल, पी.वी. हस्नानी, जे.जे. पंड्या, एस.एस. पांडे, एस. पनसूर्या, डी.वी. चौधरी, वी. (2015). स्टडी ऑन हीमेटोलॉजिकल अल्टरेशन इंड्यूज्ड बाई एम्फीस्टोम इन बुफैलो. वेटेरेनरी वर्ल्ड. 8(3): 417–420।

रैडोस्टिट्स, ओ. एम. गे, सी. सी. ब्लड, डी. सी. हिचक्लिफ, के. डब्ल्यू. (2003). वेटेरेनरी मेडीसिन– ए टेक्सट बुक ऑफ दि डिज़ीज ऑफ कैटल, पिग, गोट एंड हार्स. नवम् संस्करण, ई एल बी एस बेलेर टिंडल, लंदन।

मालवीय, एच. सी. वर्मा, टी. के. प्रसाद, ए. द्विवेदी, पी. (1994). पाराऐम्फीस्टोम इन्फैक्शन इन डोमेस्टिक बुफैलो स्लाटर्ड एट बरेली. नेशनल सिम्पोजियम ऑन एडवांसेज इन वेटेरेनरी रिसर्च एंड देअर इम्पैक्ट ऑन एनीमल हेल्थ एंड प्रोडक्शन हेल्ड एट इंडियन वेटेरेनरी रिसर्च इंस्टीट्यूट, इज्जतनगर, बरेली, फरवरी 10–11, 1994।

❑❑❑

अध्याय 39

शिस्टोसोमता (रक्त फ्लूक संक्रमण)

शिस्टोसोमा पशु की रक्त शिराओं में रहने वाला एक घातक परजीवी है। वयस्क परजीवी सामान्यतः अधिक हानि नहीं पहुँचाता है, किन्तु मादा परजीवी द्वारा दिये गये अंडे अपनी विशिष्ट संरचना के कारण अत्यधिक हानिकारक होते हैं। ये अंडे पशु की आंत्र, नाक तथा यकृत में क्षति पहुँचाकर पशु में रोग पैदा करते हैं। गैर मनुष्यों में होने वाले शिस्टोसोमा के सर्केरिया लार्वा मनुष्यों में खुजली पैदा करते हैं।

रोग कारण: रोग शिस्टोसोमा परजीवी के कारण होता है, जो निम्न प्रकार के होते हैं–

प्रजाति	पशु शरीर में रहने का स्थान	संवेदनशील पशु
शिस्टोसोमा जैपोनिकम	पोर्टल एवं मीसेन्ट्रिक शिरायें	गोपशु, भैंस, भेड़, बिल्ली, अश्व, कुत्ता, बकरी, शूकर, खरगोश एवं मनुष्य
शिस्टोसोमा बोविस	पोर्टल एवं मीसेन्ट्रिक शिरायें	गोपशु, भैंस, भेड़, बकरी, अश्व, बबून, ग्रे बंदर, सिटाटंगा
शिस्टोसोमा मैथियाई	आहारनाल	गोपशु, भैंस, बकरी, अश्व, बबून, ग्रे बंदर, सिटाटंगा
शिस्टोसोमा मैनसोनी	आहारनाल	शूकर, बबून, मनुष्य
शिस्टोसोमा रोढ़यानी	आहारनाल	कुत्ता, बिल्ली, चूहा
शिस्टोसोमा इस्पिनडेल	मीसेन्ट्रिक शिरा	गोपशु, भैंस, भेड़, बकरी
शिस्टोसोमा इंडिकम	पोर्टल, हिपैटिक, पैंक्रियाटिक, पेल्विक एवं मीसेन्ट्रिक शिरायें	गोपशु, भैंस, बकरी, अश्व, ऊँट
शिस्टोसोमा सुइस	पोर्टल हिपैटिक, पैंक्रियाटिक, पेल्विक, एवं मीसेन्ट्रिक शिरायें	शूकर, कुत्ता
शिस्टोसोमा नेसैलिस	नासिका की शिरायें	गोपशु, बकरी, अश्व

यह परजीवी धागे की तरह लम्बे होते हैं। इनमें नर तथा मादा अलग–अलग होते हैं। नर परजीवी मादा परजीवी की मादाधर नाल (गायनैकोफोरिक कैनाल) में रहता है।

परजीवी का जीवनचक्रः शिस्टोसोमा की मादा परजीवी बड़ी संख्या में अंडे देती है। प्रजातियों के आधार पर यह अंडे भिन्न–भिन्न प्रकार के होते हैं, किन्तु सभी प्रजातियों के अंडों के एक सिरे पर कांटेनुमा संरचना होती है। मल पदार्थ के साथ पशु शरीर से बाहर निकलकर निषेचित अंडे पानी के अन्दर वातावरण की अनुकूल परिस्थितियों में *मिरासिडियम लार्वा* बनाते हैं। मिरासिडियम लार्वा पानी के अन्दर तैरते रहते हैं। जब प्लैनार्बिस और/या इंडोप्लेनार्बिस वंश का शंबुक इनके समीप आता है, तब यह शंबुक के शरीर में प्रविष्ट हो जाते हैं। शंबुक के अन्दर मिरासिडियम लार्वा, *स्पोरोसिस्ट* अवस्था से गुजरकर अंततः *सर्केरिया* लार्वा बनाते हैं। इन सर्केरिया लार्वा की पूँछ द्विविभाजित होने के कारण इनको *फरकोसरकस सर्केरिया* लार्वा कहते हैं। शिस्टोसोमा परजीवी के जीवनचक्र में रीडिया लार्वा की अवस्था नहीं पायी जाती है। *फरकोसरकस सर्केरिया* लार्वा घोंघे से बाहर निकल कर या तो पानी में तैरते रहते हैं, या पानी के आसपास की घास से चिपक जाते हैं।

सर्केरिया लार्वा रोग की संक्रामी अवस्था होती है। पशु के पानी पीने या पोखर के पास की घास चरते समय लार्वा पशु की त्वचा के सम्पर्क में आते हैं, और शरीर के अन्दर प्रविष्ट हो जाते हैं। पशु की शिराओं में पहुँचकर सर्केरिया लार्वा मादा या नर परजीवी में विकसित हो जाते हैं। वयस्क नर तथा मादा परजीवी शिराओं के अन्दर संसर्ग करते हैं जिसके बाद मादा परजीवी बड़ी संख्या में निषेचित अंडे देती है जो मल पदार्थ के साथ शरीर से बाहर निकल जाते हैं। इस प्रकार परजीवी का जीवन चक्र चलता रहता है (सोल्सवी, 1982)।

रक्त फ्लूक से होने वाले रोगः रक्त फ्लूक की दो अवस्थायें अंडे तथा लार्वा, पशु को हानि पहुँचाते हैं। परजीवी के अंडे अपनी विशिष्ट संरचना के कारण पशु की आंत्र एवं यकृत में रोग उत्पन्न करते हैं, जबकि इनके फरकोसरकस सर्केरिया लार्वा मनुष्यों में खुजली पैदा करते हैं। *सिस्टोसोमा नेसैलिस* प्रजाति के अंडे पशु की नाक में ग्रेनुलोमा बनाकर *"स्नोरिंग रोग"* उत्पन्न करते हैं।

शिस्टोसोमताः रोग की निम्नलिखित दो अवस्थायें होती हैं– (1) आंत्रीय शिस्टोसोमता एवम् (2) यकृतीय शिस्टोसोमता।

आंत्रीय शिस्टोसोमताः यह रोग पशु में शिस्टोसोमा के भारी मात्रा में संक्रमण होने पर होता है। पशु में रोग के लक्षण संक्रमण के सात से नौ सप्ताह के भीतर प्रकट होने लगते हैं। लक्षणों की तीव्रता पशु की रक्त शिराओं में मादा परजीवी की संख्या तथा उनके अंडे देने की क्षमता पर निर्भर करती है। रोग की अवधि परजीवी की संक्रमण दर पर निर्भर करती है। रोग से मृत पशु का शव विच्छेदन करने पर आमाशय से लेकर मलद्वार तक की श्लेष्मल पर छोटे–छोटे रूधिरांक दिखायी देते हैं, जो आकार में 1 से 10 मिमी. के होते हैं। इनकी

संख्या आंत्र में पीछे की ओर जाने पर बढ़ती जाती है। यह रूधिरांक केशिकाओं से अंडों के बाहर निकलने से बनते हैं। आंत्रीय म्यूकोसा सूज जाती है। आंत्र की श्लेष्मल तथा उसके ऊपर पड़े रक्तमिश्रित श्लेष्म में बड़ी संख्या में परजीवी के अंडे दिखायी देते हैं। अंडों में एक छोटी सी कांटेनुमा संरचना होती है जिसके चुभने से जलन होती है। जलन के कारण पशु की आंत्र की म्यूकोसा, सबम्यूकोसा तथा पेशीय म्यूकोसा में छोटी–छोटी फुंसियाँ या गांठें पड़ जाती हैं। इन गांठों के अन्दर अंडे होते हैं। फुंसियों के फूटने पर अंडे बाहर निकलकर आंत्र की गुहा में आ जाते हैं, तथा मल के साथ शरीर के बाहर निकलकर जीवन–चक्र को पुनः शुरू करते हैं।

यकृतीय शिस्टोसोमता: रोग में परजीवी द्वारा दिये गये अंडे पोर्टल परिवहन द्वारा यकृत के अन्दर पेरीसाइन्यूसाइडल इन्टरलोबुलर वेन्यूल में पहुँच जाते हैं। यहाँ पर अंडों के कवच छिद्रों से घुलनशील प्रतिकण बाहर आ जाता है, जो पशु के प्रतिरोधी तंत्र को सक्रिय कर देता है। इस सक्रियता के कारण लसीकाणु, मैक्रोफाज एवं इओसिनोफिल अंडों को चारों तरफ से घेर लेती हैं जिससे रक्त परिसंचरण प्रणाली विहीन गांठें बन जाती हैं। इन गांठों के अन्दर परजीवी के अंडे नष्ट हो जाते हैं। अधिक मात्रा में संक्रमण होने पर अधिक संख्या में गांठें बनती हैं जिससे पोर्टल ट्रायड में भारी मात्रा में तंतुमयता (फाइब्रोसिस) हो जाती है। भारी संक्रमण होने पर पशु को रक्ताल्पता की शिकायत रहती है। भूख न लगने से पशु का शरीर जर्जर हो जाता है। इससे पशु की मृत्यु तक हो जाती है।

खर्राटे का रोग: यह रोग *शिस्टोसोमा नेजैलिस* के संक्रमण से होता है। इसमें पशु की नासिका शिरायें वयस्क परजीवी के रहने से चौड़ी हो जाती हैं, तथा इनमें रक्त का थक्का बनने लगता है। परजीवी द्वारा उत्पन्न अंडों के कारण सम्पूर्ण श्वसन नाल में छोटी–छोटी फुन्सियाँ तथा गांठें बनने लगती हैं, तथा मार्ग में गाढ़ा मवादयुक्त श्लेष्म (म्यूकस) जमा हो जाता है। इस कारण पशु को खांसी व जुकाम होता है, तथा बार–बार छींकें आती हैं। श्वसन मार्ग में रुकावट होने से पशु को श्वांस लेने पर खर्र–खर्र की आवाज़ आती है। इस आवाज के कारण इसे *"स्नोरिंग रोग"* कहते हैं। भैंसों में गोपशु की अपेक्षा रोग की भयावहता अधिक होती है।

सर्केरियल खुजली: इस रोग को धोबी की खुजली, मिट्टी खोदने वालों की खुजली, तैराकों की खुजली, शिकारियों की खुजली, झील वालों की खुजली, धान की खेती करने वालों की खुजली, शिस्टोसोमा जनित खुजली आदि नामों से पुकारा जाता है। रोग पानी के बराबर सम्पर्क में रहने वाले मनुष्यों की त्वचा में पशु या पक्षियों के रोगकारक शिस्टोसोमा के *फरकोसरकस सर्केरिया* लार्वा के घुसने से होता है। जब ये लार्वा पहली बार मनुष्य की त्वचा में घुसते हैं तब घुसने वाले स्थान की त्वचा सूजकर थोड़ा लाल हो जाती है। किन्तु जब मनुष्य बार–बार पानी में जाता है तब अधिक संख्या में बार–बार लार्वा के घुसने से त्वचा में छोटे–छोटे दाने पड़ जाते हैं, जिनमें खुजली होती है। यह खुजली कई दिनों या

कई सप्ताह तक रहती है। इस रोग से बचाव के लिये पानी में जाते समय वाटर प्रूफ कपड़ों का प्रयोग करना चाहिये तथा त्वचा पर डाइब्यूटाइल थैलेट एवं बेन्जाइल बेन्जोएट का लेप लगाना चाहिये।

रोग का निदान: शिस्टोसोमा जनित रोगों का निदान निम्नलिखित प्रकार से किया जाता है– (1) लक्षणों के आधार पर, (2) नासिका द्रव्य या गोबर में अंडों को पहचान कर, तथा (3) शव विच्छेदन द्वारा।

रोग का उपचार: नेजल ग्रेनुलोमा के लिये लिथियम एंन्टीमनी थायोमैलेट–6 प्रतिशत (एनथियोमलीन, लिथियोमनी) की 20 मिली. मात्रा को गोपशु की मांसपेशियों में एक सप्ताह के अंतराल पर तीन बार इन्जेक्शन लगाते हैं या ऐन्टिमनी पोटैशियम टाटरेट (टार्टर–एमेटिक) की 1 मिली. मात्रा का प्रति 10 किग्रा. पशु भार की दर से गोपशु में एक दिन छोड़ हर दूसरे दिन (1,3,5 दिन) लगातार 2 सप्ताह तक इन्जेक्शन लगाते हैं। अन्य सिस्टोसोमा के लिये प्राजीक्वंटल (ड्रान्सिट, प्रजिक) को मनुष्य में 60 मिग्रा. प्रति किलो भार की दर से एक बार या 20 मिग्रा. प्रति किलोभार की दर से चार घंटे के अंतराल पर तीन बार दिया जाता है।

एंटीमोसम के सोडियम साल्ट (स्टीवोफीन) को गोपशु में 7.5 मिग्रा. प्रति किलो पशु भार की दर से 7 दिन या ल्यूकैन्थोन को गोपशु में 30 मिग्रा. प्रति किलो पशु भार की दर से 1,3, 5 वें दिन या हाइकैन्थोन को भेंड़ में 3–6 मिग्रा. प्रतिकिलो पशुभार की दर से या निरिडाजोल को भेड़ में 100 मिग्रा. प्रतिकिलो पशुभार की दर से तीन दिनों तक लगातार या ट्राइक्लोरोफोन को गोपशु में 50–70 मिग्रा. / प्रति किलोभार की दर से 4 से 6 बार तीन दिन के अन्तराल पर या भेड़ में 100–120 मिग्रा. / प्रति किलोभार की दर से चार या अधिक बार तीन से चार दिन के अंतराल पर दिया जाता है।

नोटः कई औषधियाँ शिस्टोसोमा को समूह में नष्ट कर देती हैं। मृत शिस्टोसोमा एम्बोली बनकर पोर्टल शिरा में फंसकर रक्तप्रवाह अवरुद्ध कर देते हैं, जिससे कभी–कभी यकृत कार्य करना बन्द कर देता है। अतः इनका प्रयोग सोच–समझकर ही करना चाहिये।

रोग निवारण: रोग को निम्नलिखित प्रकार से रोका जा सकता है– (1) रोगी पशुओं का उपचार करवायें, (2) पशु को पोखर तालाब आदि के पानी में न जाने दें, तथा (3) पशु को उन स्थानों पर जहाँ घोघे हो, न चरने दें। यदि सम्भव हो तो घोंघों को मारने के लिये रसायनों का छिड़काव करें।

संदर्भ

सोलस्वी, ई. जे. एल. (1982). हेलमिन्थस, आर्थोपोड्स एंड प्रोटोजोआ आफ डोमेस्टीकेटिड एनीमल. सप्तम संस्करण, बेलेर टिंडल, लंदन।

□□□

अध्याय 40

फीताकृमि

चपटे, पतले, लम्बे फीता के आकार के परजीवी गोपशु, भैंस, भेड़, बकरी, कुत्ता, बिल्ली, हिरन, बारहसिंगा एवं अन्य जंगली पशु–पक्षियों की आंत्र में रहते हैं। कम संख्या में तो ये पशु को कोई अधिक हानि नहीं करते हैं, किन्तु जब इनकी संख्या अधिक होती है तो पशु की बढ़त रुक जाती है। त्वचा रूखी–सूखी व बेजान हो जाती है। पशु को प्रवाहिका (दस्त) या मलबद्धता (कब्ज) की शिकायत रहती है। भोजन में असंतुलन के कारण पशु कमजोर होकर जीर्ण–शीर्ण हो जाता है। उपचार के अभाव में पशु की मृत्यु तक हो जाती है (कार्बिन, 1997)।

रोग कारण: रोग चपटे, पतले फीता के आकार के कृमि द्वारा होता है, जिनकी निम्न प्रजातियाँ पशुओं में पाई जाती हैं–

पशुओं में पाये जाने वाले फीताकृमि

क्र.स.	फीताकृमि / पोषद	मध्यवर्ती पोषद	लार्वा
क	*गाय, भैंस, भेड़ एवं बकरी*		
	मोनेज़िया एक्सपेंसा	ओरबेटिड माइट	सिस्टीर्सक्वाइड
	मोनेज़िया बेनेडिना	ओरबेटिड माइट	सिस्टीर्सक्वाइड
	स्टाइलेशिया हिपैटिका	ओरबेटिड माइट	सिस्टीर्सक्वाइड
	स्टाइलेशिया ग्लोवीपंक्टाटा	ओरबेटिड माइट / सोसिड	सिस्टीर्सक्वाइड
	एवीटिलीना सेन्ट्रीपंक्टाटा	सोसिड (वार्क लाइस, बुक लाइस, डस्ट लाइस)	सिस्टीर्सक्वाइड
	थाइसेनोसोमा एक्टीनाइड (फ्रिन्ज फीताकृमि)	सोसिड	सिस्टीर्सक्वाइड
ख	*अश्व, घोड़ा, गधा, खच्चर*		
	एनोप्लोसिफेला परफोलिएटा	ओरबेटिड माइट	सिस्टीर्सक्वाइड
	एनोप्लोसिफेला मेग्ना	ओरबेटिड माइट	सिस्टीर्सक्वाइड
	पारएनोप्लोसिफेला मेमिलाना	ओरबेटिड माइट	सिस्टीर्सक्वाइड
ग	*कुत्ता, बिल्ली*		
	एकाइनोकोकस ग्रेनुलोसस	रोमंथी, रोडेंट, भेड़, मनुष्य	हाइडेटिड सिस्ट

	डाइपिलीडियम केनाइनम	फिलीज	सिस्टीर्सक्वाइड
	टीनिया हाइडेटीजिना	पालतू एवं जंगली रोमंथी	सिस्टीर्सकस टेन्यूकोलिस
	टीनिया ओविस	भेड़, एवं बकरी	सिस्टीर्सकस ओविस
	टीनिया क्रेबियाई	रेंडर, गजेली अन्य जंगली रोमंथी	सिस्टीर्सकस टैरनडाई
	टीनिया पिसीफार्मिस	खरगोश, खराह, एवं रोडेंट	सिस्टीर्सकस पिसीफार्मिस
	टीनिया मल्टीसेप्स	भेड़ एवं बकरी	सीन्यूरस सेरीब्रेलिस
	टीनिया सीरियलिस	लेगोमार्फ	सीन्यूरस सीरियलिस
	टीनिया टीनीफार्मिस	मूषक प्रजाति	सिस्टीर्सकस फैसियोलेरिस
	डाइफिलोवॉथ्रियम लेटम	प्रथम : साइक्लॉप्स / कॉपिपोड	प्रोर्सक्वाइड
		द्वितीय : स्वच्छ मीठे जल की मछलियाँ	पिलीरोर्सक्वाइड
घ	*मनुष्य*		
	टीनिया सोलियम	शूकर	सिस्टीर्सकस सेलूलोजी
	टीनिया सेजीनाटा	गोपशु एवं अन्य रोमंथी	सिस्टीर्सकस बोविस
	हाइमिनोलेपिस नाना	सीधा जीवनचक्र मध्यस्थ	–
		पोषद युक्त जीवनचक्र फिलीज, प्लोर वीटल	सिस्टीर्सक्वाइड

परजीवी का जीवनचक्रः फीताकृति पशु, पक्षियों एवं मनुष्य की आँत में रहने वाले द्विपोषदीय कृमि हैं। इनका शरीर चपटा, पतला, फीते के समान लम्बा एवम् देहखण्डों में बंटा होता है। देहभित्ति पर मोटा टेगूमेन्ट होता है। शरीर में मुखद्वार एवम् पाचन तंत्र नहीं होता है। परजीवी, पोषद की आँत में पचा–पचाया तरल भोजन सीधे शरीर की सतह पर प्रसरण द्वारा ग्रहण करते हैं। शरीर के अग्र छोर पर घुंडीनुमा शीर्ष होता है। शीर्ष पर पोषद की आँत की दीवार से चिपकने के लिये चार प्यालेनुमा चूषक होते हैं। शीर्ष के ठीक पीछे धागेनुमा ग्रीवा होती है। ग्रीवा के अग्रभाग में सक्रिय कोशा विभाजन द्वारा जीवनभर नये देह खण्ड बन–बन कर पीछे खिसकते जाते हैं। इस प्रकार शरीर में आगे से पीछे की ओर अपरिपक्व, परिपक्व एवम् सगर्भ तीन प्रकार के देहखण्ड होते हैं। प्रत्येक देहखण्ड में एक पूर्ण द्विलिंगी जनन तंत्र होता है।

सभी फीताकृमिओं में *हाइमिनोलेपिस नाना* को एक अपवादस्वरूप छोड़कर जीवनचक्र जटिल होता है। इसमें एक या दो मध्यवर्ती पोषद जीव होते हैं, जिनमें परजीवी की लार्वा अवस्थायें बनती हैं। रोगी पशु के आहारनाल में फीताकृमि के सगर्भा (ग्रेविड) खण्ड टूट–टूट कर अलग होते रहते हैं। फीताकृमि की प्रजाति की विशिष्टता के अनुसार टूटे हुये खण्ड पूर्ण रूप में या इसके फटने से स्वतंत्र हुए अंडे एक–एक कर या परागर्भाशय अंग में सुरक्षित एवं संग्रहित होकर गोबर के साथ बाहर निकलते हैं। इस समय इन अंडों के अन्दर एक विकसित भ्रूण होता है। गोबर के साथ बाहर निकले हुये अंडे मिट्टी, पानी एवं अन्य खाद्य

सामग्री को संक्रमित कर देते हैं। मध्यवर्ती पोषद जब इन अंडों को खाता है तब उसके शरीर में परजीवी की लार्वा अवस्था विकसित होती है। लार्वा युक्त मध्यवर्ती पोषद (ओरवेटिड माइट) या स्वयं लार्वा दूषित दाना–पानी के साथ प्राथमिक पोषद पशु के शरीर में पहुँच जाता है। आंत्र में पहुँचकर लार्वा से फीताकृमि विकसित हो जाता है (ग्रीनवर्ग एवं डीन, 1958; सोलस्वी, 1982; डेंगरी, 1993)।

रोगजनात्मकता: फीताकृमि तथा लार्वा दोनों ही पशु के शरीर पर विपरीत प्रभाव डालते हैं।

फीताकृमि: फीताकृमि, *स्टाइलेशिया हिपैटिका* (भेड़, बकरी, गोपशु की पित्तवाहिनी) तथा *थाइसेनोसोमा एक्टीनाइड* (भेड़, गोपशु, एवं हिरन की पित्त या अग्नाशयवाहिनी) को अपवादस्वरूप छोड़कर सामान्यतः पशु के आहारनाल में पाये जाते हैं। आहारनाल में विद्यमान परजीवी निम्न प्रकार से पशु को हानि पहुँचाते हैं– (1) *पशु के पाचित भोज्य पदार्थ का उपयोग कर:* आहारनाल में लगभग सभी परजीवी, पशु की पाचन क्रिया के बाद बने पोषक पदार्थों को अपनी जैविक कार्यविधि संचालित करने के लिये उपयोग में लेते हैं जिससे पशु के शरीर में पोषक पदार्थो की कमी होने लगती है। परिणामस्वरूप पशु धीरे–धीरे कमजोर होने लगता है। अवयस्क पशु की बढ़त कम हो जाती है। कुछ परजीवी, पशु के भोजन से कुछ विशिष्ट विटामिन, लवण इत्यादि पदार्थ का अत्यधिक मात्रा में उपयोग कर लेते हैं, जिससे पशु में इसकी कमी हो जाती है और वह रोगग्रसित हो जाता है। उदाहरणतया– *डाइफिलोबॉथ्रियम लेटम,* पशु के भोजन पदार्थ से विटामिन बी–12 का उपयोग कर लेता है जिससे पशु में स्थूलाणुक अल्पवर्णी *(मेक्रोसिटिक हाइपोक्रोमिक)* अरक्तता हो जाती है, (2) कुछ फीताकृमि अपने स्कोलेक्स (सिर) को पोषद की आंत्र में गहराई तक घुसा देते हैं जिससे आंत्र में गांठ या घाव बन जाता हैं। कभी–कभी तो आंत्र की दीवार में छिद्र भी हो जाता है, (3) *विषैले पदार्थों का उत्सर्जन कर:* फीताकृमि की उपापचय क्रिया के उपरान्त बने उत्सर्गी पदार्थ तथा कृमि द्वारा छोड़े गये विषैले पदार्थ पशु के आहारनाल तथा अवशोषण के बाद सम्पूर्ण शरीर की सामान्य कार्यिकी में अवरोध उत्पन्न करते हैं, (5) फीताकृमि लम्बाई में काफी बड़े होते हैं। अपनी लम्बाई के कारण ये आंत्र की पुरःसरण (क्रमांकुचन) एवम् मंथन गति को कम कर देते हैं। इसके अतिरिक्त संकोचन या कभी–कभी जहाँ पर आंत की गुहा संकरी होती है, ये गुहा को पूर्ण रूप से बन्द कर देते हैं। इससे आहारनाल में भोजन का प्रवाह रूक जाता है, (5) फीताकृमि जब आंत्र में लम्बाई के साथ चिपके होते हैं तब पाचक रसों (आंत्र, पित्त एवं अग्नाशय रस) के स्राव में अवरोध उत्पन्न करते हैं, तथा (6) फीताकृमि से ग्रसित पशु के मांस की गुणवत्ता कम हो जाने के कारण अन्तर्राष्ट्रीय बाजार में मांस की कीमत कम या शून्य हो जाती है, जिससे पशुपालक को भारी हानि उठानी पड़ती है (नरसापुर, 1988; वानीश्री एट अल, 2016)।

फीताकृमि के लार्वा: पशुओं में टीनिया फीताकृमि की लार्वा अवस्थायें, जैसे सिस्टीर्सकस सेलुलोजी (शूकर–मीजली पोर्क) सिस्टीर्सकस बोविस (गोपशु–मीजली वीफ) मांसपेशियों

में खसरा के दानों के समान दिखायी देती हैं। इनसे विकसित होने वाला फीताकृमि क्योंकि मनुष्य में पाया जाता है, अतः इनकी उपस्थिति मात्र ही पशु मांस की गुणवत्ता तथा उपयोगिता को समाप्त कर देती है। कुत्ते, लोमड़ी तथा भेड़ियों के फीताकृमि *टीनिया मल्टीसेप* की लार्वा अवस्था सीन्यूरस सेरीब्रेलिस गोपशु, भेड़ एवं बकरी के मस्तिष्क में विकसित होती है तथा गीड़/स्टर्डी नामक रोग करती है। कुत्ते, लोमड़ी तथा भेड़ियों के ही एक अन्य फीताकृमि *एकाइनोकोकस ग्रेनुलोसस* की लार्वा अवस्था ब्लैडरवार्म/हाइडेटिड सिस्ट, गोपशु, भेड़ एवं बकरी के फेफड़ों, यकृत, प्लीहा तथा अन्य अंगों में बनती है तथा सम्बन्धित अंग के कार्यिकी को प्रभावित करती है। पशुओं में पायी जाने वाली लार्वा अवस्थाओं की घातकता इनके आकार, प्रभावित होने वाले अंग तथा शरीर में भ्रमण करने वाले स्थानों पर निर्भर करती है। आकार में बड़े तथा संवेदनशील अंगों में पाये जाने वाले लार्वा अन्य की तुलना में अधिक घातक होते हैं (ग्रीनबर्ग एवं डीन, 1958; कलार्क, 1963; इलियट, 1986; कार्बिन, 1997; ग्रेबी एवं इंगडा, 2015; मैवराट एट अल, 2015; टेगेसू, 2017)।

मनुष्यों के लिये महत्वः मनुष्यों के कुछ फीताकृमि, जैसे *टीनिया सोलियम, टीनिया सेजीनाटा* की लार्वा अवस्थायें पशु में पायी जाती हैं। साथ ही साथ पशु में पाये जाने वाले फीताकृमि, जैसे *एकाइनोकोकस ग्रेनुलोसस* की लार्वा अवस्था *हाइडेटिड सिस्ट* मनुष्य में पायी जाती है। ये फीताकृमि या मनुष्य में विकसित होने वाले इनके लार्वा किसी न किसी रूप में सीधे मनुष्य को हानि पहुँचाते हैं। इनके अतिरिक्त पशुपालक के रूप में पशुओं में फीताकृमि का संक्रमण होने से भी मनुष्यों को अर्थहानि उठानी पड़ती है। इस प्रकार फीताकृमि का संक्रमण प्रत्यक्ष या अप्रत्यक्ष रूप में मनुष्य को हानि पहुँचाता है (ग्रेबी एवं इंगडा, 2015)।

रोग के लक्षणः फीताकृमि के संक्रमण का प्रभाव कम आयु के पशु, जैसे बछड़े–बछियों, मेमनों पर वयस्क की तुलना में अधिक होता है। जब फीताकृमि अधिक संख्या में होते हैं तो पशु की त्वचा रूखी–सूखी व बेजान हो जाती है। बढ़त रूक जाती है। पशु कमजोर होकर सुस्त पड़ जाता है। भोजन से संतुष्टि नहीं मिलती है, तथा प्रवाहिका या मलबद्धता की शिकायत रहने लगती है। पशु म्यूकस या रक्त मिश्रित गोबर करता है। पेट असंतुलित होकर बढ़ जाता है। कभी–कभी कुछ पशुओं में रक्ताल्पता हो जाती है।

रोग का निदान : फीताकृमि से ग्रसित पशु का निदान निम्नलिखित प्रकार से किया जाता है– (1) लक्षणों को देखकर, (2) पशु के गोबर में अंडे या कृमिखंड की जांच कर, तथा (3) शव विच्छेदन कर।

रोग का उपचारः फीताकृमि के उपचार के लिये निम्नलिखित औषधियों में से किसी एक का उपयोग करते हैं–

1. *प्राजीक्वंटल* : रोमंथी–10 मिग्रा./किलो पशुभार
   कुत्ता, बिल्ली–5 मिग्रा./किलो पशुभार

2. *निक्लोसामाइड* : गोपशु, भेड़, बकरी, कुत्ता, बिल्ली –100 मिलीग्राम/ किलो पशु भार की दर से या मेमनों में कुल 1 ग्राम डोज
3. *अलबेन्डाजाल* : रोमंथी–5–7.5 मिग्रा./किलो पशु भार

रोग निवारणः रोग की रोकथाम निम्नलिखित प्रकार से की जा सकती है– (1) सुग्राही तथा मध्यवर्ती पोषद के बीच सम्पर्क को रोककर, (2) पशु बाड़े एवं चारा–पानी को स्वच्छ रखकर तथा (3) पशु का बचावकारी उपचार कर (कुमार एट अल, 2013; चक्रवर्ती, 2017)।

संदर्भ

सोलस्बी, ई. जे. एल. (1982). हेलामिन्थस, आर्थोपोड्स एंड प्रोटोजोआ ऑफ डोमेस्टीकेटिड एनीमल. सप्तम संस्करण बेलेर टिंडल, लंदन।

डेंगरी, जी. एम. (1993). रिव्यू ऑफ ओरबेटिड माइट एस इंटरमीडिएट होस्ट ऑफ टेपवार्म ऑफ दि एनोप्लोसिफेलिडी. एक्सपेरीमेंटल एंड अप्लाइड अकेरोलॉजी. 17(8): 567–580।

ग्रीनवर्ग, ए. ई. डीन, बी. एच. (1958). दि बीफ टेपवर्म, मीजली बीफ एंड सीवेजः अ रिव्यू. सीवेज एंड इंडस्ट्रियल वेस्ट. 30(3): 262–269।

इलियट, डी. सी. (1986). टेपवार्म *(मोनेजिया एक्सपेंसा)* एंड इट्स इफैक्ट ऑन शीप प्रोडक्शनः दि एवीडेंस रिव्यूड. न्यूजीलैंड वेटेरेनरी जनरल. 34(5): 61–65।

नरसापुर, वी. एस. (1988). पैथोजिनेसिस एंड बायोलॉजी ऑफ एनोप्लोसिफेलाइन सिस्टोड ऑफ डोमेस्टिक एनीमल. एनल डि रिसर्च वेटेरेनरी. 19(1): 1–17।

गेब्री, एम. इंगडा, टी. ए. (2015). रिव्यू ऑन टीनियेसिस एंड इट्स जुनोटिक इंपार्टेंस. यूरोपियन जनरल ऑफ एप्लाइड साइंस. 7(4): 181–191।

टेगेसू, टी. (2017). जुनोटिक एंड इकनोमिक इम्पैक्ट ऑफ बोवाइन सिस्टीसर्कोसिस. एक्टा पैरासिटोलॉजिका ग्लोबैसिस. 8(2): 101–109।

क्लार्क, ई. ए. (1963). दि इकोनामिक इम्पार्टेंस ऑफ इंटिसटाइनल पैरासाइट. न्यूजीलैंड वेटेरेनरी जनरल. 11(4): 77–81।

मैवराट, एफ. हर्ट्जबर्ग, एच. टोरजरसन, पी. (2015). इफैक्ट ऑफ गैस्ट्रोइंटिसटाइनल निमेटोड इंफैक्शन ऑन शीप परफार्मेसः अ सिस्टैमेटिक रिव्यू एंड मेटाएनालिसिस. पैरासिटो. वेक्टर. 8: 557।

कार्बिन, आर. एम. (1997). इकोनोमिक आफ गैस्ट्रोइन्टिसटाइनल पैरासिटिज्म ऑफ कैटल. वेट पैरासिटोल. 72(3–4): 451–457।

कुमार, एन. राव, टी.के.एस. वर्गीज, ए. राठौड़, वी.एस. (2013). इंटरनल पैरासाइट मैनेजमेंट इन ग्रेजिंग लाइवस्टॉक. जनरल पैरासिटिक डिज़ीज. 37(2): 151–157।

वानीश्री, वी. सुब्रमण्यम, एन. मुथू, एम. (2016). प्रीवेलेंस ऑफ गैस्ट्रोइंटेसटाइनल पैरासाइट इन कैटल इन एंड अराउंड चेअर तालुक, थिरुवनमलाई डिस्ट्रिक. इंटरनेशनल जनरल ऑफ इन्फार्मेसन. रिसर्च एंड रिव्यू. 3(11): 3282–3294।

चक्रवर्ती, ए. (2017). अ टेक्सट बुक ऑफ प्रीवेंटिव वेटेरेनरी मेडीसिन. छठा संस्करण, कल्याणी पब्लिशर, लुधियाना, भारत।

❑❑❑

अध्याय 41

सीन्यूरसता

पर्यायवाची: चकरिया (गिड़), स्टर्डी, स्टैगर्स।

सीन्यूरसता भेड़, बकरी, गोपशु, अश्व एवं जंगली रोमंथी के मस्तिष्क में विकसित होने वाले लार्वा, *सीन्यूरस सेरीब्रेलिस* के कारण होने वाला रोग है। रोग से ग्रसित पशु चारा–पानी लेना बन्द कर देता है, तथा दुर्बल होकर सुस्त पड़ जाता है। मस्तिष्क में लार्वा की संख्या, स्थिति एवं आकार के अनुसार मानसिक लक्षण, जैसे उत्तेजित रहना, एक घेरे में चक्कर लगाना, लड़खड़ा कर चलना आदि प्रकट होते हैं। रोग का शल्य क्रिया के अतिरिक्त अन्य कोई वैकल्पिक उपचार नहीं है। शल्य क्रिया में भी रोगी के बचने की सम्भावना अत्यन्त कम होती है। अतः रोग से ग्रसित पशु अंततः दम तोड़ देता है (शर्मा एवं चौहान, 2006)।

रोग कारण: रोग कुत्ता, लोमड़ी, भेड़िया एवं सियार की छोटी आंत्र में पाये जाने वाले *टीनिया मल्टीसेप* फीताकृति की मध्यवर्ती पोषद जीव–भेड़, बकरी, गोपशु, अश्व एवं जंगली रोमंथी आदि में विकसित होने वाली लार्वा अवस्था, *सीन्यूरस सेरीब्रेलिस* के कारण होता है। भेड़ में विकसित होने वाला *सीन्यूरस सेरीब्रेलिस* लार्वा आकार में टेनिस की गेंद या उससे भी बड़ा हो सकता है। इस सफेद झिल्लीनुमा संरचना में द्रव भरा होता है। झिल्ली पर अन्दर की तरफ कई छोटे–छोटे दाने की संरचना में स्कोलैक्स (सिर) होते हैं। प्रत्येक सिर से एक वयस्क फीताकृमि बनता है (सोल्सवी, 1982)।

परजीवी का जीवनचक्र: *टीनिया मल्टीसेप* फीताकृमि कुत्ता, लोमड़ी, भेड़िया एवं सियार की छोटी आंत्र में पाया जाता है। वयस्क कृमि के अंडे उपरोक्त जानवरों के मल के साथ शरीर के बाहर आते रहते हैं। अंडे मल त्यागने के आसपास के स्थान के चारा, पानी तथा मिट्टी को दूषित करते हैं। मध्यवर्ती पोषद पशु जब अंडों से दूषित चारा–पानी का सेवन करता है तब ये अंडे भोजन के साथ उसकी आँत में पहुँच जाते हैं। यहाँ पर इन अंडों से भ्रूण निकलते हैं जो रक्त परिसंचरण के द्वारा मध्यवर्ती पोषद पशु के शरीर के विभिन्न अंगों में पहुँच जाते हैं। इनमें से केवल वह ही भ्रूण जो पशु के मस्तिष्क एवम् मेररज्जु में पहुँचते हैं, जीवित रह पाते हैं। यहाँ पर भ्रूण *से सीन्यूरस सेरीब्रेलिस* नामक लार्वा विकसित होता है, जिसके कारण पशु में रोग उत्पन्न होता है। अपने निर्माण

के 6 से 8 महीनों के अन्दर ये लार्वा संक्रमण फैलाने की क्षमता हासिल कर लेते हैं। जब सीन्यूरसता से मृत हुये पशु के मस्तिष्क को कुत्ता, लोमड़ी, भेड़िया आदि खाते हैं, तब उनके आहारनाल में सीनोरस के प्रत्येक स्कोलैक्स से एक वयस्क फीताकृमि विकसित होता है।

(1) कुत्ता, भेड़िया, सियार एवं लोमड़ी की आंत्र में निवास करता हुआ *टीनिया मल्टीसेप* फीताकृमि →(2) उपरोक्त जानवरों के मल के साथ शरीर के बाहर आने तथा आस पास के चारा तथा पानी को दूषित करने वाले अंडे →(3) दूषित चारा–पानी का सेवन करने से संक्रमित हुए गोपशु, भेड़, बकरी, अश्व या जंगली रोमंथी →(4) उपरोक्त पालतू या जंगली पशुओं के मस्तिष्क में विकसित होने वाला लार्वा *सीन्यूरस सेरीब्रेलिस* →(5) सीन्यूरसता →(6) सीन्यूरसता से मृत हुए पशु के मस्तिष्क को खाने से संक्रमित हुए कुत्ता, भेड़िया, सियार एवं लोमड़ी →(1) कुत्ता, भेड़िया, सियार एवं लोमड़ी की आंत्र में निवास करता हुआ *टीनिया मल्टीसेप* फीताकृमि

रोगजनात्मकता एवं लक्षणः कुत्ता, भेड़िया, सियार तथा लोमड़ी की आंत्र में वयस्क फीताकृमि सामान्यतः रोग नहीं करते हैं, किन्तु जब इनकी संख्या काफी अधिक होती है तो उपरोक्त जानवरों में प्रवाहिका या मलबधता हो जाती है। पालतू एवं जंगली पशुओं, जैसे भेड़, बकरी, अश्व, गोपशु आदि में इस फीताकृमि की लार्वा अवस्था *सीन्यूरस सेरीब्रेलिस* रोग उत्पन्न करती है। अतः इस रोग को सीन्यूरसता कहते हैं। क्योंकि इस रोग से ग्रसित पशु एक गोल घेरे में चक्कर काटता रहता है, अतः इसे गिड़ या चकरिया भी कहते हैं। इसके अतिरिक्त रोगी पशु के लड़खड़ाकर गिरने के कारण इसे स्टैगर्स भी कहते हैं।

संक्रमण होने के लगभग 20–25 दिनों बाद रोग के लक्षण प्रकट होते हैं। जब अधिक संख्या में भ्रूण भेड़, बकरी, गोपशु आदि के मस्तिष्क में भ्रमण करते हैं तब पशु को हल्का ज्वर होता है तथा तानिका मस्तिष्क शोथ (मेनन्जियोइनसिफैलाइटिस) होने के कारण मानसिक लक्षण प्रकट होते हैं। किन्तु जब भ्रमणकारी भ्रूण की संख्या कम होती है तो पशु सामान्य ही रहता है। पशु के मस्तिष्क में प्रत्येक भ्रूण से सीनोरस लार्वा विकसित होता है। क्योंकि यह लार्वा पशु के मस्तिष्क में विकसित होता है, अतः इसे *सीनोरस सेरीब्रेलिस* कहते हैं। संक्रमण के 6 से 7 माह में इस लार्वा के बनने के साथ ही पशु में मानसिक लक्षण प्रकट होने लगते हैं। लक्षणों की तीव्रता एवं प्रकृति सीनोरस लार्वा की संख्या, आकार एवं मस्तिष्क में स्थिति पर निर्भर करती है।

जब लार्वा पशु के मस्तिष्क के अग्रभाग के ऊपर स्थित होता है, तब लार्वा के दबाव को कम करने के लिये पशु अपना सिर घुमाकर सीने पर रख लेता है। ऐसा पशु या तो चुपचाप खड़ा रहता है, अन्यथा ऊँचे–ऊँचे कदम उठाकर एक सीधी रेखा में तब तक चलता रहता है जब तक किसी वस्तु या दीवार से टकरा न जाये।

किन्तु जब लार्वा मस्तिष्क के किसी भी एक प्रमस्तिष्क गोलार्ध की सतह पर होता है, तब पशु अपने सिर को लार्वा की तरफ वाली दिशा में झुका कर एक गोल घेरे में चक्कर लगाना प्रारम्भ कर देता है। पशु को एक आँख से, जो झुकने के कारण आसमान की तरफ रहती है, दिखना बंद हो जाता है।

यदि लार्वा पशु के मस्तिष्क की किसी भी गुहा में होता है, तब लार्वा के दबाव को कम करने के लिये पशु पीछे की तरफ (विपरीत दिशा में) चलता है।

जब लार्वा पशु के अनुमस्तिष्क में बनता है तब पशु अति संवेदनशील एवं उग्र हो जाता है। यह लार्वा जब अनुमस्तिष्क पर दबाव डालता है तब पशु चिल्लाता है एवं पिछले पैरों पर नियंत्रण कम हो जाने के कारण उसकी चाल अनियंत्रित हो जाती है। कभी–कभी अंगघात (पैरालिसिस) भी हो जाता है एवम् पशु लड़खड़ाने लगता है। इस दबाव को कम करने के लिये पशु अपने मुँह को आसमान की तरफ उठा लेता है।

जब लार्वा मस्तिष्क के ऊपर स्थिति होता है तब वह उस स्थान की खोपड़ी (कपाल) की हड्डी पर भी दबाव डालता है। यह दबाव इतना ज्यादा होता है कि हड्डी धीरे–धीरे नरम पड़ जाती है । इस स्थान को अंगूठे से दबाने पर पशु के मस्तिष्क पर दबाव बढ़ता है जिससे पशु दर्द के कारण चिल्लाने लगता है।

जब लार्वा मस्तिष्क के बाहर मेरुरज्जु (सुषुम्ना) में होता है तब पशु लड़खड़ा कर चलता है एवं धीरे–धीरे लंगड़ा हो जाता है। उपरोक्त मानसिक लक्षणों के अतिरिक्त पशु चारा–पानी कम कर देता है तथा धीरे–धीरे दुर्बल एवं सुस्त होता जाता है। अंततः पशु मृत्यु के आगोश में समा जाता है (शर्मा एवं चौहान, 2006; नूरानी एवं खिराबदी, 2009; वाडवे एवं रास, 2011; डिसोकी एट अल, 2011; सुस्टर एट अल, 2015; अबेरा एट अल, 2016)।

रोग का निदानः सीन्यूरसता का निदान निम्नलिखित प्रकार से किया जाता है– (1) लक्षणों के आधार पर, (2) लार्वा के मस्तिष्क के ऊपर होने पर खोपड़ी की हड्डी को अंगूठे से दबा कर, (3) एक्स–रे द्वारा, तथा (4) शव परीक्षण द्वारा।

रोग का उपचार एवं निवारणः यदि लार्वा मस्तिष्क के ऊपर स्थिति होता है तो उसे शल्य क्रिया द्वारा बाहर निकालकर पशु को बचाया जा सकता है। शल्य क्रिया के समय अत्यन्त सावधानी रखनी पड़ती है, क्योंकि शल्य क्रिया के समय असावधानी वश पुटी (सिस्ट) के फूटने पर एक या दो स्कोलैक्स के भी अंदर रह जाने से पुटी के पुर्ननिर्माण द्वारा रोग के दोबारा हो जाने का भय बना रहता है। अतः रोग से बचाव ही एक प्रभावशाली उपाय है। रोग से बचने के लिये सीन्यूरसता से मृत पशु के शव को जमीन के अन्दर भलीभाँति दफना देते हैं, जिससे ये किसी भी प्रकार से कुत्ते, भेड़िया, सियार या लोमड़ी के हाथ न आने पायें। कुत्तों में *टीनिया मल्टीसेप* का उपचार करते हैं (खोसा एट अल, 2016)।

संदर्भ

सोलस्वी, ई. जे. एल. (1982). हेलमिन्थस, आर्थोपोड्स एंड प्रोटोजोआ ऑफ डोमेस्टीकेटिड एनीमल. सप्तम संस्करण, बेलेर टिंडल, लंदन।

बाडवे, ए. आई. आई. रास, आर. (2011). सर्वे ऑन सीन्यूरोसिस इन शीप एंड गोट इन इजिप्ट. वेटेरीनेरिया इटैलियाना. 47(3): 333–340।

नूरानी, एच. खिराबदी, के. पी. (2009). सेरीब्रल सीन्यूरोसिस इन अ गोटः पैथोलॉजिकल फाइंडिंग एंड लिटरेचर रिव्यू. कम्प. क्लीनिकल पैथोलॉजी. 18: 85–87।

शर्मा, डी.के. चौहान, पी. पी. एस. (2006). सीन्यूरोसिस स्टेट्स इन एफ्रो–एशियन रीजनः अ रिव्यू. स्माल रुमीनेंट रिसर्च. 64(3): 197–202।

अबेरा, एस. वूबिट, टी. निजास, ए. (2016). सेरीब्रल सीन्यूरोसिस इन स्माल रुमीनेंटः अ रिव्यू. जनरल ऑफ एनीमल साइंस एडवांसेज. 6(3): 1595–1608।

डिसोकी, ई. ए. बाडवे, ए. आई. रिफट, आर. ए. (2011). सर्वे ऑन सीन्यूरोसिस इन शीप एंड गोट इन इजिप्ट. वेट इटेल. 47(3): 333–340।

खोसा, जे. एस. सिंह, डी. जानी, एस. एम. बाई. गहलोत, टी. के. (2016). इमेजिंग डायग्नोसिस एंड सर्जीकल ट्रीटमेंट ऑफ गिड (सीन्यूरोसिस) इन गोट. इंटरनेशनल जनरल ऑफ साइंस, इन्वायरोमेंट एंड टेक्नोलाजी. 5(2): 482–484।

सुस्टर, आर. के. शिवकुमार, एस. विकोवस्की, टी. रिक्जेल, जे. (2015). अबेटोर सर्वे ऑन एक्सट्रासेरीब्रल सीन्यूरोसिस इन हेल्मिंथोलोजिया. 52(4): 11–26।

❑❑❑

अध्याय 42

एस्केरिसता

एस्केरिसता दुधारू तथा पालतू पशुओं में होने वाला एक प्रमुख परजीवी जनित रोग है। कम उम्र के पशुओं में रोगकारक कृमि का संक्रमण अधिक होता है। इनमें रोग की भयावहता भी अधिक होती है। रोगी पशु में वयस्क कृमि भारी संख्या में वृद्धि कर आंत्र एवं पित्तवाहिनी को पूर्ण रूपेण बन्द कर देते हैं। इससे कभी–कभी छोटी आँत फट जाती है। कृमि के लार्वा भ्रमण करते समय यकृत तथा फेफड़ों में क्षति पहुँचाते है। रोग से ग्रसित पशु की त्वचा शुष्क एवं बेजान हो जाती है। पशु की वृद्धि भी बहुत कम होती है।

रोग कारण: रोग का कारण एस्केरिस समूह के परजीवी हैं, जो निम्न प्रकार के होते हैं–

परजीवी की प्रजाति	शरीर में निवास स्थान	संवेदनशील पशुधन
अ) एस्केरिस		
एस्केरिस सुअम	छोटी आंत्र	शूकर (बहुधा), गोपशु एवं भेड़ (कभी–कभी), गिलहरी एवं कुत्ता (असामान्यता)
एस्केरिस कालुमनैरिस	छोटी आंत्र	साइबेरियन पोल कैट, शुंक, स्टोएट, वीसल
एस्केरिस लंब्रीकॉइडीज	छोटी आंत्र	मनुष्य

नोट : शूकर के एस्केरिस *(एस्केरिस सुअम)* तथा मनुष्य के एस्केरिस *(एस्केरिस लंब्रीकॉइडीज)* की संरचना में यद्यपि केवल सूक्ष्म अन्तर ही होता है, किन्तु *एस्केरिस सुअम* का मनुष्य तथा *एस्केरिस लंब्रीकॉइडीज* का शूकर में संक्रमण नहीं होता है। यदि कभी संक्रमण हो भी जाता है, तब भी मनुष्य में शूकर तथा शूकर में मनुष्य का एस्केरिस कभी भी वयस्क अवस्था तक जीवित नहीं पहुँच पाता है।

ब) पारएस्केरिस		
पारएस्केरिस इक्वाइरम	छोटी आंत्र	अश्व (घोड़ा, गधा, खच्चर), जेब्रा, गोपशु (कभी–कभी)
स) टाक्सोकारा		
टाक्सोकारा कैनिस	छोटी आंत्र	कुत्ता, लोमड़ी
टाक्सोकारा कैटाई	छोटी आंत्र	बिल्ली एवं जंगली बिल्लियाँ
टाक्सोकारा विटुलोरम (नियोएस्केरिस विटुलोरम)	छोटी आंत्र	गोपशु, भैंस (बहुधा), भेड़, बकरी (कभी–कभी)
द) टाक्सएस्केरिस		
टाक्सएस्केरिस लियोनाइना	छोटी आंत्र	कुत्ता, बिल्ली, लोमड़ी एवं जंगली कुत्ते तथा बिल्लियाँ

ऐस्केरिस मनुष्य तथा पशु की आँत का एकपोषदीय परजीवी है। देशी भाषा में लोग इसे केंचुआ, केंचुला या गिलवा कहते हैं। चिकनी मिट्टी और नम एवं ऊष्ण वातावरण वाले प्रदेशों में अधिकांश पशु एवं मनुष्य इससे संक्रमित रहते हैं। कम आयु के पशुओं एवम् बच्चों में इसका संक्रमण अधिक होता है। यह परजीवी पोषद की आँत की गुहा में स्वतंत्र रहता है, यहीं से भोजन प्राप्त करता है, और थोड़ा बहुत इधर–उधर रेंग लेता है (एसरे एट अल, 1991; स्काट, 2012)।

ऐस्केरिस का शरीर लम्बा, पतला, नालाकार एवम् तर्कुरूपी होता है। शरीर का रंग हल्का भूरा या गुलाबी होता है। नर एवं मादा सदस्य पृथक (एकलिंगी) होते हैं। मादा कुछ बड़ी, 30–40 सेंमी लम्बी एवम् 5–8 मिमी. मोटी होती है। नर 15–25 सेंमी. लम्बा और 3–5 मिमी. मोटा होता है। परजीवी के शरीर पर चमकीली, अर्धपारदर्शक क्यूटिकिल का आवरण होता है, जिस पर हल्की छल्लेनुमा झुर्रियाँ (वलय) और शरीर की लम्बाई में चार (एक मध्य अभिपृष्ठ, एक मध्य अभ्युदर, दो पार्श्व) धारियाँ दिखायी देती हैं। अग्र छोर पर तीन अर्धचन्द्राकार चौड़े ओष्ठों (एक मध्य पृष्ठ, दो अधर पार्श्व) से घिरा हुआ त्रिकोणाकार छोटा सा मुख द्वार होता है। मध्यपृष्ठ ओष्ठ पर एक बड़ा द्विगुण संवेदी अंकुरक तथा प्रत्येक अधर पार्श्व होठ पर एक–एक बड़ा द्विगुण संवेदी अंकुरक एवं छोटा पार्श्व अंकुरक होता है। शरीर की मध्य रेखा पर, अग्र छोर से लगभग 2 मिमी. पीछे एक छोटा उत्सर्जन छिद्र होता है। इसी प्रकार पश्च सिरे से 2 मिमी. आगे, इसी रेखा पर एक सँकरी, अनुप्रस्थ दरार जैसी गुदा होती है। मादा का पश्च छोर सीधा होता है। नर का पश्च छोर अधरतल की

ओर मुड़ा हुआ होता है। नर में गुदा ही जनन छिद्र का भी कार्य करती है, अतः इसे अवस्कर द्वार कहते हैं। नर की गुदा में क्यूटिकिल की बनी हुई दो कंटिकाएं होती हैं जो मैथुन के समय आलिंगन तथा सम्भवतः भग को फैलाने में सहायता करती हैं। मादा में गुदा से पृथक जननछिद्र अर्थात् भग मध्य अधर रेखा पर अग्र छोर से शरीर भी एक तिहाई लम्बाई पीछे स्थित होता है (सोलस्वी, 1982)।

परजीवी का जीवनचक्रः एस्केरिस समूह के सभी परजीवियों का जीवनचक्र सीधा तथा लगभग एक जैसा ही होता है किन्तु कुछ एक के जीवनचक्र में कुछ विशिष्टतायें भी होती हैं, जो एक मानक जीवनचक्र से विभेदित होती हैं। जैसे, टाक्सएस्केरिस के जीवनचक्र में लार्वा भ्रमण (माइग्रेन) नहीं करता है, जबकि *टाक्सोकारा* का लार्वा सामान्य भ्रमण के अतिरिक्त गर्भाशय, अयन या शरीर के अन्य भागों में भी भ्रमण कर सकता है। अतः टाक्सोकारा परजीवी का संक्रमण वयस्कों में दूषित चारा खाने तथा बछड़ों में गर्भकाल में या संक्रमित मादा पशु का खीस तथा दूध पीने से भी होता है।

एस्केरिस समूह के वयस्क कृमि पोषद की छोटी आंत्र की गुहा में रहते हैं तथा बड़ी संख्या में अंडे देते हैं (*एस्केरिस सुअम* की मादा कृमि एक दिन में दो लाख से लेकर बीस लाख तक अंडे देती है)। अंडे परजीवी की योनि और भग से होकर पोषद की आँत में आ जाते हैं, और इसके मल के साथ बाहर निकल जाते हैं। इन अंडों की दीवार अत्यधिक मोटी होती है, इसके कारण अंडों पर वातावरण की विपरीत परिस्थितियों तथा रसायनों का अधिक प्रभाव नहीं पड़ता है, तथा यह लम्बे समय तक (कभी–कभी पांच वर्ष या उससे भी अधिक) जीवित रहते हैं। किन्तु रेतीली जमीन पर तेज सीधी धूप इनको कुछ ही सप्ताह में नष्ट कर देती है। वातावरण में तापक्रम, आद्रता आदि की परिस्थितियाँ अनुकूल होने पर अंडों में भ्रूणीय परिवर्धन प्रारम्भ हो जाता है। इसके फलस्वरूप अंडों में कोरकगोल (ब्लैस्टुला) तथा कन्दुक (गैस्टुला) का निर्माण होता है। अगले कुछ दिनों में कन्दुक लम्बा होकर नन्हा शिशु बन जाता है, जिसे प्रथम अवस्था का तरुण या रहैब्डीटीफार्म लार्वा कहते हैं। अंडे के भीतर वृद्धि करने के बाद लार्वा त्वक पतन या निमोचन (मोल्टिग) प्रक्रिया के द्वारा क्रमशः द्वितीयक तथा तृतीयक लार्वा का निर्माण करता है। यह द्वितीयक तथा तृतीयक अवस्था का लार्वा अंडे के भीतर ही सुरक्षित रहता है। कुछ सप्ताह के बाद लार्वा संक्रमण फैलाने की क्षमता अर्जित कर लेता है (कुछ विद्वानों के अनुसार एस्केरिस समूह में अन्य गोलकृमि से हटकर निमोचन (मोल्टिंग) के उपरान्त बना द्वितीयक लार्वा संक्रमण करता है, जबकि अन्य के अनुसार संक्रमणकारी अवस्था द्वितीयक लार्वा न होकर अंडे के अंदर सुरक्षित तृतीयक लार्वा होता है)। इस अवस्था में अंडों को शिशुयुक्त या ऐम्ब्रियोनेटेड अंडे कहते हैं। यह अंडे ही पशुओं के लिये संक्रामक होते हैं (स्काट, 2012)।

एस्केरिस के तृतीयक लार्वा युक्त अंडों से दूषित चारा या पानी ग्रहण कर लेने से पशुओं में रोग का संक्रमण होता है। दूध पीने वाले बछड़ों में मादा पशु की त्वचा को चाटते समय बाल पर चिपके हुऐ अंडों से संक्रमण होता है। संक्रमण के तुरन्त बाद ही पशु की

आँत में पहुँचने पर अंडों से लार्वा आँत की गुहा में निकल आते हैं। इनमें से कुछ लार्वा शीघ्र ही पशु की आँत को भेदकर पर्युदर्या (पैरीटोनियल) गुहा से होते हुये सीधे यकृत में पहुँच जाते हैं। जबकि अधिकतर लार्वा संक्रमण के 24 से 48 घंटों में हिपैटोपोर्टल रक्त परिसंचरण द्वारा यकृत में पहुँचते हैं।

यकृत में एकत्र लार्वा यकृत (हिपैटिक) शिरा–हृदय– फुप्फुस (पल्मोनरी) धमनी के रास्ते से होते हुये संक्रमण के पांचवें से छठे दिन तक फेफड़ों में पहुँच जाते हैं। फेफड़ों की धमनी केशिका को भेदकर लार्वा कूपिका में स्वतंत्र हो जाते हैं। कूपिका से लार्वा कूपिका वाहिनी–श्वसनिका तथा श्वसनी के रास्ते से –श्वास प्रणाली में आ जाते हैं। जब यह लार्वा श्वास नाल में चढ़ते हैं तो पोषद को खांसी आती है जिससे लार्वा ग्रसनी (फैरिंग्स) में आ जाते हैं और पशु द्वारा पुनः निगल लिये जाते हैं। इस प्रकार आंत्र में अंडों से निकलने के बाद एल–3 लार्वा यकृत, फेफड़ों के रास्ते से होता हुआ लगभग दो सप्ताह के उपरान्त पुनः आंत्रीय गुहा में पहुँच जाता है। आंत्र में संक्रमण होने के तीन से चार सप्ताह के भीतर ही इस लार्वा में निमोचन होता है जिससे वयस्क कृमि का निर्माण होता है। यह कृमि वृद्धि करता है तथा पोषद की आँत की गुहा में मैथुन कर संक्रमण होने के 8 से 9 सप्ताह बाद अंडे देना प्रारम्भ कर देता है।

टाक्सएस्केरिस प्रजाति के परजीवी का जीवनचक्र ऊपर वर्णित जीवनचक्र से कुछ अलग हटकर होता है। इस परजीवी में संक्रमण के पश्चात् आंत्र में अंडों से निकला हुआ एल–2/एल–3 लार्वा आंत्र की दीवार में गहराई तक घुस जाता है। यहाँ पर लार्वा लगभग दो सप्ताह तक रहता है। इस अवधि में लार्वा में दो मोल्टिंग होती है जिससे एल–4/एल–5 लार्वा बनता है। यह एल–4/एल–5 लार्वा आंत्र की गुहा में वापस आ जाता है। यहाँ पर लार्वा वृद्धि कर वयस्क परजीवी में परिवर्तित हो जाता है। इस तरह *टाक्सएस्केरिस प्रजाति* में लार्वा यकृत तथा फेफड़ों में भ्रमण नहीं करता है।

टाक्सोकारा प्रजाति के परजीवी में मानक जीवनचक्र में वर्णित यकृत तथा फेफड़ों में लार्वा के भ्रमण के अतिरिक्त कायिक भ्रमण भी होता है। जैसे–जैसे पशु की आयु बढ़ती जाती है, उसमें कायिक (सोमैटिक) भ्रमण की सम्भावना भी बढ़ती जाती है। कायिक भ्रमण में अंडों से निकलने के बाद एल–2 लार्वा यकृत की जगह मासंपेशियों, वृक्क, गर्भाशय, अयन या सीधे फेफड़ों में पहुँच जाते हैं। यहाँ पर यह लार्वा सुसुप्तावस्था में बिना किसी विकास के ऐसे ही पड़े रहते हैं। जब पशु गर्भ धारण करता है तब गर्भ की अन्तिम तिमाही में पशु के शरीर में हॉर्मोन के प्रभाव में होने वाले बदलाव से प्रेरित हो लार्वा अपने अपने स्थानों से निकलकर गर्भाशय में पहुँचने लगते हैं। यहाँ पर अपरा से होते हुये एल–2 लार्वा भ्रूण की उल्वगुहा (ऐम्नियोटिक कैविटी) में प्रविष्ट हो जाते हैं। थैली में पल रहा पशु उल्व तरल (ऐम्नियोटिक द्रव्य) के साथ ही इन लार्वा को भी निगल लेता है। *टाक्सोकारा कैनिस* का लार्वा शिशु पिल्लों की आंत्र से होते हुये उसके यकृत में पहुँच जाते हैं। यहाँ पर लार्वा में निमोचन होता है जिससे

एल–3 लार्वा बनता है। एल–3 लार्वा शिशु पिल्लों के फेफड़ों में पहुँच जाते हैं। पिल्लों के जन्म लेने के समय यह एल–3 लार्वा उसके फेफड़ों में ही होते हैं। जन्म के उपरान्त लार्वा फेफड़ों से निकलकर श्वास प्रणाली–ग्रसनी के रास्ते से होते हुये नवजात पिल्लों की आंत्र में आ जाते हैं, जहाँ पर यह वयस्क कृमि में बदल जाते हैं। इस प्रकार संक्रमित मादा कुतिया से पैदा हुये बच्चे गर्भ में ही इस प्रजाति के परजीवी से संक्रमित हो जाते हैं। गोपशु, भैंस, भेड़ तथा बकरी का संक्रमण करने वाला *टाक्सोकारा विटुलोरम* भी पशु के गर्भ में पल रहे बछड़े या बछिया की आंत्र में एल–2 लार्वा के रूप में ही रहता है। जन्म के उपरान्त यह लार्वा नवजात बछड़ों/बछिया में वयस्क परजीवी में बदल जाता हैं (देशपोमियर, 2003; कारवलो एवं रोचा, 2011)।

कायिक भ्रमण से अयन में पहुँचने वाले एल–2 लार्वा खीस तथा दूध में बाहर निकल कर दूध पीने वाले बछड़ों तथा पिल्लों में संक्रमण करते हैं।

बिल्लियों में संक्रमण करने वाले *टाक्सोकारा कैटाई* के जीवनचक्र में *पारवाही पोषद (पेराटिनिक होस्ट)* के रूप में चूहों की विशिष्ट भूमिका होती है। संक्रमित भोजन के साथ चूहों के शरीर में पहुँचने के बाद अंडों से एल–2 लार्वा बाहर निकलते हैं। यह एल–2 लार्वा कायिक भ्रमण कर शरीर के अन्दर यकृत सहित कई अन्य भागों में एक कवच में बन्द हो जाते हैं। जब बिल्ली इस प्रकार के चूहे का भक्षण करती है तब आमाशय मे पहुँचने पर लार्वा आमाशय की दीवार में घुस जाते हैं। यहाँ पर यह छः दिन तक रहते हैं। इस समय–काल में इनमें दो बार निमोचन होता है जिससे बना एल–4 लार्वा पुनः बिल्ली के आमाशय में वापस आ जाता है। आमाशय से आंत्र में पहुँचकर लार्वा वयस्क कृमि में परिवर्तित हो जाता है (बेनिथ एट अल, 2016)।

विपथगामी भ्रमण (विसरल लार्वा माइग्रेन): यह स्थिति प्रमुखतया एक से पांच वर्ष के बच्चों में *टाक्सोकारा कैनिस, टॉक्सोकारा कैटाई, टाक्सऐस्केरिस लियोनाइना, कैपिलेरिया हिपैटिका, लैगोचिल एस्केरिस* आदि के अंडों से संक्रमित मिट्‌टी को खा लेने से होती है। इस आयु समूह के बच्चों में मिट्‌टी खाने की गंदी आदत अपेक्षाकृत अधिक होती है, तथा उनको खेलने को भी साथी के रूप में कुत्ते या बिल्ली के बच्चे, जो उपरोक्त परजीवियों से संक्रमित हो सकते हैं, दे दिये जाते हैं। अतः इनमें इस रोग के होने की सम्भावना अधिक होती है। बच्चे जब इन परजीवियों के अंडे खा लेते हैं, तब उनकी आंत्र में इनमें एल–2/एल–3 लार्वा निकल आते हैं। क्योंकि उपरोक्त परजीवियों के लिये मनुष्य केवल *पारवाही पोषद* का कार्य करता है, अतः लार्वा में केवल कायिक भ्रमण ही होता है और लार्वा बच्चों के यकृत, फेफड़े, मस्तिष्क, मेरुरज्जु, नेत्र, वृक्क आदि अंगों में पहुँच जाते हैं (मोक, 1968; कारवलो एवं रोचा, 2011; लेरोइया एट अल, 2012)।

बच्चों के शरीर में लार्वा बाह्‌य पदार्थ का कार्य करते हैं, जिससे उनका प्रतिरोधी तंत्र सक्रिय हो उठता है। फलस्वरूप इन लार्वा के चारों तरफ ईओसिनोफिल श्वेत रक्ताणु परतों

में एकत्र होकर गांठें बनाना प्रारम्भ कर देती हैं। यह गांठें शरीर के जिस भी अंग में बनती हैं वहाँ के ऊतक को क्षति पहुँचाती हैं। यदि ये गांठें मस्तिष्क में बनती हैं तो बच्चों को मिर्गी (मूर्क्षा) होती है। यकृत में बनने पर यकृत का आकार बढ़ जाता है तथा उसकी कार्यक्षमता भी कम हो जाती है। फेफड़ों में गांठें बनने पर रोगी को बार–बार ज्वर आता है, भूख नहीं लगती है तथा खांसी रहने लगती है। आँखों के आसपास गांठें बनने पर बच्चे की देखने की क्षमता कम हो जाती है (गर्सिया एट अल, 1989; चेंग एट अल, 2006)।

रोगजनात्मकता: कम संख्या में एस्केरिस का संक्रमण होने पर कोई विशेष रोग नहीं होता, फिर भी पोषद को कुछ हानि तो अवश्य ही होती है। कम आयु के पशुओं का पोषण ठीक से नहीं होता है, अतः ये कमजोर हो जाते हैं। इनका विकास मंद हो जाता है। शरीर में एक प्रकार का विष भी बनता है, जिससे मस्तिष्क के विकास पर विपरीत प्रभाव पड़ता है। संक्रमण के अधिक मात्रा में होने पर घातक रोग होता है।

एस्केरिस समूह का एल–2/3 लार्वा भ्रमण के लिये जब आहारनाल की दीवार में घुसता है तब दीवार पर क्षति के छोटे–छोटे निशान (छिद्र) बन जाते हैं जिसमें से रक्त की बूंदें छलक आती हैं। यकृत में भ्रमण करते हुये ये लार्वा यकृत के ऊतक को नुकसान पहुँचाते हैं। यकृत का क्षतिग्रस्त भाग फाइब्रोसिस प्रक्रिया के द्वारा ठीक होता है, जिससे यकृत की झिल्ली के नीचे इन स्थानों पर छोटे–छोटे सफेद धब्बे दिखायी देते हैं। भ्रमण करते हुये एस्केरिस समूह के लार्वा फेफड़ों में सर्वाधिक नुकसान पहुँचाते हैं। यहाँ पर रूधिर केशिकाओं के घायल हो जाने से व्यापक रक्तस्राव होता है। लार्वा कूपिकाओं (एल्वियोलाई) को भी क्षतिग्रस्त करते हैं, जिससे फेफड़ों की रक्त को ऑक्सीजन से शुद्धिकरण करने की क्षमता कम हो जाती है।

वयस्क एस्केरिस अपने वृहद आकार के कारण एक–दूसरे में गुँथकर गुच्छे बना लेते हैं। ये गुच्छे आंत्र में रुकावट पैदा करते हैं, या उसे पूरी तरह बन्द कर देते हैं जिससे कभी–कभी आँत फट भी जाती है। इधर–उधर घूमते हुये यदि वयस्क एस्केरिस आमाशय में पहुँचता है तो वमन (उल्टी) के साथ–साथ शरीर के बाहर भी निकल जाता है। किन्तु जब यह पित्तवाहिनी में घुसता है तब पित्त के प्रवाह को पूर्ण रूप से बन्द कर देता है, जिससे पाचन क्रिया प्रभावित होती है। यदि संयोगवश कोई एस्केरिस अग्नाशय नली में फँस जाता है तो स्थिति चिन्ताजनक हो जाती है। कुछ एक बार तो वयस्क कृमि आंत्र की दीवार को भेदता हुआ पोषद की पर्युदर्या गुहा में आ जाता है जहाँ पर यह पर्युदर्याशोथ करता है।

रोग के लक्षण: एस्केरिसता के लक्षण कम उम्र के बछड़े/बछियों, पिल्लों, घोड़ी तथा सूअर के बच्चों में अधिक दृष्टिगोचर होते हैं। प्रभावित बच्चा पशुओं की त्वचा शुष्क एवं बेजान तथा वृद्धि दर काफी कम हो जाती है। पशु को भूख नहीं लगती है तथा दस्त होते हैं। उदरशूल (पेट में दर्द) से पशु तड़पता है एवं सुस्त रहने लगता है। पशु की श्वसन

प्रक्रिया भी गड़बड़ा जाती है। कुछ में न्यूमोनिया हो जाता है। उपचार के अभाव में रोगग्रसित पशु की मृत्यु तक हो जाती है।

रोग का निदानः इस रोग को निम्नलिखित आधार पर पहचाना जा सकता है– (1) रोग की विद्यमतता, पशु की आयु तथा रोग के लक्षणों के आधार पर, (2) पशु के गोबर की जांच द्वारा, (अ) सूक्ष्मदर्शी में अंडे पहचान कर, (ब) गोबर से लार्वा कल्चर कराकर, (3) मृत पशु के शव–विच्छेदन द्वारा, तथा (4) रक्त परीक्षण द्वारा–श्वेताणु बहुलता (ल्यूकोसाइटोसिस), इओसिनोफीलिया।

रोग का उपचारः रोग के उपचार के लिये पाइपैराजीन, मिबेन्डैजोल, फेन्बेन्डाजोल, थायाबेन्डाजोल, डाइक्लोरवास आदि औषधियाँ देते हैं।

रोग निवारणः रोग की रोकथाम निम्नलिखित प्रकार से की जा सकती है– (1) पशु बाड़े में साफ–सफाई का विशेष ध्यान रखकर, (2) गोबर को पशुबाड़े से दूर के स्थान पर एकत्र कर, (3) छोटे बछड़े, बछियों को वयस्क पशु से दूर रख तथा उनकी सही समय पर कृमिहरण (डिवार्मिंग) कर, (4) शिशु पशु में एस्केरिसता रोकने के लिये मादा पशु की गर्भकाल में ही उचित समय पर उचित कृमिनाशक (एन्थलमेंटिक) द्वारा डिवार्मिंग कर, तथा (5) चारा तथा पानी को दूषित होने से बचाकर (एसरे एट अल, 1991)।

संदर्भ

स्काट, एम. ई. (2012). *एस्केरिस लंब्रीकॉइडीजः* अ रिव्यू ऑफ इटस एपीडिमियोलॉजी एंड रिलेशनशिप टू अदर इन्फैक्शन. एनल नेस्ले. 66: 7–22।

एसरे, एस. ए. पोटाश, जे. बी. रॉबर्ट, एल. शिप, सी. (1991). इफैक्ट ऑफ इम्प्रूव्ड वाटर सप्लाई एंड सेनीटेशन ऑन एस्केरियेसिस, डायरिया, ड्रैकनकुलोसिस, हुकवार्म इन्फैक्शन, शिस्टोसोमोसिस एंड ट्रेकोमा. बुलेटिन ऑफ दि वर्ल्ड हेल्थ आर्गेनाइजेशन. 89(5): 609–621।

बेनिथ, जी. थेम्सबोर्ग, एस. एम. ओटरैंटो, डी. गुलेट, जे. ब्लागा, आर. डिप्लेज, पी. गेलगो, एल. एस. (2016). मेजर पैरासिटिक जुनोसिस एसोशियेटिड विद डॉग कैट इन यूरोप. जनरल ऑफ कम्प्रेटिव पैथोलॉजी. 155(1): 54–74।

देशपोमियर, डी. (2003). टाक्सएस्केरियेसिसः क्लीनिकल आस्पेक्ट, एपीडिमियोलॉजी, मेडीकल इकोलॉजी एंड मालीकुलर आस्पैक्ट. क्लीनिकल माइक्रोबायोलॉजिकल रिव्यू. 16(2): 265–272।

कारवलो, ई. ए. रोचा, आर. एल. (2011). टाक्सएस्केरियेसिसः विसरल लार्वा माइग्रेन इन चिल्ड्रेन. जनरल पीडियाट्रिक्स. 87(2): 100–110।

मोक, सी. एच. (1968). विसरल लार्वा माइग्रेन. पीडियाट्रिक्स. 7(9): 565–573।

लेरोइया, एस. टी. रस्तोगी, ए. सरीन, एस. (2012). केस सीरीज ऑफ विसरल लार्वा माइग्रेन इन लिवरः सीटी एंड एम आर आई फाइडिंग. जनरल ऑफ केस रिपोर्ट एंड इमेज. 6: 7–12।

गर्सिया, एल. सी. अल्वरेज, ए. एम. मार्टिन, एफ. एस. (1989). एपीडिमियोलॉजिकल स्टडीज ऑन टाक्सएस्केरियेसिस एंड विसरल लार्वा माइग्रेन इन ए जोन ऑफ वेस्टर्न स्पेन. एनल ऑफ ट्रापिकल मेडीसिन एंड पैरासिटोलॉजी. 83(6): 615–620।

चेंग, एस. लिम, जे. एच. चोई, डी. पार्क, सी. के. नो, एन. एच चो, एस. बाई, चोई, डी. सी. (2006). हिपैटिक विसरल लार्वा माइग्रेन ऑफ *टाक्सोकारा कैनिसः* सी टी एंड सोनोग्राफिक फाइंडिंग. अमेरिकन जनरल ऑफ रोइंटजीनोलाजी. 187(6): 622–629।

सोलस्वी, ई. जे. एल. (1982). हेलमिन्थस, आर्थोपोड्स एवं प्रोटोजोआ ऑफ डोमेस्टीकेटिड एनीमल. सप्तम संस्करण, बेलेर, टिंडल, लंदन।

❑❑❑

अध्याय 43

अंकुश कृमि जनित रोग

ब्यूनोस्टोमम् एवं गाइगेरिया प्रजाति के अंकुश कृमि मुख्यतः बछड़ों एवं मेमनों में रोग उत्पन्न करते हैं। इसमें पशु को रक्तमिश्रित दस्त होते हैं। जबड़ों के बीच तथा पेट की त्वचा में शोफ हो जाता है। उदरशूल होता है। यदि समय पर उचित उपचार न किया जाये तो पशु असमय ही काल–कवलित हो जाता है (पोडर एट अल, 2017)।

रोग कारण:

ब्यूनोस्टोममः *ब्यूनोस्टोमम् फिलीबोटोमम* –गोपशु

ब्यूनोस्टोमम् ट्राइगोनोसिफैलम–भेड़, बकरी

गाइगेरियाः *गाइगेरिया पैकीसेलिस* –भेड़, बकरी

अंकुश कृमि रोमंथी पशुओं की आँत का एकपोषदीय कृमि है। इसमें नर तथा मादा सदस्य पृथक (एकलिंगी) होते हैं। नरकृमि 10–20 मिमी. लम्बा होता है। मादा कुछ बड़ी, 15–30 मिमी. लम्बी होती है। परजीवी का अग्रभाग पृष्ठीय दिशा में मुड़ा हुआ होता है। इसके सिरे पर मुखद्वार होता है। मुखगुहा गहरी होती है। मुखगुहा में एक जोड़ी काइटिन की बनी हुई प्लेट होती है (चित्र 29)। इसके तल पर अधोअधरीय भाग में एक जोड़ी छोटे लैन्सेट होते हैं। नर परजीवी के पश्च छोर पर एक पूर्ण विकसित श्लेष पुटी होती है, जो मैथुन के समय मादा के आलिंगन में सहायता करती है। गुदा में क्यूटिकिल की बनी हुई दो कंटिकाएं भी होती हैं जो भग को फैलाने का कार्य करती हैं। मादा में गुदा एवं जनन छिद्र अलग–अलग होते हैं।

परजीवी का जीवनचक्रः अंकुश कृमि का जीवनचक्र सीधा होता है। गोबर के साथ रोगी के शरीर से बाहर निकले हुये अंडे वातावरण की परिस्थितियाँ अनुकूल होने पर अंकुरित हो उठते हैं तथा उनमें से लार्वा (एल–1) बाहर निकल आते हैं। अंडों से बाहर निकले लार्वा दो बार निमोचन कर एल–3 लार्वा में विकसित हो जाते हैं। एल–3 लार्वा संक्रमण करने की क्षमता से युक्त होते हैं तथा यह सुग्राही पशुओं में निम्न में से किसी एक विधि द्वारा प्रविष्ट होकर रोग उत्पन्न करते हैं– *(1) त्वचा द्वारा संक्रमणः* शीत या वर्षा ऋतु

की ओस या नमी युक्त घास पर चरते समय एल–3 लार्वा पशु के पैरों की त्वचा को भेदकर रक्त वाहिकाओं में पहुँचकर हृदय से होते हुये फेफड़ों तक पहुँच जाते हैं। (2) *दूषित चारा द्वारा संक्रमणः* दूषित चारे के साथ शरीर में प्रविष्ट एल–3 लार्वा आंत्रीय गुहा की दीवार से होते हुये फेफड़ों तक पहुँच जाते हैं।

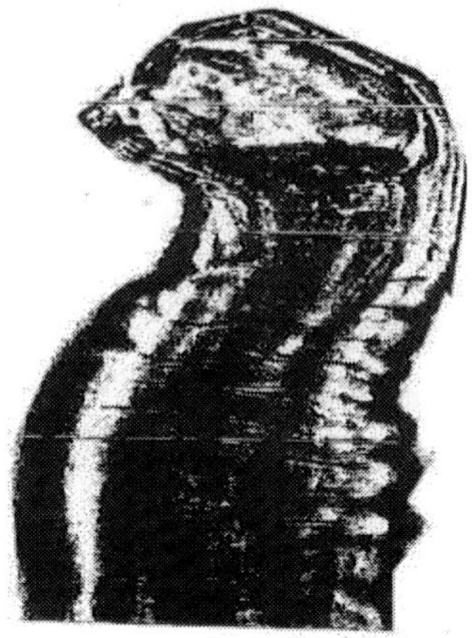

चित्र 29. ब्यूनोस्टोमम

फेफड़ों में पहुँचने पर एल–3 लार्वा में एक त्वक पतन (मोल्टिंग) और होता है जिससे वह एल–4 लार्वा में परिवर्तित हो जाता है। एल–4 लार्वा श्वसन तंत्र के वायु मार्ग से होते हुये ग्रसनी तथा निगलने पर ग्रासनली–आमाशय से होते हुये छोटी आंत्र तक पहुँच जाते हैं। यहाँ पर यह लार्वा वयस्क कृमि में विकसित हो जाता है। ब्यूनोस्टोमम् में संक्रमण के 8 सप्ताह तथा गाइगेरिया में 10 सप्ताह के उपरान्त मादा कृमि अंडे देना प्रारम्भ कर देती है (सोलस्वी, 1982)।

रोगजनात्मकताः रोग अवयस्क एवं वयस्क कृमि के रक्त चूसने से होता है। बछड़ों में कृमि की संख्या 100 या अधिक होने पर लक्षण प्रकट होने लगते हैं। जैसे–जैसे कृमि की संख्या बढ़ती जाती है, लक्षणों की तीव्रता एवं रोग की घातकता भी बढ़ती जाती है। कृमि की संख्या 2000 तक पहुँचने पर घातक एवं मृत्युकारी रोग होता है। रक्त के साथ–साथ प्रोटीन का भी क्षरण होने से तंत्र की पानी को बनाये रखने की क्षमता क्षीण होने लगती है जिससे जबड़ों के बीच, तथा पेट की त्वचा पर शोफ दृष्टित होने लगता है। आंत्रीय म्यूकोसा में क्षति से उदरशूल होता है तथा प्रवाहिका (दस्त) प्रारम्भ हो जाता है। त्वचा में लार्वा के घुसने पर जलन होती है। इससे अन्य जीवाणु जनित त्वचीय रोगों की सम्भावना बढ़ जाती है (जिराननकुल एट अल, 2011)।

रोग के लक्षणः रोग प्रायः नम स्थानों पर तथा बछड़ों एवं मेमनों में ही होता है। एक वर्ष या अधिक आयु के पशुओं में रोग के लिये पूर्ण प्रतिरोधकता होती है। 4 से 12 महीने

की आयु के बछड़े रोग को सर्वाधिक सुग्राही होते हैं। शीत ऋतु में यह सुग्राहिता अन्य ऋतुओं की अपेक्षा अधिक हो जाती है। कम तीव्रता के रोग में रोगी अपने पैरों को बार–बार ऊपर उठाकर चाटता है। बछड़ों को प्रारम्भ में मलबद्धता (कब्ज) एवम् उदरशूल तथा बाद में प्रवाहिका (दस्त) की शिकायत रहती है। गोबर के साथ ताजा या जमा हुआ रक्त आता है। पशु में रक्ताल्पता, जबड़ों के नीचे एवं पेट की त्वचा में शोफ के लक्षण प्रकट होते हैं। नेत्र श्लेष्मला पीली पड़ जाती है। पशु दुर्बल होने लगता है। खाना–पीना छोड़ने के 2 से 3 दिनों में पशु की मृत्यु हो जाती है। भेड़ एवं बकरी में भी बछड़ों के समान ही लक्षण प्रकट होते हैं। समय पर उचित उपचार एवं देखभाल द्वारा पशु को आसानी से बचाया जा सकता है (संगमा एट अल, 2012)।

रोग का निदानः रोग का निदान अधोलिखित विधि से किया जा सकता है– (1) रोगी पशु का निरीक्षण कर लक्षणों के आधार पर, (2) *गोबर का परीक्षण कर:* रोगी पशु के गोबर में अंकुश कृमि के अंडों को पहचान कर रोग का निदान किया जा सकता है। अंकुश कृमि के अंडों में भ्रूणीय कोशिकायें गहरे रंग की तथा सिरे मोथरे होते हैं। इस आधार पर उनको अन्य कृमि के अंडों से आसानी से विभेदित किया जा सकता है। गोबर में अंडे यदि 400–500 अंडे प्रति ग्राम गोबर की दर से हो तो पशु में घातक रोग की सम्भावना होती है। रोग अवयस्क एवं वयस्क दोनों ही प्रकार के कृमि के रक्त चूसने से होता है। केवल वयस्क कृमि ही अंडे देते हैं। यदि अवयस्क परजीवी के रक्त चूसने से रोग हो रहा हो तो रोगी के गोबर में अंडे नहीं भी मिल सकते हैं। इस प्रकार रोगग्रसित पशु के गोबर में अंडे न होने पर भी अंकुश कृमि जनित रोग के होने की सम्भावना को नकारा नहीं जा सकता है, (3) *शव परीक्षण द्वारा:* पशु का शव विच्छेदन करने पर बछड़ों की आँत में 100 के आस–पास कृमि मिलने पर कम तीव्रता तथा 2000 या अधिक की संख्या में कृमि मिलने पर घातक रोग होने की निशानदेही मिलती है। भेड़ एवं बकरी में 100 के आसपास की संख्या में *गाइगोरिया पैकीसेलिस* मिलने पर रोग के घातक होने की सम्भावना जताई जाती है, तथा (4) समान लक्षणों वाले अन्य रोग, जैसे–फैसिओलता, कॉक्सीडियमता, एपीइराइथ्रोजोनोसिस आदि से विभेदीकृत पहचान कर।

रोग का उपचारः रोग का उपचार निम्न में से किसी भी एक औषधि–एलबेन्डाजोल, ऑक्सफेन्डाजोल, फेनबेन्डाजोल, नाइट्रोक्सीनल, रैफाक्सानाइड, लिवामिसाल एवम् आइवरमेक्टीन से किया जा सकता है। कृमिनाशक औषधियों के अतिरिक्त रोगी पशु को लौह (आइरन), कॉपर एवं कोबाल्ट की बहुलता वाले लवण, प्रोटीन बहुलता वाला दाना, आदि देने से स्वस्थ होने की सम्भावना बढ़ जाती है।

रोग निवारण: रोग की रोकथाम निम्नलिखित प्रकार से की जा सकती है– (1) पशु बाड़े की स्वच्छता पर ध्यान देकर, (2) बिछावन का प्रयोग कर, (3) रोग संक्रमण की अधिक सम्भावना वाले काल में पशु की ध्यानपूर्वक देखभाल कर, तथा (4) चारागाह में पानी के जमाव को रोककर।

संदर्भ

सोलस्वी, ई. जे. एल. (1982). हेलमिन्थस, आर्थोपोड्स एवं प्रोटोजोआ ऑफ डोमेस्टीकेटिड एनीमल. सप्तम संस्करण, बेलेर टिंडल, लंदन।

जिराननकुल, वी. अपीजिरावत, डब्ल्यू. मुगथिन, एम. कोसिटनिथीकुल, आर. रैंगसिन, आर. ट्राउब, आर. जे. पियाराज, पी. नागलोर, टी. तामाश्री, पी. लीलायोवा, एस. (2011). इंसीडेंस एंड रिस्क फैक्टर ऑफ हुकवर्म इन्फैक्शन इन अ रूरल कम्युनिटी ऑफ सेन्ट्रल थाईलैंड. अमेरिकन जनरल आफ ट्रापिकल मेडीसिन एंड हाइजीन. 84(4): 594–598।

संगमा, ए. बेगम, एन. राय, बी. सी. गनी, एम. ओ. (2012). प्रीवेलेंस ऑफ हेलमिन्थ पैरासाइट इन शीप *(ओविस ऐरिस)* इन टंगेल डिस्ट्रिक बांग्लादेश. जनरल बांग्लादेश एग्रीकल्चर यूनिवर्सिटी. 10(2): 235–244।

पोडर, पी. आर. बेगम, एन. अलीम, एम. ए. डे, ए. आर. हुसैन, एम. एस. लैबोनी, एस. एस. (2017). प्रीवेलेंस ऑफ गैस्ट्रोइन्टिस्टाइनल हैलमिन्थ ऑफ शीप इन शेरपुर, बांग्लादेश. जनरल ऑफ एडवांस वेटेरेनरी एंड एनीमल रिसर्च. 4(3): 274–280।

□□□

अध्याय 44

ईसोफेगोस्टोममता

पर्यायवाची : पिंपली गट, आंत्रीय गांठों का रोग।

ईसोफेगोस्टोममता भेड़, बकरी, गोपशु, शूकर एवं जंगली रोमंथी पशुओं में होने वाला एक परजीवी जनित संक्रामक रोग है, जिसमें लगातार प्रवाहिका होने से पशु धीरे–धीरे कमजोर होता जाता है तथा उसकी उत्पादन क्षमता गिरती जाती है। रोगी पशु को उदरशूल रहता है, जिससे वह पीठ उठाकर चलता है। आँत में गांठें पड़ जाती हैं, इससे पशु की भोजन के पाचन, अवशोषण एवं उपभोग की शक्ति क्षीण हो जाती है, और अंततः रोगी पशु की मृत्यु हो जाती है।

रोग कारणः रोग का कारण ईसोफेगोस्टोमम् नामक परजीवी है (चित्र 30), जिसकी निम्न प्रजातियाँ पशुओं में पाई जाती हैं–

परजीवी	निवास स्थान	संवेदनशील पशु
अ. गोपशु, भेड़, बकरी एवं अन्य रोमंथिक पशु		
ईसोफेगोस्टोमम् कूलम्बियानम्	वृहदांत्र	भेड़, बकरी, ऊँट, जंगली हिरन एवं बारहसिंगा
ईसोफेगोस्टोमम् वेनूलोसम्	वृहदांत्र	भेड़, बकरी, ऊँट, हिरन, गोपशु
ईसोफेगोस्टोमम् एस्परसम्	वृहदांत्र	भेड़ एवं बकरी
ईसोफेगोस्टोमम् मल्टीफोलिएटम्	वृहदांत्र	भेड़ एवं बकरी
ईसोफेगोस्टोमम् रेडिएटम	वृहदांत्र	गोपशु, जेबू, भैंस
ब शूकर		
ईसोफेगोस्टोमम् डेन्टेटम्	वृहदांत्र	शूकर
ईसोफेगोस्टोमम् ब्रेवीकैडम्	वृहदांत्र	शूकर
ईसोफेगोस्टोमम् जिओरजिएनम्	वृहदांत्र	शूकर
ईसोफेगोस्टोमम् क्वाड्रीस्पाइनुलेटम्	वृहदांत्र	शूकर

स प्राइमेट्स		
ईसोफेगोस्टोमम् एक्यूलेटम	वृहदांत्र	मैकाक बंदर, कापूचिन बंदर, सायनोमोलगस बंदर
ईसोफेगोस्टोमम् बाइफरकेटम्	छोटी एंव वृहदांत्र	प्राइमेट्स
ईसोफेगोस्टोमम् स्टीफेनोस्टोमम्	वृहदांत्र	गोरिल्ला, चिम्पांजी, बंदर, मनुष्य

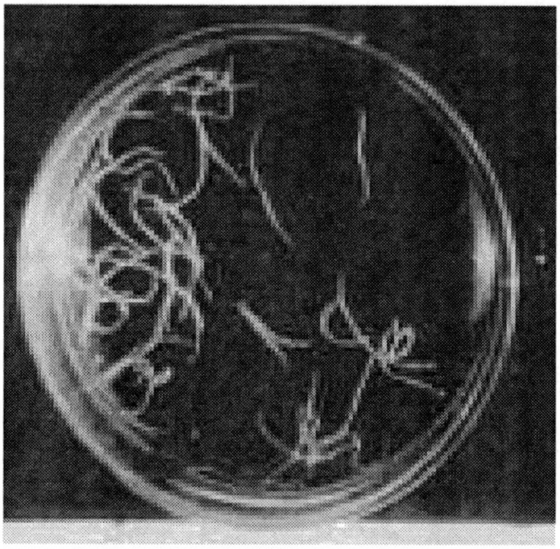

चित्र 30. ईसोफेगोस्टोमम्

ईसोफेगोस्टोमम् रोमंथी पशुओं की आँत में रहने वाला एकपोषदीय कृमि है। कृमि में नर एवम् मादा सदस्य पृथक (एकलिंगी) होते हैं। नर कृमि 12–16.5 मिमी. लम्बा होता है। मादा कृमि कुछ बड़ी, 15–22 मिमी. लम्बी तथा 0.45 मिमी. मोटी होती है। शरीर के अग्र छोर पर छिछली मुखगुहा होती है। इस गुहा के पीछे की क्यूटिकिल एक छल्लेनुमा संरचना बनाती है जिसे मुख का पट्टा कहते हैं।

परजीवी के शरीर के अग्र छोर से लगभग 0.25 मिमी. पीछे, पार्श्व अधर में एक ग्रीवा खाँच भी होती है। इस खाँच के तुरन्त पीछे शरीर की क्यूटिकिल का आवरण फूलकर ग्रीवा ऐले बनाता है। ग्रीवा ऐले के अग्रभाग को भेद कर पार्श्व में दो ग्रैव अंकुरक निकले रहते हैं। इस ग्रीवा ऐले के कारण ही परजीवी का अग्रभाग स्पष्ट रूप से पृष्ठतल की ओर झुका हुआ दिखता है।

शरीर का पश्च छोर नर एवम् मादा कृमि में भिन्न–भिन्न होता है। नर कृमि में एक पूर्ण विकसित श्लेषपुटी (वर्सा) होती है। गुदा ही जनन छिद्र का कार्य करती है। इसे अवस्कर द्वार कहते हैं। इसमें क्यूटिकिल की बनी हुई दो बराबर आकार की कंटिकाएं या शूक होती हैं, जो मैथुन के समय भग को फैलाने का काम करती हैं। मादा कृमि में पिछला सिरा क्रमशः पतला होता जाता है। गुदा एवं जनन छिद्र अलग–अलग होते हैं। शरीर के पश्च छोर से कुछ ही आगे गुदा होती है, और गुदा से 0.8 मिमी. आगे की ओर भग होती है। कृमि की योनि छोटी होती है तथा इसमें वृक्क की आकृति का ओवीजेक्टर होता है जिसे "पार्स इजैक्ट्रिस" कहते हैं।

परजीवी का जीवनचक्रः ईसोफेगोस्टोमम का जीवनचक्र सीधा होता है। इसमें मध्यवर्ती पोषद जीव नहीं होता है। रोगी पशु की आंत्र में वयस्क मादा परजीवी बड़ी संख्या में निषेचित अंडे देती है, जो मल पदार्थ के साथ शरीर के बाहर निकल जाते हैं। वातावरण की परिस्थितियाँ अनुकूल होने पर अंडों में भ्रूणीय परिवर्धन प्रारम्भ हो जाता है, जिसके फलस्वरूप प्रथम अवस्था का लार्वा बनता है। यह लार्वा अंडों से बाहर निकलकर वृद्धि करता है। कुछ समय तक वृद्धि कर प्रथम लार्वा दो बार अपनी क्यूटिकिल का त्वक पतन/निमोचन कर तृतीयक अवस्था (एल–3) का लार्वा बनाता है। एल–3 लार्वा ही पशुओं के लिये संक्रामक होते हैं। अंडों के निषेचन से संक्रमणकारी एल–3 लार्वा बनने की प्रक्रिया में 6 से 7 दिन लगते हैं। परजीवी के अंडे तथा लार्वा वातावरण में तापक्रम के परिवर्तन के प्रति अति संवेदनशील होते हैं तथा आवश्यकता से अधिक या कम तापक्रम पर स्वतः ही नष्ट हो जाते हैं (यू एट अल, 2012; राजपूत एट अल, 2017)।

भोजन के साथ जब संक्रमणकारी एल–3 लार्वा स्वस्थ एवं सुग्राही पशु के आहारतंत्र में पहुँचते हैं, तब यह अपने आवरण को उतारकर आंत्र की दीवार में जठर निर्गम (पाइलोरस) से लेकर मलाशय तक किसी भी भाग में घुस जाते हैं। यहाँ पर यह लार्वा 4 से 5 दिनों तक रहते हैं। इस समयावधि में लार्वा तीसरी बार त्वक पतन करते हैं, जिसके फलस्वरूप एल–4 लार्वा बनते हैं। ये एल–4 लार्वा वृद्धि कर आंत्रीय गुहा में वापस आ जाते हैं। अब एल–4 लार्वा बड़ी आंत्र की तरफ बढ़ते हैं, तथा वयस्क परजीवी में विकसित हो जाते हैं। इस प्रकार संक्रमण के 6 से 7 सप्ताह बाद परजीवी अंडे देने प्रारम्भ कर देता है (सोलस्वी, 1982)।

रोगजनात्मकताः पशुओं में पहली बार या शरीर के प्रतिरोधी तंत्र के सुचारू रूप से काम न कर पाने के कारण जब शरीर में परजीवी के लिये प्रतिरोधकता की कमी होती है, संक्रमण होने पर रोगी पशु की आंत्र में बहुतायत की संख्या में वयस्क परजीवी मिलते हैं। ऐसे जानवरों की आंत्र में गांठें नहीं बनती हैं। इन पशुओं में लार्वा अवस्था के आंत्र की दीवार में घुसने, रहने तथा बाहर निकलने पर आंत्रीय श्लेषमल (म्यूकोसा) तथा दीवार में अपूर्णीय क्षति होती है। आंत्र सूज जाती है। शरीर से प्रोटीन तथा रक्त का आंत्र की गुहा में लगातार

क्षरण होता है। इस कारण से पशु के शरीर में प्रोटीन तथा रक्त की कमी हो जाती है। पाचनतंत्र के बुरी तरह प्रभावित होने के कारण जानवर ठीक प्रकार से भोजन को पचा नहीं पाता है और रक्तमिश्रित पतला गोबर उत्सर्जित करता है। धीरे–धीरे रोगी पशु चारा खाना छोड़ देता है और कमजोर होकर मृत हो जाता है।

प्रथम संक्रमण से बच निकले जानवरों के शरीर में परजीवी के प्रति प्रतिरोधकता उत्पन्न हो जाती है। ऐसे पशुओं में दुबारा संक्रमण होने पर जब एल–3 लार्वा आंत्रीय दीवार में प्रविष्ट होता है, तब दीवार के अंदर लार्वा के चारों तरफ बड़ी संख्या में ईओसिनोफिल, मैक्रोफाज एवं महाकोशिकायें (जाइन्ट कोशिकायें) एकत्र हो जाती हैं। इनके बाहर की तरफ तंतुकोरक (फाइब्रोब्लास्ट) कोशिकायें एकत्र होकर कवच का निर्माण करती हैं, जिससे प्रत्येक लार्वा के चारों तरफ पशु के शरीर में हुई प्रतिक्रिया के फलस्वरूप गांठनुमा संरचना बन जाती है। इस प्रकार रोगी की आंत में बड़ी संख्या में गांठें पड़ जाती हैं। इन गांठों के बनने के कारण से ही इसे गांठ वाला आंत्रीय रोग (पिम्पली गट) भी कहते हैं। इन गांठों के अंदर परजीवी का लार्वा 3 माह से लेकर एक वर्ष तक जीवित रहता है। गांठों से निकलने में सक्षम रहे लार्वा आंत्रीय गुहा में पहुँचकर वयस्क में परिवर्तित हो अंडे देना प्रारम्भ कर देते हैं, अन्यथा गांठों के अन्दर कैल्सियम एकत्र होने लगता है, जिससे वह कड़ी होने लगती है और इनके अन्दर का लार्वा भी मर जाता है।

छोटी तथा बड़ी आंत्र में बड़ी संख्या में गांठों के बनने के कारण भोजन के पाचन, अवशोषण तथा पुरः सरण द्वारा आगे बढ़ने की प्रक्रिया बाधित होती है। भोजन न पच पाने के कारण जानवर को दस्त लगे रहते हैं। आंत्रीय गति बाधित होने से आंत्र के छोटे–बड़े हिस्से एक–दूसरे में फँसने लगते हैं। गांठों में मवाद पड़ जाता है तथा इनके फूटने पर पर्युदर्याशोथ हो जाते हैं, तथा आंत्र एवम् आसपास के अन्य अंग आपस में चिपकने लगते हैं। रोगी पशु को भयंकर पीड़ा होती है। उपचार के बाद भी ऐसे पशु को बचाना कठिन हो जाता है (ब्रिमनर, 1969; सतीश एट अल, 2018)।

इस प्रकार ईसोफेगोस्टोमम् प्रजाति के परजीवी के संक्रमण होने से मृत हुये पशु में तीन प्रकार की अवस्थायें मिलती हैं। प्रथम, कम आयु के पशु जिनकी आंत्र में वयस्क परजीवी मिलते हैं। द्वितीय, वयस्क पशु जिनकी आंत्र में केवल गांठें मिलती हैं। तीसरी, पशु जिसकी आंत्र में वयस्क परजीवी एवं गांठें दोनों मिलती हैं।

रोग के लक्षणः पशुओं में रोग के निम्नलिखित लक्षण पाये जाते हैं–

भेड़ः मेमनों में संक्रमण होने के छठे/सातवें दिन जब एल–4 लार्वा आँत में वापस लौटते हैं, तेज दस्त होने प्रारम्भ हो जाते हैं। दस्त तब तक चलते रहते हैं, जब तक मेमने को संक्रमित चारागाह से या तो हटा नहीं लिया जाता है, या वह मर नहीं जाता है। दस्त का रंग गाढ़ा हरा होता है, तथा वह म्यूकस एवं रक्तमिश्रित होता है। मेमना चारा खाना छोड़ देता है तथा कमजोर होता जाता है। रोगी पशु पीठ उठाकर चलता है। पैर अकड़ने

लगते हैं। पूँछ उठी हुई रहती है। वयस्क भेड़ में समय के साथ प्रवाहिका (दस्त) तथा मलबद्धता (कब्ज) दोनों की शिकायत रहने लगती है। त्वचा शुष्क हो जाती है। उनकी गुणवत्ता गिरने लगती है। शरीर हड्डियों का ढ़ांचा मात्र रह जाता है। गुदा द्वार से उंगली डालने पर आँत में गांठें महसूस की जा सकती हैं। लगातार कमजोर होने से अंततः पशु की मृत्यु हो जाती है (सिंह एट अल, 1997)।

गोपशु: रोगी बछड़ों में भूख मर जाती है। दस्त होते हैं। शरीर में खून की कमी हो जाती है। गोबर रक्तमिश्रित होता है तथा उसमें से दुर्गन्ध आती है। शरीर कमजोर होने लगता है और अंततः रोगी की मृत्यु हो जाती है (जितेन्द्रन एवं भट्ट, 1999; कोमू एट अल, 2017)।

शूकर: शूकरों में यद्यपि दस्त होते हैं तथा पशु कमजोर भी होता है किन्तु केवल ईसोफेगोस्टोमम् के संक्रमण मात्र से ही मृत्यु नहीं होती है (यादव एवं टंडन, 1989)।

रोग का निदान: रोग का निदान निम्नलिखित प्रकार से किया जा सकता है– (1) क्षेत्र में संक्रमण की विद्यमता एवं लक्षणों के आधार पर, (2) दस्त कारक अन्य रोगों, जैसे ट्रिकोस्ट्रांगिलता, हीमाँकसता, ब्यूनोस्टोमता, ऑस्टरटेजियता आदि से विभेदीकृत पहचान कर, (3) रोगी पशु के गोबर से लार्वा कल्चर कर, तथा (4) मृत पशु के शव विच्छेदन द्वारा।

रोग का उपचार: फेनबेन्डाजोल, एलबेन्डाजोल, थायोफैनेट, फीबेन्टल, प्रोबेन्जीमिडाजोल या अन्य आधुनिक बेन्जीमिडाजोल, लिवामिसाल, पायरेन्टल पामेट आदि औषधियों को रोग के उपचार में प्रयुक्त किया जाता है।

रोग निवारण: रोग की रोकथाम निम्नलिखित प्रकार से की जा सकती है– (1) रोग के बचाव के लिये चिकित्सक की सलाह पर परजीवीनाशक औषधियों से साल में तीन बार उपचार कर, (2) रोगी पशु के गोबर में अंडे एवं लार्वा को रसायनों से नष्ट कर, तथा (3) चारागाह को स्वच्छ रखकर।

संदर्भ

सोलस्वी, ई. जे. एल. (1982). हेलमिन्थस, आर्थोपोड्स एवं प्रोटोजोआ ऑफ डोमेस्टीकेटिड एनीमल. सप्तम संस्करण, बेलेर टिंडल, लंदन।

सतीश, ए. सी. नागाराजन, के. बालाचंद्रन, सी. सौंदर्यराजन, सी. लेगादेवी, आर. (2018). ग्रास, हिस्टोपैथोलॉजी एंड मालीकुलर डायग्नोसिस ऑफ ईसोफेगोस्टोमोसिस इन शीप. जनरल ऑफ पैरासिटिक डिज़ीज।

ब्रिमनर, के. सी. (1969). पैथोजिनेटिक फैक्टर इन एक्सपेरीमेंटल बोवाइन इसोफेगोस्टोमोसिसः IV. एक्सूडेटिव इन्टीरोपैथी एज ए काज ऑफ हाइपोप्रोटीनीमिआ, एक्सपेरीमेंटल पैरासिटोलॉजी. 25: 382–394।

कोमू, एस. श्रीनिवासमूर्ति, जी. एस. राजेश्वरी, जी. (2017). *ईसोफेगेस्टोमम् रेडिएटमः* दि नोडुलर वार्म इन्फैक्शन इन काव एंड लार्वल रिकवरी फ्राम नोडूल. दि फर्मा इनोवेसन जनरल. 6(7): 348–349।

जितेन्द्रन, के. पी. भट्ट, टी. के. (1999). एपीडिमियोलॉजी ऑफ पैरासाइट इन डेयरी एनीमल इन दि नार्थ वेस्ट ह्यूमिड हिमालयन रीजन आफ इंडिया विद पार्टीकुलर रिफरेंस टू गैस्ट्रोइंटिसटाइनल निमेटोड. ट्रॉपिकल एनीमल हेल्थ एंड प्रोडक्शन. 31: 205–214।

यादव, ए. के. एंड टंडन, वी. (1989). निमेटोड पैरासाइट इन्फैक्शन ऑफ डोमेस्टिक पिग इन ए सबट्रॉपिकल एंड हाई रेनफाल एरिया ऑफ इंडिया. वेटेरेनरी पैरासिटोलॉजी. 31: 133–139।

सिंह, डी. स्वर्णकर, सी. पी. खान, एफ. ए. श्रीवास्तव, सी. पी. भगवान, पी. एस. के. (1997). एपीडिमियोलॉजी ऑफ ओवाइन गैस्ट्रोइन्टिसटाइनल निमेटोड एट एन आर्गेनाइज्ड फार्म इन राजस्थान, इंडिया. स्माल रुमीनेंट रिसर्च. 26(1–2): 31–37।

यू, एस. के. हू, बी. डेंग, बाई. ली, एच. एम. रिन, डब्ल्यू. एक्स. बियान, क्यू. क्यू. गाओ, एम. बैंग, एक्स. बाई. काँग, एम. एम. सोंग, जे. के. लिन, क्यू. सू, एम. जे. झाओ, जी. एच. (2012). फाइलोजिनेटिक स्टडीज ऑफ *ईसोफेगोस्टोमम स्पीरम* फ्राम गोट बेस्ड ऑन सीक्वेंस ऑफ इंटरनल ट्रांसक्राइब्डि स्पेसर ऑफ राइबोसोमल डी एन ए. अफ्रीकन जनरल ऑफ माइक्रोबायोलॉजी. 6(13): 3360–3365।

राजपूत, जे. शुक्ला, एस. जाटव, जी. पी. गर्ग, यू. के. अग्रवाल, वी. (2017). कोपरोकल्चर स्टडी ऑफ स्ट्रॉंगाइल इन्फैक्शन ऑफ गोट फ्राम मालवा रीजन ऑफ मध्य प्रदेश. जनरल ऑफ इन्टोमोलॉजी एंड जूलोजी स्टडीज. 5(5): 876–878।

❑❑❑

अध्याय 45

फुफ्फुस कृमि रोग

पर्यायवाची: फेफड़ों के कृमि जनित न्यूमोनिया, धाँसी।

फुफ्फुस कृमि रोग पालतू एवं जंगली पशुओं में होने वाला एक प्रमुख रोग है। कम आयु के पशुओं में रोगकारक कृमि का संक्रमण अधिक होता है। इनमें रोग की भयावहता भी अधिक होती है। रोग में पशु को ज्वर (105^0 फा.) होता है। नाक से स्राव गिरता है। दस्त लगते हैं। श्वांस लेने में कठिनाई होती है। थोड़ा सा कार्य करने या दौड़ने–भागने पर श्वांस उखड़ने लगती है। यदि समय पर ठीक प्रकार से उपचार न किया जाये, तो पशु असमय ही काल–कवलित हो जाता है।

रोग कारण: रोग फुफ्फुस कृमि के संक्रमण से होता है। इस परजीवी की भिन्न–भिन्न प्रजातियाँ अलग–अलग पशुओं में रोग करती हैं, जो निम्न प्रकार से हैं–

डिक्टिओकॉलस फाइलेरिया	:	भेड़, बकरी एवं वन्य रोमंथी पशु
डिक्टिओकॉलस विवीपेरस	:	गोपशु, भैंस, हिरन
डिक्टिओकॉलस आर्नफील्डी	:	अश्व, जेब्रा, गधा एवं टपीर
डिक्टिओकॉलस कैमिलाई	:	ऊँट
मेटास्ट्राँगाइलस एप्री, मेटा पुडेन्डोटेक्टस, मेटा सालमी	:	शूकर
प्रोटोस्ट्राँगाइलस रुफीसेन्स	:	भेड़, बकरी एवं हिरन
वैरीस्ट्राँगाइलस न्यूमोनिकस	:	भेड़ एवं बकरी

डिक्टिओकॉलस पशु के श्वसन तंत्र का एकपोषदीय कृमि है। यह एक धागेनुमा परजीवी है। साधारण भाषा में लोग इसे फुफ्फुस कृमि कहते हैं। वयस्क कृमि पशु के श्वांस प्रणाल (ट्रैकिया) एवम् श्वसनी (ब्रौंकाई) में रहता है। इसका रंग दूध की तरह सफेद होता है। नर एवम् मादा सदस्य पृथक (एकलिंगी) होते हैं। नर परजीवी 3 से 8 सेंमी. लम्बा होता है। मादा कुछ बड़ी, 5 से 10 सेंमी. लम्बी होती है। परजीवी के अग्र छोर पर मुख होता

है। मुखद्वार के चारों तरफ चार छोटे–छोटे ओष्ठ होते हैं। मुख की गुहा छिछली होती है। ईसोफेगस मुगदर के आकार का होता है। नर परजीवी के पश्च छोर पर पूर्ण विकसित श्लेष पुटी (वर्सा) होती है, जिसकी तीलियों में एक–दूसरे से जुड़ाव की प्रवृत्ति दिखती है। मध्य पार्श्व एवं अन्तः पार्श्व वाली तीलियाँ अन्तिम सिरे को छोड़कर एक–दूसरे से पूर्ण रूपेण जुड़ जाती हैं। वर्सा के पास क्यूटिकिल के 0.4 से लेकर 0.6 मिमी. लम्बे जूतेनुमा एक जोड़ी मजबूत, भूरे रंग के कंटक (स्पीकूल्स) होते हैं, जो मैथुन के समय भग को फैलाने का कार्य करते हैं। मादा परजीवी में गुदा एवम् जनन छिद्र पृथक–पृथक होते हैं। इसमें शरीर के मध्य भाग से थोड़ा सा ही पीछे की तरफ एक उठे हुये भाग पर जनन छिद्र होता है, जिससे वह अंडे देती है। इन अंडों में पूर्ण विकसित लार्वा (एल–1) होता है।

परजीवी का जीवनचक्र : डिक्टिओकॉलस परजीवी में जीवनचक्र सीधा होता है। इसमें मध्यवर्ती पोषद जीव नहीं होता है। वयस्क नर एवं मादा परजीवी पोषद के श्वास प्रणाली में रहते हैं। यहाँ पर निषेचन के बाद मादा एल–1 लार्वा युक्त अंडे देती है। लार्वा युक्त अंडे पोषद के खांसने पर बलगम या सामान्यतः श्वसन तंत्र के म्यूकस के साथ मुँह में पहुँच जाते हैं। श्लेष्म (म्यूकस) के निगलने पर अंडे रोगी पशु के आहारनाल में पहुँचते हैं। पशु के श्वास प्रणाली या आहार नाल में अंडों से लार्वा निकल आता है, जो गोबर के साथ शरीर से बाहर निकल जाता है। कुछ अंडे नासिका स्राव में भी बाहर निकलते हैं।

पशु के गोबर के साथ बाहर निकले हुये एल–1 लार्वा के अग्रभाग पर क्यूटिकिल की एक छोटी सी घुंडीनुमा संरचना होती है। इसके अतिरिक्त लार्वा की आंत्रीय कोशिकाओं में भूरे रंग के कई भोज्य कण दिखायी देते हैं *(डिक्टिओकॉलस विवीपेरस* के एल–1लार्वा के अग्रभाग पर क्यूटिकिल की घुंडी नहीं होती है, किन्तु आंत्रीय कोशिकाओं में भूरे रंग के भोज्य कण होते हैं)। तापक्रम, आर्द्रता एवं वातावरण की अन्य परिस्थितियों के अनुकूल होने पर 3 से 7 दिनों में एल–1 लार्वा में दो बार निमोचन होता है। इससे संक्रमणकारी एल–3 लार्वा विकसित होता है। निमोचन प्रक्रिया में लार्वा के शरीर से आवरण (झिल्ली) के पूर्ण रूप में न उतर पाने के कारण एल–3 लार्वा के शरीर पर क्यूटिकिल के दोनों बचावकारी आवरण बने रहते हैं। यह एल–3 लार्वा अत्यंत शिथिल होता है। केवल कुछ ही एल–3 लार्वा गोबर से थोड़ी दूर तक जा पाते हैं। बहुतायत में एल–3 लार्वा गोबर के ढेर से 5 सेमी. के दायरे में ही रहते हैं। दस्त, वर्षा से पतला हुआ गोबर या गोबर पर उगे फफूँद के स्पोर आदि इस एल–3 लार्वा के प्रसरण में सहायता करते हैं। वातावरण की अनुकूल परिस्थितियों में ये लार्वा चारे या घास पर लगभग एक वर्ष तक जीवित रहते हैं। तापक्रम के कम या अत्यधिक हो जाने पर भी लार्वा जीवित रहते हैं, किन्तु कम ताप लार्वा के विकास की प्रक्रिया को बाधित करता है। तापक्रम के पुनः अनुकूलित होने पर लार्वा में विकास की प्रक्रिया पुनः शुरू हो जाती है और वह संक्रमणकारी एल–3 लार्वा में विकसित होने लगते हैं।

पशुओं में संक्रमण घास चरते समय या दूषित चारा–पानी से होता है। घास या चारे के साथ एल–3 लार्वा पशु के आहारनाल में पहुँच जाते हैं। आंत्र में पहुँचने के 3 दिनों के भीतर ही लार्वा आंत्रीय दीवार को भेदकर लसीका वाहिकाओं से होते हुये लसीका ग्रंथियों में पहुँच जाते हैं। आंत्र की लसीका ग्रन्थियों में ये लार्वा, एल–4 लार्वा में विकसित होने लगते हैं। लसीका ग्रंथियों से निकलकर एल–4 लार्वा लिम्फ के साथ रक्त परिसंचरण तंत्र में प्रविष्ट हो जाते हैं। अब ये लार्वा रक्त द्वारा हृदय से होते हुये फेफड़ों में पहुँचने लगते हैं। यहाँ पर लार्वा फेफड़ों की महीन केशिकाओं (कैपलरी) में फँस जाते हैं। इन केशिकाओं (कैपलरी) को तोड़कर लार्वा फेफड़ों की कूपिकाओं में आ जाते हैं। कूपिकाओं से निकलकर लार्वा श्वसन वृक्ष में पहुँच कर वयस्क परजीवी में विकसित होने लगते हैं। वयस्क मादा परजीवी 6 से 7 सप्ताह में अंडे देने लगती है।

रोगजनात्मकताः *डिक्टिओकॉलस विवीपेरस* धाँसी रोग करता है। रोग मुख्य रूप से बछड़ों–बछियों एवं कटड़ों–कटियों में होता है। वयस्क पशु प्रायः कम ही प्रभावित होते हैं। किन्तु इनमें भी भयावह अवस्था का रोग हो सकता है। रोग की भयावहता पशु की सुग्राहिता, आयु, रोग प्रतिरोधकता, पुष्टता, ग्रहित लार्वा की संख्या, फेफड़ों में लार्वा की विद्यमतता, परजीवी की अवस्था, वातावरण की परिस्थितियाँ आदि पर निर्भर करती हैं।

संक्रमित पशु की आंत्र की दीवार में घुसते समय लार्वा कुछ हद तक आंत्रीय म्यूकोसा को नुकसान पहुँचाता है। इस कारण पशु को दस्त लग जाते हैं। यह नुकसान कम ही होता है, अतः शरीर में इसकी आसानी से भरपाई हो जाती है।

जब एक साथ अधिक संख्या में लार्वा फेफड़ों में पहुँचते हैं तब भयावह रोग करते हैं। लार्वा के रूधिर केशिकाओं से फेफड़ों में निकलते समय अनेक रूधिर केशिकाएं फट जाती हैं, जिससे व्यापक रक्तस्राव होता है। फेफड़ों की कूपिकाओं से वायु निकलने लगती है, तथा वह पिचक जाती हैं। फेफड़ों की दीवार में पानी भर जाता है। साथ–साथ हवा का प्रवाह भी रुक जाता है। कभी–कभी एक साथ इतनी अधिक संख्या में लार्वा फेफड़ों में प्रविष्ट होते हैं, कि पशु की दम घुटने से मृत्यु हो जाती है। दीवार में बड़ी संख्या में ईओसिनोफिल एकत्र होने लगती है। कूपिका की उपकला मोटी होने लगती है तथा हायलिन की एक परत सी बन जाती है। इस प्रकार फेफड़ों में हुई क्षति के फलस्वरूप पशु की श्वांस उखड़ने लगती है। ऐसा पशु कठोर श्रम करने में असमर्थ हो जाता है। जब कम संख्या में एवं धीरे–धीरे लार्वा फेफड़ों में प्रविष्ट होते हैं तब फेफड़ों में परिवर्तन धीरे–धीरे होते हैं तथा रोग की भयावहता भी कम होती है।

वयस्क परजीवी अपने रहने के स्थान श्वास प्रणाली (ट्रैकिया) एवं श्वसनी (ब्रौन्की), की श्लेष्मल को लगातार उत्तेजित करता रहता है जिससे अधिक मात्रा में श्लेष्म (म्यूकस) स्रावित होता है। साथ ही साथ परजीवी म्यूकोसा की श्लेष्म को प्रवाहित कर फेफड़ों को स्वच्छ बनाये रखने वाली कोशिकाओं को भी नष्ट करता है। इससे श्वास प्रणाली एवं

श्वसनी में धीरे–धीरे म्यूकस एकत्र हो जाता है। वायुमार्ग में श्लेष्म के एकत्र होने से हवा का प्रवाह भी अवरुद्ध होने लगता है। फलतः एक तरफ तो पशु को श्वांस लेने में तकलीफ होती है तथा दूसरी तरफ रक्त में ऑक्सीजन की मात्रा कम होने लगती है। रक्त में ऑक्सीजन की मात्रा को आवश्यक स्तर तक बनाये रखने के लिये पशु मुँह खोल कर जोर–जोर से श्वांस लेता है जिससे असामान्य आवाज़ होती है। श्वास प्रणाली (ट्रैकिया) एवं श्वसनी (ब्रौन्की) में एकत्र म्यूकस अंतर्श्वसित वायु के साथ आये मौकापरस्त जीवाणुओं की वृद्धि को आदर्श परिस्थितियाँ बनाता है। साथ ही साथ जब यह म्यूकस फेफड़ों में भर जाता है, तब न्यूमोनिया एवं विषाक्तता का खतरा उत्पन्न करता है।

रोग के लक्षणः रोग का प्रकटीकरण तीव्र एवं धीरे–धीरे दो प्रकार से होता है। तीव्र प्रकार से प्रकट हुये रोग में पशु को सर्वप्रथम दस्त होते हैं जिससे वह पतला, म्यूकस मिश्रित गोबर करता है। तत्पश्चात् श्वसन तंत्र से सम्बन्धित लक्षण प्रकट होते हैं। पशु एकाएक तीव्र गति से उथली–उथली सांसें लेने लगता है। श्वसन गति 100 प्रति मिनट तक पहुँच जाती है। नाक से कम मात्रा में किन्तु पतला स्राव बहता है। हृदय गति भी तीव्र हो 100 से 120 प्रति मिनट तक पहुँच जाती है। रोगी को तीव्र ज्वर (104–105^0 फा.) होता है। स्टेथोस्कोप से फेफड़ों का निरीक्षण करने पर फेफड़ों के प्रायः सभी भाग से प्रभावित होने की आवाजें सुनाई देती हैं। रोगी पशु सामान्य पशु की तरह ही चारा खाता है। रोग की तीव्रता बढ़ने पर पशु गर्दन को आगे की तरफ फैलाकर मुँह खोलकर श्वांस लेता है। धीरे–धीरे पशु को श्वांस लेने में कठिनाई बढ़ती जाती है। अंततः पशु निढ़ाल होकर पड़ जाता है और समय पर उपचार न मिलने पर असमय ही काल–कवलित हो जाता है। वयस्कों में प्रायः धीमी गति से रोग होता है, जिसमें पशु के शरीर का ताप बहुधा सामान्य या थोड़ा सा बढ़ा हुआ रहता है। रोगी का गोबर पतला एवं बदबूदार होता है। पशु हल्के–हल्के खांसता है। चारा खाने के बाद भी पशु कमजोर (दुर्बल) होता जाता है, तथा श्रम करने पर शीघ्र ही हांफने लगता है। ऐसे पशुओं में अवसरवादी जीवाणुओं के संक्रमण से न्यूमोनिया होने का खतरा बढ़ जाता है। पशु ठीक हो जाने पर भी कार्यशील नहीं रह पाता है।

रोग का निदान : रोग का निदान निम्नलिखित प्रकार से किया जा सकता है– (1) लक्षणो के आधार पर, (2) *गोबर में लार्वा/अंडे पहचान करः* वयस्क मादा परजीवी फेफड़ों के वायु वृक्ष में अंडे देती है। बहुधा आहार नाल में अंडों से लार्वा निकल आते हैं। गोबर के साथ यह लार्वा या अंडे बाहर निकलते रहते हैं। इन लार्वा या लार्वा युक्त अंडों को पहचान कर रोग का निदान किया जा सकता है। एक बात जो ध्यान देने योग्य है कि पशु में रोग लार्वा के फेफड़ों पर आक्रमण करने से होता है और लार्वा के वयस्क परजीवी में विकसित होने में लगभग दो सप्ताह लग जाते हैं। इस तरह इन परजीवी द्वारा जनित तीव्र गति का रोग इस विधि द्वारा नहीं पहचाना जा सकता है, क्योंकि रोगकाल में पशु के गोबर में अंडे या एल–1 लार्वा नहीं दिखाई देंगे, (3) *घास या चारे पर एल–1 लार्वा को पृथक्कृत कर निदान द्वाराः* इस विधि के साथ एक मुश्किल जो सामने आती है, वह यह है कि घास

पर लार्वा की संख्या काफी कम होती है, अतः लार्वा को घास पर प्राप्त कर, पृथक्करण द्वारा निदान करने के लिये अधिक मात्रा में घास एकत्र करनी पड़ती है। प्रायः देखा गया है कि प्रति 500 ग्राम घास में एक एल–1 लार्वा की दर प्राप्त होने पर पशु में साधारण, 1 से 3 की दर पर घातक एवं 3 से अधिक की दर पर तीव्र गति से रोग होने की सम्भावना होती है, (4) *रक्त की पहचान कर:* फेफड़ों के कृमि से ग्रसित पशु के रक्त में इओसिनोफिल की मात्रा काफी बढ़ी हुई होती है, (5) *शव परीक्षण द्वारा:* पशु का फेफड़ा आकार में सामान्य से बढ़ा हुआ होता है। उसकी सतह पर लाल रंग के असामान्य स्थान दिखाई देते हैं। फेफड़े के भीतर श्लेष्म भरा होता है। फेफड़े से वयस्क परजीवी को बाहर निकालने के लिये उसे गुनगुने पानी में रख देते हैं। कुछ समय बाद कृमि स्वतः ही फेफड़ों से निकलकर पानी में आ जाते हैं। फेफड़ों के साथ की लसीका ग्रंथि सूज जाती है। फेफड़ों का कोशिकीय स्तर पर अध्ययन करने पर अत्यधिक संख्या में ईओसिनोफिल, कोशिकाओं के जलभराव, एल्बोलाई में मृतकोशिकायें एवं लार्वा तथा फैली हुई लसीका वाहिकायें दृष्टित होती हैं, तथा (6) जीवाणु, विषाणु एवं पानी के श्वास नली में भर जाने से हुई न्यूमोनिया एवं अन्य समान लक्षणों वाले रोगों से विभेदीकृत पहचान कर।

रोग का उपचार: रोग के उपचार के लिये लिवामिसाल, एलबेन्डाजोल, फेनबेन्डाजोल, आइवरमेक्टिन आदि में से किसी एक औषधि को प्रयुक्त किया जाता है। साथ ही साथ श्वसन वृक्ष को फैलाने वाली एवम् कफोत्सारक औषधियाँ भी दी जाती हैं।

रोग निवारण: अधोलिखित उपायों को अपनाकर पशु में रोग की रोकथाम की जा सकती है– (1) रोगी पशु का उपचार कर, (2) *बछड़ों का टीकाकरण द्वारा:* गोपशु में फुफ्फुस कृमि से बचाव के लिये बछड़ों में बोविलस हस्कवैक (इन्टरवेट) नामक टीके को प्रयुक्त किया जाता है जिसका विवरण निम्न प्रकार है–

टीका	:	बोविलस हस्कवैक
निर्माता	:	इन्टरवैट
पशु	:	स्वस्थ बछड़े (8 सप्ताह या अधिक आयु)
मात्रा	:	25 मिली
बूस्टर	:	प्रथम टीकाकरण के चार सप्ताह बाद
मार्ग	:	मुँह द्वारा
पैकिंग	:	25 मिली लार्वा सस्पेंशन की एक खुराक की एक शीशी

सावधानियाँ: (अ) टीके को प्राप्त करने के बाद शीघ्र अतिशीघ्र ही प्रयुक्त कर लें। यदि कुछ समय रखना पड़े, तो टीके को फ्रिज में 2 से 6^0 सेंग्रे. पर संग्रहित करें। टीके को किसी भी अवस्था में फ्रीज न होने दें, (ब) प्रयुक्त होने की अन्तिम तिथि के बाद टीके का प्रयोग न करें, (स) केवल स्वस्थ पशुओं में टीकाकरण करें। द्वितीय टीकाकरण के दो

सप्ताह बाद ही बछड़े को चारागाह में छोड़ें, (द) किसी भी रोग से पीड़ित होने पर बछड़े का टीकाकारण न करें, (न) प्रथम टीकाकरण के 8 सप्ताह पूर्व तथा द्वितीय टीके के 2 सप्ताह बाद तक कृमिनाशक का प्रयोग न करें, तथा (व) फुफ्फुस कृमि के टीकाकरण के 2 सप्ताह पहले तथा 2 सप्ताह बाद तक किसी भी अन्य टीके का प्रयोग न करें।

(3) पशु के गोबर में रसायनों द्वारा लार्वा को नष्ट कर, (4) चारागाह में लार्वा की संख्या को नियंत्रित कर, (5) चारागाह में एक के बाद एक अन्य पशु प्रकार की चराई करवाकर। क्योंकि परजीवी पशु प्रजाति विशेष पर ही आक्रमण करता है, अन्य पर नहीं, अतः इस विधि द्वारा रोग पर प्रभावी ढ़ंग से नियंत्रण पाया जा सकता है, तथा (6) मेटास्ट्राँगाइलस, प्रोटोस्ट्राँगाइलस एवं वैरीस्ट्राँगाइलस फुफ्फुस कृमि जिनमें क्रमशः केंचुए, पानी तथा जमीन पर रहने वाले घोंघे मध्यवर्ती पोषद जीव होते हैं, का उचित प्रकार से नियंत्रण कर।

संदर्भ

सोलस्वी, ई. जे. एल. (1982). हेलमिन्थस, आर्थोपोड्स एवं प्रोटोजोआ ऑफ डोमेस्टीकेटिड एनीमल. सप्तम संस्करण, बेलेर टिंडल, लंदन।

□□□

अध्याय 46

हीमाँकसता

हीमाँकसता भेड़, बकरी एवं गोपशु में होने वाला एक परजीवी जनित रोग है, जिसमें रोगी पशु की कभी–कभी एकाएक बिना लक्षण प्रकट किये हुये ही मृत्यु हो जाती है। जब रोग धीरे–धीरे प्रकट होता है, तब पशु के शरीर में अरक्तता, प्रोटीन की कमी से जबड़ों के बीच तथा पेट की त्वचा में शोफ, आँखों की श्लेष्मल में पीलापन, कमजोरी, माँसपेशियों में शिथिलता आदि लक्षण प्रकट होते हैं। यदि उचित समय पर रोग का निदान एवं उपचार न किया जाए तब पशु की मृत्यु तक हो जाती है। मेमने एवं बछड़े, वयस्कों की अपेक्षा रोग के प्रति अधिक सुग्राही होते है (सिंह एट अल, 2014)।

रोग कारण : रोगकारक कृमि निम्न वंश एवं प्रजातियों के होते हैं–

हीमाँकस	:	*हीमाँकस कनटोरटस* : भेड़ एवं बकरी, गोपशु
		हीमाँकस प्लेसियाई : गोपशु
मीसिस्टोसिरस	:	*मीसिस्टोसीरस डिजीटेटस* : गोपशु, भैंस एवं भेड़

हीमाँकस एवं मीसिस्टोसीरस परजीवी पशु के आमाशय में पाये जाते हैं। आकार में यह कृमि 1 से 2.5 सेंमी. लम्बे होते हैं। परजीवी पशु का रक्त चूसते हैं। परजीवी के आहारनाल में रक्त भरे रहने के कारण यह लाल रंग के दिखायी देते हैं। नर परजीवी पूर्णतः लाल रंग का होता है। मादा परजीवी में लाल रंग के आहारनाल के चारों तरफ गोलाई में सफेद रंग के अंडाशय लिपटे रहते हैं, जो पूर्व काल में ग्रेट ब्रिटेन के नाइयों के झंडे की तरह दिखते हैं। इस दृष्टि्त समानता के कारण ही इस कृमि को *"बारबर पोल वर्म"* कहते हैं। आकार में पतले तार के समान दिखने के कारण इस परजीवी को *"वायर वर्म"* तथा आमाशय में रहने के कारण *"आमाशय कृमि"* भी कहते हैं (चित्र 31)।

परजीवी का जीवन चक्रः मादा परजीवी कई महीनों तक प्रति दिन लगभग दस हजार की दर से अंडे देती है। पशु के गोबर के साथ यह अंडे शरीर से बाहर निकलकर चारागाह को संक्रमित करते रहते हैं। वातावरण की परिस्थितियाँ अनुकूल होने पर अंडों से लार्वा निकल आते हैं। प्रथम लार्वा दो बार निमोचन कर संक्रमणकारी तृतीयक लार्वा में

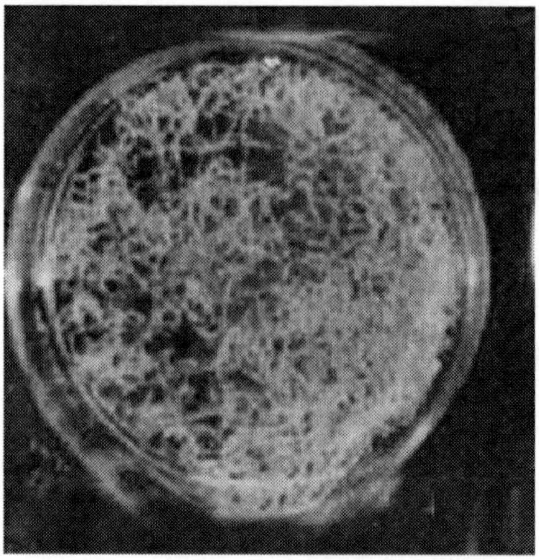

चित्र 31. हिमाँकस

परिवर्तित हो जाता है। तृतीयक लार्वा गोबर के ढ़ेर से निकलकर घास की पत्तियों पर चिपक जाते हैं। सुग्राही पशु द्वारा घास चरने पर लार्वा घास के साथ ही शरीर में प्रविष्ट हो जाते हैं। आमाशय में पहुँचने पर लार्वा में तीसरी तथा चौथी बार निमोचन होता है, जिससे लार्वा वयस्क परजीवी में विकसित हो जाता है। इस प्रकार संक्रमण होने के 18 दिनों के भीतर ही लार्वा वयस्क कृमि में परिपक्व हो अंडे देना प्रारम्भ कर देता है।

जब वातावरण की परिस्थितियाँ जीवन के अनुकूल नहीं होती हैं, तो घास के साथ शरीर में पहुँचे लार्वा वयस्क परजीवी में विकसित न होकर, तब तक लार्वा अवस्था में ही बने रहते हैं, जब तक कि वातावरण की परिस्थितियाँ परजीवी के अंडों तथा लार्वा के अनुकूल न हो जायें। इस प्रकार परजीवी, वातावरण के परिवर्तन के अनुसार अपने जीवन को ढालकर जीवनचक्र की निरंतरता को बनाये रखने में सफल रहता है। शरीर के अंदर परजीवी के लार्वा अवस्था में बने रहने की इस प्रक्रिया को *"हाइपोबायोसिस"* कहते हैं।

रुग्ण भेड़ें चारागाह में घास चरते समय बसन्त ऋतु में सर्वाधिक संख्या में अंडे देती हैं। इस कारण से बसन्त ऋतु की घास पर अंडों तथा अंडों से निकलकर विकसित हुये तृतीयक लार्वा बहुतायत की संख्या में उपलब्ध रहते हैं। यह लार्वा सुग्राही पशुओं को संक्रमित कर शरीर के अंदर परिपक्व हो वयस्क परजीवी की संख्या में बसन्त ऋतु के अंत या ग्रीष्म ऋतु के प्रारम्भिक काल में अप्रत्याशित रूप में वृद्धि कर देते हैं। इस घटना को "बसन्त ऋतु में अप्रत्याशित वृद्धि–स्प्रिंग राइज" कहते हैं (सोलस्वी, 1982)।

रोग को संवेदनशील पशुः रोग प्रायः भेड़, बकरी, गोपशु एवं भैंस में होता है। बछड़े एवं मेमने, वयस्क पशु की अपेक्षा रोग के प्रति अधिक सुग्राही होते हैं। आहारीय आवश्यकताओं से पूर्ण पशुओं में रोग की तीव्रता कम होती है। किन्तु जब पशुओं के शरीर में पौष्टिक तत्वों की मात्रा कम होने लगती है, तब रोग अधिक तीव्रता से उभर कर सामने

आता है। भोजन में प्रोटीन की कमी पशु की प्रतिरोधक क्षमता को कम करती है। साथ ही साथ यह परजीवी द्वारा शरीर में कम की गयी प्रोटीन की पूर्ति न कर पाने के कारण लक्षणों की तीव्रता को बढ़ाकर रोग को घातक बना देती है। अतः बछड़ों में रोग होने के बाद भी इसकी घातकता पशु की आहारीय आवश्यकताओं की पूर्ति पर निर्भर करती है (सिंह एट अल, 2014)।

भेड़ में *हीमाँकस कनटोरटस* परजीवी के संक्रमण पर एक विशिष्ट प्राकृतिक प्रक्रिया उभरकर सामने आती है, जिसे "स्व–उपचार या *सेल्फ क्योर*" कहते हैं। जब भेड़ में प्रथम बार *हीमाँकस कनटोरटस* परजीवी का संक्रमण होता है, तब आमाशय में तृतीयक लार्वा के निमोचन के समय कुछ पदार्थ स्रावित व उत्सर्जित होते हैं, जिनमें प्रतिजन विद्यमान होते हैं। इन प्रतिजनों से पशु के शरीर में संवेदनीय उत्तेजना विकसित हो जाती है। इसमें पशु में अत्यधिक संख्या में एप्सलान प्रतिपिंड (इम्यूनोग्लोबुलिन–ई) का निर्माण होता है। साथ ही साथ भेड़ की आहारनाल में प्रसित (मास्ट) कोशिकाओं की संख्या भी असाधारण रूप से बढ़ने लगती है। रक्त में विद्यमान इम्यूनोग्लोबुलिन–ई आहारनाल में आकर इन प्रसित कोशिकाओं से चिपक जाती हैं। इस प्रक्रिया के प्रारम्भ होने के उपरान्त भी प्रथम संक्रमण के लार्वा वयस्क परजीवी में विकसित हो जाते हैं। किन्तु पहले से संक्रमित भेड़ में दूसरी बार *हीमाँकस कनटोरटस* परजीवी का संक्रमण होने पर दूसरी बार के तृतीयक लार्वा की निमोचन प्रक्रिया में उत्पन्न प्रतिजन जब प्रसित कोशिकाओं पर चिपकी हुई इम्यूनोग्लोबुलिन–ई के साथ जुड़ते हैं तो प्रसित कोशिकाओं के उत्तेजित हो उठने से उनके अंदर के कणिक (ग्रेन्यूल्स) टूटने लगते हैं। इससे अत्यधिक मात्रा में हिस्टामीन, सीरोटोनीन एवं वाहिकाओं पर सक्रिय प्रभाव डालने वाले अन्य पदार्थ निकलते हैं। इन पदार्थों के प्रभाव से, रक्त वाहिकाओं से निकलकर प्रतिपिंड परजीवी पर आक्रमण कर देते हैं। साथ ही साथ आमाशय में ऑक्सीजन की मात्रा धीरे–धीरे कम तथा आहारनाल की पुरःसरण गति तीव्र होने लगती है। इन परिवर्तनों के फलस्वरूप आमाशय में मौजूद परजीवी अर्धबेहोशी की अवस्था में शरीर के बाहर निकल जाते हैं। इस प्रकार द्वितीय संक्रमण के समय पहले से विद्यमान वयस्क परजीवी के शरीर से बाहर निकल जाने के कारण ही इस प्रक्रिया को "*स्व उपचार*" कहते हैं। इस प्रक्रिया द्वारा हीमाँकस के अतिरिक्त आमाशय में पहले से विद्यमान *ऑस्टरटेजिया सरकमसिंगटा, ट्रिकोस्ट्रांगिलस एक्साई* तथा अंत में रह रहे अन्य *ट्रिकोस्ट्रांगिलस* परजीवी भी शरीर से बाहर निकल जाते हैं। भेड़ में पहले से मौजूद *ट्रिकोस्ट्रांगिलस* एक्साई परजीवी भी कुछ हद तक *हीमाँकस कनटोरटस* के संक्रमण को रोकते हैं। भेड़ में *हीमाँकस कनटोरटस* की ही तरह चूहों में *निप्पोस्ट्रांगिलस,* मुर्गी में *एस्केरिडिया गैलाई* तथा बछड़ों में *डिक्टिओकॉलस विवीपेरस* का संक्रमण होने पर भी ऐसी ही प्रक्रिया देखने को मिलती है। स्व उपचारीय प्रणाली एक निश्चित समयावधि के बाद धीरे–धीरे क्षरित होने लगती है तथा इसके पूर्ण क्षरण की अवस्था के बाद होने वाला परजीवी का संक्रमण और भी घातक होता है।

रोगजनात्मकताः चतुर्थ अवस्था के लार्वा एवं वयस्क परजीवी द्वारा अत्यधिक मात्रा में रक्त चूसने के कारण पशु के शरीर में रक्त तथा प्रोटीन की कमी होने लगती है। रक्त की कमी होने से पशु में अरक्तता के लक्षण प्रकट होते हैं। परजीवी के सीधे रक्त पीने के अतिरिक्त, रक्तवाहिकाओं के अंदर लाल रूधिर कणिकाओं का टूटना तथा अस्थिमज्जा पर अधिक दबाव बढ़ जाना भी अरक्तता होने में सहायक होता है। रक्त की कमी को पूरा करने के लिये, रक्त निर्माण में अत्यधिक मात्रा में आयरन एवं प्रोटीन उपयुक्त हो जाने से शरीर में लौह तत्व एवं प्रोटीन की कमी होने लगती है। आमाशय में मौजूद वयस्क परजीवी प्रोटीन के पाचन तथा कैल्सियम एवं फास्फोरस के अवशोषण पर विपरीत प्रभाव डालते हैं। इसके अतिरिक्त आमाशय की ग्रंथियों में लार्वा के भ्रमण तथा श्लेष्मल पर वयस्क परजीवी के चिपकने से भी आमाशय की दीवार में क्षति होती है (होंग एट अल, 2010)।

रोग के लक्षणः मेमनों में कभी–कभी तीव्र व अति घातक रोग होता है, जिससे वह बिना लक्षण प्रकट किये हुये अचानक ही मरने लगते हैं। ऐसे मेमनों की आँखें तथा अन्य दृश्य श्लेष्मल झिल्लियाँ अत्यधिक पीली हो जाती हैं। जब रोग धीरे–धीरे प्रकट होता है, तब पशु सुस्त रहता है तथा उसकी मांसपेशियाँ शिथिल पड़ जाती हैं। जबड़ों के बीच की त्वचा तथा पेट पर शोफ दृष्टित होता है। आँख की पुतली पीली दिखती है। रोगी पशु झुंड के साथ चलने पर पीछे खड़ा होकर हांफने लगता है। अधिक प्रयास करने पर वह लड़खड़ाकर गिर जाता है। कुछ देर ठहरने के बाद कुछ पशु पुनः आगे बढ़ते हैं, जबकि अन्य मर जाते हैं। ज्यादातर मामलों में रोगी पशु को मलबद्धता (कब्ज) की शिकायत रहती है, जबकि कुछ मामले प्रवाहिका (दस्त) के भी सामने आते हैं। ऊन की उत्पादकता एवं गुणवत्ता दोनों ही प्रभावित होती है। रोगी पशु धीरे–धीरे कमजोर होता जाता है और अंततः उसकी मृत्यु हो जाती है। बछड़ों में भी भेड़ के समान ही लक्षण प्रकट होते हैं।

रोग का निदानः रोग का निदान निम्नलिखित प्रकार से किया जा सकता है– (1) रोगी पशु के विषय में पूर्ण जानकारी प्राप्त कर लक्षणों के आधार पर, (2) *पशु के गोबर की जांच करः* रोगी पशु के गोबर में हीमॉंकस के अंडों को अन्य परजीवी, जैसे *ईसोफेगोस्टोमम्, ट्रिकोस्ट्रांगिलस,* ऑस्टरटेजिया एवं कूपेरिया के अंडों से विभेद करके पहचानना अत्यन्त दुष्कर होता है। फिर भी भेड़ में 500 तथा गोपशु में 5000 अंडे प्रति ग्राम गोबर की दर से मिलने पर पशु में रोग के दुष्प्रभाव युक्त होने की सम्भावना बनी रहती है, (3) *शव परीक्षण द्वाराः* पशु के शव विच्छेदन पर आमाशय को खोलने पर बड़ी संख्या में उसकी दीवार से चिपके हुये या स्वतंत्र अवस्था में पड़े हुये परजीवी दिखायी देते हैं। शव में रक्ताल्पता, शोफ एवं वसा विकृति के निशान दृष्टित होते हैं, (4) समान लक्षणों वाले अन्य रोगों, जैसे कोक्सीडियमता, फैसिओलता, एपीइराइथ्रोजोंनोसिस, तांबा (कॉपर), कोबाल्ट एवं लौह (आयरन) की कमी आदि से विभेदीकृत पहचान कर, तथा (5) सीरम एवं मालीकुलर परीक्षण द्वारा (हारमोन एट अल, 2007)।

रोग का उपचार: रोग के उपचार के लिये चिकित्सक की सलाह पर मोनोपैंटल, लिवामिसाल, एलबेन्डाजोल, फ्लूबेन्डाजोल, फेनबेन्डाजोल, बेन्जीमिडाजोल, मोरेन्टल, क्लोसेंटल एवं आइवरमेक्टिन आदि औषधियों का प्रयोग किया जा सकता है (सेरिफ एट अल, 2005; सिविलिंक एट अल, 2008; सागर एट अल, 2009)।

रोग निवारण: रोग को निम्न विधियों द्वारा रोका जा सकता है– (1) समय–समय पर पशुओं का परजीवीनाशक दवाओं से उपचार कर, (2) पशु को पौष्टिक आहार देकर, (3) बाड़े एवं चारागाह को स्वच्छ रख, तथा (4) पशु के गोबर को एक स्थान पर एकत्र कर, गोबर में ही लार्वा को नष्ट करने का प्रयत्न कर (रोबर्टोस एट अल, 2008)।

संदर्भ

सिंह, जी. सिंह, आर. सिंह, आर. वजीर, वी. एस. वर्मा, पी. के. कटोच, आर. टिक्कू, ए. आनन्द, ए. (2014). सीजनल इंसीडेंस ऑफ हीमॉंकोसिस इन स्माल रुमीनेंट ऑफ जम्मू रिअर्ड अंडर डिफरेंट मैनेजमेंटल सिस्टम. वेटेरेनरी प्रैक्टीशनर. 15(1): 110–111।

सागर, एच. हास्किंग, बी. बेप्सट, बी. स्टेन, पी. वैनहाफ, के. कमिन्सकी, आर. (2009). एफीकेसी ऑफ दि अमीनो एसिटोनाइट्राइल डेरीवेटिव मोनोपैंटल अगेंस्ट एक्सपेरीमेंटल एंड नैचुरल एडल्ट स्टेज गैस्ट्रोइंटेसटाइनल निमेटोड इन्फैक्शन इन शीप. वेटेरेनरी पैरासिटोलॉजी. 159: 49–54।

सिंह, जी. सिंह, आर. सिंह, आर. कटोच, आर. वजीर, वी. एस. खजूरिया, जे. के. टिक्कू, ए. आनन्द, ए. (2014). प्रीवैलेंस ऑफ हीमॉंकोसिस इन शीप एंड गोट ऑफ जम्मू. इंडियन वेटेरेनरी जनरल. 91(1): 52–53।

सिविलिंक, वी. कुबीसेक, वी. नोबिलिस, एम. क्रिजोवा, वी. जोटाकोवा, बी. लैम्का, जे. वराडी, एम. कुबेनोवा, एम. नोवोत्ना, आर. गेवेलोवा, एम. स्कालोवा, एल. (2008). बायोट्रांसफारमेशन ऑफ फ्लूबेन्डाजोल एंड सलेक्टेड मॉडल जीनोबायोटिक इन *हीमॉंकस कनटोरटस.* वेटेरेनरी पैरासिटोलॉजी. 151: 242–248।

हारमोन, ए. एफ. विलियम्स, जैड. बी. होलर, एल. डी. हिल्डरिथ, एम. बी. (2007). कम्पेरीजन ऑफ थ्री डिफरेंट प्रिजरवेटिव फार मार्फोलॉजिकल एंड रियल टाइम पी सी आर एनालिसिस ऑफ *हीमॉंकस कनटोरटस* एग. वेटेरेनरी पैरासिटोलॉजी. 145: 361–365।

सेरिफ, जे. सी. कोट्ज, ए. सी. सेंग्गेस्टर, सी. हेनएस्से, डी. आर. (2005). इफैक्ट ऑफ आइवरमेक्टिन ऑन फीडिंग बाई *हीमॉंकस कनटोरटस* इन विवो. वेटेरेनरी पैरासिटोलॉजी. 128: 341–346।

रोबर्टोस, एन. एफ. ओ. अकोस्टा, जे. एफ. जे. टी. केबालिरो, ए. जे. ए. बर्गोस, ए. ए. गेलेरा, एल. ए. सी. कास्त्रो, सी. ए. एस. मेडीना, आर. सी. बी. गिब्स, पी. एम. (2008). असेसिंग दि एफीकेसी ऑफ *डूडिंगटोनिया फ्लेग्रेंस* क्लेमाइडोस्पोर पर ग्राम ऑफ फीसिस टू कंट्रोल *हीमॉंकस कन्टोरटस* लार्वा. वेटेरेनरी पैरासिटोलॉजी. 158: 329–335।

होंग, वी. सी. विलियम्स, एम. ए. के. सिम्पसन, एच. वी. (2010). मोनोसैकराइड कम्पोजीसन ऑफ फंडिक एंड ड्यूडोनिल म्यूसिन इन शीप इन्फैक्टिड विद *हीमॉकस कनटोरटस* आर टेलाडोरसाजिआ सर्कमसिंक्टा. वेटेरेनरी पैरासिटोलाजी. 170: 253–261।

सोलस्वी, ई. जे. एल. (1982). हेलमिन्थस, आर्थोपोड्स एवं प्रोटोजोआ ऑफ डोमेस्टीकेटिड एनीमल. सप्तम संस्करण, बेलेर टिंडल, लंदन।

❑❑❑

अध्याय 47

आमाशय एवं आंत्र के कृमि जनित रोग

आमाशय एवं आंत्र के कृमि गोपशु, भैंस, भेड़, बकरी, अश्व, शूकर, जंगली पशु एवम् पक्षियों के नवजातों में रोग करते हैं। रोग में पशु की भूख कम हो जाती है। मेमनों तथा भेड़ में दस्त लग जाते हैं। पौष्टिक चारा खाने के बाद भी पशु का वजन नहीं बढ़ता है। दुधारू पशुओं में दुग्ध एवं भेड़ में ऊन की उत्पादन क्षमता एवम् गुणवत्ता कम हो जाती है।

रोग कारणः रोग अमाशाय एवं आंत्र के निम्नलिखित कृमियों द्वारा होता है–

परजीवी	पोषद	पोषद में निवास स्थान
ट्राइकोस्ट्रांन्जिलस प्रजाति		
ट्राइको. एक्साइ	भेड़, बकरी, गोपशु, हिरन, शूकर अश्व, गधा, मनुष्य	आमाशय
ट्राइको. कैप्रीकोला	भेड़, बकरी	छोटी आंत्र
ट्राइको. फालकुलेटस	भेड़, बकरी, बारहसिंगा	छोटी आंत्र
ट्राइको. कोलुब्रीफोरमिस	भेड़, बकरी, ऊँट, बारहसिंगा शूकर, खरगोश, श्वान, मनुष्य	छोटी आंत्र, आमाशय
ट्राइको. विट्रीनस	भेड़, बकरी, हिरन, शूकर, खरगोश ऊँट, मनुष्य	छोटी आंत्र
ट्राइको. प्रोवोलुरस	भेड़, बकरी, ऊँट, मनुष्य	छोटी आंत्र
ट्राइको. रूगेटस	भेड़, बकरी	छोटी आंत्र
ट्राइको. रिट्रोटीफारमिस	खरगोश, खराह, बकरी	छोटी आंत्र, आमाशय
ट्राइको. टीनुइस	बत्तख, मुर्गी, जलमुर्गावी टर्की, कबूतर, गौरैया	अंधांत्र, छोटी आंत्र
ऑस्टरटेजिया प्रजाति		
ऑस्टर. ऑस्टरटैजी	गोपशु, बकरी, भेड़, अश्व	आमाशय
ऑस्टर.सरकमसिंकटा	भेड़, बकरी	आमाशय

ऑस्टर. ट्राइफरकाटा	भेड़, बकरी, गोपशु	आमाशय
ऑस्टर.लाइराटा	गोपशु	आमाशय
कूपेरिया प्रजाति		
कूपेरिया कुरटीसाई	भेड़, बकरी, गोपशु	छोटी आंत्र
कूपेरिया पंगटाटा	गोपशु, भेड़	छोटी आंत्र
कूपेरिया पेक्टीनाटा	गोपशु, भेड़	छोटी आंत्र
कूपेरिया आन्कोफोरा	गोपशु, भेड़, अश्व	छोटी आंत्र
कूपेरिया स्पैटुलाटा	गोपशु, भेड़	छोटी आंत्र
पराकूपेरिया नोडुलोस	भैंस, जेब्रा	छोटी आंत्र, अंधांत्र, वृहदांत्र
निमैटोडाइरस प्रजाति		
निमैटो. स्पैथीजर	भेड़, गोपशु एवं अन्य	छोटी आंत्र
निमैटो. बैटस	भेड़	छोटी आंत्र
निमैटो. फिलीकोलिस	भेड़, गोपशु, बकरी, हिरन	छोटी आंत्र
निमैटो. हैलविटीएनस	गोपशु, भेड़	छोटी आंत्र

परजीवी का जीवन चक्रः इन कृमियों का जीवनचक्र सीधा होता है। जीवनचक्र लगभग 3 सप्ताह में (निमेटोडाइरस को छोड़कर) पूर्ण होता है। निमैटोडाइरस में जीवनचक्र एक सप्ताह या अधिक समय में पूर्ण होता है। जीवनचक्र को निम्नलिखित प्रकार से समझा जा सकता है– रुग्ण पशु की आंत्र एवं आमाशय में वयस्क कृमि → गोबर में अंडे → प्रथम लार्वा → द्वितीय लार्वा → तृतीय लार्वा (संक्रामक अवस्था) → चारे के साथ पशु के शरीर में प्रविष्ट → तृतीय लार्वा का पशु के आमाशय की म्यूकोसा में घुसकर मोल्टिंग कर आमाशय की गुहा में वापस आना → चतुर्थ मोल्टिंग द्वारा लार्वा का वयस्क कृमि में परिपक्व होना।

रोग को संवेदनशील पशुः कृमि मुख्य रूप से कम आयु के पशु में रोग करते हैं। वयस्क पशुओं में उम्र बढ़ने के साथ कृमि के लिये प्रतिरोधकता उत्पन्न हो जाने के कारण प्रकट रोग कम या नहीं होता है। पशु संख्या घनत्व, वातावरण की परिस्थितियाँ, कुपोषण एवं रोग प्रतिरोधकता, संक्रमण, रोग एवं लक्षणों के प्रकटीकरण पर व्यापक प्रभाव डालते हैं।

जलवायुकी का प्रभावः परजीवी के जीवनचक्र का कुछ भाग पशु शरीर के बाहर पूर्ण होता है। अतः जलवायु की बदलती हुई परिस्थितियों का परजीवी के जीवनचक्र पर व्यापक प्रभाव पड़ता है। वर्षा ऋतु का आर्द्र एवं गर्म वातावरण कृमि के लार्वा को संरक्षण प्रदान करता है। शीत ऋतु की ओस एवं वर्षा की फुहारें लार्वा को घास के पत्ते पर चढ़ने में सहायता प्रदान करती हैं। इस कारण से इन ऋतु द्वय में पशुओं में लार्वा के संक्रमण की अधिक संभावनायें होती हैं। कृमि का लार्वा कम तापक्रम पर भी जीवित रह जाता है,

किन्तु अधिक तापक्रम पर यह आसानी से मर जाता है, इसलिए ग्रीष्म ऋतु में केवल कुछ ही लार्वा गोबर या मेगनी में बच पाते हैं। इस प्रकार वातावरण की परिस्थितियों में होने वाला परिवर्तन न केवल लार्वा को प्रभावित करता है, बल्कि इसका पशु शरीर के अंदर पाये जाने वाले कृमि पर भी व्यापक प्रभाव पड़ता है। इस प्रभाव को "हाइपोबायोसिस" कहते हैं।

हाइपोबायोसिसः कृमि के पशु के शरीर के भीतर विकास की किसी एक अवस्था में कुछ काल के लिये शांत एवं निष्क्रिय होकर पड़े रहने की घटना को हाइपोबायोसिस कहते हैं। इस अवस्था को लार्वा के अवरोध की अवस्था भी कहते हैं। इस तरह की घटना ट्राइकोस्ट्रांन्जिलस, ऑस्टरटेजिया, निमैटोडाइरस, डिक्टिओकॉलस एवं ऐन्किलोस्टोमा के जीवनचक्र में देखने को मिलती है, जहाँ बाह्य वातावरण की विपरीत परिस्थितियों में कृमि के लार्वा पोषद में बिना विकास किये हुये निष्क्रिय होकर शांत अवस्था में पड़े रहते हैं। इस तरह की घटना आयु के साथ पोषद में परजीवी के लिये प्रतिरोधकता के विकास या प्रतिरोध क्षमता से परिपूर्ण वयस्क पशु के संक्रमण के समय भी देखने को मिलती है। किन्तु दोनों घटनाओं में मात्र इतना सा अंतर होता है कि द्वितीय अवस्था में निष्क्रिय लार्वा की संख्या काफी कम होती है। बाह्य वातावरण की परिस्थितियाँ जब जीवन के अनुकूल होने लगती हैं, तब यह शांत लार्वा विकसित होकर अंडे देना प्रारम्भ कर देते हैं। इस प्रकार जीवनचक्र के पूर्ण होने में आया अवरोध समाप्त हो जाता है। इस प्रकार हाइपोबायोसिस द्वारा कृमि अपने को विपरीत परिस्थितियों में सुरक्षित कर जीवन के संघर्ष में अनवरत रूप से बना रहता है।

रोगजनात्मकताः चारे की प्रोटीन का उपभोग न कर पाने एवं शरीर की संरचनात्मक प्रोटीन के टूटने से आहारनाल के इन परजीवियों की रोगजनात्मकता कम या ज्यादा एक सी ही होती है। परजीवी के संक्रमण में पशु की वृद्धि, कार्यक्षमता एवं उपयोगिता पर प्रभाव पड़ता है। इन परजीवी जनित रोग में निम्न परिवर्तन होते हैं–

ट्रिकोस्ट्रांगिलसताः ट्राइकोस्ट्रांन्जिलस एक्साइ कृमि का लार्वा आमाशय (अश्व) या चतुर्थ आमाशय (एबोमैसम–रोमंथी) की म्यूकोसा में भ्रमण करता है, जिससे यह जगह–जगह पर जहाँ लार्वा होता है, थोड़ा सा उखड़ जाती है। उखड़ी हुई म्यूकोसा भूरे रंग के चकत्ते की तरह दिखती है, जिसके किनारे स्पष्ट होते हैं। यह चकत्ते त्वचा पर फफूँद के संक्रमण से दृश्यगत समानता रखते हैं, जिससे इन्हें "दाद की तरह के निशान" भी कहते हैं। कृमि की लार्वा से वयस्क तक की सभी अवस्थाएं पशु के आमाशय में ही पायी जाती हैं, इस कारण से आमाशय की म्यूकोसा लाल होकर सूज जाती है। म्यूकोसा पर भूरे रंग के चकत्ते दिखायी देते हैं। आमाशय में कृमि से हुये परिवर्तन से पशु चारा खाना बन्द कर देता है। आमाशय एवं आंत्र से निकलने वाले पाचक रस की मात्रा एवं गुणवत्ता में परिवर्तन होता है। पशु की प्रोटीन के पाचन, अवशोषण एवं संश्लेषण की शक्ति क्षीण हो जाती है तथा शरीर में प्रोटीन की कमी होने लगती है।

अन्य ट्राइकोस्ट्रांन्जिलस, जैसे *ट्राइको. कोलुब्रीफोरमिस, ट्राइको. विट्रीनस* एवं *ट्राइको. रिट्रोटीफारमिस* की रोगजनात्मकता कमोवेश एक सी होती है। कृमि की इन सभी प्रजातियों में लार्वा के बाद की संक्रामक अवस्थाओं का विकास आंत्रीय श्लेष्मल के नीचे होता है, जिससे वह जगह–जगह से उखड़ जाती है। इसके अतिरिक्त आँत के अंकुरों में भी क्षति होती है। इस कारण से पशु के शरीर में प्रोटीन की कमी होने लगती है।

शरीर में होने वाली प्रोटीन की कमी को पूर्ण करने के लिये मांसपेशियों में प्रोटीन के अपचय तथा यकृत में प्रोटीन के संश्लेषण की प्रक्रिया तीव्र होने लगती है। चारे से प्रोटीन का उपभोग न कर पाने एवम् शरीर की संरचनात्मक प्रोटीन के टूटने से पशु की वृद्धि पर प्रतिकूल प्रभाव पड़ता है तथा वह धीरे–धीरे कमजोर होता जाता है।

ऑस्टरटेजियता: ये प्रकार एक की ऑस्टरटेजियता में कृमि के लार्वा आमाशय की ग्रंथियों की श्लेष्मल में घुसकर वयस्क होकर बाहर निकलते हैं। कृमि की उपरोक्त गतिविधियों से आमाशय की ग्रंथियों की म्यूकस, एन्जाइम एवं अम्ल का स्राव करने वाली म्यूकस, जाइमोजिन एवं पैराइटल कोशिकाएं नष्ट होने लगती हैं। इन कोशिकाओं का स्थान केवल म्यूकस स्राव करने वाली कोशिकाएं लेने लगती हैं। म्यूकस कोशिकाओं की संख्या बढ़ने से आमाशय की सतह पर सफेद, उभरी हुई गांठें दिखायी देती हैं जो सतह को मोरक्को चमड़े की तरह बना देती हैं। अम्ल उत्पादन करने वाली कोशिकाओं की संख्या घटने से आमाशय का पी.एच. बढ़ने लगता है। पैराइटल कोशिकाओं के नष्ट होने से पेप्सिनोजन की कमी होने लगती है। इस कारण प्रोटीन का पाचन ठीक प्रकार से नहीं हो पाता है। भूख कम लगना, चारे की प्रोटीन का ठीक प्रकार से उपभोग न कर पाना एवं क्षत–विक्षत हुई म्यूकोसा से प्रोटीन का क्षरण होने से पशु में प्रोटीन की कमी होने लगती है जिससे पशु की वृद्धि एवं वजन बढ़ोत्तरी पर प्रश्नचिन्ह लगने लगता है। आहारनाल में क्षति होने से पशु को दस्त भी लग जाते हैं।

प्रकार दो की ऑस्टरटेजियता के पूर्व की अवस्था में, बड़ी संख्या में लार्वा चतुर्थ अवस्था में ही आमाशय की ग्रंथियों में एकत्र होते रहते हैं। शान्त अवस्था में रहने के कारण पशु की आमाशय की कोशिकीय एवं रासायनिक संरचना तथा पाचक रस के स्राव पर इनका असर नगण्य रहता है।

प्रकार दो की ऑस्टरटेजियता में शान्त अवस्था के चतुर्थ लार्वा जब एक के बाद एक समूह में ग्रंथियों से आमाशय में वापस आते हैं तब वह अत्यधिक मात्रा में क्षति कर रोग के लक्षणों को प्रकट करते हैं।

कूपेरिया: वयस्क पशुओं में कम मात्रा में संक्रमण का नगण्य प्रभाव होता है। जबकि, कम आयु के पशुओं में भारी मात्रा में संक्रमण होने पर कृमि के आंत्रीय म्यूकोसा में घुसने एवं निकलने के कारण घातक रोग होता है। कृमि की रोगजनात्मकता कमोबेश ट्राइकोस्ट्रांन्जिलस जैसी ही होती है।

पराकूपेरिया: भारतवर्ष में भैंसों में इस परजीवी का संक्रमण सर्वाधिक देखने को मिलता है। ग्रीष्म ऋतु में एक वर्ष तक की आयु के बछड़ों एवं कटड़ों में यह रोग अधिक मात्रा में होता है। यह कृमि पशु की आंत्र में रहकर काफी संख्या में गांठें बनाते हैं। शीत ऋतु में, गांठों से परजीवी बाहर निकलकर रक्त पान करने लगते हैं। आंतों में गांठें बनने के कारण ठीक प्रकार से भोजन का अवशोषण न होने से पशु धीरे–धीरे कमजोर होता जाता है।

निमेटोडिरसता: जब परजीवी आंत्रीय म्यूकोसा में घुसकर अपने लिये सुरंगें बनाता है तब उसका पिछला भाग आंत्र की गुहा में ही बना रहता है। संक्रमण में पशु की आंत्र सूज जाती है। आंत्रीय म्यूकोसा में अंकुर भी कम होने लगते हैं। आंत्र में अत्यधिक मात्रा में म्यूकस बनता है।

रोग के लक्षण: परजीवी जनित रोग का कम आयु के पशुओं पर व्यापक प्रभाव होता है। रुग्णता की अवस्था में पशु अपनी प्राकृतिक सुन्दरता एवं चंचलता खो बैठता है। बछड़ों की भूख कम हो जाती है। वह कमजोर होने लगते हैं। मेमनों तथा भेड़ में दस्त लग जाते हैं। रोगी पशु गहरे हरे या काले रंग का पतला मल त्याग करता है, जिससे पूँछ की ऊन गंदी बनी रहती है। मेमनों एवं कम आयु के वयस्कों में एक या दो की संख्या में पशु लगातार मरते रहते हैं। प्रभावित पशु की त्वचा शुष्क एवं रूखी, बाल उखड़े हुये, शरीर जीर्ण–शीर्ण, आँखें सूनी एवं चमकविहीन दिखती हैं। शरीर की दृश्य श्लेष्मल पीली पड़ जाती हैं। द्वितीय अवस्था के ऑस्टरटेजियता में जबड़ों के बीच में शोफ होता है। शरीर का ताप थोड़ा बढ़ा हुआ होता है। नाड़ी की गति तीव्र रहती है। पौष्टिक चारा खाने के बाद भी पशु का वजन नहीं बढ़ता है। दुधारू पशुओं में दुग्ध एवं भेड़ में ऊन उत्पादन तथा बैलों में कार्यक्षमता कम हो जाती है।

रोग का निदान: रोग का निदान निम्नलिखित प्रकार से किया जा सकता है– (1) रोगी पशु के खान–पान, रहन–सहन, सम्पर्क की पूर्ण जानकारी प्राप्त कर लक्षणों के आधार पर, (2) *गोबर के परीक्षण द्वारा:* पशु के गोबर में कृमि के अंडों को पहचान कर। यदि अंडों की पहचान न हो सके, तो गोबर के कल्चर से निकले लार्वा से रोगकारी कृमि को पहचान कर, (3) मृत पशु के शव परीक्षण कर आमाशय एवं आंत्र में प्राप्त वयस्क परजीवी से समूह के अन्य पशुओं में रोग के प्रकार का पता लगा कर, तथा (4) समान लक्षणों वाले अन्य रोगों, जैसे कोक्सीडियमता, जोन रोग, फैसिओलता, लवणों की कमी आदि से विभेदित पहचान कर।

रोग का उपचारः रोग के उपचार में निम्नलिखित औषधियों को प्रयुक्त किया जाता है–

बेन्जिमिडाजोल थीबेन्डाजोल	भेड़	44 मिग्रा. प्रति किलो पशु भार
	गोपशु	66 मिग्रा. प्रति किलो पशु भार, भारी संक्रमण होने पर औषधि को 100 मिग्रा. प्रति किलो पशुभार तक बढ़ाया जा सकता है।
मीबेन्डाजोल		15 मिग्रा प्रति किलो पशु भार
फेनबेन्डाजोल	गोपशु	7.5 मिग्रा प्रति किग्रा पशु भार
	भेड़ एवं बकरी	5.0 मिग्रा प्रति किग्रा पशु भार
आक्सफेन्डाजोल		4.5–5.0 मिग्रा प्रति किग्रा पशुभार
अलबेन्डाजोल		5 से 7.5 मिग्रा प्रति किग्रा पशुभार
फीबेन्टल		5 से 7.5 प्रति किग्रा पशुभार
थायोफेनेट		10 मिग्रा प्रति किग्रा पशुभार
कार्बफास्फेट यौगिक		
हैलोआक्सन	गोपशु, भेड़, बकरी	36–64 मिग्रा./किग्रा. पशु भार
क्रूफोमेट	गोपशु	16–35 मिग्रा./किग्रा. पशुभार
	भेड़	40–90 मिग्रा./किग्रा. पशुभार
काउमाफास	गोपशु	2 मिग्रा./किग्रा./प्रतिदिन चारे के साथ 6 दिनों तक
लिवामिसाल		7.5 मिग्रा./प्रति किग्रा. पशुभार
आइवरमेक्टिन	गोपशु, भेड़ एवं बकरी	1 मिली./50 किग्रा. पशु भार, त्वचा के नीचे।
मोरेन्टल टारटरैट	गोपशु	220 से 440 मिग्रा. प्रतिकिलो पशु भार, अधिकतम 40–80 ग्राम की सीमा तक
	भेड़	600 मिग्रा. प्रति किलों पशुभार, मुँह द्वारा।

रोग निवारणः रोग की रोकथाम निम्नलिखित प्रकार से की जा सकती है– (1) समय–समय पर पशुओं का परजीवीनाशक औषधियों से उपचार कर, (2) पौष्टिक आहार द्वारा रोग के लिये प्रतिरोधकता उत्पन्न कर, (3) गोबर में परजीवी के अंडों को नष्ट कर, (4) पशुबाड़े की उचित देखभाल कर, तथा (4) चारागाह एवं चरने की व्यवस्था को विकसित कर।

संदर्भ

सोलस्वी, ई. जे. एल. (1982). हेलमिन्थस, आर्थोपोड्स एवं प्रोटोजोआ ऑफ डोमेस्टीकेटिड एनीमल. सप्तम संस्करण, बेलेर टिंडल, लंदन।

❑❑❑

अध्याय 48

सर्रा

पर्यायवाची: ट्रिपेनोसोमता।

सर्रा, पशुओं में होने वाला एक गम्भीर रोग है जो *ट्रिपेनोसोमा इवेन्साई* नामक सूक्ष्म परजीवी के कारण होता है। रोग मुख्यतः गाय, भैंस, घोड़ों, कुत्तों तथा ऊँट में होता है। रोग में पशु को तीव्र ज्वर होता है। नेत्र श्लेष्मला पर छोटे–छोटे रूधिरांक पड़ जाते हैं। पेट की त्वचा और पैरों पर शोफ होता है। शरीर में रक्त की कमी हो जाती है। भूख न लगने के कारण पशु दुर्बल व जर्जर हो जाता है। उचित चिकित्सा व देखभाल के अभाव में पशु की मृत्यु तक हो जाती है।

रोग का इतिहास: इस रोग की खोज सर्वप्रथम भारतवर्ष में ब्रिटिश मूल के पशु चिकित्सक सर ग्रिफिथ इवान ने डेरा इस्माईल खान (वर्तमान में पाकिस्तान में) नामक स्थान पर 1880 ई. में की। उन्हीं के सम्मान में इस रोग के कारक रक्त परजीवी का नाम *ट्रिपेनोसोमा इवेनसाई* पड़ा। यह स्तनधारियों में रोग पैदा करने वाला खोजा हुआ पहला ट्रिपेनोसोमा था।

रोग कारण: सर्रा रोग का कारण *ट्रिपेनोसोमा इवेन्साई* नामक सूक्ष्म परजीवी है (चित्र 32)। यह सूक्ष्म परजीवी अर्धचन्द्राकार होता है तथा बाह्य संरचना में *ट्रिपेनोसोमा ब्रूसाई* से मिलता–जुलता होता है। अन्य सभी ट्रिपेनोसोमा परजीवियों की तरह यह ट्रिपेनोसोमा भी रक्त में लाल रक्त कणिकाओं के बाहर ही रहता है (*ट्रिपेनोसोमा क्रूजी* जो मनुष्यों में चागा रोग करता है, एक अपवाद है और कोशिकाओं के अन्दर रहता है)। काटने वाले मक्खियाँ–टैबेनस, स्टोमोक्सिस व हीमेटोपोटा इस रोग कारक प्रोटोजोआ को एक पशु से दूसरे पशु में पहुँचाती हैं। इस प्रोटोजोआ को जिम्सा, लीशमान और राइट रंग से रंगा जा सकता है।

रोग को संवेदनशील पशु: रोग लगभग सभी पशुओं में होता है। पालतू पशुओं में रोग मुख्यतः गोपशु, भैंस, भेड़, बकरी, घोड़े, गधा, खच्चर, ऊँट, हाथी और कुत्ते में होता है। घोड़ों तथा कुत्तों में रोग की मारक क्षमता सर्वाधिक होती है। गोपशु और भैंसों में यह थोड़े हल्के प्रकार का होता है, लेकिन कई बार इनमें भी तेज घातक सर्रा देखा गया है। ऊँटों और हाथियों में यह सर्रा दीर्घकाल (कभी–कभी तीन साल) तक चलता है, इसी कारण इसे

"तिबरसा रोग" कहते हैं। इन सभी के अतिरिक्त यह रोग ऊँट, हाथी, जंगली कुत्तों, शेर, चीता, तेंदुआ, हिरन, बारहसिंगा, लोमड़ी, सियार, भेड़िया, लकड़बग्घा सहित अन्य जंगली पशुओं में भी होता है। प्रयोगशाला में सफेद चूहों, खरगोश और गिनी पिग में भी रोग को स्थापित किया जा सकता है। रोगविहीन क्षेत्र में पाये जाने पशु रोग के लिये अपेक्षाकृत अधिक सुग्राही होते हैं। विदेशी नस्लों में सर्रा रोग अधिक होता है।

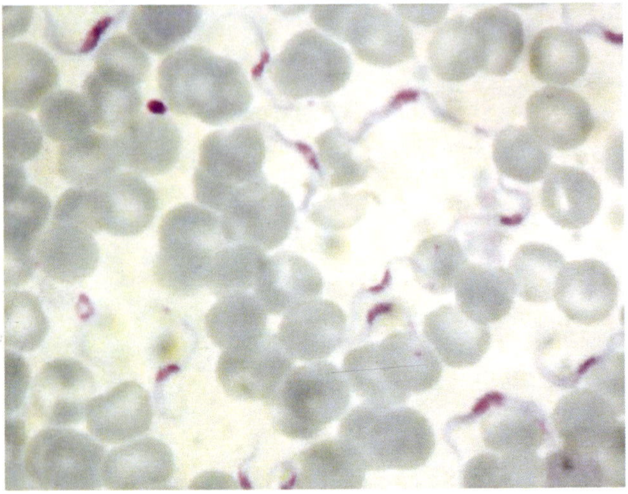

चित्र 32. *ट्रिपेनोसोमा इवेन्साई*

रोग क्षेत्र विवरणः सर्रा रोग सम्पूर्ण भारतवर्ष में कम या अधिक मात्रा में होता है। गर्म व नमी वाले क्षेत्रों में इसके रोगियों की संख्या सर्वाधिक होती है। पंजाब, उत्तर प्रदेश, गुजरात, राजस्थान और हरियाणा में यह रोग अधिक होता है। इसके अतिरिक्त आसाम, पश्चिम बंगाल, महाराष्ट्र, मध्य प्रदेश, दिल्ली, उत्तराचंल, छत्तीसगढ़, झारखण्ड, बिहार और जम्मू–कश्मीर में भी रोग के काफी मामले मिलते हैं। वैसे तो सर्रा के रोगी वर्ष भर मिलते रहते हैं, किन्तु वर्षा ऋतु में इनकी संख्या काफी बढ़ जाती है, क्योंकि इस ऋतु में रोग की वाहक काटने वाली मक्खियों की संख्या प्रजनन द्वारा सर्वाधिक हो जाती है तथा उनके छिपने के स्थान (झाड़ियाँ, घास आदि) भी बन जाते हैं (अग्रवाल एट अल, 2003)।

रोग प्रसरणः रोग काटने वाली मक्खियों, जैसे *टैबेनस, स्टोमोक्सिस, हीमेटोपोटा, क्राइसोप* तथा *लाइपरोसिया* द्वारा फैलता है। इसके अतिरिक्त*आर्निथोडोरस क्रोसी* तथा *आर्निथोडोरस लाहोरेन्सिस* चीचड़ भी रोग के प्रसरण में सहायता करते हैं। ध्यान देने योग्य बात यह है कि इन मक्खियों में ट्रिपेनोसोमा *इवेन्साई* परजीवी के जीवनचक्र की कोई भी अवस्था नहीं पायी जाती है। इस तरह ये मक्खियाँ इस रोग में केवल यांत्रिक वाहक का काम करती हैं। इनका कार्य परजीवी को रोगी पशु से स्वस्थ पशु के परिसंचरण तंत्र तक पहुँचाना मात्र होता है । रोगी पशु का खून चूसते समय रक्त में विद्यमान प्रोटोजोआ मक्खी

की सूंड या मुँह पर चिपक जाते हैं। मक्खी के मुँह में यह प्रोटोजोआ केवल 15 मिनट तक ही जीवित रहते हैं। इस समयावधि में जब मक्खी दूसरे पशु पर बैठकर उसका खून चूसने के लिये अपनी लार को पशु के रक्त में डालती है, तो उसके मुँह में संरक्षित यह सूक्ष्म परजीवी स्वस्थ पशु के परिसंचरण तंत्र में प्रविष्ट हो जाते हैं। प्रायः मक्खियाँ काटने या खून चूसने के लिये शीघ्रतापूर्वक एक पशु से दूसरे पशु पर बैठती हैं, अतः उन क्षेत्रों में जहाँ पर छोटी सी जगह पर काफी संख्या में पशु रहते हैं, रोग तेजी से फैलता है। रोग फैलाने के लिये मक्खी का रोगी पशु को काटने के 15 मिनट के भीतर ही स्वस्थ पशु को काटना अति आवश्यक होता है, अन्यथा उसकी सूंड में मौजूद सूक्ष्म परजीवी की मृत्यु हो जाती है। वर्षा ऋतु में जब वातावरण गर्म और आर्द्रता से परिपूर्ण होता है, यह मक्खियाँ प्रजनन करती हैं। इस समय मक्खियों के छिपने के लिये काफी संख्या में झाड़ियाँ उग आती हैं। पशु की प्रतिरोधक क्षमता भी कम होती है। अतः इस काल में सर्रा रोग का प्रकट प्रकोप अधिक होता है।

रोगजनात्मकता: काटने वाले मक्खियों के खून चूसते समय उसकी सूंड में संरक्षित *ट्रिपेनोसोमा इवेन्साई* स्वस्थ पशु के रक्त परिसंचरण तंत्र में प्रवष्टि हो जाते हैं। रक्त में यह परजीवी द्विगुणन प्रक्रिया द्वारा प्रजनन कर अपनी संख्या को बढ़ाते जाते हैं। परजीवी रक्त शर्करा का उपयोग और विषैले पदार्थों का निर्माण करते हैं। *ट्रिपेनोसोमा* द्वारा उत्सर्जित विष लाल रक्त कणिकाओं की प्लाज्मा झिल्ली को तोड़ देता है जिससे इन कणिकाओं की अकस्मात और अधिक संख्या में मृत्यु होने लगती है। विष अस्थि मज्जा पर भी प्रतिकूल प्रभाव डालता है जिससे नूतन लाल रक्त कणिकाओं का उत्पादन भी कम हो जाता है। इस प्रकार रक्त में विद्यमान लाल रक्त कणिकाओं की अधिक संख्या में मृत्यु तथा नवीन कणिकाओं के उत्पादन में कमी होने से रोगी पशु के रक्त में इनकी संख्या कम होने लगती है और पशु को एनीमिया (रक्ताल्पता) हो जाता है। परजीवी एड्रीनल ग्रंथि की कार्यकुशलता को भी प्रभावित करता है जिससे रक्त में शर्करा स्तर को नियंत्रित करने वाले हॉर्मोन की कमी होने लगती है। परजीवी द्वारा अधिक मात्रा में रक्त शर्करा का उपयोग तथा इसको बनाने वाले हॉर्मोन के उत्पादन में कमी होने के चलते रोगी के रक्त में शर्करा की मात्रा काफी कम हो जाती है। रक्त में विद्यमान कुछ *ट्रिपेनोसोमा* मस्तिष्क तथा मेरूरज्जु के द्रव्य में पहुँच जाते हैं। मस्तिष्क में यह परजीवी जलन उत्पन्न करते हैं, क्योंकि रक्त में ग्लूकोज की कम मात्रा हो जाने से मस्तिष्क को अपनी कार्यप्रणाली को सुचारू रूप से संचालित करने के लिये आवश्यक मात्रा में ऊर्जा नहीं मिल पाती है तथा मस्तिष्क में मौजूद सूक्ष्म परजीवी वहाँ जलन प्रारम्भ कर देते हैं, इससे पशु का अपने शरीर की कार्यविधि पर उचित नियंत्रण नहीं रह जाता है और वह एक गोल घेरे में घूमने लगता है।

रोग के लक्षण: पशुओं में रोग के निम्नलिखित लक्षण प्रकट होते हैं–

गोपशु तथा भैंस: गोपशु तथा भैंसों में रोगवाहक मक्खी के काटने के एक सप्ताह से छः सप्ताह में रोग के लक्षण प्रकट होते हैं। ज्यादातर मामलों में पशु के रक्त में रोगकारक

सूक्ष्म परजीवी विद्यमान रहते हैं किन्तु रोग के लक्षण प्रकट नहीं होते हैं, और रोगी पशु अन्य पशुओं में रोग का संक्रमण फैलाता रहता है। कभी–कभी प्रतिकूल वातावरण, टीकाकरण, गर्भपात, भोजन की कमी या अन्य किसी कारण से जब पशु थक जाता है तो रोग के लक्षण प्रकट होने लगते हैं और रोग प्रकोप से कई पशुओं की एकाएक मृत्यु हो जाती है। रोग में पशु सुस्त व कमजोर हो जाता है। तीव्र ज्वर (105^{0}फा.) होता है। *आँखों में लालिमा* छा जाती है। आँसू बहते हैं। बछड़ों और कटड़ों में कीच आते हैं। श्वांस गति तीव्र हो जाती है। मुँह से लार गिरने लगती है। पशु दांतों को कटकटाता और पीसता है। बार–बार मूत्र आता है। पैरों में तथा पेट की त्वचा पर शोफ होता है। पशु कमजोर हो जाता है और लड़खड़ा कर चलता है। कभी–कभी पशु एक *गोल घेरे में चक्कर* लगाने लगता है। अंत में पशु निढाल होकर गिर जाता है और मर जाता है। गर्भित पशु में गर्भपात भी हो सकता है। पशु की कार्यक्षमता तथा उत्पादन क्षमता पर प्रतिकूल प्रभाव पड़ता है। सांड़ों के वीर्य की गुणवत्ता घट जाती है। वयस्क पशु गर्मी में नहीं आता है।

अश्वः घोड़ों में रोग अति घातक, गधों और खच्चरों में अपेक्षाकृत कम घातक होता है। रोगवाहक मक्खी के काटने के 4 से 9 दिनों बाद ही रोग के लक्षण प्रकट होने लगते हैं। पशु को बार–बार तीव्र ज्वर (106^{0}फा.) होता है। शरीर में रक्त की कमी हो जाती है। *आँखों की सफेदी पर छोटे–छोटे रूधिरांक पड़ जाते हैं।* इस तरह के रूधिरांक घोड़ी की योनि, नासिका छिद्रों तथा मलद्वार की श्लेष्मल पर भी पड़ते हैं। पशु के गर्दन और पुट्ठे के आगे की त्वचा पर खुजली के चकत्ते बन जाते हैं। घोड़ों के पेट और पैरों पर शोफ के कारण सूजन आ जाती है। पशु सुस्त व कमजोर हो जाता है। श्वसन गति तीव्र हो जाती है। श्वांस लेने में कठिनाई होती है। उपचार के अभाव में कुछ दिनों में ही पशु काल–कवलित हो जाता है।

ऊँटः ऊँट में इस रोग के दृष्टित लक्षण प्रायः प्रकट नहीं होते हैं। पशु के रक्त में रोगकारक सूक्ष्म परजीवी मौजूद होने पर भी पशु सामान्य दिखता है। ऊँटों में रोग लगभग तीन वर्षों तक चलता है, इसी कारण इसे *"तिबरसा रोग"* कहते हैं। इस प्रजाति में रोगी पशु को बार–बार हल्का ज्वर होता है तथा वह सुस्त रहने लगता है। *पशु की त्वचा रूखी व खुरदरी हो जाती है तथा उस पर खुजली वाले चकत्ते पड़ जाते हैं।* रोगी पशु का कूबड़ धीरे–धीरे छोटा होने लगता है और अन्ततः दिखना बन्द हो जाता है। कभी–कभी पशु का तंत्रकीय तंत्र प्रभावित होता है और अधीरता के लक्षण दिखाई देते हैं।

कुत्ताः कुत्तों में रोग के लक्षण एकाएक प्रकट होते हैं। इनमें यह रोग घातक होता है। पिल्लों में रोग वयस्क कुत्तों की अपेक्षा अधिक घातक होता है। विदेशी नस्ल के कुत्ते रोग के प्रति अपेक्षाकृत अधिक सुग्राही होते हैं। अतिघातक प्रकार के सर्रा में कुत्तों को तीव्र ज्वर होता है तथा बिना किसी लक्षणों को प्रकट कर कुत्ता मर जाता है। कम घातक प्रकार के सर्रा में कुत्ते को ज्वर होता है, तथा वह खाना छोड़ देता है। कुत्ते के सिर, गर्दन के नीचे, पैरों तथा पेट पर शोफ होता है। *आँखों की पुतली अपारदर्शी और अस्पष्ट* होने लगती है

जिससे वह अंधा हो जाता है। रोगी कुत्ता कमजोर होने लगता है और लड़खड़ा कर चलता है (डेसक्यूनेस एट अल, 2013)।

रोग का निदानः सर्रा रोग का निदान निम्नलिखित प्रकार से किया जा सकता है– (अ) रोग के इतिहास व लक्षणों के आधार पर, (ब) रोग क्षेत्र में काटने वाली मक्खियों की संख्या तथा उनके प्रजनन और छुपने के स्थान का अध्ययन कर, तथा (स) रोगी के रक्त व सीरम का परीक्षण करः

1. *रक्त का सूक्ष्मदर्शी से अध्ययन करः* रोग के लिये संवेदनशील पशु का रक्त लेते हैं तथा एक स्लाइड पर स्प्रेडर स्लाइड की सहायता से रक्त की फिल्म बना लेते हैं। इस रक्त फिल्म को सुखाकर मेथनॉल में 2 मिनट तक फिक्स कर लेते हैं। इसके बाद जिम्सा रंग में स्लाइड को 30 मिनट तक रंग लेते हैं। अब स्लाइड को धोकर उसमें *ट्रिपेनोसोमा इवेन्साई* सूक्ष्म परजीवी को सूक्ष्मदर्शी यंत्र की सहायता से ढूँढ़ते हैं। यदि रक्त कणिकाओं के बीच में *ट्रिपेनोसोमा* सूक्ष्म परजीवी दिखायी देते हैं तो यह पशु सर्रा का रोगी होता है। जिम्सा के अतिरिक्त रक्त की फिल्म को राइट या लीशमान रंग द्वारा भी रंग सकते हैं। लीशमान से रंगने की विधि में स्लाइड पर बनी रक्त फिल्म को सुखाने के बाद स्लाइड पर लीशमान रंग डाल देते हैं और एक मिनट तक प्रतीक्षा करते हैं। इस अवधि में लीशमान रंग में मिश्रित मेथेनाल रक्त फिल्म को फिक्स कर देता है। इसके बाद स्लाइड पर डाले गये लीशमान रंग की दुगनी मात्रा में डिस्टल वाटर डाल कर दोनों रंग तथा पानी को भलीभांति मिलाते हैं और स्लाइड को 10 मिनट तक रख देते हैं। इसके बाद स्लाइड को पानी में धोकर सुखा लेते हैं। सूक्ष्मदर्शी यंत्र से इस स्लाइड का अध्ययन करते हैं। राइट रंग से स्लाइड रंगने की विधि लीशमान रंग से रंगने की विधि के समान ही होती है, सिर्फ एक बात को छोड़कर, वह यह है, कि आसवक जल को रंग से मिलाने के बाद लीशमान रंग के 10 मिनट के स्थान पर इस विधि में सिफ 5 मिनट ही रखते हैं।

2. *रासायनिक परीक्षणः* यह परीक्षण चिक्त्सिालय पर सर्रा के तुरन्त पहचान के लिये किये जाते हैं। इनके परिणाम बहुत उत्साहवर्धक नहीं होते हैं, फिर भी रोग की कुछ पहचान तो हो ही जाती है। यह निम्नलिखित है–

3. *फार्मल जेल परीक्षणः* यह परीक्षण ऊँट में सर्रा रोग के निदान के लिये करते हैं। इस विधि में रोग के लिये संदेहास्पद ऊँट के सीरम की 1 मिली. मात्रा में फॉर्मेलिन की दो बूंद डालते हैं। इन दोनों को भलीभांति मिलाकर सामान्य ताप पर दो घंटे या 4^0 से पर 24 घंटों के लिये रख देते हैं। उपर्युक्त समयाविधि के बाद यदि मिश्रण में सफेदी दिखायी दे तथा परखनली के अंदर जिलेटिन सा बैठ जाये तो संदेहास्पद पशु सर्रा का रोगी हो सकता है।

4. *मरक्यूरिक क्लोराइड परीक्षणः* यह परीक्षण एक माह या इससे बड़ी उम्र के ऊँटों में सर्रा के निदान के लिये किया जाता है। इस विधि में एक परखनली में 1:25000 सांद्रता की मरक्यूरिक क्लोराइड की 1 मिली. मात्रा लेते हैं। इसमें रोग के लिये संदेहास्पद ऊँट के सीरम की एक बूंद डालते हैं। भलीभांति मिलाने के बाद परखनली को रखकर 15 मिनट तक प्रतीक्षा करते हैं। यदि परखनली के नीचे सफेद रंग का पदार्थ बैठा हुआ दिखे या सम्पूर्ण मिश्रण सफेद हो जाये तो ऊँट को सर्रा रोग हो सकता है।

5. *थाइमॉल आविलता (थाइमॉल टरबीडिटी) परीक्षणः* यह परीक्षण भी ऊँट में ही किया जाता है। इसके परिणाम मरक्यूरिक क्लोराइड परीक्षण के परिणामों से अपेक्षाकृत अधिक भरोसेमंद होते हैं। इस विधि में क्षारीय थाइमॉल बफर की 3 मिली. मात्रा में ऊँट के सीरम की जो कि 56^0 सेंग्रे. तापमान पर 30 मिनट तक निष्क्रिय किया जा चुका हो, 1 बूंद डालते हैं। यदि सीरम डालने के तुरन्त बाद ही मिश्रण सफेद हो जाये और यह सफेद रंग एक घंटे तक विद्यमान रहे तो ऊँट को सर्रा रोग हो सकता है।

6. *स्टिलवामाइड परीक्षणः* यह परीक्षण उन गोपशुओं में, जिनके रक्त में *ट्रिपेनोसोमा इवेन्साई* विद्यमान रहते हैं, किन्तु लक्षण प्रकट नहीं होते हैं, किया जाता है। इस विधि में स्टिलवामाइड तथा आइसोथायोनेट के 10 प्रतिशत घोल की 0.5 से 2.5 मिली. मात्रा में संदेहास्पद पशु के सीरम की एक बूंद डालते हैं। इसके तुरन्त बाद छोटा सा थक्का बनता है जो आधा मिनट में ही मिश्रण में डूब जाता है और 5–10 मिनट में समाप्त हो जाता है। यदि परीक्षण में ऐसा होता है तो गोपशु को सर्रा रोग हो सकता है।

7. *प्रयोगशाला में पशुओं द्वाराः* रोग की पहचान के लिये प्रयोगशाला में सफेद चूहों पर परीक्षण करते हैं। रोग के लिये संदेह किये हुये पशु के प्रतिस्कंदक (ऐंटीकोएग्लूएंट) मिश्रित रक्त की 0.5 मिली. मात्रा को इन चूहों के पर्युदर्या के बीच इन्जेक्शन की सहायता से डाल देते हैं। 3 से 4 दिन के उपरान्त इन चूहों की पूँछ को काटकर रक्त की एक बूंद निकालते हैं, और स्लाइड पर रक्त की फिल्म बना लेते हैं। इस स्लाइड को जिम्सा, लीशमान या राइट विधि में से किसी भी एक विधि से रंग लेते हैं। रक्त फिल्म में *ट्रिपेनोसोमा इवेन्साई* को खोजते हैं। कभी–कभी अनुभवी वैज्ञानिक बिना फिल्म बनाये एक बूँद रक्त की स्लाइड पर लेकर उसके ऊपर कवर स्लिप रखकर तुरन्त ही सूक्ष्मदर्शी यंत्र से जीवित परजीवी देख लेते हैं।

8. *आधुनिक परीक्षणों द्वाराः* वर्तमान समय में अप्रत्यक्ष रक्ताणु समूहन (इन्डाइरेक्ट हीमऐग्लुटिनेशन) परीक्षण, प्रतिदीप्ति प्रतिपिंड (फलोरीसेंट एंटीबॉडी) तकनीक, पूरक योजन परीक्षण (काम्प्लीमेंट स्थिरीकरण परीक्षण), जेल विसरण परीक्षण, एन्जाइम सहलग्नी प्रतिरक्षा शोषी आमापन परीक्षण (एलीसा), प्रति प्रतिरक्षा वैद्युतकणसंचरण

तकनीक या पॉलिमरेज श्रृंखलाबद्ध अभिक्रिया (पी.सी.आर.) में से किसी एक परीक्षण द्वारा सर्रा रोग की पहचान की जा सकती है।

नोटः राजस्थान में पशुपालक ऊँट के मूत्र त्यागने के स्थान की रेत का एक गोला बना देते हैं। दूसरे दिन वह गोले से प्रोटीन के किण्वन से उत्पन्न गंध को सूंघकर रोग का निदान करते हैं।

रोग का उपचारः सर्रा रोग पशुओं में सदियों से चला आ रहा रोग है। इस रोग के उपचार के लिये समय–समय पर भिन्न–भिन्न रासायनिक पदार्थों को प्रयोग में लाया जाता रहा है। इसी श्रृंखला में 1893 में रोग उपचार के लिये लिंगार्ड ने आर्सेनिक पदार्थों को प्रयुक्त किया था। इसकी अगली कड़ी के रूप में हेन्डेल और जोल्टन ने 1920 में मनुष्यों में सर्रा के उपचार के लिये वेयर 205 (सूरामिन) औषधि का प्रयोग किया जोकि आज भी ऊँटों में से इस रोग के उपचार के लिये रामबाण औषधि है। इस रोग के उपचार में एक महत्वपूर्ण पड़ाव 1949 में तब आया जब कर्ड और डेवी ने एंट्रीसाइड (क्विनोपाइरामीन) औषधि की खोज की। यह औषधि आज भी इस रोग के उपचार के लिये प्रयोग में लायी जाने वाली एकमात्र उपयोगी और प्रभावशाली औषधि है। वर्तमान समय में रोग के उपचार के लिये उपलब्ध समस्त औषधियों में से कोई भी औषधि रक्त मस्तिष्क रोध (ब्लड–ब्रेन बैरियर) को पार नहीं कर पाती है, जिससे उपचार के समय मस्तिष्क और प्रमस्तिष्कमेरुतरल (सेरेब्रोस्पाइनल फ्लूड) में जा छुपे *ट्रिपेनोसोमा इवेन्साई* औषधि के प्रभाव से बच निकलते हैं, और उपचार उपरान्त भी पशु में रोग कारण रह जाता है। अतः इस रोग के उपचार के समय यह बात अति महत्वपूर्ण हो जाती है कि पशु के मस्तिष्क या तंत्रिका तंत्र के किसी भी अन्य भाग में जाकर छिपे हुये *ट्रिपेनोसोमा इवेन्साई* प्रोटोजोआ अपने छुपने के स्थान से बाहर निकलकर रक्त संचार तंत्र में आ जाये जिससे उन पर प्रयुक्त औषधि प्रभावी रूप से कार्य कर सके। क्योंकि यह प्रोटोजोआ रक्त में शर्करा के प्रेमी होती है, अतः पशु में 25 प्रतिशत डेक्स्ट्रोस समतानी को चढ़ाते हैं जिससे कि समस्त सूक्ष्म परजीवी रक्त परिसंवहन प्रणाली में आ जाते हैं। दूसरी बात जो ध्यान देने योग्य है वह यह है कि रोगी पशु में बार–बार एक ही रासायनिक समूह की औषधियों को उपचार के लिये प्रयोग में नहीं लाना चाहिये, अन्यथा उस प्रभावी रासायनिक औषधि या रासायनिक समूह के लिये इस परजीवी में प्रतिरोधक क्षमता उत्पन्न हो जाती है, और रोगग्रसित पशु में औषधि का प्रभाव कम हो जाता है। अतः एक बार ठीक हो जाने के उपरान्त दुबारा उसी पशु में सर्रा रोग के हो जाने पर उपलब्ध औषधियों में से प्राथमिक उपचार के समय प्रयुक्त औषधि के रासायनिक समूह से भिन्न रासायनिक समूह की औषधि का प्रयोग करना चाहिये। सर्रा रोग के उपचार के लिये बाजार में निम्नलिखित औषधियाँ उपलब्ध हैं–

1. *सूरामिन (एंट्रीपाल, गिलपाल, नागानाल, जर्मानिन व मोरनायाल):* यह औषधि सल्फोनेटेड नैप्थाइलअमीन रासायनिक समूह में आती है तथा स्वभाव में अम्लीय

होने के कारण प्लाज्मा की प्रोटीन से जुड़कर शरीर के अन्दर कई सप्ताह तक उचित मात्रा में विद्यमान रहती है। इसको सर्रा रोग से बचाव (कीमोप्रोफाइलैक्टिक) के लिये प्रयोग में लाते हैं। यह औषधि तीव्र जलन करती है जिससे इन्जेक्शन लगाने के स्थान की त्वचा सूखकर झड़ जाती है । इसके अधिक मात्रा में प्रयोग करने पर यकृत, वृक्क तथा अधिवृक्क ग्रंथियों की कोशिकाओं में मृत्युकारक परिवर्तन होते हैं, जो घोड़ों में खतरनाक हो सकते हैं। अतः घोड़ों में इसका उपयोग अनिष्टकारक होता है। कमजोर तथा दुर्बल पशुओं में इस औषधि की उपचार के लिये प्रयोग में लाने वाली मात्रा को दो या तीन खुराकों में बांटकर लगाते हैं। यद्यपि यह औषधि खतरनाक होती है, फिर भी ऊँट के सर्रा में यह काफी प्रभावकारी है। इस औषधि का उबले तथा साफ पानी में 10 प्रतिशत घोल बनाकर रक्त की शिराओं में धीरे–धीरे उचित मात्रा में इन्जेक्शन लगाते हैं। विभिन्न पशुओं में इसकी मात्रा निम्न हैं– ऊँट 10–20 मिग्रा./किग्रा. शारीरिक भार, अश्व 8 मिग्रा./किग्रा. शारीरिक भार, गोपशु 12 मिग्रा./किग्रा. शारीरिक भार, तथा श्वान 6 मिग्रा./किग्रा. शारीरिक भार।

2. *डाईअमीनाजीन एसीट्यूरेट (बेरेनिल, निलबेरी):* यह औषधि डायमिडीन रसायनिक समूह में आती है तथा कार्यविधि के आधार पर रोगनाशक (कीमोथिरेपुटिक) होती है। इस औषधि की 3.5 मिग्रा./किग्रा. शरीर के भार के आधार पर मात्रा निकालकर पानी में 6 प्रतिशत सान्द्रता का घोल बना लेते हैं तथा इस घोल को त्वचा के नीचे या मांसपेशियों में गहराई तक इन्जेक्शन की सहायता से प्रविष्ट करा देते हैं। ऊँट तथा कुत्तों में इस औषधि को प्रयुक्त नहीं करते हैं। रोगकारक प्रोटोजोआ मे ंशीघ्र ही इसके प्रति प्रतिरोधकता बन जाती है।

3. *क्विनोपाइरामीन्सः* (अ) *क्वीनोपाइरामीन मिथाइल सल्फेटः* क्विनोपाइरामीन मिथाइल सल्फेट कार्यविधि के आधार पर एक रोगनाशक (कीमोथिरेपुटिक) औषधि है। शरीर में प्रवेश के तुरन्त बाद ही यह अपना कार्य शुरू कर देती है और अल्पकाल में ही शरीर से इसका उत्सर्जन हो जाता है। शरीर के अन्दर यह रक्त में विद्यमान रोगकारक *ट्रिपेनोसोमा इवेन्साई* के प्रगुणन की क्रिया को रोक देती है जिससे रक्त में उनकी संख्या घटना प्रारम्भ हो जाती है और दो से तीन दिन के भीतर ही यह शून्य स्तर तक पहुँच जाती है। सर्रा रोग मे ंएक ही झटके में रोगकारक रक्त परजीवी को नष्ट नहीं करना चाहिये, क्योंकि इस स्थिति में मृत परजीवी के इम्बोली बन जाते हैं जिसके कारण पशु में स्तब्धता (शॉक) या अकस्मात् मृत्यु का भय बन जाता है। रोगग्रसित पशु में 3 मिग्रा./किग्रा. पशु भार के आधार पर प्रयुक्त होने वाली मात्रा निकालकर उसका पानी में 10 प्रतिशत घोल बना लेते हैं और इस घोल का त्वचा के नीचे दो या तीन स्थानों पर इन्जेक्शन लगा देते हैं, (ब) *क्विनोपाइरामीन प्रोसाल्टः* इस औषधि में क्विनोपाइरामीन मिथाइल सल्फेट तथा क्विनोपाइरामीन मिथाइल

क्लोराइड दो रासायनिक औषधियाँ होती हैं। इनमें से क्विनोपाइरामीन मिथाइल सल्फेट रोगनाशक (कीमोथिरेपुटिक) तथा क्विनोपाइरामीन मिथाइल क्लोराइड रोग से बचावकारी (कीमोप्रोफाइलैक्टिक) होती है। क्विनोपाइरामीन मिथाइल क्लोराइड त्वचा के नीचे अधस्त्वक ऊतक में डिपो बना लेती है तथा यहाँ से धीरे–धीरे निकलकर लंबे समय तक रक्त में आवश्यक मात्रा में विद्यमान रहती हैं जिससे एक बार शरीर में प्रवेश के उपरान्त यह औषधि रोगकारक रक्त प्रोटोजोआ के संक्रमण से बचाव करती है। इस तरह क्विनोपाइरामीन प्रोसाल्ट में रोगकारी सूक्ष्म परजीवी के तुरन्त विनाश के लिये क्विनोपाइरामीन मिथाइल सल्फेट तथा लम्बे समय (तीन माह) तक संक्रमण से बचाव के लिये क्विनोपाइरामीन मिथाइल क्लोराइड दोनों औषधियाँ होती हैं। यह औषधि गोपशु, अश्व, ऊँट, हाथी तथा श्वानों में सर्रा रोग के उपचार तथा रोग से बचाव के लिये एक अति प्रभावशाली औषधि है। इस औषधि का इन्जेक्शन पशुओं में 1.3 मिली./45 किलोग्राम पशु भार के आधार पर त्वचा के नीचे लगाते हैं। औषधि की अधिकतम मात्रा जो पशु में एक बार में दी जा सकती है वह घोड़ों तथा गोपशु में 10 मिली. अैर ऊँट तथा हाथी में 25 से 30 मिली. होती है।

रोग निवारणः रोग की रोकथाम निम्नलिखित प्रकार से की जा सकती है– (1) रोग के लिये संवेदनशील क्षेत्रों में वर्षा ऋतु से पूर्व पशुओं में एंट्रीसाइड (क्विनोपाइरामीन) प्रोसाल्ट के इन्जेक्शन लगवायें, (2) रोग का प्रसार करने वाली मक्खियों के प्रजनन स्थल को नष्ट कर दें तथा कीटाणुनाशक दवाइयों को छिड़क कर उन पर यथा सम्भव नियंत्रण पायें, (3) पशु को बांधने वाले स्थल को साफ एवं स्वच्छ रखें। इन स्थलों पर कीटाणुनाशक दवाइयों का छिड़काव करें। गोबर को पशुबाड़े में एकत्र न करें, (4) पशु के रक्त का समय–समय पर परीक्षण करवायें तथा रोगी पशु को स्वस्थ पशुओं से अलग कर तुरन्त उसका इलाज करवायें, (5) पशुबाड़े के निकट झाड़ियों को, जो मक्खियों के छुपने का स्थान होते हैं, काटकर क्षेत्र को साफ कर दें, तथा (6) निकटतम् पशु चिकित्सालय पर सम्पर्क करें।

रोग का टीकाकरणः सतत् वैज्ञानिक अनुसंधान के उपरान्त भी इस रोग से बचाव के लिये अभी तक कोई भी टीका, जो इस रोग से बचाव में एक प्रभावशाली भूमिका का निर्वहन कर सके, निर्मित नहीं किया जा सका है। और निकट भविष्य में भी इस बात की सम्भावना कम ही है, क्योंकि रक्त में रोगकारक *ट्रिपेनोसोमा* अति शीघ्रतापूर्वक अपने ग्लाइकोप्रोटीन के वाह्य आवरण को बदल लेते हैं जिससे उनकी सतह पर विद्यमान प्रतिजन बदल जाता है। एक प्रकार के प्रतिजन के विपरीत शरीर में बने प्रतिपिंड उस प्रकार के प्रतिजन से युक्त *ट्रिपेनोसोमा* को तो नष्ट कर देते हैं किन्तु नूतन प्रतिजन से युक्त *ट्रिपेनोसोमा* बच निकलते हैं। इस प्रकार जब इस भिन्न प्रकार के प्रतिजन के विपरीत रोगी

के शरीर में प्रतिपिंड बनती है तब तक कुछ *ट्रिपेनोसोमा* अपने ग्लाइकोप्रोटीन स्तर को फिर से बदल चुके होते हैं और बच निकलने के बाद अपनी संख्या बढ़ा लेते हैं। अतः रोगी के रक्त में समय–समय पर भिन्न–भिन्न प्रतिजन से युक्त *ट्रिपेनोसोमा* के ज्वार देखने को मिलते हैं।

संदर्भ

अग्रवाल, आर. सिंह, आर. कुमार, एम. उपाध्याय, ए. के. (2003). एपीडिमियोलाजिकल फीचर्स ऑफ बोवाइन ट्रिपेनोसोमियोसिस एंड बेबेसियोसिस इन दुर्ग डिस्ट्रिक ऑफ छत्तीसगढ़ स्टेट. इंडियन वेटेरेनरी जनरल. 80: 314–317।

डेसक्यूनेस, एम. डारगेन्टेस, ए. लाई, डी. एच. लुन, जैड. आर. होमुलर, पी. जित्तपालापोंग (2013). *ट्रिपेनोसोमा इवेनसाई* एंड सर्राः अ रिव्यू एंड पर्सपैक्टिव ऑन ट्रांशमिसन, एपीडिमियोलॉजी एंड कंट्रोल, इम्पैक्ट, एंड जुनोटिक आस्पैक्ट. बायोमेड रिसर्च इंटरनेशनल।

❑❑❑

अध्याय 49

रक्तमेह ज्वर (बेबेसियता)

पर्यायवाची: किलनी ज्वर, पैत्तिक ज्वर, टेक्सास ज्वर, लाल मूत्र रोग, कालामेह ज्वर।

बेबेसियता पालतू पशुओं में होने वाला एक घातक रोग है, जो लाल रूधिर कणिकाओं पर बेबेसिया नामक प्रोटोजोआ के आक्रमण से होता है। रोग में तीव्र ज्वर, अरक्तता, पीलिया, लाल मूत्र का आना आदि लक्षण प्रकट होते हैं। उपचार की कमी तथा उचित देखभाल के अभाव में पशु की मृत्यु हो जाती है। पशु के शरीर पर पाये जाने वाले चीचड़, रोगकारक प्रोटोजोआ के वाहक होते हैं। चीचड़ रोग क्षेत्र में रोगी पशु से स्वस्थ पशु में रोग का प्रसरण करते हैं।

रोग कारण: रोग का कारण बेबेसिया परजीवी है। इस परजीवी की कई प्रजातियाँ पाई जाती हैं जो अलग–अलग वंश के पशु में रोग करती हैं। पशु वंश के आधार पर रोग–कारक बेबेसिया निम्न हैं–

गोपशु एवं भैंस	:	*बेबेसिया बोविस* (छोटा आकार) एवम् *बेबेसिया बाइजैमिना* (बड़ा आकार)
अश्व वंश	:	*बेबेसिया इक्वाई* (छोटा आकार) एवम् *बेबेसिया कैबलाई* (बड़ा आकार)
भेड़ एवं बकरी	:	*बेबेसिया ओविस* (छोटा आकार) एवम् *बेबेसिया मोटासी* (बड़ा आकार)
शूकर	:	*बेबेसिया पीरोनसिटोई* (छोटा आकार) एवम् *बेबेसिया ट्राटमनी* (बड़ा आकार)
श्वान	:	*बेबेसिया गिबसोनी* (छोटा आकार), *बेबेसिया कैनिस* (बड़ा आकार) एवम् *बेबेसिया फीलिस* (छोटा आकार)
चूहा	:	*बेबेसिया माइक्रोटी* एवम् *बेबेसिया रोडेनाई*

बेबेसिया रक्त में लाल रूधिर कणिकाओं के अन्दर जोड़े से मिलते हैं। आकार में यह नाशपाती की तरह, गोल, अण्डाकार या लम्बे होते हैं। *बेबेसिया इक्वाई* कुछ लाल रक्त

कणिकाओं के अन्दर चार की संख्या में मिलते हैं। यहाँ पर यह एक क्रास की तरह व्यवस्थित हो जाते हैं जिसे *"माल्टेज क्रास"* कहते हैं। सभी बेबेसिया छोटे या बड़े दो में से किसी एक प्रकार के होते हैं। बड़े बेबेसिया लम्बाई में 3 माइक्रॉन या इससे ज्यादा होते हैं। लाल रक्त कणिकाओं के भीतर इनके दोनों ट्रोफोजोइट के बीच न्यूनकोण बनता हैं। इनके विपरीत छोटे बेबेसिया आकार में 2.5 माइक्रॉन या इससे कम होते हैं। इनके ट्रोफोजोइट के बीच अधिककोण बनता है।

रोग को संवेदनशील पशु: गोपशु, भैंस, भेड़, बकरी, घोड़ा, गधा, खच्चर, शूकर, कुत्ता तथा बिल्ली सहित लगभग सभी पालतू पशुओं में बेबेसियता रोग होता है। गोवंश में संकर नस्ल के पशु अधिक प्रभावित होते हैं। रोग की घातकता व मारक क्षमता भी इनमें ही अधिक होती है। 6 से 12 महीने के बछड़ों में रोग सुग्राहिता सर्वाधिक होती है। जंगली पशुओं में रोग जेब्रा, जंगली भैंसों आदि में होता है (गुप्ता एट अल, 2002)।

रोग क्षेत्र विवरण: रक्तमेह ज्वर भारतवर्ष के समस्त राज्यों में पाया जाता है। चूंकि यह रोग चीचड़ के द्वारा फैलता है और भारत में परिस्थितियाँ चीचड़ के लिये सर्वाधिक अनुकूल होती हैं, अतः हमारे यहाँ के पशुओं में यह रोग काफी अधिक पाया जाता है। वर्षा ऋतु के गर्म, उमस व आर्द्रता से परिपूर्ण वातावरण में जब चीचड़ की गतिविधियाँ काफी बढ़ जाती हैं, तब रोग से ग्रसित पशुओं की संख्या भी सर्वाधिक हो जाती है (रैना एट अल, 2005)।

परजीवी का जीवनचक्र: *बूफिलस, हाइलोमा, राइपीसिपैलस, डर्मासेन्टर* और *हीमोफाइसेलिस* प्रकार के चीचड़ रोगकारक सूक्ष्म परजीवी के वाहक होते हैं। रोगवाहक चीचड़ जब स्वस्थ पशु को काटते हैं तब इनकी लार के साथ बड़ी मात्रा में स्पोरोजोइट पशु के रक्त परिसंचरण तंत्र में प्रवेश कर जाते हैं। रक्त में यह स्पोरोजोइट लाल रूधिर कणिकाओं पर आक्रमण कर अमीबा के आकार के हो जाते हैं। इस समय इनका केन्द्रक विभाजित होकर प्रत्येक रक्त कणिका में दो ट्रोफोजोइट बनाता हैं। जब संक्रमित रक्त कणिकायें टूटती हैं, तो ट्रोफोजोइट परिसंचरण तंत्र में स्वतंत्र होकर नयी रक्त कणिकाओं को अपना शिकार बनाते हैं।

चीचड़, जब रोगग्रस्त पशु का रक्त चूसते हैं, तो रक्त कणिकाओं के साथ ट्रोफोजोइट चीचड़ के आहारनाल में पहुँच जाते हैं। यहाँ पर पाचन क्रिया के समय जब रक्त कणिकायें टूटती हैं, तो पाइरोप्लाज्म आहारनाल में स्वतंत्र हो जाते हैं। अब यहाँ पर सूक्ष्म परजीवी के आगे का विकास ट्रांसओवेरियन विधि से होता है। कुछ बेबेसिया ट्रांसस्टेडियल विधि से भी संचरित होते हैं।

ट्रांसओवेरियन विधि में पाइरोप्लाज्म चीचड़ के आमाशय की एपिथीलियल कोशिकाओं में प्रवेश कर "विखंडन काय–फिशन बॉडी" बनाते हैं। यह फिशन बॉडी बड़ी होकर अपने

अन्दर बड़ी संख्या में मुगदर के आकार की संरचनायें बनाते हैं जिन्हें *वर्मीक्यूल्स* कहते हैं। जब *"फिशन बॉडी"* परिपक्व होकर फूटती है तो वर्मीक्यूल आमाशय के अन्दर स्वतंत्र हो जाते हैं। अब यह वर्मीक्यूल आहारनाल की दीवार को भेदकर चीचड़ के हीमोलिम्फ में पहुँच जाते हैं। यहाँ पर वर्मीक्यूल या तो उत्सर्गी अंग मालपीजियन टीब्यूल्स पर आक्रमण कर ऊपरलिखित प्रक्रिया को दोहराते हैं, या चीचड़ के अंडाशय पर आक्रमण करते हैं। चीचड़ के अंडाशय पर आक्रमण करने वाले वर्मीक्यूल अंडे के पीतक में पहुँचकर शान्त पड़ जाते हैं। संक्रमित अंडों से जब लार्वा निकलता है तब शान्त पड़े वर्मीक्यूल लार्वा के आमाशय की एपिथीलियल कोशिकाओं पर आक्रमण कर नयी फिशन बॉडी बनाते हैं। इससे बड़ी संख्या में नयी पीढ़ी के वर्मीक्यूल बनते हैं, जो आहारनाल की दीवार को तोड़कर लार्वा की हीमोलिम्फ में पहुँच जाते हैं। जब लार्वा से निंफ बनता है, तब यह वर्मीक्यूल निंफ की लार ग्रंथियों में प्रविष्ट हो जाते हैं। यहाँ पर इनमें द्विकेन्द्रकीय विभाजन द्वारा हजारों की संख्या में स्पोरोजोइट बन जाते हैं। यह प्रक्रिया वयस्क चींचड़ बनने तक निर्बाध रूप से जारी रहती है। एक पोषदीय चीचड़ (वन होस्ट टिक) में सिर्फ इसी विधि द्वारा रोग का संचरण होता है।

ट्रांसस्टेडियल संचरण को स्टेज टू स्टेज संचरण भी कहते हैं। यह विधि द्विपोषदीय या त्रिपोषदीय चीचड़ में मिलती है। इस विधि में खून चूसने के बाद चीचड़ के आहारनाल के स्वतंत्र हुये पाइरोप्लाज्म हाइपोडर्मिस के भक्षकाणु (फैगोसाइटस) में विकिसित होते हैं। फैगोसाइट्स में पाइरोप्लाज्म *"सूडोसिस्ट"* बनाता है जिसके अन्दर हजारों की संख्या में मुगदर के आकार की बॉडीज बनती हैं। जब सूडोसिस्ट फटते हैं तो ये मुगदर के आकार की बॉडीज या तो मांसपेशियों की कोशिकाओं या सीधे लार ग्रंथियों पर आक्रमण कर बड़ी संख्या में अंडाकार बॉडीज (संरचनायें) बनाती हैं। मांसपेशियों पर आक्रमण करने वाली बॉडीज भी प्रगुणन कर अंततः लार ग्रंथियों की कोशिकाओं पर आक्रमण करती हैं। यहाँ पर यह तब तक शान्त अवस्था में पड़ी रहती हैं जब तक चीचड़ में त्वकपतन नहीं होता है। मोलटिंग के बाद बनी अगली अवस्था (लार्वा से निंफ, निंफ से वयस्क) में ये शान्त बॉडीज स्पोरोजोइट में बदल जाती हैं। इस प्रकार संक्रमित चीचड़ जब स्वस्थ पशु का रक्त चूसते हैं, तो लार के साथ हजारों की संख्या में स्पोरोजोइट पशु के रक्त में पहुँचकर रोग उत्पन्न करते हैं (सोलस्वी, 1982)।

रोगजनात्मकता: जब रोगकारक प्रोटोजोआ से संक्रमित लाल रूधिर कणिकाओं की संख्या एक प्रतिशत से अधिक हो जाती है तब पशु में रोग के तीव्र लक्षण प्रकट होते हैं। प्रोटोजोआ से संक्रमित लाल रूधिर कणिकाओं की बड़ी संख्या रक्त परिसंचरण तंत्र के अन्दर निर्जीव हो जाती है जिससे हीमोग्लोबिन स्वतंत्र होता है। हीमोग्लोबिन की कुछ मात्रा को तो यकृत पित्त में बदल देता है, किन्तु बची हुई हीमोग्लोबिन वृक्क के रास्ते से मूत्र में आने लगती है। इससे *मूत्र का रंग गहरा लाल या भूरे रंग का (कॉफी के रंग जैसा) हो जाता*

है। रोगी पशु में ज्वर तथा लाल मूत्र आने के कारण ही इस रोग को "रक्तमेह ज्वर" कहते हैं।

रोग में लाल रक्त कणिकाओं की अधिक संख्या में मृत्यु होने के कारण पशु को *अतिवर्णी सुरक्ताणु अरक्तता (हाइपरक्रोमिक नार्मोसिटिक एनीमिया)* हो जाती है। यकृत में अत्यधिक मात्रा में बने पित्त की कुछ मात्रा पुनः रक्त परिसंचरण तंत्र में आने लगती है। इससे पशु को *पीलिया* हो जाता है। पीलिया के कारण पशु की श्लेष्मा कला पीली पड़ जाती हैं। *यकृत एवं प्लीहा पर कार्य का बोझ बढ़ने लगता है। इस कारण से उनका आकार भी बढ़ने लगता है।* यकृत की कार्य कुशलता प्रभावित होने से रक्त में प्रोटीन की मात्रा कम होने लगती है जिससे *पशु के शरीर के अधोभाग की त्वचा तथा पैर में शोफ होता* है। यदि समय रहते ध्यान न दिया जाये तो पशु की मृत्यु तक हो सकती है (होमर एट अल, 2000)।

रोग के लक्षणः पशुओं में रोग के निम्नलिखित लक्षण प्रकट होते हैं–

गोपशु एवं भैंसः गोपशु एवं भैंस में बेबेसिया की दो प्रजाति, *बेबेसिया बोविस* तथा *बेबेसिया बाइजैमिना* संक्रमण करती हैं। *बेबेसिया बोविस* के संक्रमण के 5 से 10 दिन तथा *बेबेसिया बाइजैमिना* के संक्रमण के 1 से 2 सप्ताह में रोग के लक्षण प्रकट होते हैं। रोग में एकाएक *तीव्र ज्वर* (106^0 फा.) होता है। पशु दुर्बल हो जाता है। श्वसन गति तेज हो जाती है। नाड़ी स्पंदन भी तीव्र होने लगता है। पशु चारा खाना और जुगाली करना बन्द कर देता है। रोग के प्रारम्भ में आँखों में लालिमा छाने लगती है किन्तु बाद में पशु की आँखें पीली हो जाती हैं। पशु का *मूत्र गहरा लाल से भूरे रंग का* (कॉफी जैसा) हो जाता है। इसमें झाग बनते हैं और ये झाग काफी समय तक रहते हैं। इसी कारण से रोग को रक्तमेह रोग भी कहते हैं। पशु को *रक्ताल्पता* (एनीमिया) और *पीलिया* होने लगता है। गर्भित पशु का गर्भपात तक हो सकता है। रोग की अन्तिम अवस्था में पशु खड़ा नहीं रह पाता है, और निढ़ाल होकर गिर जाता है। उपचार के अभाव में पशु तड़पता है, और मर जाता है। जो पशु रोग की घातक अवस्था से बच निकलते हैं, उनमें रोग के लक्षण धीरे–धीरे समाप्त हो जाते हैं, और वह परजीवी वाहक के रूप में कार्य करने लगते हैं। वयस्क पशु की तुलना में बछड़ों एवं कटड़ों में रोग कम होता है। विदेशी नस्ल के पशुओं में रोग अधिक होता है (रोड्रीगुएज एट अल, 1994)।

भेड़ एवं बकरीः भेड़ एवं बकरी में बेबेसियता रोग हल्के प्रकार का होता है। रोग में पशु को ज्वर होता है। इसके अतिरिक्त रक्ताल्पता, मूत्र में रक्त का आना आदि लक्षण प्रकट होते हैं (फ्रीडहोप, 1997)।

अश्वः घोड़ा, गधा, खच्चर व जेब्रा में बेबेसिया की दो प्रजाति *बेबेसिया इक्वाई* तथा *बेबेसिया कैबलाई* संक्रमण करती है। संक्रमण के 8 से 10 दिन में रोग के लक्षण प्रकट होने लगते हैं। रोग में पशु को *तीव्र ज्वर* (104^0 फा.) होता है किन्तु *हीमोग्लोबिनमेह* बहुत कम

होता है। *पीलिया अधिक* होने के कारण दृश्य श्लेष्माकला पीली पड़ जाती हैं। अधिक पीलिया होने के कारण इस रोग को *पैत्तिक ज्वर* भी कहते हैं। सिर, पेट तथा पैरों में पानी भरने के कारण सूजन हो जाती है। कम उम्र के अश्व, रोग को अधिक सुग्राही होते हैं। इनमें रोग की मारक क्षमता भी अधिक होती है (होलमैन एट अल, 1998)।

शूकरः शूकरों में संक्रमण के 12 से 25 दिन में रोग के लक्षण प्रकट होते हैं। रोगी पशु को ज्वर होता है। इसके अतिरिकत पीलिया, रक्ताल्पता, मूत्र में रक्त आना, पेट तथा पैरों की त्वचा में शोफ और शरीर के सभी अंगों की कार्यविधि में सामंजस्य का अभाव आदि लक्षण प्रकट होते हैं।

कुत्ता व बिल्लीः कुत्तों में संक्रमण के 10 से 20 दिन में रोग के लक्षण प्रकट होते हैं। पहले पहल कुत्तों को तीव्र ज्वर (104–106^0 फा.) होता है। इसके बाद रक्ताल्पता (एनीमिया), पीलिया, भूख न लगना, कमजोरी तथा बार बार प्यास लगना आदि लक्षण प्रकट होते हैं। कभी–कभी जब रोग अति घातक होता है, तो मूत्र में खून (रक्त) आता है, अन्यथा मूत्र का रंग पीला होता है। मन्द प्रकार के रोग में पशु को बार–बार ज्वर होता है। इसके अतिरिक्त पशु की भूख कम हो जाती है। रोगी में रक्ताल्पता होने लगती है, और वह दुर्बल हो जाता है। यह रोग पिल्लों से लेकर वयस्क सभी आयु के कुत्तों में समान रूप से होता है (गैलगो एवं बेनिथ, 2011)।

रोग का निदानः रोग का निदान निम्नलिखित प्रकार से किया जा सकता है– (1) क्षेत्र में रोग के पहले से विद्यमान होने के तार्किक प्रमाणों द्वारा, (2) लक्षणों के आधार पर, (3) सूक्ष्म यंत्र में रक्त परीक्षण द्वारा, (4) सीरम परीक्षण द्वारा, (5) मालीकुलर परीक्षण (पी.सी.आर.) आदि। यदि लाल रक्त कणिकाओं के अन्दर बेबेसिया सूक्ष्म परजीवी दृष्टिगोचर होता है तो यह रोग की पुष्टि का सबसे वैधानिक प्रमाण होता है। इसमें जैसा कि पहले वर्णित किया जा चुका है, रक्त फिल्म की स्लाइड को जिम्सा या लीशमान में से किसी भी एक विधि द्वारा रंगते हैं और उसका सूक्ष्मदर्शी में अध्ययन करते हैं, (6) *क्लीनिकल पैथोलॉजी द्वाराः* रक्त में लाल रूधिर कणिकाओं की संख्या 2 लाख/माइक्रोलीटर तथा हीमोग्लोबिन की मात्रा 3 ग्रा./डेसीलीटर से भी कम हो जाती है। इसके अतिरिक्त बिंबाणुओं (प्लेटलेट्स) की संख्या तथा फाइब्रिनोजन की मात्रा में भी कमी दिखायी देती है। पशु के रक्त में उदासीनरंजी (न्यूट्रोफिल) की संख्या, रक्त शर्करा, विलिरुबिन तथा एस. जी.ओ.टी. की मात्रा बढ़ जाती है। रोगी के मूत्र में एल्ब्यूमिन प्रोटीन तथा पित्तवर्णक आना शुरू हो जाते हैं, (7) *मृत पशु की जांच द्वाराः* मृत पशु का शरीर जीर्ण–शीर्ण होता है। शरीर को खोलने पर यकृत तथा प्लीहा (स्प्लीन) आकार में सामान्य से बड़ा दिखायी देता है। वृक्क, पित्ताशय, यकृत व लसीका ग्रंथियों में रक्तस्राव के निशान दिखायी देते हैं। फेफड़ों में रक्तमिश्रित द्रव्य मिलता है। हृदय की झिल्ली में अधिक मात्रा में पानी भर जाता है। इसके अतिरिक्त कभी–कभी आहारनाल में खूनी धारियाँ पड़ी हुई दिखती हैं, (8) *प्रायोगिक*

पशुओं पर परीक्षण द्वारा: ऐसे पशु (गर्विल) जिसका स्प्लीन निकाला जा चुका हो, में रोग के लिये संदेहास्पद पशु के रक्त की 100 से 200 मिली. मात्रा रक्त शिराओं में इन्जेक्शन की सहायता से प्रविष्ट करा दी जाती है। जब इन प्रायोगिक पशु को ज्वर होने लगता है, तब इसके रक्त में रोगकारक प्रोटोजोआ को ढूंढ़ते हैं, तथा (9) *आधुनिक परीक्षणों द्वारा:* वर्तमान समय में एन्जाइम सहलग्नी प्रतिरक्षा शोषी आमापन परीक्षण (एलीसा), समूहन (ऐग्लुटीनेशन), अप्रत्यक्ष रक्ताणु समूहन (इन्डाइरेक्ट हीमऐग्लुटिनेशन), पूरक योजन परीक्षण (काम्प्लीमेंट स्थिरीकरण परीक्षण), परोक्ष प्रतिदीप्ति प्रतिपिंड (इन्डारेक्ट फलोरीसेंट एंटीबॉडी) तकनीक इत्यादि परीक्षणों द्वारा कम समय में रोग की जांच की जा सकती है। इन परीक्षणों से जानवर के पूर्व में रोग होने का आभास भी होता है।

रोग का उपचार: रोग में उपचार के लिये निम्नलिखित औषधियों का प्रयोग करते हैं–

अ) *डाइअमीनाजीन एसीट्यूरेट (बेरेनिल, निलबेरी):* गोपशु, भैंस, भेड़ तथा बकरी में इस औषधि की 3 से 5 मिग्रा. प्रति किलो पशु शरीर भार के आधार पर मात्रा निकालकर मांसपेशियों में एक गहरा इन्जेक्शन लगा देते हैं। कुत्तों में 3 मिग्रा. प्रति किलो शारीरिक भार की दर से मात्रा निकालते हैं तथा उसको बराबर भागों में विभक्त कर दो इन्जेक्शन लगाते हैं। अश्वों में *बेबेसिया इक्वाई* के संक्रमण में 6 से 12 मिग्रा. प्रति किलो भार की दर से तथा *बेबेसिया कैबेलाई* के संक्रमण में 5 मिग्रा. प्रति किलो शारीरिक भार की दर से मांस पेशियों की गहराई में एक इन्जेक्शन देते हैं, तथा 24 घंटे बाद दूसरा इन्जेक्शन लगाते हैं। उपचार पशु चिकित्सक की देख–रेख में ही होना चाहिये। कभी–कभी दवा का विपरीत प्रभाव भी देखा गया है।

नोट : बेरेनिल का इंजेक्शन लगाने के बाद यदि मूत्र साफ व सामान्य रंग का आना प्रारम्भ हो जाता है, तो दुबारा नहीं दें।

ब) *ट्राइपान ब्लू तथा एक्रिप्लेविन: बेबेसिया* के वृहद प्रकार को समाप्त करती हैं, अतः वृहद बेबेसिया से संक्रमित पशुओं में उपचार के लिये इन दवाओं का प्रयोग करते हैं। इसके लिये ट्राइपन ब्लू का नार्मल सैलाइन में 1 प्रतिशत घोल बनाते हैं। इस घोल की 50 से 100 मिली. मात्रा को इन्जेक्शन की सहायता से रोगग्रसित गोपशु की शिराओं में प्रवष्टि करा देते हैं। इसी प्रकार एक्रिफ्लेविन के 5 प्रतिशत घोल की 20 मिली. मात्रा को भी गोपशु की शिराओं में वृहद प्रकार के बवेसिया के संक्रमण में दे सकते हैं।

स) *इमिडोकार्व डाइप्रोपियोनेट (इमीजोल):* भारत में उपलब्ध नहीं है। इसको पशुओं में निम्न प्रकार से देते हैं–

गोपशु एवं भैंस : 1–3 मिग्रा./किलो पशु भार, त्वचा के नीचे या मांसपेशियों में।

अश्व : बेबेसिया इक्वाई–4 मिग्रा./किलो पशु भार, 62 घंटों के अन्तराल पर 4 इन्जेक्शन।

: बेबेसिया कैबलाई –2 मिग्रा./किलो पशुभार 24 घंटे के अंतराल पर 2 इन्जेक्शन।

द) *क्यून्यूरोनियम सल्फेट (बेबेसान, एकाप्रिन):* यह औषधि बड़े बेबेसिया में अधिक कारगर होती है। इसे गोपशु, अश्व, भेड़ तथा बकरी में 1–2 मिग्रा. प्रति किग्रा. भार की दर से त्वचा के नीचे देते हैं।

रोग निवारण: रोग की रोकथाम निम्नलिखित प्रकार से की जा सकती है– (1) *रोगक्षेत्र में रोगवाहक चींचड़ों को नियंत्रित कर:* चीचड़ों को दो प्रकार से नियंत्रित कर सकते हैं। एक तो पशुबाड़े को कंक्रीट का बनाकर, जिससे उसकी अच्छी प्रकार सफाई की जा सके तथा पशुबाड़े की दरारों को जिनमें चीचड़ छुप जाते हैं, सीमेंट द्वारा भर कर। इस प्रकार जब पशुबाड़े में चीचड़ नहीं होंगे तो पशुओं में रोग भी नहीं होगा। दूसरा पशु पर चीचड़नाशक 0.5 प्रतिशत मैलाथियान, ब्यूटाक्स, 05 प्रतिशत सेविन का प्रयोग कर चीचड़ों को नियंत्रित किया जा सकता है। पशु पर चीचड़ों को मारने के लिये आईवरमैक्टिन का 1 मिली. प्रति 50 किलो पशु भार की दर से त्वचा के नीचे इन्जेक्शन लगाते हैं, किन्तु घोड़ों, कुत्तों आदि में जब तक सम्भव हो, इसका प्रयोग नहीं किया जाना चाहिये (कटोच एट अल, 2006), तथा (2) नियमित जांच एवम् उपचार कर।

संदर्भ

गुप्ता, एस. के. भारद्वाज, आर. के. सिंह, आर. रैना, ए. के. कुमार, ए. (2002). मैनेजमेंट ऑफ कैनाइन बेबेसियोसिस–ए केस रिपोर्ट. इंडियन जनरल वेटेरेनरी मेडीसिन. 22(2): 124।

रैना, ए. के. यादव, ए. गुप्ता, एस. के. सिंह, आर. अग्रवाल, आर. हुसैन, के. (2005). अकरेंस ऑफ हीमोप्रोटोजोअन डिज़ीज एंड एनाप्लाज्मोसिस इन जम्मू डिस्ट्रिक. इंडियन जनरल वेटेरेनरी मेडीसिन. 25(2): 110–111।

कटोच, आर. यादव, ए. वोहरा, एस. खजूरिया, जे के. सिंह, आर. (2006). इफैक्ट ऑफ मैनेजमेंटल प्रैक्टिस ऑन प्रीवैलेंस ऑफ टिक इन इक्वाइन ऑफ जम्मू. वेटेरेनरी प्रैक्टीशनर. 7(1): 19–20।

रोड्रीगुएज, एस. डी. अबोएट, आर. फिग्यूरो, जे. वी. वेगा, सी. (1994). बोवाइन बेबेसियोसिसः अ रिव्यू ऑफ रीसेंट एडवांसेज़. आर्चीव मेड. रिसर्च. 25(2): 241–245।

होमर, एम. जे. डेलफिन, आई. ए. टेलफोर्ड, एस. आर. क्राउस, पी. जे. पर्सिंग, डी. एच. (2000). बेबेसियोसिस. क्लीनिकल माइक्रोबायोलॉजी रिव्यू. 13(3): 451–468।

फ्रीडहोप, के. टी. (1997). टिक बोर्न डिज़ीज ऑफ शीप एंड गोट काज्ड बाई बेबेसिआ, थीलेरिआ. आर. एनाप्लाज्मा. पैरासिटोलॉजिया. 39(2): 99–109।

होलमैन, पी. जे. बेकू, टी. बकोस, ई. पोलिडो, जी. क्रूज, डी. वैगनर, जी. जी. (1998). *बेबेसिया इक्वाई* फील्ड आइसोलेट कल्चर्ड फ्राम हार्स ब्लड यूजिंग अ माइक्रोसेन्ट्रीप्यूज मेथड. 84(4): 696–699।

गैलगो, एल. बेनिथ, जी. (2011). बेबेसियोसिस इन डाग एंड कैट–एक्सपैंडिंग पैरासिटोलॉजिक एंड क्लीनिकल स्पेक्ट्रा. वेटेरेनरी पैरासिटोलॉजी. 181(1): 48–60।

सोलस्वी, ई. जे. एल. (1982). हेलमिन्थस, आर्थोपोड्स एवं प्रोटोजोआ ऑफ डोमेस्टीकेटिड एनीमल. सप्तम संस्करण, बेलेर टिंडल, लंदन।

❑❑❑

अध्याय 50

थाइलिरियता

पर्यायवाची: ईस्ट कोस्ट ज्वर, किलनी ज्वर, भूमध्यसागर कोस्ट ज्वर, टर्निंग सिकनेस, कोरिडोर रोग।

थाइलिरियता गोपशु, भैंसों, भेड़ तथा बकरी में थीलेरिया के संक्रमण से होने वाला एक गम्भीर रोग है। रोग में पशु को ज्वर होता है। शरीर के सतह पर दिखने वाली लसीका ग्रंथियाँ सूज जाती हैं। पशु कमजोर हो जाता है। श्वांस लेने में कठिनाई होती है। फेफड़ों में पानी भरने लगता है। उचित चिकित्सा व देखभाल के अभाव रोगी पशु की मृत्यु तक हो जाती है।

रोग कारण: थाइलिरियता का कारण थीलेरिया नामक सूक्ष्म प्रोटोजोआ है। गोपशु में प्रोटोजोआ की तीन प्रजातियाँ–*थीलेरिआ पारवा, थीलेरिआ एनूलाटा* एवम् *थीलेरिआ म्यूटान्स* रोग करती हैं। *थीलेरिआ पारवा* सर्वाधिक घातक होती है। भाग्यवश यह प्रजाति विदेशों में ही पायी जाती है। *थीलेरिआ एनूलाटा* भारतवर्ष में पायी जाती है। इस प्रजाति के लघुखंडजाणु (माइक्रोमीरोजाइट्स) लाल रक्त कणिकाओं में विभाजित होते हैं जिससे पशु में हीमोग्लोबिनमेह होता है। तीसरी प्रजाति, *थीलेरिआ म्यूटान्स* मन्द का रोग करती है। *थीलेरिआ ओविस* भेड़ तथा *थीलेरिआ हिरसी* बकरी में रोग उत्पन्न करती है।

रोग को संवेदनशील पशु: रोग गोपशु, भैंस, भेड़ तथा बकरी में होता है। बछड़े व बछड़ियों में प्रायः अधिक होता है। विदेशी व संकर नस्ल के पशु अधिक सुग्राही होते हैं। देशी नस्ल के गोपशु और भैंसों में भी रोग होता है। रोग में संक्रमण दर कम किन्तु मृत्यु दर अधिक होती है।

रोग प्रसरण: *हाइलोमा* तथा *राइपीसिपैलस चीचड़* इस रोग के कारक रक्त प्रोटोजोआ के वाहक होते हैं। इनमें से राइपीसिपैलस, *थीलेरिआ पारवा* तथा *थीलेरिआ म्यूटान्स* का प्रसरण करते हैं, जबकि हाइलोमा एनाटोलिकम *थीलेरिआ एनूलाटा* का। क्योंकि भारतवर्ष में *थीलेरिआ एनूलाटा* प्रजाति ही पायी जाती है, अतः, हाइलोमा एनाटोलिकम एनाटोलिकम प्रकार के चीचड़ इस रोग का प्रसरण करते हैं। *थाइलिरियता* उन स्थानों पर अधिक होता है जहाँ चीचड़ अधिक होते हैं। रोग गर्मियों और बरसात के दिनों में अधिक होता है, क्योंकि इस समय चीचड़ों की संख्या अधिक होती है, और प्रजनन के कारण उनकी गतिविधियाँ भी बढ़ जाती हैं। भारतवर्ष के विभिन्न क्षेत्रों में वातावरण में भिन्न–भिन्न प्रकार

से परिवर्तन होता है, उसी प्रकार से इस रोग से ग्रस्त पशुओं की संख्या भी वातावरण की परिस्थितियों में अनुकूलता के साथ घटती–बढ़ती रहती है।

रोग क्षेत्र विवरण: भारतवर्ष में लिगार्ड ने 1905 में सर्वप्रथम इस रोग से ग्रसित पहले पशु की पहचान की। किन्तु, रोग के महत्व को साठ के दशक में, जब श्वेत क्रान्ति के लिये पशुओं में संकरण कार्यक्रम चलाया गया, पहचाना गया। इस परियोजना के लिये उत्पन्न संकर नस्ल के पशुओं में अधिक दुग्ध उत्पादन के साथ–साथ रोग को फैलाने वाले चीचड़ों के लिये संवेदनशीलता भी अधिक थी। इससे *थीलेरिया* से ग्रसित रोगियों की संख्या भी धीरे–धीरे बढ़ने लगी तथा संकर नस्ल के पशुओं में यह एक प्रमुख रोग के रूप में उभर कर सामने आया। वर्तमान समय में यह भारतवर्ष के प्रमुख परजीवी जनित रोगों में से एक है (गुप्ता एट अल, 2004)।

परजीवी का जीवनचक्र: *हाइलोमा एनाटोलिकम एनाटोलिकम* और *राइपीसिपैलस एपन्डीकुलेटस* प्रजाति के कठोर खप्पर वाले चीचड़ रोग कारक सूक्ष्म परजीवी के वाहक होते हैं। संक्रमित चीचड़ जब स्वस्थ पशु का खून चूसते हैं तब इनकी लार के साथ हजारों की संख्या में स्पोरोजोइट पशु के रक्त परिसंचरण तंत्र में प्रवेश कर जाते हैं। रक्त से यह स्पोरोजोइट पशु के लसीका तंत्र में पहुँचकर लसीका ग्रंथियों तथा प्लीहा के लसीकाणु पर आक्रमण कर उनके भीतर प्रवेश कर जाते हैं।

लसीकाणु के अन्दर स्पोरोजोइट अलैंगिक प्रजनन द्वारा शाइजॉन्ट बनाते हैं जिन्हें *"काश्च ब्लू बाड़ीज"* भी कहते हैं। लसीकाणु के अन्दर बने शाइजॉन्ट दो प्रकार के होते हैं। एक वह जो आकार में बड़े होते हैं, *"मैक्रोशाइजॉन्ट या एगैमॉन्ट"* कहे जाते हैं और दूसरे वह जो छोटे होते हैं और *"माइक्रोशाइजॉन्ट या गैमॉन्ट"* कहे जाते हैं। मैक्रोशाइजॉन्ट के अन्दर क्रोमेटिन कणिक लम्बे होते हैं और इसके अन्दर गुरुखंडज (मैक्रोमीरोजाइट्स) बनते हैं। ये गुरुखंडज स्वस्थ लसीकाणु पर आक्रमण कर उपर्युक्त प्रक्रिया को दोहराते हैं। जबकि माइक्रोशाइजॉन्ट के अन्दर क्रोमेटिन कणिक छोटे होते हैं और ये लघुखंडजाणु बनाते हैं। लघुखंडजाणु लाल रूधिर कणिकाओं पर आक्रमण करते हैं।

थीलेरिया पारवा के संक्रमण में लाल रूधिर कणिकाओं के अन्दर लघुखंडजाणु में द्विगुणन नहीं होता है। आकार में यह मुख्यतः दण्डाणु होते हैं। किन्तु गोल, अंडाकार, कामा या अंगूठी के आकार के भी लघुखंडजाणु देखे जा सकते हैं। *थीलेरिया एनूलाटा* के संक्रमण में लघुखंडजाणु मुख्यतः गोल होते हैं। लाल रक्त कणिकाओं के भीतर इनमें द्विगुणन द्वारा विभाजन भी होता है। *थीलेरिया म्यूटान्स* के संक्रमण में लघुखंडजाणु मुख्यतः गोल होते हैं तथा इनमें विभाजन भी होता है।

चीचड़ जब रोगग्रसित पशु का रक्त चूसते हैं, तो लाल रूधिर कणिकाओं में विद्यमान पाइरोप्लाज्म चीचड़ के आमाशय में पहुँच जाते हैं। यहाँ पर पाचन क्रिया के समय जब लाल रक्त कणिकायें टूटती हैं, तो पाइरोप्लाज्म आहारनाल में स्वतंत्र हो जाते हैं। चीचड़ के

आमाशय में इन पाइरोप्लाज्म में आइसोगोनी प्रकार का लैंगिक प्रजनन होता है। क्योंकि रक्त परजीवी की आइसोगोनी प्रक्रिया चीचड़ के भीतर होती है, अतः इस रोग में चीचड़ निश्चित पोषद है। स्वतंत्र हुये पाइरोप्लाज्म में से अधिकांशतः चीचड़ की आंत्र में मर जाते हैं, किन्तु जो कुछ थोड़े से बचते हैं वह आमाशय की दीवार को पार कर चीचड़ की काय गुहा में प्रवेश कर लार ग्रंथियों की तरफ भागते हैं। लार ग्रंथियों में पहुँचकर यह शान्त अवस्था में पड़े रहते हैं। किन्तु, जब चीचड़ में निमोचन प्रक्रिया होती है और वह नये पशु पर पहुँचता है, तो इनमें द्विगुणन प्रक्रिया द्वारा बड़ी संख्या में स्पोरोजोइट बन जाते हैं। यह स्पोरोजोइट लार ग्रंथियों की नलिकाओं में इकट्ठे होने लगते हैं। जब यह चीचड़ पशु का खून चूसता है तो लार के साथ स्पोरोजोइट पशु के रक्त में पहुँच जाते हैं और फिर से जीवनचक्र की प्रक्रिया को प्रारम्भ कर देते हैं (सोलस्वी, 1982)।

रोगजनात्मकताः रोग में लसीकाणु के अन्दर जब शाइजॉन्ट बनते हैं तो लसीका ग्रंथियाँ सूज जाती हैं। रक्त में पहले तो लसीकाणु की संख्या में वृद्धि होती है किन्तु बाद में इनकी संख्या काफी कम हो जाती है। आमाशय के अन्दर गहरे घाव (पन्च आउट अल्सर) बनते हैं जिससे पशु को पतले दस्त होने लगते हैं। लाल रक्त कणिकाओं में संक्रमण के कारण पशु को श्वांस लेने में कठिनाई होती है। मूत्र के साथ रक्त आता है। नाक से स्राव गिरता है। शोफ के कारण पलकें तथा कान सूज जाते हैं। फेफड़ों में पानी भरने के कारण पशु की मृत्यु तक हो जाती है। यकृत तथा प्लीहा का आकार बढ़ जाता है। *थीलेरिया पारवा* के संक्रमण में मस्तिष्क में भी परिवर्तन होते हैं जिससे रोगी पशु गोल–गोल घेरे में घूमने लगता है। अतः पूर्वी व मध्य अफ्रीका में इस रोग को *"टर्निंग सिकनेस"* भी कहते हैं।

रोग के लक्षणः संक्रमण होने के 8 से 14 दिन में लक्षण प्रकट होते हैं। रोगी पशु को तीव्र ज्वर (104–106^0 फा.) होता है जो कई दिनों तक रहता है। शरीर की सतह पर दिखने वाली लसीका ग्रंथियाँ (अग्रऊर्विका, अग्रअंसफलक, कर्णपूर्व, वंक्षण, अधिस्तन) सूज जाती हैं। ज्वर होने के बाद भी पशु चारा खाता है। आँखों में लालिमा छा जाती है। अश्रु बहते हैं। पशु सुस्त और दुर्बल हो जाता है। दस्त होने से गोबर पतला हो जाता है और और कभी–कभी गोबर के साथ रक्त भी आता है। रक्ताल्पता होने से श्लेष्मा कला हल्की पीली दिखती है। मूत्र का रंग सामान्य ही रहता है। कभी–कभी मूत्र में रक्त भी आता है। पशु को श्वांस लेने में कठिनाई होती है। यदि समय रहते उपचार न किया जाये तो फेफड़ों में पानी भर जाने से पशु की मृत्यु तक हो जाती है।

रोग का निदानः रोग का निदान निम्नलिखित प्रकार से किया जा सकता है– (1) क्षेत्र में रोग के पहले से होने की प्रामाणिक पुष्टि और क्रय–विक्रय के रिकार्ड द्वारा, (2) रोगी पशु के शरीर पर चीचड़ों की उपस्थिति देखकर, (3) लक्षणों के आधार पर, (4) *रक्त परीक्षण द्वाराः* रोगी पशु के रक्त या लसीका द्रव की स्लाइड पर पतली फिल्म बनाकर जिम्सा रंग से रंगने के बाद सूक्ष्मदर्शी से देखते हैं। लसीकाणु के अन्दर *"काश्च ब्लू बाडीज"* तथा लाल

रूधिर कणिकाओं के अन्दर अर्ध चन्द्राकार लघुखंडजाणु दिखायी देने पर रोगकारक प्रोटोजोआ *थीलेरिया* की उपस्थिति की प्रामाणिक पुष्टि होती है। अंतर्राष्ट्रीय व्यापार में यह ओ.आई.ई. द्वारा स्वीकृति प्राप्त प्रामाणिक परीक्षण है, (5) *रक्त परिवर्तन द्वारा:* रक्ताल्पता के कारण लाल रक्त कणिकाओं की संख्या कम होती है। रोग के प्रारम्भ में लसीकाणु की संख्या सामान्य से कुछ ज्यादा होती है किन्तु बाद में यह काफी कम हो जाती है। रक्त में हीमोग्लोबिन की मात्रा तथा पी.सी.वी. में कमी दिखायी देती है, (6) *आधुनिक परीक्षणों द्वारा:* रोग की अप्रत्यक्ष प्रतिदीप्ति प्रतिपिंड (इन्डायरेक्ट फलोरीसेंट एंटीबॉडी) तकनीक, एन्जाइम सहलग्नी प्रतिरक्षा शोषी आमापन परीक्षण (एलीसा), पॉलिमरेज श्रृंखलाबद्ध अभिक्रिया (पी.सी.आर.), डी.एन.ए. प्रोव द्वारा प्रमाणिकता से जांच की जा सकती है, तथा (7) *शव परीक्षण द्वारा:* मृत पशु की लसीका ग्रंथियाँ सूजी हुई होती हैं तथा उसके आमाशय में गहरे घाव मिलते हैं। पशु का यकृत तथा प्लीहा सामान्य से काफी ज्यादा बड़ा होता है। फेफड़ों में अधिक मात्रा में पानी भरा होता है।

रोग का उपचार: रोग की प्रारम्भिक अवस्था में ही किया गया उपचार सफल होता है, अन्यथा देर हो जाने पर अधिकांश पशुओं की मृत्यु हो जाती है। रोग में निम्नलिखित औषधियों का उपयोग करते हैं– (1) *ब्यूपारवाकोन (ब्यूटालेक्स):* थाइलिरियता रोग के उपचार के लिये ब्यूपारवाकोन सबसे प्रभावशाली और प्रमाणिक औषधि है। इस औषधि का 2.5 मिग्रा. प्रति किलोग्राम पशुभार की दर से एक अकेला इन्जेक्शन रोगी पशु के पुट्ठे पर मांसपेशियों की गहराई में लगा देते हैं। यदि आवश्यक हुआ तो 24 घंटे बाद दूसरा इन्जेक्शन भी दे देते हैं। यह औषधि काफी महँगी होती है, अतः रोग की पुष्टि होने पर ही इसका प्रयोग करते हैं, (2) *डाइअमीनाजीन एसीट्यूरेट (बेरेनिल, निलबेरी):* थाइलिरियता रोग के उपचार में इस औषधि का प्रयोग भी कर सकते हैं। रोगी पशु में इस औषधि का 0.8 से 1.6 ग्राम प्रति कुन्टल पशु भार की दर से मांसपेशियों में गहरा कर इन्जेक्शन लगाते हैं, (3) *ऑक्सीटेट्रासाइक्लीन–एल.ए.:* रोग की प्रारम्भिक अवस्था में 20 मिग्रा. प्रति किग्रा. पशु भार की दर से इस औषधि का मांस पेशियों में इन्जेक्शन लगाते हैं। इससे कुछ लाभ होता देखा गया है, तथा (4) *हैलोफ्यूजीनोन लैक्टेट:* इस औषधि को 1.2 मिग्रा. प्रति किग्रा. पशु भार की दर से दो बार प्रयोग करते हैं। इस औषधि से भी रोग में कुछ लाभ होता देखा गया है।

इन विशिष्ट औषधियों के साथ ही पशु को यकृत के टॉनिक एवं आयरन का इन्जेक्शन भी लगाते हैं जिससे उसके रक्त की गुणवत्ता में सुधार आये और यकृत की कार्यविधि भी सुचारू होने लगे।

रोग निवारण: रोग की रोकथाम निम्नलिखित प्रकार से की जा सकती है (मन एट अल, 2015)– (1) *रोग क्षेत्र में चीचड़ की संख्या तथा गतिविधियों को नियंत्रित कर:* पशु बाड़े की बनावट व स्वच्छता पर ध्यान रखकर रोग क्षेत्र में चीचड़ों को नियंत्रित किया जा

सकता है। यदि पशुबाड़े की दीवार में या चन्नी में छिद्र या दरारें हों तो उन्हें सीमेंट से भली प्रकार भर देना चाहिये। पशुबाड़े के आसपास की झाड़ियों को काट देना चाहिये। इससे पशुबाड़े के अन्दर या बाहर चीचड़ के छिपने की जगह समाप्त हो जाती है। पशु के ऊपर चीचड़ को मारने के लिये आइवरमेक्टिन का इन्जेक्शन लगायें। इसके अतिरिक्त बेन्जीन हेक्सा क्लोराइड (बी.एच.सी.), डी.डी.टी., कार्बफास्फोरस यौगिक जैसे 0.5 प्रतिशत मैलथायान या ब्यूटॉक्स को भी प्रयोग में लाया जा सकता है। प्राकृतिक रूप में भी आक्स पीकर नामक चिड़िया पशुओं पर पाये जाने वाली चीचड़ को बीनकर खा लेती है। यदि कोई भी रासायनिक पदार्थ न उपलब्ध हो, तो पशु पर चीचड़ों को चिमटी से एक–एक कर पकड़कर मिट्टी के तेल (घासलेट) में डुबाते जायें, जिससे उनकी मृत्यु हो जाये। पशु को नहलाकर साफ रखें, (2) *टीकाकरण द्वारा:* रोग क्षेत्र में संवेदनशील पशुओं में टीकाकरण करने के लिये इस रोग के टीके, सी.सी.एस.एच. एग्रीकल्चर यूनिवर्सिटी हिसार, एन.डी.डी.वी. आनन्द में बनाये जाते हैं। इसके अतिरिक्त इंडियन इम्यूनोलॉजिकल इन्स्टीट्यूट, हैदराबाद द्वारा निर्मित टीके *रक्षा वैक–टी* के नाम से बाजार में उपलब्ध हैं। *रक्षा वैक–टी टीके* की दो पैक, *2 टीकों का पैक* तथा *5 टीकों का पैक* में बिक्री होती है। इन टीकों के साथ क्रमशः 5 मिली. तथा 12.5 मिली. का डाइल्यून्ट भी होता है। टीके को डाइल्यून्ट में घोलकर उसकी 3 मिली. मात्रा का 4 माह के पशु की गर्दन पर त्वचा के नीचे इन्जेक्शन लगाते हैं (खत्री एट अल, 2001)।

उपलब्ध टीके	टीकों की मात्रा	डाइल्यून्ट की मात्रा	मिश्रण की मात्रा	टीके की मात्रा
A	**B**	**C**	**(B+C)**	**D**
2 टीके	1.0 मिली	5.0 मिली	6.0 मिली	3.0 मिली
5 टीके	2.5 मिली	12.5 मिली	15.0 मिली	3.0 मिली

(3) खरीदकर लाये हुये पशुओं को अपने पशुओं के साथ तभी रखे जब यह सुनिश्चित हो जाये कि उनमें थाइलिरियता रोग नहीं है, तथा (4) पशुओं के ताप की प्रतिदिन जांच करें (अवडेला एवं बीकेके, 2016)।

संदर्भ

सोलस्वी, ई. जे. एल. (1982). हेलमिन्थस, आर्थोपोड्स एवं प्रोटोजोआ आफ डोमेस्टीकेटिड एनीमल. सप्तम संस्करण, बेलेर टिंडल, लंदन।

गुप्ता, एस. के. यादव, ए. रैना, ए. के. सिंह, आर. (2004). थाइलेरियोसिस इन अ सेवन डे ओल्ड बोवाइन काफ–अ केस रिपोर्ट. इंडियन जनरल वेटेरेनरी मेडीसिन. 24(1): 55।

मन, बी. जे. पिनार, आर. लतीफ, ए. ए. (2015). अ रिव्यू ऑफ थाइलिरिया डायग्नोस्टिक एंड एपीडिमियोलॉजी. इंटरनेशनल जनरल पैरासिटोलॉजी एंड पैरासाइट. 4(1): 104–108।

अवडेला, एन. बीकेके, टी. (2016). बोवाइन थाइलेरियोसिस एंड इट्स कंट्रोलः अ रिव्यू एडवांसेज इन बायोलॉजिकल रिसर्च. 10(4): 200–212।

खत्री, एन. निचानी, ए. के. शर्मा, आर. डी. खत्री, एम. मल्होत्रा, डी. वी. (2001). इफैक्ट ऑफ वैक्सीनेशन इन दि फील्ड विद दि *थाइलेरिया एनूलाटा* (हिसार) सेल कल्चर वैक्सीन आन यंग काफ बोर्न ड्यूरिंग विंटर सीजन. वेटेरेनरी रिसर्च कम्युनिकेशन. 25(3): 179–188।

❑❑❑

अध्याय 51

कोक्सीडियमता

कोक्सीडियमता गोपशु, भैंस, भेड़, बकरी, शूकरों एवं पक्षियों में होने वाला एक प्रमुख रोग है। रोग में नवजातों को एकाएक तीव्र गति से बदबूदार दस्त होते हैं। मल के साथ श्लेष्म एवं रक्त आता है। अरक्तता होती है। पशु धीरे–धीरे सुस्त एवम् कमजोर होने लगता है। यदि समय पर उपचार न किया जाए तो रोगी पशु की मृत्यु हो जाती है।

रोग कारण: रोग कॉक्सीडिया के संक्रमण से होता है (चित्र 33, 34)। इस प्रोटोजोआ की निम्न प्रजातियाँ पशुओं में रोग उत्पन्न करती हैं–

गोपशु	:	*आइमेरिया जुर्नी, आइ. बोविस, आइ. इलिपस्वाइडेलिया*
भेड़	:	*आइमेरिया अरलौंजी, आइ. नैनोखोलयाकीमोवी, आइ. गिलरुथी*
बकरी	:	*आइमेरिया अरलौंजी, आइ. नैनोखोलयाकीमोवी, आइ. गिलरुथी*
शूकर	:	*आइमेरिया स्कैबा, आइ. परमीन्यूटा, आइसोस्पोरा सुइस*
पक्षी	:	*आइमेरिया नैकेट्रिक्स, आइ. टेनेला आदि।*

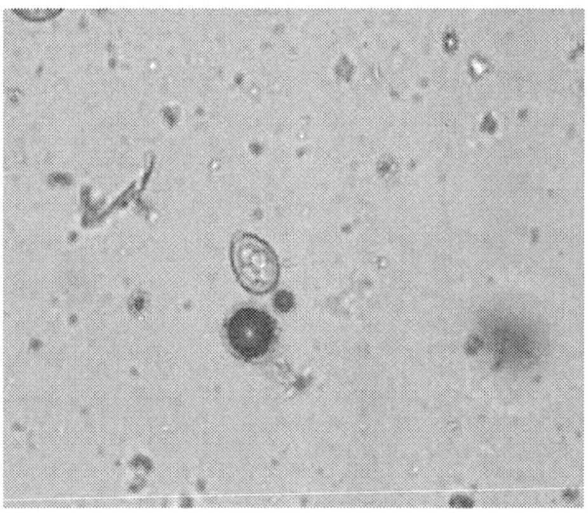

चित्र 33: *आइमेरिया अरलौंजी*

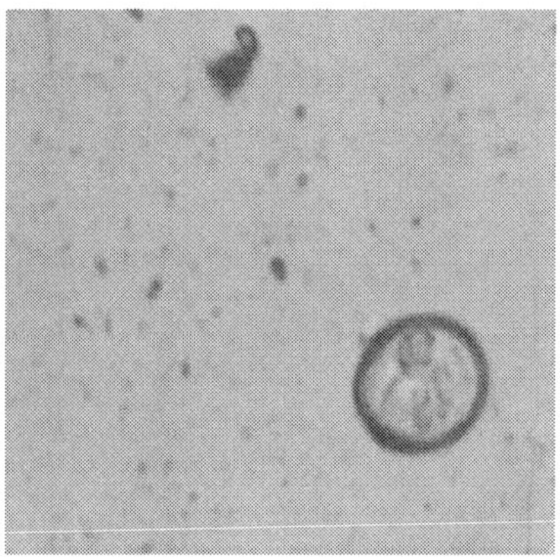

चित्र 34: *आइमेरिया नैनोखोलयाकीमोवी*

वैश्विक परिदृश्य: रोग विश्व के सभी देशों में कम या ज्यादा मात्रा में पाया जाता है। रोग की मात्रा देश की जलवायुकी, सुग्राही पशु प्रजाति एवं संक्रमण को अनुकूल

वातावरण पर निर्भर करती है। भारतवर्ष में रोग लगभग सभी राज्यों में होता है। उस समय, जब पशुओं को अधिक संख्या में कम स्थान पर रखा जाता है, रोग होने की सम्भावनायें बढ़ जाती हैं (सेथेलवेल एट अल, 2004; इकबाल एट अल, 2013)।

रोग को संवेदनशील पशुः यह रोग गोपशु, भैंस, भेड़, बकरी, शूकर, कुत्तों एवं पक्षियों में होता है। कम आयु के पशुओं में रोग की मारक क्षमता अधिक होती है। बछड़े, कटड़े, मेमने रोग को सर्वाधिक सुग्राही होते हैं। रोग में संक्रमण दर उच्च एवं मृत्यु दर कम होती है (फैजल एट अल, 1999; कुमार एट अल, 2005; इकबाल एट अल, 2012, 2013)।

रोग प्रसरणः रोग का प्रसरण निम्न प्रकार से होता है– (1) सुग्राही पशुओं द्वारा युग्मकपुटी से दूषित चारा–पानी द्वारा, (2) रोगी पशु की त्वचा तथा रोमों पर चिपके युग्मकपुटी को चाटने से। शीत ऋतु में परिस्थितियाँ त्वचा तथा रोमों पर युग्मकपुटी के विकास के लिये अनुकूल होती हैं। जब बछड़े त्वचा तथा रोमों पर चिपके इन युग्मकपुटी को चाटते हैं, तो उनमें संक्रमण हो जाता है।

कॉक्सीडिआ की कुछ विशिष्ट प्रजातियाँ ही एक प्रकार के पशु में संक्रमण करती हैं, सभी नहीं। भिन्न–भिन्न प्रकार की प्रजातियों द्वारा उत्पन्न रोग की घातकता भी अलग–अलग होती है। प्रायः देखा गया है कि कॉक्सीडिआ की एक से अधिक प्रजातियाँ एक साथ सुग्राही पशु पर आक्रमण करती हैं, किन्तु रोग किसी एक प्रजाति के कारण ही प्रकट होता है। अर्थात् एक से अधिक प्रजातियों का संक्रमण होने पर भी कोई एक प्रजाति ही अग्रणी बनकर रोग प्रकट करती है। इसी प्रकार पशु में एक कॉक्सीडिआ प्रजाति के लिये उत्पन्न प्रतिरोधकता दूसरी प्रजाति के संक्रमण से बचाव करने में असमर्थ होती है।

परजीवी का जीवनचक्रः परजीवी का जीवनचक्र सीधा होता है जिसमें दो अवस्थायें होती हैं–

(1) पोषद के बाहर की अवस्था (बीजाणु उद्भवन, स्पोरोगोनी), (2) पोषद के भीतर की अवस्थायें–(अ) अलैंगिक जनन (विखंडीजनन, शाइजोगोनी) एवम् (ब) लैंगिक जनन (युग्मकजनन, गैमिटोगोनी)।

बीजाणु उद्भवनः गोबर के साथ पशु शरीर से बाहर निकले युग्मकपुटी अवयस्क अवस्था में होते हैं। यह अवयस्क युग्मकपुटी सुग्राही पशु में संक्रमण नहीं करते हैं। जब वातावरण में ताप, आर्द्रता एवं ऑक्सीजन की परिस्थितियाँ अनुकूल होती हैं, तब इन अवयस्क युग्मकपुटी के भीतर बीजाणु (स्पोर) बनना प्रारम्भ हो जाते हैं। अवयस्क युग्मकपुटी के भीतर बीजाणु बनकर वयस्क होने की इस प्रक्रिया को बीजाणु उद्भवन (स्पोरोगोनी) कहते हैं। यह बीजाणुयुक्त युग्मकपुटी इस परजीवी की संक्रमणकारी अवस्था होती है। परजीवी के जीवनचक्र की यह अवस्था पोषद के शरीर के बाहर पूर्ण होती है।

युग्मकपुटी आकार में गोल, अंडाकार या किसी अन्य प्रकार के होते हैं। एक अवयस्क युग्मकपुटी के बाहर की तरफ एक मोटी, स्वच्छ एवं पारदर्शी दीवार होती है, जिसके भीतर

की ओर एक पतली झिल्ली चिपकी रहती है। नुकीले सिरे की तरफ दीवार थोड़ी पतली होती है, जिसे बीजांडद्वार *(माइक्रोपाइल)* कहते हैं। परजीवी की कुछ एक प्रजाति, जैसे *आइमेरिया ओवाइन, आइमेरिया ग्रेनुलोसा, आइमेरिया इंट्रीकाटा* एवं *आइमेरिया आरलोंजी* में *बीजांडद्वार* के ऊपर एक गुम्बद के आकार का ध्रुवीय आच्छद *या बीजांडद्वार आच्छद* होता है। मध्य में एक बड़ा अनविभेदीकृत निषेचित अंडा होता है, जिसे बीजाणुजन (स्पोरॉन्ट) कहते हैं।

वातावरण में ताप, आर्द्रता एवं ऑक्सीजन की परिस्थितियाँ अनुकूल होने पर बीजाणुजन विघटित होकर चार छोटी–छोटी गोल या अंडाकार संरचना बना लेता है, जिन्हें बीजाणुकोरक (स्पोरोब्लास्ट) कहते हैं। धीरे–धीरे बीजाणुकोरक नाशपाती के समान आकार लेने लगते हैं। इस समय इनके सिर पर एक घुंडीनुमा संरचना विकसित होने लगती है। अब इनको बीजाणुपुटी (स्पोरोसिस्ट) कहते हैं। बीजाणुजन का कुछ भाग, जो बीजाणुपुटी बनने के बाद बच जाता है, को युग्मकपुटी अवशिष्ट पिंड कहते हैं। अब प्रत्येक बीजाणुपुटी के भीतर दो हँसिए के फलक (कामा, अर्धचन्द्राकार) के समान संरचनाएं विकसित होती हैं, जिन्हें बीजाणुज (स्पोरोजोआइट) कहते हैं। बीजाणुजों के बनने में बीजाणुपुटी का जो भाग बच जाता है उसे बीजाणुपुटी अवशिष्ट पिंड कहते हैं। प्रत्येक बीजाणुज संरचना में हँसिए के फलक के समान होता है। इसके बीच में एक केन्द्रक तथा सिरे पर एक गोल धानी होती है। बीजाणुज का कोशिका द्रव्य दानेदार होता है। आइमेरिया प्रजाति के परजीवी में प्रत्येक युग्मकपुटी में चार बीजाणुपुटी तथा प्रत्येक बीजाणुपुटी में दो बीजाणुज बनते हैं। जबकि आइसोस्पोरा में इसके विपरीत प्रत्येक युग्मकपुटी में दो बीजाणुपुटी एवं प्रत्येक बीजाणुपुटी में चार बीजाणुज बनते हैं। वैनियोनेला प्रजाति के कॉक्सीडिआ में प्रत्येक युग्मकपुटी में चार बीजाणुपुटी एवं प्रत्येक बीजाणुपुटी में चार बीजाणुज बनते हैं। टाइजेरिया के युग्मकपुटी में बीजाणुपुटी न बनकर सीधे ही आठ बीजाणुज बनते हैं (सोलस्वी, 1982)।

रोग का संक्रमण: बीजाणुजयुक्त युग्मकपुटी से दूषित चारा एवं भोजन को खाने से स्वस्थ पशु में संक्रमण होता है। भोजन के साथ आहारनाल में प्रविष्ट यह युग्मकपुटी जब आंत्रीय गुहा में पहुँचते हैं, तो आंत्रीय रस के एन्जाइम से इनकी दीवारें घुल जाती हैं, जिससे बीजाणुज स्वतंत्र हो जाते हैं। स्वतंत्र हुए बीजाणुज आंत्रीय म्यूकोसा की उपकलीय कोशिकाओं पर आक्रमण कर अलैंगिक जनन प्रारम्भ कर देते हैं।

विखंडीजनन (शाइजोगोनी): बीजाणुज आंत्रीय म्यूकोशा की उपकलीय कोशिकाओं पर आक्रमण कर अलैंगिक जनन द्वारा शाइजॉन्ट बनाते हैं, अतः इसे शाइजोगोनी कहते हैं। उपकला की कोशिकाओं में प्रवेश कर बीजाणुज आकार में गोल हो जाते हैं। इनको अब पोषाणु (ट्रोफोजोइट) कहते हैं। पोषाणु आकार में वृद्धि कर पूरी कोशिका को भर देते हैं। इनका केन्द्रक बहुगुणन (शाइजोगोनी) द्वारा टूटकर 100 से 1000 तक नवीन केन्द्रक बनाता है। प्रत्येक नवीन केन्द्रक, कोशिका द्रव्य का थोड़ा सा भाग लेकर कामा के आकार की

गतिशील संरचना बनाता है, जिसे खंडजाणु (मीरोजोइट) कहते हैं। हजारों खंडजाणु से भरे हुये पोषाणुओं को शाइजॉन्ट कहते हैं। जब यह शाइजॉन्ट फटते हैं, तो हजारों की संख्या में खंडजाणु मुक्त होते हैं जो अन्य एपिथीलिएल कोशिकाओं पर आक्रमण कर द्वितीय पीढ़ी के शाइजॉन्ट का निर्माण करते हैं। कॉक्सीडिआ की कुछ एक प्रजाति में शाइजोगोनी की यह प्रक्रिया कई (दो, तीन या अधिक) पीढ़ियों तक चलती है, जबकि अन्य में केवल एक पीढ़ी तक ही।

युग्मकजनन (गैमीटोगोनी): परजीवी में लैंगिक जनन की प्रक्रिया को गैमीटोगोनी कहते हैं। पशु में समय के साथ परजीवी के लिए प्रतिरोधकता उत्पन्न हो जाने से खंडजाणु स्वस्थ एपिथीलियम कोशिकाओं पर आक्रमण कर शाइजॉन्ट के स्थान पर कम संख्या में लघुयुग्मकजनक (माइक्रोगैमीटोसाइट) एवं अधिक संख्या में वृहदयुग्मकजनक (मैक्रोगैमीटोसाइट) बनाते हैं। प्रत्येक नरयुग्मकजनक के अंदर हजारों की संख्या में नर युग्मक (शुक्राणु) एवं वृहदयुग्मकजनक के अंदर एक मादा युग्मक (अंडाणु) बनता है।

लघुयुग्मकजनक: कम संख्या में बनती हैं। इनका केन्द्रक बहुगुणक प्रक्रिया से टूटकर हजारों की संख्या में नये केन्द्रक बनाता है। प्रत्येक केन्द्रक कोशिकीय द्रव्य के कुछ भाग को लेकर नर युग्मक बनाता है। प्रत्येक नर युग्मक संरचना में मुड़े हुये होते हैं तथा इनके अग्र सिरे पर दो कशाभ होते हैं, जिसकी सहायता से यह गति करता है।

वृहदयुग्मकजनकः बड़ी संख्या में खंडजाणु एपिथीलियल कोशिकाओं पर आक्रमण कर वृहदयुग्मकजनक बनाते हैं। प्रत्येक वृहदयुग्मकजनक में एक अंडाणु बनता है। अंडाणु के बीच में केन्द्रक होता है तथा अंड द्रव्य की सतह पर म्यूकोप्रोटीन के गुलाबी रंग के कण होते हैं। इन कणों को प्लास्टिक कण भी कहते हैं।

निषेचन: लघुयुग्मकजनक के फटने से स्वतंत्र हुऐ नर युग्मक, कशाभिका की सहायता से गति कर अंडाणु तक पहुँचकर उसे निषेचित करने लगते हैं। जैसे ही निषेचन की प्रक्रिया पूर्ण होती है, अंडाणु की सतह पर विद्यमान प्लास्टिक कण एक–दूसरे से जुड़कर एक द्विस्तरीय दीवार बना लेते हैं जो बाद में युग्मकपुटी की दीवार कहलाती है। अंडाणु का द्रव्य इस दीवार से अलग होकर केन्द्र की तरफ संकुचित होने लगता है। अब इसे बीजाणुजन कहते हैं। इस प्रकार अवयस्क युग्मकपुटी का निर्माण पूर्ण होता है। जब युग्मकपुटी का निर्माण पूर्ण हो जाता है, तब यह गोबर के साथ पोषद के शरीर से बाहर निकल जाती है।

रोगजनात्मकताः कोक्सीडियमता मुख्यतः कम आयु के पशुओं का रोग है, जिसमें वयस्क पशु वाहक का कार्य करते हैं। परजीवी की रोगकारक क्षमता, पशु की आयु, प्रजाति, रोग के लिये प्रतिरोधकता, कॉक्सीडिआ की प्रजाति, युग्मकपुटी की संख्या, पोषद में रहने का स्थान तथा वातावरण में परिवर्तन एवं पशु के रखरखाव पर निर्भर करती है। परजीवी के जीवनचक्र में शाइजॉन्ट एवं वृहदयुग्मकजनक अवस्थाएं ही सर्वाधिक क्षति करती हैं। शाइजॉन्ट के फटने पर आंत्रीय म्यूकोसा की एपिथीलियम पूर्ण रूप से उखड़ जाती है।

जिससे रक्तवाहिकायें टूटने लगती हैं। इस कारण से अत्यधिक रक्तस्राव होता है। रक्तस्राव के कारण पशु में रक्ताल्पता के लक्षण प्रकट होते हैं। आहारनाल में क्षति तथा अत्यधिक रक्तस्राव के कारण पशु कमजोर होकर सुस्त पड़ जाता है। जबकि अन्य की मृत्यु हो जाती है। इसी प्रकार की क्षति वृहदयुग्मकजनक के फूटने पर भी होती है (लूसजोवा एट अल, 2001; वर्टो एट अल, 2014)।

रोग के लक्षणः संक्रमण के 2 से 4 सप्ताह पश्चात् गोपशु, 2 से 3 सप्ताह में भेड़ एवं बकरी तथा एक सप्ताह पश्चात् शूकरों में रोग के लक्षण प्रकट होते हैं। पशु को एकाएक पतले, दुर्गन्धयुक्त दस्त होते हैं जिससे शरीर का पिछला हिस्सा गोबर एवं रक्त से सना हुआ रहता है। मल के साथ श्लेष्म एवं ताजा रक्त या रक्त के थक्के आते हैं। कुछ एक मामलों में रोग की प्रारम्भिक अवस्था में हल्का ज्वर भी होता है। अरक्तता होती है। दृश्य श्लेष्मल पीली पड़ जाती हैं। पशु चारा खाना कम कर देता है तथा कमजोर होकर सुस्त पड़ जाता है। पशु का उठना–बैठना एवं चलना–फिरना भी कम हो जाता है। कभी–कभी शरीर में पानी की कमी होती है। कुछ एक मामलों में स्नायु तंत्र से जुड़े हुये लक्षण जैसे–आँखें घूम जाना, मांसपेशियों में कंपकंपाहट, अति उत्तेजना आदि भी प्रकट होते हैं। जिन पशुओं में मानसिक लक्षण प्रकट होते हैं उनमें उपचार के बाद भी ठीक होने की संभावनायें काफी कम हो जाती हैं। रोगी पशु में लक्षण लगभग एक सप्ताह तक रहते हैं, उसके बाद पशु या तो स्वतः ही ठीक हो जाता है या उसकी मृत्यु हो जाती है (दुबे एट अल, 2008; रेड्डी एट अल, 2015; चक्रवर्ती, 2017)।

मेमनों में भी लक्षण लगभग बछड़ों जैसे ही होते हैं, किन्तु लक्षणों की तीव्रता एवं रोग की घातकता प्रायः कम ही रहती है। रोगी पशु को प्रवाहिका होता है। पशु चारा खाना कम कर देता है। चारा न खाने से कमजोरी बढ़ती जाती है। पशु की वृद्धि एवं विकास पर भी प्रतिकूल प्रभाव पड़ता है। पशु सुस्त होकर लेटा रहता है। शूकरों में लक्षण प्रायः कम आयु में प्रकट होते हैं। इनमें पीले रंग के झागदार दस्त होते हैं, जो कई दिनों तक चलते हैं। कभी–कभी वमन भी होता है। शरीर में पानी एवं आवश्यक तत्वों की कमी होने लगती है, जिससे पशु की वृद्धि प्रभावित होती है (रुज्जिका एवं एंड्रयू, 1983)।

रोग का निदानः रोग का निदान निम्नलिखित प्रकार से किया जा सकता है– (1) लक्षणों के आधार पर, (2) *गोबर के परीक्षण द्वाराः* गोबर में युग्मकपुटी को पहचान कर, (3) आंत्रीय म्यूकोसा के एक टुकड़े को तोड़कर स्लाइड में शाइजॉन्ट या वृहदयुग्मकजनक को पहचान कर, तथा (4) *शव परीक्षण द्वाराः* मृत पशु के आहारनाल को खोलने पर उसमें बदबूदार रक्त मिश्रित मल भरा हुआ मिलता है। मल को साफ करने पर जगह–जगह पर सूजी एवं उखड़ी हुई आंत्रीय म्यूकोसा दृष्टित होती है जिसके उखड़ने से घाव तथा रक्त स्राव के निशान मिलते हैं। शेष आहारनाल की दीवार सामान्य से अधिक मोटी होती है तथा म्यूकोसा पर अंकुरों की संख्या कम हो जाती है (ऐलेन एवं फेटरर, 2002)।

रोग का उपचार: बछड़ों एवं मेमनों में रोग के उपचार एवं रोकथाम के लिये निम्न औषधियों को प्रयुक्त करते हैं (मैक्डोगैल्ड, 1982; पोक, 2010; इकबाल एट अल, 2012; 2013)–

औषधि	उपचार	बचाव
एम्प्रोलियम	10 मिग्रा. प्रति किलो पशुभार, 5 दिन तक	5 मिग्रा. प्रति किलो पशु भार, 21 दिन तक चारे में मिश्रित कर
सल्फाडिमीडीन	140 मिग्रा. प्रति किलो पशुभार, मुख द्वारा, 3 दिन तक	35 मिग्रा. प्रति किलो पशु भार, चारे में 15 दिन तक
नाइट्रोफ्युरेजोन	15 मिग्रा. प्रति किलो पशुभार, प्रतिदिन, 6 दिन तक	33 मिग्रा. प्रति किलो ग्राम पशुभार, चारे में 21 दिन तक बछड़ों में
मोनेनसिन	मेमनों में 2 मिग्रा. प्रति किलो पशुभार, 20 दिन तक	20 मिग्रा. प्रति किलोग्राम पशुभार, चारे में मिश्रित कर

रोग निवारण: रोग की रोकथाम निम्नलिखित प्रकार से की जा सकती है– (1) नवजातों को अधिक संख्या में एक स्थान पर एकत्र होने से रोककर, (2) चारा–पानी को रोगी पशु के गोबर, मेगनी से दूषित होने से बचाकर, (3) प्रसूतिग्रह में संक्रमण को रोककर, (4) चारागाह को संक्रमण से बचाकर, तथा (5) रोग से बचाव के लिये चारे के साथ औषधि देकर।

संदर्भ

इकबाल, ए. वजीर, वी. एस. सिंह, आर. मलिक, एम. ए. अहमद, एम. चौहान, आर. (2012). कोक्सीडियोसिस इन गोट ऑफ आर्गेनाइज्ड एंड अनआर्गेनाज्ड फार्म ऑफ जम्मू. दि इंडियन जनरल ऑफ फील्ड वेटेरेनरी. 7(4): 32–34।

इकबाल, ए. वजीर, वी. एस. कटोच, आर. सिंह, आर. सूरी, एस. यादव, ए. नाजीमना (2012). प्रीवैलेंस ऑफ आइमेरिया स्पीशीज इन गोट ऑफ जम्मू रीजन ऑफ जम्मू एंड कश्मीर स्टेट. जनरल ऑफ वेटेरेनरी पैरासिटोलॉजी. 26(1): 57–59।

इकबाल, ए. वजीर, वी. एस. शाह, एम. एस. सिंह, आर. मुश्ताक, आई. वानी, एन. त्रिपाठी, ए. के. बाबा, एम. ए. सकीना, ए. (2013). इकोनोमिक इम्पैक्ट आफ आइमेरिया इन्फैक्शन ऑन मीट प्रोडक्शन इन गोट. कश्मीर वेटेरेनरी जनरल. 1: 40–43।

इकबाल, ए. वजीर, वी. एस. सिंह, आर. (2013). कम्प्रेटिव स्टडीज ऑन दि एफीकेसी ऑफ टोल्ट्राजूरिल एंड एम्प्रोलियम इन दि ट्रीटमेंट ऑफ कैप्राइन कोक्सीडियोसिस इन्टास पोलीवेट. 14(1): 102–104।

इकबाल, ए. तारिक, के. ए. वजीर, वी. एस. सिंह, आर. (2012). एंटीपैरासिटिक एफीकेसी ऑफ *आर्टीमिसिया एबसिनथियम,* टोल्ट्राजूरिल एंड एम्प्रोलियम अगेंस्ट इन्टेसटाइनल कोक्सीडियोसिस इन गोट. जनरल पैरासिटिक डिज़ीज।

फैजल, ए. सी. एम. राजपक्षे, आर. पी. वी. जे. जयसिंहे, एस. आर. रुपासिंहे, वी. (1999). प्रीवैलेंस ऑफ आइमेरिया स्पीशीज एंड गैस्ट्रोइन्टेसटाइनल निमेटोड वर्सेज वेट गेन इन ट्रीटिड गोट रेज्ड इन ड्राइ एरिया ऑफ श्रीलंका. स्माल रुमीनेंट रिसर्च. 34: 21–25।

कुमार, एल. सिन्हा, एस. आर. पी. सुचेता, एस. संजीव, के. एम. मंडल, के. जी. वर्मा, एस. बी. (2005). स्टडीज ऑन आइमेरिया स्पीशीज इन गोट इन एंड अराउंड पटना. जनरल वेटेरेनरी पैरासिटोलॉजी. 19: 139–141।

सेंथेलवेल, के. वशिष्ठ, एस. ए. राजावेलू, जी. (2004). कैप्राइन कोक्सीडियोसिस इन चेन्नई एंड कांचीपुरम डिस्ट्रिक ऑफ तमिलनाडु. जनरल वेटेरेनरी पैरासिटोलॉजी. 18: 159–161।

इकबाल, ए. वजीर, वी. एस. सिंह, आर. मलिक, एम. ए. त्रिपाठी, ए. के. नाजीमना, टिक्कू, ए. मीर, आई. एफ. (2013). प्रीवैलेंस ऑफ कैप्राइन कोक्सीडियोसिस इन जम्मू, इंडिया. इंडियन वेटेरेनरी जनरल. 90(1): 17–19।

सोलस्वी, ई. जे. एल. (1982). हेलमिन्थस, आर्थोपोड्स एवं प्रोटोजोआ ऑफ डोमेस्टीकेटिड एनीमल. सप्तम संस्करण, बेलेर टिंडल, लंदन।

ग्रेगरी, एम. डब्ल्यू. ज्वायनर, एल. पी. (1985). ओवाइन कोक्सीडियोसिस वेटेरेनरी एनल्स. 25: 112–119।

टुब, आर. सी. (1986). अ रिव्यू ऑफ पोरसाइन नियोनेटल कोक्सीडियोसिस. मोड. वेट. प्रैक्टिस. 67: 899–903।

मैकडोगैल्ड, एल. पी. (1982). कीमोथिरेपी ऑफ कोक्सीडियोसिस. इनः बायोलॉजी ऑफ दि कोक्सीडिया. एड. पी. एल. लोंग. पेज 373–427, लंदन।

लूसजोवा, ए. रीवाजोवा, वी. लेवकुट, एम. पिसिल, जे. (2001). पैथोजिनेसिस ऑफ *आइमेरिया कोलचिसी* इन दि इन्टेसटाइन ऑफ चिकिन एंड दि रिलेटिड इम्यून रेस्पांस. एक्टा वेट. ब्रोनो. 70: 191–196।

वर्टो, बी. पी. मैकआइनटोस, डी. लोप्स, सी. डब्ल्यू. जी. (2004). स्टडीज ऑन कोक्सीडियन ओसिस्ट रिविस्टा ब्रासीलेरिया डि पैरासिटोलोजिया वेटेरीनेरिया. 23(1)।

ऐलेन, पी. सी. फेटरर, आर. एच. (2002). रीसेंट एडवांसेज इन बायोलॉजी एंड इम्यूनोलाजी ऑफ आइमेरिया स्पीशीज एंड इन डायग्नोसिस एंड कंट्रोल ऑफ इन्फैक्शन विद दीस कोक्सीडियन पैरासाइट ऑफ पोल्ट्री. क्लीनिकल माइक्रोबायोलॉजी रिव्यू. 15(1): 58–65।

पीक, एच. (2010). रेसिसटेंट टू एंटीकोक्सीडियल ड्रगः अल्टरनेटिव स्ट्रेटजी टू कंट्रोल कोक्सीडियोसिस इन ब्रोइलर. आई एस बी एन–978–90–393–5272–4।

रुज्जिका, सी. डब्ल्यू. एंड्रयू, जे. जे. (1983). पोरसाइन नियोनेटल कोक्सीडियोसिसः ए क्लीनिकल रिव्यू. 45(2): 90–95।

चक्रवर्ती, ए. (2017). अ टेक्सट बुक ऑफ प्रीवेंटिव वेटेरेनरी मेडीसिन. छठा संस्करण, कल्याणी पब्लिशर, लुधियाना, भारत।

दुबे, जे.पी. वोडा, डब्ल्यू. मस्किन, जे. (2008). फैटल इंटेस्टाइनल कोक्सीडियोसिस इन अ थ्री–वीक–ओल्ड बुफैलो काफ *(बुबेलिस बुबेलिस).* दि जनरल ऑफ पैरासिटोलाजी. 94(6): 1289–1294।

रेड्डी, बी.एस. शिवाजोती, एस. रायलू, वी.सी. (2015). क्लीनिकल कोक्सीडियोसिस इन अडल्ट कैटल. जनरल पैरासिटिक डिज़ीज. 39(3): 557–559।

□□□